Jürgen Schubert, Michael Ecke
Pneumologische Zytopathologie

Jürgen Schubert, Michael Ecke

Pneumologische Zytopathologie

Unter Mitarbeit von
Hans-Ulrich Schildhaus und Kirsten Reuter-Jessen

DE GRUYTER

Autoren
Dr. rer. nat. Jürgen Schubert
Neckarstraße 16
Roter Hügel
95445 Bayreuth

Dr. med Michael Ecke
Mühlhäuser Straße 94
99817 Eisenach

unter Mitarbeit von
Prof. Dr. med Hans-Ulrich Schildhaus
Institut für Pathologie
Universitätsmedizin Göttingen
Robert-Koch-Straße 40
37075 Göttingen
hans-ulrich.schildhaus@med.uni-goettingen.de

Dr. rer. nat. Kirsten Reuter-Jessen
Institut für Pathologie
Universitätsmedizin Göttingen
Robert-Koch-Straße 40
37075 Göttingen
kirsten.reuter-jessen@med.uni-goettingen.de

ISBN: 978-3-11-052246-4
e-ISBN (PDF): 978-3-11-052354-6
e-ISBN (EPUB): 978-3-11-052288-4

Library of Congress Control Number: 2018960725

Bibliografische Information der Deutschen Nationalbibliothek
Die Deutsche Nationalbibliothek verzeichnet diese Publikation in der Deutschen Nationalbiblio-
graphie; detaillierte bibliografische Daten sind im Internet über http://dnb.d-nb.de abrufbar.

© 2019 Walter de Gruyter GmbH, Berlin/Boston
Einbandabbildung: Jürgen Schubert
Satz: L42 AG, Berlin
Druck und Bindung: CPI books GmbH, Leck

www.degruyter.com

Meiner Frau Christel Schubert in Dankbarkeit gewidmet

Geleitwort

Die vorliegende „Pneumologische Zytopathologie" beinhaltet eine vollständige Übersicht über die Methodik und Praxis der Zytopathologie respiratorischer und thorakaler Materialien sowie einen umfassenden Bildatlas zytopathologischer Befunde.

Ein solches Werk ist einzigartig in der verfügbaren deutschsprachigen Literatur und nicht denkbar ohne die imponierenden Kenntnisse und umfangreichen Erfahrungen eines ganzen Berufslebens des Autors und seiner Mitautoren. Es belegt eindrücklich den unverzichtbaren Stellenwert der Zytopathologie in der pneumologischen Diagnostik.

Dabei beschränkt sich ihr diagnostischer Wert keineswegs auf die klassischen Felder der Diagnostik von Tumoren, sondern erstreckt sich zusätzlich auch auf die Differentialdiagnose zu entzündlichen bzw. infektiösen Erkrankungen. Sie ergänzt und erweitert somit signifikant die mikrobiologische Diagnostik. Präparate von Zellen aus Bronchien und Lunge erweisen sich als ebenso aussagekräftig wie solche aus Lymphknoten und der Pleura. Auch Methoden der molekularen Pathologie haben Einzug in die Zytopathologie gehalten und bereichern ihre Aussagekraft.

Freilich erfordert die Zytopathologie eine hohe Expertise, die zusätzlich erworben und gepflegt werden muss. Dazu leistet das vorliegende Werk einen großen Beitrag. Aber auch der Kliniker, dies ist die eigne Erfahrung, kann die Beiträge der Zytopathologie erst dann vollständig ermessen und für die Patienten fruchtbar machen, wenn er in enger Kommunikation mit dem Zytopathologen steht. Dazu ist es von großem Vorteil, wenn auch der Kliniker ein Bild dessen vor Augen hat, was der Zytopathologe gefunden und befundet hat.

In diesem Sinne wünsche ich dem Werk eine große Verbreitung sowohl in der pathologischen als auch in der pneumologischen, onkologischen und mikrobiologischen Gemeinschaft. Auch zytologisch-technische Assistenten und Labormediziner finden hier reichlich wichtige Informationen.

Für die Pneumologie möchte ich mich persönlich ausdrücklich beim Autor und den Mitautoren für diesen wichtigen Beitrag bedanken.

Prof. Dr. Santiago Ewig   Bochum, im August 2018

https://doi.org/10.1515/9783110523546-101

Vorwort

Die Zytopathologie der Lunge reicht in ihren Anfängen bis in die Mitte des 19. Jahrhunderts zurück und erlangte mit der Erstbeschreibung eines primären Bronchialkarzinoms im Sputum durch Hampeln im Jahr 1887 bereits die Aufmerksamkeit der Kliniker. Während in den nachfolgenden Jahrzehnten die zytologische Diagnostik auch weiterhin an Sputumpräparaten erfolgte, ermöglichte die Einführung bronchoskopischer Techniken Mitte des 20. Jahrhunderts eine grundlegende Erweiterung in der Materialgewinnung. Die Kombination von Endoskopie und Sonographie Anfang der 1990iger Jahre bewirkte letztendlich einen Paradigmenwechsel in der Diagnostik, da nunmehr eine sehr sensitive Gewinnung repräsentativen Untersuchungsmaterials auch aus sehr kleinen Läsionen ermöglicht wurde. So ist es nicht verwunderlich, dass die Zytodiagnostik eine der bioptischen Diagnostik nicht nachstehende Genauigkeit aufweist, für bestimmte diagnostische Felder diese auch übersteigt. So konnte die pneumologische Zytopathologie zu einer eigenständigen, unverzichtbaren diagnostischen Disziplin heranreifen, wobei die Vorteile in der zumeist schmerzlosen und unkomplizierten Materialgewinnung sowie in der sehr schnellen Materialbearbeitung und Befunderhebung liegen.

Für die meisten entzündlichen und malignen Erkrankungen des Lungen- und Bronchialsystems sind im Laufe der Jahrzehnte zytomorphologische Kriterien publiziert worden, deren Anwendung die Grundlage der zytologischen Diagnostik bildet. Neben morphologischen Kriterien sind einige adjuvante Methoden, vor allem die Zelldifferenzierung mittels Immunzytologie, für die Differentialdiagnostik unverzichtbar. Ziel der vorliegenden Monografie ist es, diagnostische Strategien und praxisrelevante Kriterien für die Zytopathologie pneumologischer Erkrankungen vorzustellen. Den zumeist tabellarisch aufgelisteten diagnostischen Kriterien sind in der Regel korrespondierende Farbabbildungen zugeordnet, auch wurde eine Auswahl diagnostisch relevanter Antigene berücksichtigt. Somit soll dem Kliniker das Verständnis für die Zuordnung und Gewichtung eines zytologischen Befundes in der täglichen Routine erleichtert werden. Darüber hinaus ist diese Monografie auch als Unterstützung für den Einstieg in die zytologische Diagnostik für interessierte Kliniker gedacht.

Ohne die Unterstützung und Zusammenarbeit mit Kolleginnen und Kollegen aus Klinik und Praxis wäre die vorliegende Arbeit nicht möglich gewesen; ihnen allen gilt mein aufrichtiger Dank. Besonderer Dank gilt folgenden Kollegen, die durch ihr Engagement am Zustandekommen dieses Buches wesentlichen Anteil haben:
- Herrn Dr. med. Michael Ecke, St. Georg Klinikum Eisenach, für das Kapitel zur Gewinnung zytologischen Untersuchungsmaterials und die kritische Durchsicht des Manuskripts sowie für Diskussionen und wertvolle Tipps aus der Sicht des zytologisch tätigen Klinikers.
- Herrn Prof. Dr. med. Hans-Ulrich Schildhaus und Frau Dr. rer. nat. Kirsten Reuter-Jessen, Institut für Pathologie der Universität Göttingen, für das Kapitel zur Molekularpathologie primärer Lungentumoren.

https://doi.org/10.1515/9783110523546-102

- Frau Dr. med. Meral Atay, Cytopathologisches Labor Hannover, für die kritische Durchsicht des Manuskripts und wertvolle Anregungen aus der Sicht der Zytopathologin.
- Herrn Andreas Brandmair vom De Gruyter Verlag (Book Production) für die große Sorgfalt bei der Gestaltung des Textes und der Bearbeitung der Abbildungen.

Jürgen Schubert   Bayreuth, im September 2018

Inhalt

Abkürzungsverzeichnis

α-FP	α-Fetoprotein
α-MSH	Melanozyten-stimulierendes Hormon
ACE	Angiotensin Converting Enzyme
ACTH	Adreonocorticotropes Hormon
ADA	Adenosindesaminase
ADC	Antibody drug conjugate
ADH	Antidiuretisches Hormon
AEP	Akute eosinophile Pneumonie
AFB	Autofluoreszenzbronchoskopie
AIP	Akute interstitielle Pneumonie
AP	Alveolarproteinose
APAAP	Alkalische Phosphatase-Anti-Alkalische-Phosphatase
ARDS	Akutes Respiratorisches Distress-Syndrom
ATS	American Thoracic Society
BAL	Bronchoalveoläre Lavage
BALT	Bronchus-assoziiertes lymphatisches Gewebe
BrISH	Brightfield ISH
CAP	College of American Pathologists
cDNA	copy DNA
CEA	Carcinoembryonales Antigen
CEP	Chronische eosinophile Pneumonie
cfDNA	Circulating free DNA
CISH	Chromogen in situ-Hybridisierung
COP	Kryptogen organisierende Pneumonie
COPD	Chronic obstructive pulmonary disease
c-TBNA	Conventional transbronchial needle aspiration
CUP	Carcinoma of unknown primary
DAkkS	Deutsche Akkreditierungsstelle
DDISH	Dual color dual haptene brightfield ISH
ddNTP	Didesoxyribonukleosidtriphosphate
DDR2	Discoidin domain receptor tyrosine kinase 2
DIP	Desquamative interstitielle Pneumonie
DIPNECH	Diffuse Idiopathic Pulmonary Neuroendocrine Cell Hyperplasia
DLPE	Diffuse Lungenparenchymerkrankungen
dNTP	Desoxyribonukleosidtriphosphat
DSRCT	Desmoplastic Small Round Cell Tumor
EAA	Exogen-allergische Alveolitis
EBUS	Endobronchialer Ultraschall
EBUS-TBNA	EBUS-gesteuerte transbronchiale Feinnadelaspiration
EBV	Epstein-Barr-Virus

https://doi.org/10.1515/9783110523546-103

ECP	Eosinophilic Cationic Protein
EDN	Eosinophil-derived Neurotoxin
EGFR	Epidermal Growth Factor Receptor
ELCAP	Early Lung Cancer Project
EMA	Epitheliales Membranantigen
ENB	Elektromagnetische Navigationsbronchoskopie
EP	Eosinophilenpneumonie
EPO	Eosinophilen-Peroxidase
ER	Östrogenrezeptor
ERS	European Respiratory Society
EUS	Endoskopischer Ultraschall
FAP	Familiäre adenomatöse Polyposis coli
FDG-PET	Positronenemissionstomographie
FGFR1	Fibroblasten-Wachstumsfaktor-Rezeptor 1
FISH	Fluoreszenz in situ-Hybridisierung
GM-CSF	Granulozyten-Monozyten-Kolonie-stimulierender Faktor
HCG	Humanes Choriongonadotropin
HGVS	Human Genome Variation Society
HHV-8	Humanes Herpesvirus 8
HIV	Humanes Immundefizienz-Virus
HPV	Humanes Papillomavirus
HR-CT	Hochauflösende Computertomographie
IASCL	International Association for the Study of Lung Cancer
INR	International normalized ratio
IPF	Idiopathische pulmonale Fibrose
ISH	In situ-Hybridisierungen
KRAS	Kirsten rat sarcoma
LCNEC	Großzellig neuroendokrines Karzinom
LDCT	Niedrigdosis-Spiralcomputertomographie
LOD	Limit of detection
LZH	Langerhans-Zell-Histiozytose
MAP2K1	Mitogen-activated protein kinase 1
MBP	Major Basic Protein
MFH	Malignes fibröses Histiozytom
MMT	Mesothelial-to-mesenchymal transition
MRT	Magnetresonanztomographie
MSI	Mikrosatelliteninstabilität
mTOR	Mechanistic Target of Rapamycin
NGS	Next generation sequencing
NIV	Nicht invasive Beatmung
NOS	Not otherwise specified
NPV	Negativer prädiktiver Wert

NSCLC	Nicht-kleinzelligen Bronchialkarzinoms
NSE	neuronenspezifische Enolase
NSIP	Nicht spezifische interstitielle Pneumonie
NTM	Nichttuberkulöse Mykobakterien
NTRK	Neurotrophe Tyrosinkinase
OCT 4	Octamer binding transcription factor 4
PAP	Pulmonale Alveolarproteinose
PAP	Peroxidase-Anti-Peroxidase
PARP	Poly (ADP-Ribose)-Polymerase 1
PCP	Pneumocystispneumonie
PCR	Polymerase Chain Reaction
PD1	Programmed death receptor 1
PDGFRA	Platelet derived growth factor receptor alpha
PDL 1	Programmed death receptor ligand 1
PI3K	Phosphoinositid 3-Kinase
PIK3CA	Phosphatidylinositol-4,5-bisphosphate 3-kinase catalytic subunit alpha
PLAP	Plazentare alkalische Phosphatase
PPE	Parapneumonischer Erguss
PR	Progesteronrezeptor
PSA	Prostataspezifisches Antigen
PSAP	Prostataspezifische saure Phosphatase
PTH	Parathormon
RB-ILD	Respiratorische Bronchiolitis mit interstitieller Lungenerkrankung
RCCM	Renal carcinoma cell marker
ROSE	Rapid On Site Evaluation
RSV	Respiratory Syncytial Virus
RT	Reverse Transkriptase
SCLC	Kleinzelligen Bronchialkarzinoms
SFT	Solitärer fibröser Tumor
TBB	Transbronchiale Biopsie
TBNA	Transbronchiale Feinnadelaspiration
TGF-β	transforming growth factor beta
TKI	Tyrosinkinaseinhibitoren
TMB	Tumor mutational burden
TPS	Tumor proportion score
TTF-1	Thyreoidaler Transkriptionsfaktor
TTNA	Transthorakale Nadelaspiration
UIP	Usual interstitial pneumonia
UM-EBUS	Ultra-miniature EBUS
VATS	Videoassistierte Thoraxchirurgie
VEGV	Vascular Endothelial Growth Faktor
WT-1	Wilms Tumorprotein

1 Methoden zur Materialgewinnung

Michael Ecke

Zytologische Untersuchungen in der Hand des Internisten/Pneumologen bieten nach Lopes Cardozo (ergänzend und vergleichend mit der Histologie) die Vorteile einer frühzeitigen orientierenden oder auch definitiven Diagnose, die zeit- und ressourcensparend gestellt werden kann und meist mit nur geringen Untersuchungsrisiken behaftet ist [1]. Der über die Güte der zytologischen/histologischen Untersuchung entscheidende erste Schritt ist die Gewinnung adäquaten Untersuchungsmaterials und dessen Weg vom Patienten zum Zytopathologen. Dieses Kapitel gibt einen kurzen Überblick über Untersuchungsmaterial und Wege zu dessen Gewinnung und bezieht sich ausdrücklich auf die Gewinnung von Material durch nichtchirurgische Verfahren.

Bereits vor dem diagnostischen Eingriff muss Klarheit bestehen, welches Material in welcher Menge benötigt und wie es verarbeitet/gelagert/transportiert wird. Dies gilt besonders dann, wenn es keine Pathologie vor Ort gibt oder die Materialgewinnung außerhalb der Arbeitszeiten der Pathologie erfolgt. Es empfiehlt sich, das Vorgehen mit dem Zytologen abzustimmen, da insbesondere einige Färbemethoden durch falsche Materialbearbeitung (Alkoholfixierung, Formalinfixierung) mitunter nicht mehr einsetzbar sind. Insbesondere kann nach Formalineinwirkung keine MGG-Färbung (Hauptfärbemethode außerhalb der gynäkologischen Zytologie) erfolgen.

In der Regel gibt es mehrere Möglichkeiten, um adäquates Material zu gewinnen, sodass der Zustand des Patienten, seine Prognose als auch Therapiemöglichkeiten (kurativ, palliativ?) gegen die Risiken und Erfolgsraten der diagnostischen Eingriffe abgewogen werden sollten. Die in der Pneumologie häufig genutzten Materialien zur zytologischen Diagnostik sind in Tab. 1.1 aufgelistet. Die Wahl der Methode zur Materialgewinnung ist vorwiegend von der jeweiligen klinischen Fragestellung abhängig wie auch vom Zustand des Patienten. Die Tab. 1.2 zeigt den Vergleich gängiger Methoden in Bezug auf Invasivität, Komplikationsrate, Ausbeute und Eignung für bestimmte klinische Situationen. Bei Tumorverdacht zeigt die diagnostische Sensitivität eine besondere Abhängigkeit von der Lokalisation und somit auch von der Methode der Materialgewinnung (Tab. 1.3).

https://doi.org/10.1515/9783110523546-001

Tab. 1.1: Geläufige Methoden zur Materialgewinnung.

Nicht bronchoskopisches Material	Bronchoskopisches Material	Weitere Methoden
Sputum, spontan	Bronchiallavage, Bronchial-sekret	Transthorakale FNA*
Sputum, induziert	Bronchoalveoläre Lavage	Thorakoskopie/VATS
Trachealsekret	Bronchusbürstungen*	Imprint aus Pleurabiopsie*
	Transbronchiale FNA*	Pleuraergusspunktion
	EBUS-gesteuerte FNA	
	Imprintzytologien aus Katheterbiopsie* Zangenbiopsie* Kryobiopsie*	

*jeweils mit oder ohne bildgebende Verfahren

Tab. 1.2: Diagnostische Ausbeute von verschiedenen Untersuchungsmethoden nach [2].

Material	Sputum	BL	BAL	TBNA	TTNA
Ausbeute	60–90 %: zentrale Läsionen	76–90 %	60 %	mediastinal bis 90 % peripher bis 40 %	80-90 %
Komplika-tionen	keine	keine	selten	Pneumothorax Blutung Hämatomedia-stinum	Pneumo-thorax Hämoptysen
Besonder-heiten	Screening Methode ohne Lokalisation		V. a. eine ILD, opportunis-tische Infek-tionen	*Staging*-Methode	

Tab. 1.3: Treffsicherheit in der Tumordiagnostik bei verschiedenen Untersuchungsmaterialien (Werte aus [3]).

Untersuchungsmaterial	Patientenzahl	Sensitivität
Bronchialsekret	4.349	32,5 %
Feinnadelaspiration	1.237	71,1 %
Bronchusbürstungen	2.231	79,2 %
Imprintzytologien	2.718	89,9 %
Transthorakale Feinnadelaspirate	792	99,1 %

1.1 Sputum

Sputum bietet den großen Vorteil der nichtinvasiven Gewinnung. Neben der Tumordiagnostik ist Sputum auch für die Klärung infektiologischer Fragestellungen und die Asthmadiagnostik bedeutsam. Nachteilig sind die notwendige intensive Anleitung des Patienten zur Gewinnung und die diffizile Aufbereitung der Sputumproben im zytologischen Labor. Außerdem gelingt mit alleiniger Sputumdiagnostik (z. B. beim Screening) keine Lokalisation eines vermuteten malignen Prozesses.

Der erste Nachweis von Tumorzellen im Sputum erfolgte bereits 1845 durch Walsh. Obwohl es sich heute um eine oft vernachlässigte Methode handelt, konnte Oswald [4] 1971 zeigen, dass die Sputumzytologie in 48 % die Diagnose eines Bronchialkarzinoms ermöglichte. Die Sensitivität war dabei mit der Anzahl der untersuchten Sputa (bis zu 4) ansteigend, die Falsch-Positiv-Rate mit 0,7 % gering. Ähnlich gute Ergebnisse konnte Schreiber 2003 publizieren, mit einer hohen Rate positiver Sputumzytologie v. a. bei größeren (> 2,4 cm) Läsionen, zentral sitzenden Tumoren, Plattenepithelkarzinomen und Hämoptysen [5]. Unter Kostengesichtspunkten zeigte Raab [6], dass für zentrale Bronchusläsionen die Sputumzytologie die kostengünstigste Strategie ist, ohne die Mortalität oder das Langzeitüberleben zu verschlechtern. Die Ausbeute der Sputumzytologie ist bei zentralen Prozessen mit 72 % nur geringfügig schlechter als bei bronchoskopischen Untersuchungen mit 76 % [7].

Sputumuntersuchungen zum Screening auf Lungenkarzinome ergaben wechselnde Ergebnisse. Insbesondere für die frühe Detektion ist die Sensitivität zu gering, sodass für Risikogruppen eine Kombination mit der Autofluoreszenzbronchoskopie für sinnvoll erachtet wird [8]. Hinweise zum Screening mittels Niedrigdosis-Spiralcomputertomographie sind dem Kapitel 5.3.1.1.4 zu entnehmen. Neben der Tumordiagnostik ist die Sputumuntersuchung auch wichtig für infektiologische Fragestellungen u. a. bei Pneumonie, CF, exazerbierter COPD. Die Gewinnung adäquaten Materials wie auch der rasche Transport der Probe ins mikrobiologische Labor (innerhalb von 2–4 Stunden) ist essentiell für eine verlässliche Aussage. Für die Asthmadiagnostik hat insbesondere der Nachweis einer Sputumeosinophilie auch prognostische Bedeutung für das Ansprechen auf eine Kortikoidtherapie und die Therapiesteuerung [9]. Zusätzlich kann man durch Nachweis von lipid- oder hämosiderinspeichernden Makrophagen Hinweise auf einen Reflux oder eine Herzinsuffizienz bzw. andere Ursachen einer pulmonalen Hämorrhagie erhalten. Mitunter lassen sich auch eine erhebliche Pollenbelastung oder eine Schimmelpilzkolonisation (Allergische bronchopulmonale Aspergillose mit *mucoid plugs*) nachweisen.

Gewinnung von Sputum
- Mund und Rachen (ggf. auch Nase) ausspülen; bei Neigung zu Bronchialobstruktion 2 Hübe Salbutamol 10 min vorher inhalieren lassen.
- Nach tiefer Inspiration den Patienten mehrfach mit möglichst viel Kraft husten lassen. Bei zähem Sekret ggf. vorher Flutter oder physiotherapeutische Maßnahmen zur Sekretmobilisation einsetzen.
- Abhusten des Sekretes in ein steriles Gefäß mit möglichst weiter Öffnung.
- Rascher Transport des verschlossenen Gefäßes ins Labor, ggf. Kühlung.

Gewinnung von induziertem Sputum
    Für die Routinepraxis hat sich folgendes Vorgehen bewährt:
- 2 Hübe Salbutamol Dosieraerosol 10 min vor Beginn inhalieren lassen.
- Inhalation von 3 %iger (bei Erfolglosigkeit ansteigend 3–5 %iger) Kochsalzlösung über einen Ultraschallvernebler (besser als Jet-Vernebler) für 8–10 min. Eine höhere NaCl-Konzentration steigert die Rate einer ausreichenden Sputummenge, die vorherige Gabe von Salbutamol vermindert das Risiko einer Bronchialobstruktion und bessert die mukoziliäre Clearance [10].

Die Sputummenge sollte möglichst über 2 ml betragen und > 25 PMN (Leukozyten) und < 10 SEC (Plattenepithelien) per LPF (10×) enthalten. Alternativ wäre eine Qualitätsbestimmung auch mittels Teststreifen über das spezifische Gewicht > 1.010 möglich [11]. Ein standardisiertes Protokoll für die Sputuminduktion findet sich bei Pavord [12]. Bei langen Lagerungs- und Transportzeiten kann (technisch aufwändig durch die Vorbehandlung u. a. mit Dithiothreitol) im Labor auch die Anfertigung von Sputumausstrichen (lufttrocken) und ggf. Cytospinpräparaten erfolgen. Diese können staubfrei und trocken lange gelagert und versendet werden.

1.2 Trachealsekret

Trachealsekret wird in der Regel durch Absaugen mittels Katheter oder Bronchoskop beim intubierten Patienten gewonnen und für die mikrobiologische Diagnostik verwendet. Die Aussagekraft ist vergleichbar mit der einer Bronchiallavage (gilt nicht für immundefiziente Patienten). Theoretisch wäre durch die fehlende mikrobizide Aktivität des Lokalanästhetikums, das bei der Bronchoskopie zum Einsatz kommt, eine bessere mikrobiologische Ausbeute zu erwarten. Qualitätskriterien eines geeigneten Materials sind auch hier ein geringer Plattenepithelanteil und > 25 PMN / LPF.

1.3 Bronchiallavage (Bronchialspülung)

Die Bronchiallavage erfolgt durch Instillation von 10–20 ml isotonischer, möglichst körperwarmer Kochsalzlösung über den Arbeitskanal des Bronchoskops oder (seltener) einen dünnen Katheter und Aspiration der Spülflüssigkeit meist mittels Absaugpumpe. Das zurück gewonnene Material wird in sterilen Silikongefäßen aufgefangen und sollte ohne Zusätze möglichst rasch ins pathologische und/oder mikrobiologische Labor (ggf. gekühlt) gelangen. Relevante Nebenwirkungen gibt es, von gelegentlichen Bronchospasmen abgesehen, keine. Bei bekanntem Asthma empfiehlt sich die vorherige Inhalation von Salbutamol (obligatorisch vor bronchoskopischen Untersuchungen). In Kombination mit weiteren bronchoskopischen Maßnahmen (Bürste, Katheter, Nadel, Zange) bringt die Bronchiallavage einen diagnostischen Zugewinn von ca. 10 % in der Tumordiagnostik.

1.4 Bronchoalveoläre Lavage (BAL)

Nach Einführung der BAL 1964 zunächst im Rahmen einer starren, ab 1974 auch mittels flexibler Bronchoskopie ist die Verbreitung der Methode in Deutschland v. a. der umfassenden Darstellung der Methodik durch Costabel [13] zu verdanken.

Im Gegensatz zur Bronchiallavage ist die BAL ein technisch anspruchsvolleres Verfahren zur Gewinnung von alveolärem Material aus einem größeren Lungenbereich für die Fragestellung interstitieller und alveolärer Prozesse unklarer Genese und insbesondere für die Infektionsdiagnostik bei Immundefizienten. Die BAL kann aber auch in der Tumordiagnostik, v. a. bei Verdacht auf ein peripheres Bronchialkarzinom, einen wichtigen Beitrag leisten. Nach Pirozynski [14] war die BAL in 64,8 % diagnostisch, wobei besonders das Alveolarzellkarzinom und etwas schlechter das periphere Adenokarzinom detektierbar waren.

Die Risiken der BAL gehen nicht über die einer Bronchoskopie hinaus, insbesondere können jedoch respiratorisch beeinträchtigte Patienten (diffuse Verschattungen, Hypoxämie trotz O2-Gabe, schwere Bronchialobstruktion/Hyperreagibilität) eine drastische Verschlechterung mit Notwendigkeit eines ventilatorischen Supports erfahren. Vorsicht ist außerdem geboten bei schwerer Niereninsuffizienz und Koagulopathien (TZW < 30 %, Thrombozyten < 20.000/µl). Eine häufige Nebenwirkung (ca. 25 %) ist passageres Fieber einige Stunden nach der Untersuchung, das allerdings nur selten eine symptomatische Therapie mit Paracetamol erforderlich macht. Gelegentlich kommt es zu Bronchospasmus oder passagerem paO2-Abfall. Bei Patienten mit Lungenfibrose sollte das Risiko einer Exazerbation sorgfältig gegen den zu erwartenden Nutzen abgewogen werden.

Im Rahmen der Bronchoskopie sollte die BAL zeitlich vor allen anderen Maßnahmen erfolgen. Das Bronchoskop wird dazu unter sanftem Druck in *wedge*-Position eines Subsegmentbronchus gebracht (alternativ kann auch ein Ballonspülkatheter verwendet werden). Mittels 20-ml-Spritzen wird die möglichst körperwarme isotonische Kochsalzlösung fraktioniert in einer Menge von 100–300 ml instilliert und mittels manuellem Sog (besser dosierbar als Sog mittels Absaugpumpe) aspiriert und in einem silikonisierten Gefäß aufgefangen. Standardmäßig sollten bei diffusen Lungenprozessen die Mittellappen-/Lingula-Subsegmentbronchien bevorzugt werden, die *Recovery*-Rate aus anderen Segmenten ist meist deutlich geringer. Um repräsentatives alveoläres Material zu erhalten, sollte der Rücklauf wenigstens 30 % (besser 50 %) betragen. Probleme können eine „schlaffe Lunge" sowie eine ungenügende Sedierung und Lokalanästhesie bereiten. Letztere führt zu verstärktem Husten und damit artefizieller Blutbeimengung wegen Schleimhautblutungen. Eitriges Exsudat und vermehrt Blutbeimengungen lassen eine verwertbare Aussage zu alveolären Prozessen nicht zu, die mikrobiologische Diagnostik ist davon allerdings nicht betroffen. Bei adäquater Durchführung sollte der Anteil von Platten- oder Flimmerepithelien in der BAL < 5 % betragen.

Falls eine sofortige Aufarbeitung der BAL-Flüssigkeit nicht möglich ist, empfiehlt sich nach Grobfilterung über 1–2 Mulllagen die Zentrifugation der gesamten Flüssigkeitsmenge bei 500 rpm über 10 min und Aufnahme des Sedimentes in RPMI-Transportlösung, die vom verarbeitenden Labor zur Verfügung gestellt wird. Bei Postversand sind die Verpackungsbestimmungen für menschliches Untersuchungsmaterial zu beachten (saugfähiges Material zur Ummantelung des Primärgefäßes, bruchsicherer verschlossener Transportbehälter).

Außer für zytologische Untersuchungen ist je nach Fragestellung vorher Material für die mikrobiologische Untersuchung (Kultur, PCR, Immunfluoreszenz, Direktmikroskopie-spezielle Färbungen wie Ziehl-Neelsen, Auramin, Gram, Silber) ohne Zusätze getrennt einzusenden. Gleiches gilt für den Fall eines Asbestkörperchennachweises besonders bei arbeitsmedizinischen Fragestellungen.

In den letzten Jahren sind außerdem Galactomannan-Nachweis und TB-Immunoassays in der BAL hinzugekommen, allerdings noch nicht flächendeckend verfügbar. Für letztere Fragestellung ist ein ausreichender Lymphozytenanteil in der BAL erforderlich.

1.5 Bronchoskopische Biopsien

Prinzipiell können bronchoskopische Untersuchungen mit dem starren und/oder flexiblen Bronchoskop (heute nahezu ausschließlich Videobronchoskop) erfolgen. Die Autofluoreszenzbronchoskopie (AFB) kann zur Frühdiagnostik von Malignomen und Präkanzerosen bei Hochrisikopatienten eingesetzt werden und erleichtert durch ein verändertes subepitheliales Fluoreszenzverhalten gezielte Biopsieentnahmen aus z. T. in Weißlichtbronchoskopie unauffälligen Schleimhautarealen. In einer kanadischen Studie war allerdings der Beitrag der Autofluoreszenz zur Tumordetektion im Tumorscreening mit 0,15 % so gering, dass die Autoren schlussfolgern, eine Aufnahme der AFB ins Screening sei nicht gerechtfertigt [15].

Elektromagnetische Navigationssysteme (ENB) ergaben im Vergleich zur konventionellen Bronchoskopie bisher keine überzeugend besseren Ergebnisse [16]. Die diagnostische Ausbeute bei der Untersuchung peripherer Lungenherde schwankt zwischen 68,4–82 % [17],[18]. Als eine der möglichen Ursachen sind atmungsbedingte Differenzen in der Lokalisation der Läsion während des präinterventionellen CT-Scans und bei der ENB beschrieben worden [19].

Vorteile der flexiblen Bronchoskopie:

- flächendeckend auch in kleineren Einrichtungen und ambulant durchführbar
- erfordert in der Regel nur Sedierung/Analogsedierung und Lokalanästhesie der Schleimhäute
- Patient atmet spontan (geringerer Überwachungsaufwand)
- personal- und ressourcenschonend

Nachteile der flexiblen Bronchoskopie:

- mitunter heftiger Hustenreiz trotz Lokalanästhesie, Panikattacken
- ventilatorische Verschlechterung bei bereits beeinträchtigten Patienten erfordert ggf. Maskenbeatmung (NIV) während und nach der Untersuchung oder ggf. Untersuchung in Narkose mit Larynxmaske
- erschwertes Handling von stärkeren Blutungen nach Biopsie
- Größenlimitierung der Gewebsproben durch die Weite des Arbeitskanals (maximal 3,2 mm), sodass Gewebsproben in der Regel nicht größer als 2 mm sind. Größere Bioptate ca. 6 mm vs. 2 mm [20] lassen sich durch den Einsatz einer Kryosonde gewinnen, wobei die häufigsten Komplikationen leichte bis mäßige Blutungen und Pneumothorax sind und die diagnostische Ausbeute bei 74–98 % liegt [21].

Vorteile der starren Bronchoskopie:

- sichere Ventilation auch ateminsuffizienter Patienten
- sicheres Beherrschen auch stärkerer Blutungen
- Gewinnung größerer Gewebsproben mit optischer Zange oder starrer Nadel
- erleichtertes Arbeiten wegen fehlender Abwehrbewegungen des Patienten

Nachteile der starren Bronchoskopie:

- narkosebedingt ressourcenintensiv
- potentiell größere Verletzungsgefahr bei Unerfahrenheit des Untersuchers
- begrenzte Einsicht in das Bronchialsystem (Lungenkern), diese kann durch die Kombination mit dem flexiblen Bronchoskop verbessert werden.

In der Abb. 1.1 ist ein Olympus-Geräteturm mit Videoendoskop BF 1 T 160 der Fa. Olympus Europa GmbH, Hamburg, dargestellt. Der Aufbau des luftleitenden Bronchialsystems, der sogenannte Bronchialbaum, der für die topographische Orientie-

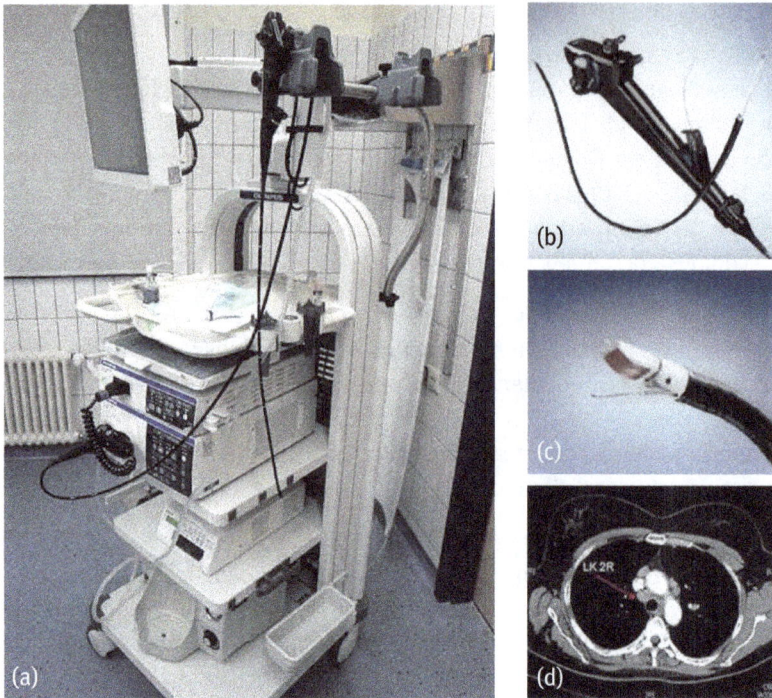

Abb. 1.1: Olympus-Geräteturm mit Videoendoskop BF 1 T 160 der Fa. Olympus GmbH, Hamburg (a) Videoendoskopieturm, (b) Videoendoskop mit Zytologiebürste im Arbeitskanal, (c) EBUS-Endoskop mit eingeführter Punktionsnadel, (d) CT-Schnittbild mit thorakaler Lymphknoten-Station 2

rung bei der Bronchoskopie von Bedeutung ist, wird im Kap. 3 ausführlich dargestellt. In einigen Situationen ist die primäre Kombination starr/flexibel sinnvoll (erhöhte Blutungsgefahr, mögliche Interventionen wie Rekanalisierung oder Stentimplantation). Prinzipiell kommen bei beiden Techniken ähnliche Werkzeuge (Katheter, Bürste, Nadel, Zange, Abb. 1.2) zur Materialgewinnung zum Einsatz, wobei je nach Präferenz des Untersuchers Kombinationen möglich und sinnvoll sind, da die diagnostische Ausbeute erhöht wird. Das gilt nicht nur für die Tumordiagnostik, sondern auch z. B. bei der Diagnostik der Sarkoidose, wo Goyal [22] eine deutliche Steigerung der diagnostischen Ausbeute bei Kombination von endobronchialer, transbronchialer Biopsie und transbronchialer Nadelaspiration zeigen konnte. Hier waren die Ergebnisse unabhängig davon, ob die Nadelbiopsien mit oder ohne Ultraschall (EBUS) durchgeführt wurden. Hinsichtlich Qualitätsanforderungen zur Bronchoskopie gibt es Empfehlungen sowohl der ATS als auch ERS [23].

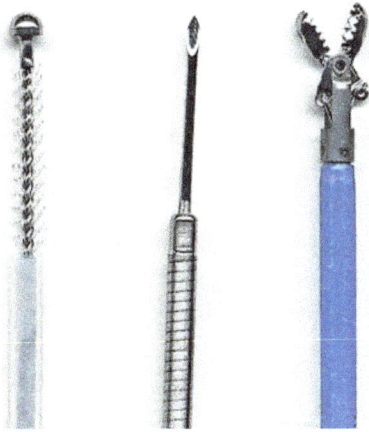

Abb. 1.2: Biopsiezubehör für Broncho-skopie: Krokodilzange (re), Zytologie-nadel 21 G (Mitte), Zytologiebürste (li)

1.5.1 Katheterbiopsie

Dabei wird ein relativ stabiler Katheter unter Direktsicht (oder bei peripherem Herd unter Durchleuchtung) bis zur Zielläsion geführt und durch kräftiges Hin- und Herbewegen Material abradiert. Dieses wird nach Entfernen des Katheters aus dem Bronchoskop mittels dosierten(!) Ausspritzens auf Objektträger gebracht, wobei die Katheterspitze dem Objektträger aufliegen sollte. Das Material soll umgehend aus-gestrichen werden. Haupteinsatzgebiete sind periphere Lungenherde und/oder die gezielte Materialgewinnung für mikrobiologische Untersuchungen aus einem Sub-segment. Die diagnostische Ausbeute der Katheterbiopsie ist nach Li et al. [24] ins-besondere bei nicht sichtbaren peripheren Läsionen deutlich höher als die der trans-bronchialen Zangenbiopsie (82,2 % vs. 51,4 %).

1.5.2 Bürstenbiopsie

Kommerziell sind verschiedene Bürsten erhältlich. Die sogenannte geschützte Bürste (mit zusätzlich verschlossenem Schutzkatheter) bietet auch für mikrobiologische Untersuchungen keine wesentlichen Vorteile, allenfalls kann man sie für eine quan-tifizierte Keimanalyse nutzen (ca. 0,01 ml Sekret, Keimzahl-Grenzwert 10×3). Mit der Zytologiebürste können größere Areale abgestrichen und meist eine gute Exfoliativ-zytologie gewonnen werden. Für jede Zielläsion sollte eine neue Bürste (Einwegmate-rial) eingesetzt werden.

Praktische Durchführung: Über den Arbeitskanal des Bronchoskops wird die Bürs-te (im Schutzkatheter) bis zur Zielläsion geführt, die Bürste ausgefahren und über die Läsion hin- und her bewegt. Nach Zurückziehen der Bürste in den Schutzkatheter kann jene aus dem Arbeitskanal entfernt werden. Die wiederausgefahrene Bürste wird dann über einen Objektträger gerollt oder sanft mehrfach ausgestrichen.5–6 Objektträgerpräparate sollten angefertigt werden. Gröbere Partikel oder Gerinnsel können mittels Nadel abgehoben und in Formalin fixiert zur Histologie oder in isotonischer Kochsalzlösung vorsichtig suspendiert und zur Zytologie verwendet werden. Die Bürste kann außerdem abgeschnitten und in Kochsalzlösung aufbewahrt für zusätzliches Material eingeschickt werden, z. B. Zellblock oder Zytospinpräparat. Bei Einsatz von Bürstenbiopsie und Zangenbiopsie bei sichtbaren Tumoren ergibt der sequenzielle Einsatz Bürste-Zange eine höhere Ausbeute (49,2 % vs. 30,6 %) als umgekehrt [25]. Eine zusätzliche Bronchiallavage kann ohne Änderung der diagnostischen Ausbeute sowohl vor als auch nach der Bürstenbiopsie erfolgen [26].

1.5.3 Nadelbiopsie

Nadeln können zur Punktion peribronchialer Lymphknoten, intramuraler/submuköser oder peripherer Herde eingesetzt werden. Vor der EBUS-Ära erfolgten Nadelpunktionen blind bzw. bei peripheren Herden unter Durchleuchtung. Kommerziell sind verschiedene Nadeltypen erhältlich, z. T. mit Fensterung oder stumpfem Mandrin. Für periphere Herde sind die etwas flexibleren Nadeln oft besser geeignet. Bei der Punktionstechnik kann man unterscheiden in *jabbing* (ruckartiges Vorschieben der Nadel), *pushing* (gleichzeitiges Vorschieben von Nadel und Bronchoskop) und *coughing* (Nadel aufgesetzt am Punktionsort, Patient hustet). Risiken der TBNA sind geräteseitig die Beschädigung des Arbeitskanals des Bronchoskops und patientenseitig Pneumothorax, Pneumomediastinum, Hämatomediastinum und (eitrige) Perikarditis.

1.5.4 Zangenbiopsie

Zangen werden eingesetzt bei endobronchialen Läsionen unter unmittelbarer Sicht oder zur Biopsie von peripheren Herden bzw. pathologisch verändertem Lungenparenchym im Rahmen infektiöser oder interstitiell-alveolärer Lungenerkrankungen in Form der transbronchialen Biopsie (TBB).

Bei nach Bildgebung operablen NSCLC-Patienten ist im Rahmen des *Staging* eine Schleimhautbiopsie der Hauptkarina und ggf. ipsilateralen OL-Karina zu empfehlen, nach Gunen [27] fanden sich in 13,7 % bei endoskopisch unauffälliger Schleimhaut Tumorinfiltrate, die eine Änderung der Strategie bewirkten.

Ein großes Angebot an Zangentypen ist kommerziell erhältlich als Loch- oder Krokodilzangen (mit oder ohne Dorn), wobei letztere etwas größere Biopsiepartikel ergeben. Die Auswahl erfolgt nach Präferenz des Untersuchers und ist außerdem vom verwendeten Bronchoskop (Arbeitskanalgröße) abhängig. Es gibt eine Minizange für einen Arbeitskanal von 1,2 mm. Zur Biopsietechnik gibt es detaillierte Angaben

z. B. bei Nakhosteen [28]. Es sollten wenigstens 4 Biopsien je Herd erfolgen, vor der Biopsie reduziert eine Adrenalin- oder Noradrenalinapplikation lokal (2 ml 1:10.000) das Blutungsrisiko. Bei nichtsichtbaren peripheren Herden sollte eine Lagekontrolle der Zange unter Durchleuchtung in 2 Ebenen erfolgen. Die Zange sollte wenigstens 1 cm von der Pleura entfernt sein. Die TBB bei diffusen Lungenprozessen sollte wegen des höheren Pneumothoraxrisikos möglichst nicht im Mittellappen erfolgen. Für die TBB ist eine gefensterte Zange zu empfehlen, da es hier zu weniger Quetschartefakten kommt. Biopsien aus Milchglasarealen lassen sich unter radial-EBUS (Minisonde) und Führungskatheter (*guide sheath*) besser als unter alleiniger Durchleuchtung (meist nicht darstellbar) vornehmen. Gute Ergebnisse gibt es, wenn die Sonde sich innerhalb (*within*) der Läsion befindet, bei nur sektoraler Darstellung des Herdes (*adjacent*) sind die Ergebnisse deutlich schlechter. Hier kann der zusätzliche Einsatz der TBNA über den Führungskatheter zu einer höheren Ausbeute führen. Wie bei den Nadelbiopsien kann auch bei der Zangenbiopsie anhand von Tupfpräparaten (Imprintzytologie) und ROSE eine präliminare Beurteilung des Materials erfolgen.

Hauptkomplikationen bei der TBB sind Pneumothorax und Blutung mit ca. 1–2 %, postinterventionell nach 2 Stunden sollte eine Röntgenthoraxaufnahme erfolgen. Relative Kontraindikationen für die TBB sind ausgeprägtes Lungenemphysem, pulmonalarterielle Hypertonie, Beatmungspflichtigkeit und eine schwere Niereninsuffizienz.

1.5.5 EBUS-gesteuerte Feinnadelaspiration (EBUS-TBNA)

Indikationen für die EBUS-TBNA sind nach Aziz [29] neben dem *Staging* des Mediastinums auch die Diagnostik von SCLC/NSCLC ohne endobronchialen Tumor als auch die Abklärung unklarer mediastinaler Lymphknotenvergrößerungen. Für die Dignitätsbeurteilung der Lymphknoten im EBUS spielen Größe, Form, Grenzen, Echogenität sowie Hilusstrukturen und das Vorhandensein von Koagulationsnekrosen eine wichtige Rolle. Insbesondere sind runde Form, glatte Begrenzung, Heteroechogenität und Koagulationsnekrosen unabhängige Prädiktoren für Malignität [30].

Für den Einsatz der Radialsonde (*ultra-miniature radial* EBUS = UM-EBUS) kommt als Einsatzgebiet der unklare periphere Lungenherd hinzu. Die Biopsieausbeute ist hier insbesondere für Läsionen < 2 cm im Vergleich zur nur durchleuchtungsgestützten Biopsie deutlich besser, v. a. wenn sich zusätzlich das *bronchus-sign* findet, d. h., in der Bildgebung lässt sich ein in den Herd führender Bronchus darstellen. Die bessere diagnostische Ausbeute gilt dabei nicht nur für Malignome, sondern z. B. auch für die TBC-Diagnostik [31]. Die 20 MHz-Sonde ist außerdem geeignet für die Beurteilung der Tiefeninvasion in die Bronchialwand als auch für Knorpelveränderungen bei Tracheomalazie.

Wichtige **Kontraindikationen** für die TBNA sind nichtkorrigierbare Gerinnungsstörungen (INR > 1,4), Thrombozytenaggregationshemmer außer ASS sowie allgemeine Kontraindikationen für eine Bronchoskopie wie frischer Myokardinfarkt und schwere Ruhehypoxämie. Verwendet werden meist 22G-Nadeln (Außendurchmesser 0,7 mm), die nach Punktion unter Sicht mehrfach durch den Lymphknoten geführt werden. Wenigstens 4 Nadelpassagen sollten erfolgen, um eine optimale Ausbeute zu garantieren. Mitunter sind kleine Gewebszylinder erhältlich, die dann auch eine histologische Begutachtung ermöglichen. Ähnlich wie bei den Katheterbiopsien wird das Material aus der Nadel nach Aufsetzen auf den Objektträger dosiert ausgespritzt und ggf. ausgestrichen, nachdem Gewebsbröckelchen vorher absortiert und in Formalin fixiert wurden.

Für mediastinale Lymphknotenpunktionen ist heute die EBUS-TBNA mittels Longitudinalscanner und für periphere Herde mittels Radialsonde (indirektes Verfahren) Standard. Der große Vorteil der EBUS-TBNA ist die Punktion des Herdes unter Ultraschallsicht in *real-time*-Darstellung, wodurch die diagnostische Ausbeute deutlich gebessert [32] und (unter Nutzung des Duplex) Fehlpunktionen der großen Gefäße vermieden werden können. Das gilt sowohl für die Diagnostik maligner als auch benigner (z. B. Sarkoidose) Lymphknotenprozesse. In Kombination mit dem EUS sind nahezu alle mediastinalen Lymphknotenstationen (außer aorto-pulmonale und paraösophageale Stationen 5,6,8,9) erreichbar, selbst nach CT-Kriterien nicht suspekte Lymphknoten über 5–6 mm können mittels EBUS punktiert werden, sodass die EBUS-TBNA heute Standard des präoperativen Lymphknoten-*Stagings* beim Bronchialkarzinom ist und die Mediastinoskopie (auch die transthorakale Nadelaspiration und Thorakoskopie) zum großen Teil ersetzt hat.

Die Lokalisation der einzelnen Lymphknotenstationen ist in der Abb. 1.3 ersichtlich. Die Lymphknotenstationen 8 und 9 lassen sich durch die Kombination mit EUS erreichen.

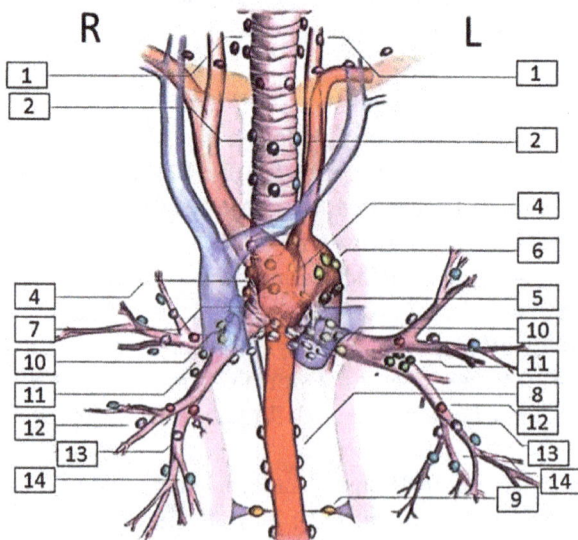

Abb. 1.3: Lymphknotenstationen nach IASLC, Olympus Europa GmbH, Hamburg.

Die diagnostische Ausbeute ist bei in Narkose durchgeführter EBUS-TBNA höher als bei in Sedierung durchgeführter Punktion. Das gilt besonders für die Punktion kleiner Lymphknoten. Bei Lei et al. [33] findet sich eine Metaanalyse für den Vergleich von EBUS-TBNA vs. konventionelle Feinnadelpunktion (c-TBNA) für die Diagnostik einer mediastinalen Raumforderung, wobei Sensitivität und Spezifität für die EBUS-TBNA 0,90 und 0,93 und für die c-TBNA 0,78 und 0,99 betragen. Insbesondere für die Lymphknotenstationen 7 und 10 R sind die Unterschiede in der diagnostischen Ausbeute allerdings gering. Entscheidend für die Erfolgsrate ist die Erfahrung des Untersuchers [34]. Weitere aktuelle Literaturdaten zur Sensitivität und Spezifität der EBUS-TBNA sind im Kap. 7 enthalten.

Eine Metaanalyse von Yan et al. [35] kommt gleichfalls zu der Schlussfolgerung, dass es bisher keine Evidenz der Überlegenheit der EBUS- versus c-TBNA gibt. Bei Lymphknoten kleiner als 0,5 cm ist die diagnostische Ausbeute der c-TBNA mit 36,7 % allerdings deutlich niedriger, bei Lymphknoten von 0,6–1 cm Größe liegt sie nach Liu et al. [36] bei 64,4 %.

Inzwischen ist auch eine Leitlinie für die Gewinnung von Material durch EBUS-TBNA erschienen [37]. Standardmäßig sollten mindestens 3 Nadelpassagen je verdächtiger Lymphknotenstation erfolgen.

Nadelgröße, Untersuchung in Sedierung oder Narkose als auch der Einsatz eines Aspirationssogs während der Nadelpassagen haben keinen Einfluss auf die diagnostische Ausbeute und liegen im Ermessen des Untersuchers. Auch die Nutzung eines Mandrins/Stiletts bei der EBUS-TBNA ergibt keine Unterschiede in der Qualität des gewonnenen Materials [38]. Die Rate nichtdiagnostischer Punktionen ist niedrig und liegt nach Feller-Kopman et al. [39] für Lymphknoten bei 5,3 % und für Lungenläsionen bei 4,7 %.

1.6 Mediastinoskopie

Bis zur Etablierung der EBUS-TBNA war die zervikale Mediastinoskopie des Thoraxchirurgen der Goldstandard für das präoperative Lymphknoten-*Staging* beim Bronchialkarzinom. Unter Allgemeinnarkose können dabei die Lymphknotenstationen 2 R, 2 L, 4 R, 4 L, 7 und 10 exploriert werden. Vergleiche zwischen Mediastinoskopie und EBUS-TBNA [40] ergaben nahezu identische Ergebnisse hinsichtlich Sensitivität (ca. 80 %), Spezifität (100 %) und NPV (ca. 90 %), sodass aufgrund der geringeren Risiken und Kosten die EBUS-TBNA präferiert werden sollte.

1.7 Transthorakale Nadelaspiration (TTNA)

Haupteinsatzgebiet ist heute der solitäre Lungenrundherd bzw. die Massenläsion, die mit anderen Methoden nicht abzuklären ist. Voraussetzung ist eine geeignete Bildgebung (Kontrastmittel-CT, Sonographie bei pleura-/thoraxwandständigen Herden oder ein MRT für Sulcus-superior- oder Thoraxwandprozesse). Sinnvoll ist eine Bronchoskopie zum Ausschluss bioptierbarer endobronchialer Läsionen. Kontraindikationen für die TTNA sind Gefäßfehlbildungen/Aneurysmen, fehlende Kooperativität und nicht korrigierte Gerinnungsstörungen. ASS sollte 5 Tage vor der Untersuchung abgesetzt werden. Vorsicht ist geboten bei schwerem Lungenemphysem und hochgradig reduzierter Lungenfunktion (FEV1 < 1,5 l) sowie pulmonal-arterieller Hypertonie [41].

Zum Einsatz kommen Chiba-Nadeln (Koaxial,17 G oder 19 G) oder TruCut-Nadeln (mit äußerer Schneide- und innerer Biopsie-Kanüle 18G oder 20G), je nach Präferenz des Untersuchers. Für thoraxwandnahe Prozesse kann man auch Spinalnadeln von 20-22 G benutzen zur Aspirationszytologie.

Nach CT-Planungsbild, Festlegung der Punktionsstelle, des Punktionsweges und des Herdes wird die Nadel nach Lokalanästhesie der Thoraxwandschichten vorgeschoben und ggf. nach CT-Lagekontrolle korrigiert. Prinzipiell möglich ist auch eine CT-Durchleuchtung mit kontinuierlicher Darstellung der Nadelpassage, diese ist aber wegen der hohen Strahlenbelastung nicht als Standard zu empfehlen.

Mehrfache Biopsien bei Verwendung von Koaxialnadeln sind möglich, das Material sollte wie bei den anderen Nadelbiopsien rasch verarbeitet werden (Ausstriche lufttrocken, Gewebszylinder in Formalin, Vermeiden einer Kontamination der Ausstriche mit Formalin).

Die Ausbeute der TTNA ist mit > 90 % [42],[43],[44] auch für kleine Herde unter 1 cm Größe sehr gut, eine falsch-positive Zytologie mit < 0,5 % die Ausnahme. Be-

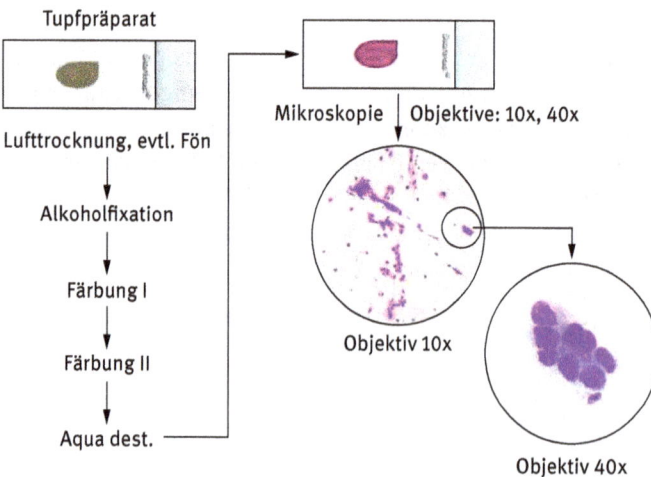

Abb. 1.4: Ablaufschema der ROSE-Technik.

deutsame Komplikationen sind vor allem der Pneumothorax (Rate in der Literatur schwankend bis über 50 % und 5–15 % Drainagepflichtigkeit), Pneumomediastinum, Lungenblutungen und Hämoptysen. Luftembolien oder Stichkanalmetastasen sind selten [45],[46]. Eine thoraxradiologische Kontrolle zum Ausschluss eines Pneumothorax sollte 3 Stunden nach Untersuchung erfolgen, ggf. wegen eines verzögerten Pneumothorax, der in ca. 60 % auch asymptomatisch sein kann, wiederholt nach 24 Stunden [47], bei Beschwerden umgehend.

1.8 Rapid On Site Evaluation

Sinnvoll ist der Einsatz der *Rapid On Site Evaluation* (ROSE). Die Vorteile der ROSE-Technik lassen sich wie folgt benennen:
- Feststellung, ob diagnostisch verwertbares Material, z. B. aus dem Lymphknoten gewonnen werden konnte (besonders wichtig für *Downstaging* der Lymphknoten)
- beim erfahrenen Untersucher eine vorläufige, manchmal auch definitive Diagnose mit hoher Übereinstimmung zwischen Pneumologen und Zytologen [37],[48],[49]
- eine Kostenreduktion, indem Zweituntersuchungen wegen zunächst inadäquaten Materials vermieden werden.

Insbesondere in der Tumordiagnostik ist die rasche Beurteilung, ob adäquates Material gewonnen wurde, wichtig und eine vorläufige zytologische Beurteilung, dass ein Adenokarzinom vorliegt, ist hilfreich für die Gewinnung von ausreichend Material für die weitere biomolekulare Differenzierung (EGFR, ALK, K-RAS u. a.). Für die DNA-Extraktion lässt sich mit allen Biopsiemethoden meist ausreichend Material gewinnen, wobei die Ausbeute am höchsten für die EBUS-TBNA ist, gefolgt von TTNA und deutlich geringer für Zangenbiopsien [50]. Für eine EGFR-Analyse sollten wenigstens 5 ng DNA oder 1.000 Tumorzellen, für eine ALK-Bestimmung wenigstens 100 Tumorzellen verfügbar sein [51]. Gefärbte Ausstriche können auch für eine ALK-*Rearrangement*-Analyse mittels FISH genutzt werden [52].

Praktische Durchführung: Zur ROSE werden luftgetrocknete Ausstriche mittels DiffQuik gefärbt und noch in der Bronchoskopieeinheit von einem in zytologischen Untersuchungen Erfahrenen mikroskopisch beurteilt. Tab. 1.4 und Abb. 1.4 geben einen Überblick über die leicht anwendbare Technik der Präparatebearbeitung und Befundung als *Bedside*-Zytologie. Für in der Papanicolaou-Färbung routinierte Untersucher ist auch eine Schnellfärbung mit dieser (etwas aufwändigeren) Methode möglich. Nach Diacon et al. [53] ist die Ausbeute und *Accuracy* bei der Papanicolaou-Färbung etwas höher als mit der Färbung nach Wright-Giemsa. Als Alternative zur Diff-Quick-Färbung ist eine weitere Variante der MGG-Färbung zu empfehlen, die durch Schnelligkeit und gute Farbbrillanz ausgezeichnet ist [54]. Mit etwas Erfahrung ist es möglich, an den frischen Präparaten bereits eine Verdachtsdiagnose zu äußern.

Bei Ravaioli et al. [55] finden sich einfache Kriterien für eine vorläufige Differenzierung der Tumorentitäten (Tab. 1.5).

Tab. 1.4: Durchführung der Schnellfärbung als Bedside-Methode.

Arbeitsschritte	Zeitvorgaben
Ausstriche lufttrocknen, evtl. kurz fönen	
Eintauchen in Alkoholfixativ	10 Sekunden
Eintauchen in Farblösung I	20 Sekunden
Eintauchen in Farblösung II	20 Sekunden
Spülen in Aqua dest. zur Entfernung der Farblösung	1–2 Sekunden
Fertige Präparate trocknen (Fön)	

Tab. 1.5: Zytomorphologische Kriterien zur orientierenden Tumordiagnostik mittels ROSE nach [55].

Tumortyp	Zytomorphologie	Sensitivität	Spezifität
Adenokarzinom	Nukleoli und kleine Zell-Cluster	73 %	98 %
Plattenepithelkarzinom	reichlich Nekrosen und große Zell-Cluster	74 %	99 %
Kleinzelliges Karzinom	Mäßig viele Nekrosen, Einzelzellen	79 %	96 %

1.9 Pleurapunktion

Die Gewinnung von Pleuraflüssigkeit ist eine häufige diagnostische Untersuchung in der Inneren Medizin, wobei neben diagnostischen auch therapeutische Gründe Anlass zu einer Pleurapunktion/-drainage geben.

Prinzipiell sollte jeder nicht sicher durch Herzinsuffizienz bedingte Pleuraerguss aus differentialdiagnostischen Gründen punktiert werden, soweit er sicher lokalisierbar und punktionswürdig ist und keine Kontraindikationen (unkorrigierte Gerinnungsstörung, *Incompliance*, lokale Infektion an der Punktionsstelle) bestehen. Die Diagnose eines Pleuraergusses wird meist durch bildgebende Verfahren gestellt, wobei in der Regel die Sonographie in der Hand des Geübten ausreichend ist. Insbesondere komplizierte Pleuraergüsse lassen sich meist durch Sonographie besser darstellen als in der Thorax-CT. Diese ist nützlich für die Frage einer „gefesselten Lunge" oder bei Verdacht auf weitere Lungenpathologien, z. B. Lungenembolie oder zusätzliche Thoraxwandveränderungen, z. B. Hämatothorax mit Rippen-(serien)fraktur. Die wichtigsten Komplikationen der Pleurapunktion sind neben Schmerzen ein Pneumothorax in 3–15 % und ein Hämatothorax in < 2 %.

Für die diagnostische Pleurapunktion ist eine Lokalanästhesie der Thoraxwand-schichten nicht erforderlich, zur Punktion reichen eine einfache Kanüle 21G (oder 19G bei V. a. Eiter, Blut) und 50 ml-Spritze aus. Prinzipiell sollte eine vorherige sono-graphische Bestimmung der günstigsten Punktionsstelle erfolgen, das reduziert die Pneumothoraxrate post punctionem und senkt auch das Risiko für Fehlpunktionen mit potentiell deletären Folgen [56]. Die vorherige Ultraschalluntersuchung ist auch hilfreich zur Differenzierung maligner/benigner Erguss mit einer Sensitivität von 79 % und einer Spezifität von 100 %. Die Punktion selbst ist möglich in Freihandtech-nik oder sonographisch geführt. Die erforderliche Menge an Punktat ist von der Fra-gestellung abhängig (klinische Chemie, Mikrobiologie incl. PCR, Zytologie, Tumor-marker, spezielle Fragestellungen wie ADA und Interferon gamma bei tuberkulösem Erguss [57] oder Hyaluronsäure bei Pleuramesotheliom-Sensitivitätssteigerung von 47,5 auf 71–91 % [58]). Für die primäre Untersuchung sollten 50–60 ml Punktat ent-nommen werden, bei therapeutischer Punktion können auch größere Mengen ein-gesendet werden. Der diagnostische Zugewinn größerer Volumina ist allerdings nicht statistisch signifikant [59].

Basis sollte immer die Bestimmung von pH, Eiweiß, LDH und Glucose sein (Light-Kriterien Eiweiß-Pleura/Serum-Quotient > 0,5 und LDH-Pleura/Serum-Quotient > 0,6 [60], wobei auch bei Transsudaten im einstelligen Prozentbereich mit Malignität ge-rechnet werden muss, sodass bei nur geringen Zusatzkosten immer auch eine zytolo-gische Untersuchung angestrebt werden sollte. Bei Verdacht auf infektiöse Genese ist immer auch eine Gram-Färbung anzustreben. Die Bestimmung von Tumormarkern (kombiniert CEA, CA125, CA153, Cyfra) weist nur eine Sensitivität von 54 % auf und sollte routinemäßig nicht erfolgen.

Entsprechend den Untersuchungsanforderungen ist das Pleurapunktat nativ in sterilen Röhrchen zu versenden, lediglich bei hämorrhagischen Ergüssen kann ein Zu-satz von Zitrat (9 + 1 3,4 %iges Natriumzitrat) sinnvoll sein. Bei ungünstigen Versand-bedingungen kann das Material bei 4 °C gekühlt bis 14 Tage ohne Zellverlust gelagert oder zytologische Ausstriche (nativ und/oder Cytospinpräparate) angefertigt werden. Auf eine ausreichende Anzahl von wenigstens 6–8 Präparaten für ggf. erforderliche immunchemische Untersuchungen ist zu achten. Für die Glucosebestimmung soll-te bei nicht sofortiger Messung eine Abnahme in Fluoridröhrchen erfolgen, die pH-Wert-Bestimmung erfordert den Ausschluss von Luftkontakt oder Beimischung von Lokalanästhetikum; günstigenfalls Abnahme in heparinisierten Blutgasanalyseröhr-chen [61]. Für die Hämatokritbestimmung bei hämorrhagischem Erguss ist eine Ein-sendung in EDTA-Röhrchen empfehlenswert. Nach unkomplizierter Pleurapunktion ist eine radiologische Nachkontrolle zum Pneumothoraxausschluss nicht zwingend.

1.10 Pleurabiopsie

Die Pleurabiopsie sollte erfolgen, wenn trotz zweimaligen Versuchs einer zytologischen Untersuchung von Pleurapunktat keine Diagnose gestellt werden konnte. Die Pleuraergusszytologie ist nach der ersten diagnostischen Punktion in ca. 60 % der malignen Ergüsse positiv, eine Zweitpunktion ergibt einen zusätzlichen Nachweis von ca. 15 %. Dies gilt allerdings nicht für das Mesotheliom, wo die Sensitivität bei etwa einem Drittel liegt. Die blinde Pleurabiopsie z. B. mit der Ramel-Nadel (Abb. 1.5) erbringt einen Zugewinn von 7–27 %, die CT-gestützte Pleurabiopsie hat eine Sensitivität von 87 % [62]. Mehr als 3–4 Bioptate ergeben keine wesentliche Steigerung der Ausbeute [63]. Die sonographisch gestützte Feinnadel-Pleurabiopsie bietet bei irregulären Pleuraverdickungen oder Mikronoduli ähnlich gute Ergebnisse [64] ohne die Notwendigkeit einer Strahlenbelastung.

In der Tuberkulosediagnostik bringt der zusätzliche Einsatz der Pleurablindbiopsie zur Pleurapunktion eine Verdoppelung der Sensitivität und kann als empfohlene Diagnostik in Situationen, wo keine Thorakoskopie möglich ist, erfolgen. Die Kombination der Histologie mit der PCR bei der Pleurablindbiopsie ergibt eine der Thorakoskopie vergleichbare Sensitivität von 90 % [65]. Ansonsten ist für Nicht-TB-Fragestellungen die internistische Thorakoskopie aufgrund der viel höheren Sensitivität anzustreben.

Insbesondere bei Verdacht auf ein Pleuramesotheliom ist eine histologische Befundung oft unumgänglich, weil v. a. sarkomatöse Formen zytologisch schwer zu

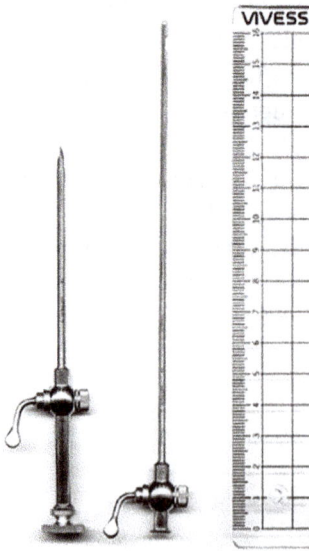

Abb. 1.5: Ramel-Nadel mit Trokar und Biopsienadel, darunter diverse Punktionsnadeln.

diagnostizieren sind. Ähnliches gilt bei V. a. Pleurametastasen und unauffälligem Ergussmaterial. Die Pleurabiopsie kann prinzipiell als Blindbiopsie bei diffusen Pleuraprozessen oder besser unter sonographischer bzw. CT-Kontrolle erfolgen. Zum Einsatz bei der Blindbiopsie kommen die Abrams-Nadel oder bei den kontrollierten Biopsien TruCut-Nadeln (z. B. Cope). Uthaman et al. [66] beschreiben eine Pleurablindbiopsie mittels eines in Seldinger-Technik unter Durchleuchtung eingeführten Bioptoms (gezähnelte Dorn-Zange, Radial Jaw 3, Boston Scientific). Von den dabei gewonnenen Gewebszylindern ist die Anfertigung zytologischer Imprint-Präparate sinnvoll. Es ist bei der mikrobiologischen Diagnostik (kulturelle Untersuchung) daran zu denken, jeglichen Kontakt mit Formalin zu vermeiden. Hauptsächliche Komplikationen (1–15 %) sind Pneumothorax und Blutungen, Kontraindikationen sind analog denen der Pleurapunktion. Die CT-gestützte Pleurabiopsie hat eine Sensitivität von 80–90 % [28] und ist vergleichbar mit der sonographisch gestützten [67].

1.11 Thorakoskopie

Hauptindikation der internistischen Thorakoskopie, die vorwiegend in Analgosedierung und Lokalanästhesie durchgeführt wird, sind unklare Pleuraprozesse, die mittels bildgestützter Punktion (weil z. B. der Pleuraherd mittels Nadel technisch nicht erreicht werden kann) nicht abgeklärt werden können, der Verdacht auf Mesotheliom sowie die geplante/erwartete Pleurodesetherapie. Die Sensitivität liegt bei über 92 % [62]. Durch den Einsatz optischer Zangen können thorakoskopisch auch größere Gewebsfragmente gewonnen werden.

Neben starren Thorakoskopen gibt es auch semiflexible Instrumente (bronchoskopähnlich) mit einem Arbeitskanal von 2,8 mm und einer Abwinkelungsmöglichkeit der distalen 5 cm von 160/130°. Kontraindikationen bestehen bei nichtkorrigierbarer Blutungsneigung, ausgedehnten Pleuranarben sowie für Biopsien der viszeralen Pleura bei pulmonalarterieller Hypertonie, Beatmungspflichtigkeit und fortgeschrittener Lungenfibrose. Relative Kontraindikationen sind schwere Fettsucht, ein obstruierender Tumor der zentralen Atemwege, ein kürzlich (4 Wochen) durchgemachter Herzinfarkt, Immundefizienz und Nierenversagen [62]. Bei Allergie gegen Lokalanästhetika muss die Untersuchung in Narkose durchgeführt werden, gleiches gilt bei therapierefraktärem Husten. Die wichtigsten Komplikationen sind Blutung und Pleuraempyem, die Mortalität ist niedrig [28],[41].

Im Gegensatz dazu ist die videoassistierte Thoraxchirurgie (VATS) nur in Narkose und meist Ein-Lungen-Ventilation möglich, wodurch sich patientenseitig Einschränkungen in der Anwendbarkeit ergeben.

Für die Beurteilung von Gewebsproben bezüglich Malignität hat sich auch hier der Einsatz der ROSE bewährt (57).

1.12 Periphere Lymphknotenpunktion

Im Rahmen des *Stagings* bei Bronchialkarzinom, aber auch zur Klärung infektiöser oder tumoröser Lymphknotenvergrößerungen, ist mitunter die zytologische Abklärung vergrößerter z. B. supraklavikulärer Lymphknoten erforderlich. Diese lassen sich mittels Sonographie (Linearschallkopf 7,5 MHz oder mehr) gut darstellen, insbesondere mittels zugeschalteter Duplexfunktion auch von den Gefäßen leicht abgrenzen und sind damit einer Punktion zugänglich. Nach Kumaran [68] können mittels sonographischer Untersuchung 16,7 % mehr Lymphknoten > 1 cm Größe gefunden werden als durch die klinische Untersuchung allein, was mitunter für die Abgrenzung eines N3 (Scalenus-LK) von einem M1-Stadium bedeutsam ist. Die Punktion kann mit einer 21G-Kanüle und Spritze, ohne Lokalanästhesie, mit oder ohne Aspiration erfolgen, wobei je Lymphknoten wenigstens 2 Passagen anzustreben sind. Unmittelbar danach soll das Material auf Objektträger aufgebracht und ausgestrichen werden und ist nach Lufttrocknung versandfähig. Bei infektiologischen Fragestellungen (z. B. Mykobakterieninfektion, *Cat-scratch-Disease*, Toxoplasmose) ist zusätzlich Material für PCR und ggf. Erregeranzucht einzusenden.

1.13 Anfertigung zytologischer Präparate

Bei der Anfertigung von Präparaten aus Bürstungen, Imprintzytologien, Feinnadelaspiraten wie auch Sedimentausstrichen von Ergussmaterialien und Lavagen ist stets auf eine schonende Ausstrichtechnik zu achten, wobei das Material locker, flächig und nicht überlagert verteilt werden sollte. Desgleichen sollte eine Druckanwendung vermieden werden, um Quetschartefakte (z. B. SCLC!) zu vermeiden.

1. Feinnadelaspirate sollten möglichst rasch nach der Punktion angefertigt werden, schon um störende Gerinnungsprozesse zu vermeiden. Nach dem Auftragen von etwas Punktionsmaterial auf einen Objektträger (Abb. 1.6A) sollten die Präparate mit einem zweiten Objektträger großflächig verteilt werden. Aspirate festerer Konsistenz lassen sich am effektivsten und schonend nach Art eines Knochenmarkausstrichs verarbeiten (Abb. 1.6B), während flüssige Aspirate wie ein Blutbildpräparat ausgestrichen werden sollten (Abb. 1.6C).
2. Bei Anfertigung von Präparaten aus Bürstungen ist besonders auf das schonende Auftragen des an der Bürste befindlichen Zellmaterials (Abb. 1.7A) zu achten. Dies ist durch Abrollen der Bürste bei nur leichter Druckanwendung möglich, wobei das gesamte Material großflächig auf mehrere Objektträger verteilt werden sollte (Abb. 1.6A, B). Das Ausziehen der Bürste auf dem Objektträger ist wegen der Gefahr artefizieller Zellveränderungen stets zu vermeiden.
3. Tupfpräparate (Imprintpräparate) aus unfixierten (!) Biopsien oder OP-Materialien können durch lockeres Abtupfen des Gewebes auf einen Objektträger angefertigt

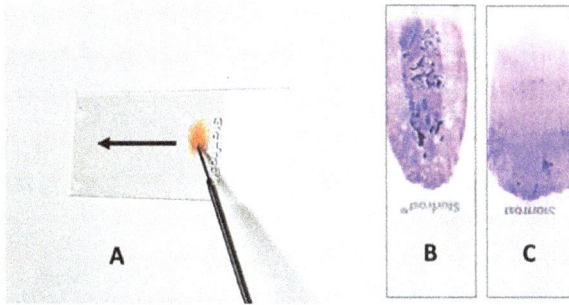

Abb. 1.6: Anfertigung von Präparaten aus Feinnadelaspiraten (s. Text).

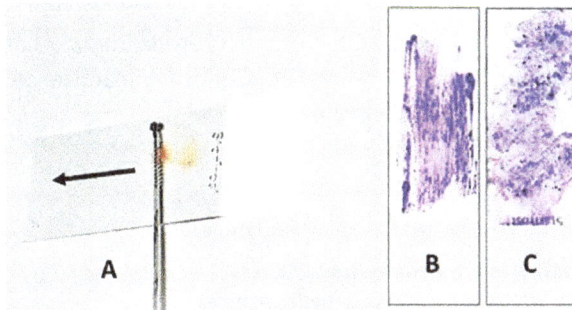

Abb. 1.7: Anfertigung von Präparaten aus Bürstungen (s. Text).

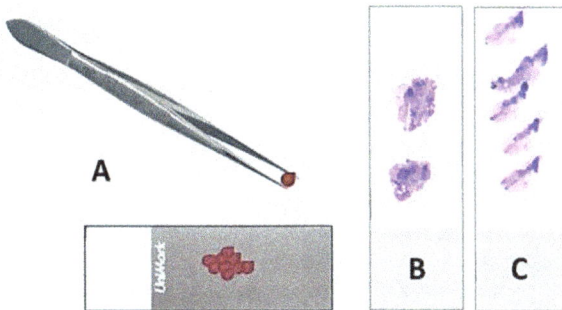

Abb. 1.8: Anfertigung von Imprintzytologien (s. Text).

werden (Abb. 1.8A), wobei Druckanwendung vermieden werden muss. Das abgetupfte Material sollte keine Zellüberlagerungen aufweisen, was durch Auftragen mehrerer Imprints auf den Objektträger erreicht werden kann (Abb. 1.8A, B).

4. Das Anfertigen von Sedimentausstrichen flüssiger Materialien (Ergussflüssigkeiten, Lavagen, Zysten u. a.) erfolgt nach Zentrifugation in einer üblichen Laborzentrifuge bei 2.000 g für 10 Minuten. Nach Abgießen des Überstands wird das verbliebene Sediment aufgeschüttelt und, im Fall eines sehr zellreichen Sediments, mit einigen Tropfen des Überstandes versetzt und kräftig aufgeschüttelt. Von diesem Sediment werden etwa 50 µl auf einen Objektträger aufgetragen und mit einem zweiten Objektträger ausgestrichen (Abb. 1.9A). Die angefertigten Prä-

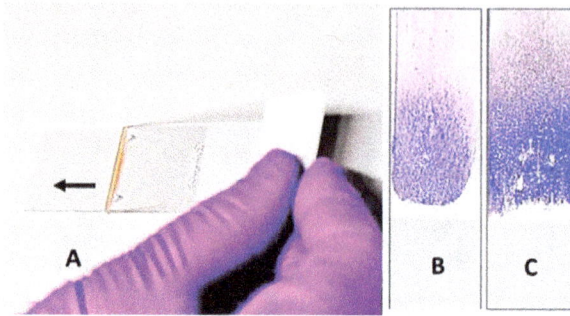

Abb. 1.9: Anfertigung von Sedimentausstrichen (s. Text).

parate sollten frei von Zellüberlagerungen sein; zur optimalen Befundung hat sich der Übergang von der zellreichen in die zellärmere Zone des Präparates, die sogenannte „Fahne", als Vorteil erwiesen (Abb. 1.9B, C).

Literatur

[1]   Lopes Cardozo P. Atlas of Clinical Cytology. Edition Medizin 1973.
[2]   Kini SR. Color Atlas of Pulmonary Cytopathology. Springer Verlag NewYork 2002.
[3]   Pokieser L, Bernhardt K, Kreuzer A, Schalleschak J. Klinische Zytologie der Lunge und Pleura. Springer 2001.
[4]   Oswald NC,Hinson KF, Canti G, Miller AB. The diagnosis of primary lung cancer with special reference to sputum cytology. Thorax. 1971;26:623-631.
[5]   Schreiber G, McCrory DC. Performance characteristics of different modalities for diagnosis of suspected lung cancer. Chest. 2003;123(1Suppl.):115-128.
[6]   Raab SS, Hornberger J, Raffin T. The importance of sputum cytology in the diagnosis of lung cancer-a cost-effectiveness analysis. Chest. 1997;112(4):937-945.
[7]   Bhattacharjee S, Bhuniya S, Mukherjee RS, et al. Evaluation of different diagnostic procedures in the diagnosis of lung cancer. Chest. 2010;138(4 Meeting Abstracts):255 A.
[8]   Lee EW. Is sputum cytology using thin prep instead of autofluorescence bronchoscopy for evaluation of abnormal lesions in central airways in a hig risk group useful? Chest. 2010;138 (4 Meeting Abstracts):257 A.
[9]   Breitling CE. Clinical applications of induced sputum. Chest. 2006;129(5):1344-1348.
[10] Popov TA, Pizzichini MM, Pizzichini E, et al. Some technical factors influencing the induction of sputum for cell analysis. Eur Repir J. 1995;8:559-565.
[11] Gal Oz A,Kassis I,Shprecher H, Beck R, Bentur L. Correlation between rapid strip test and the quality of sputum. Chest. 2004;126(5):1667-1671.
[12] Pavord ID, Pizzichini MM, Pizzichini E, Hargreave FE. The use of induced sputum to investigate airway inflammation. Thorax. 1997;52:498-501.
[13] Costabel U. Atlas der bronchoalveolären Lavage. Thieme Verlag Stuttgart, New York 1994.
[14] Pirozynski M. Bronchoalveolar lavage in the diagnosis of peripheral primary lung cancer. Chest. 1992;102(2):372-374.
[15] Tremblay A, Taghizadek N, McWilliams AM, et al. Low prevalence of high-grade lesions detected with autofluorescence bronchoscopy in the setting of lung cancer screening in the pan-Canadian lung cancer screening study. Chest. 2016;150(5):1015-1022.

[16] Ost DE, Ernst A, lei X, et al. Diagnostic yield and complications of bronchoscopy forperipheral lung lesions. Results of the AQuire Registry. ATS journals DOI:10.1164/rccm.201507-1332OC,September14, 2015.

[17] Khandar S, Bowling M, Gildea T, et al. Electromagnetic navigation bronchoscopy for lung lesion evaluation in 500 subjects: first interim analysis of the prospective multicenter NAVIGATE study. Chest. 2016;150(4_S):1313A-1313A.

[18] Osahan D, Aparnath M, Desai A, et al. Diagnostic accuracy and complication rates after implementation of an electromagnetic navigation bronchoscopy program at an academic teaching hospital. Chest. 2016;150(4_S):1006A.

[19] Chen A, Pastis N, Furukawa B, Silvestri GA. The effect of respiratory motion on pulmonary nodule location during electromagnetic navigation bronchoscopy. Chest. 2015;147(5):1275-1281.

[20] Iridoy AA. Transbronchial lung biopsy using cryoprobes:results obtained in our hospital. DOI 10.1164/ajrccm-conference.2014.189.1 MA A 4382.

[21] Johannson KA, Marcoux VS, Ronksley PE, Ryerson CJ. Diagnostic yield and complications of transbronchial lung cryobiopsy for interstitial lung disease: a systematic review and meta-analysis. DOI: 10.1513/Annals ATS.201606-461SR.

[22] Goyal A, Gupta D, Agarwal R, et al. Value of different bronchoscopic sampling techniques in diagnosis of sarcoidosis in a prospective study of 151 patients. J Bronchology Interven Pulmonol. 2014;21(3):220-226.

[23] Ernst A., Wahidi MW, Read CA, et al. Adult bronchoscopy training Current state and suggestions for the future. CHEST Expert Panel Report. Chest. 2015;148(2):321-332.

[24] Li DR, Wan T, Su Y, et al. Liquid-based cytological test of samples obtained by catheter aspiration is applicable for the bronchoscopic confirmation of pulmonary malignant tumors. Int J Clin Exp Pathol. 2014;7:2508-2517.

[25] Hou G, Miao Y, Hu XJ, et al. The optimal sequence for bronchial brushing and forceps biopsy in lung cancer diagnosis: a random control study. J Thorac Dis. 2016;8:520-526.

[26] Fernandez-Villar A, Gonzalez A, Leiro V, et al. Effect of different bronchial washing sequences on diagnostic yield in endoscopically visible lung cancer. Arch Brochopneumol. 2006;42:278-282.

[27] Gunen H, Kizkin O, Tahaogin C, Aktas O. Utility of blind forceps biopsy of the main carina and upper-lobe carina in patients with non-small cell lung cancer. Chest. 2001;119(2):632-637.

[28] Nakhosteen JA, Khanavkar B, Darwiche K, et al. Atlas und Lehrbuch der Thorakalen Endoskopie. 4. Auflage Springer Verlag 2014.

[29] Aziz F. Endobronchial ultrasound-guided transbronchial needle aspiration for staging of lung cancer: a concise review. Transl Lung Cancer Res. 2012;1(3):208-213.

[30] Fujiwara T, Yasufuku K, Nakajima T, et al. The utility of sonographic features during endobronchial ultrasound- guided transbronchial needle aspiration for lymph node staging in patients with lung cancer: a standard endobronchial ultrasound image classification system. Chest. 2010;138(3):641-647.

[31] Haas AR, Vachani A, Sterman DH. Advances in diagnostic bronchoscopy. Am J Respir Crit Care Med. 2010;182:589-597.

[32] Herth F, Becker HD, Ernst A. Conventional versus endobronchial ultrasound-guided transbronchial needle aspiration. Chest. 2004;125(1):322-325.

[33] Lei P, GuoGang X, Jun G, Xongzhong G, Changting L. Diagnostic value of EBUS-TBNA versus c-TBNA in the diagnosis of mediastinal masses: asystematic review and meta-analysis. DOI http//dx. doi. org/10.1016/j.chest 2016.02.452.

[34] Madan NK, Madan K, Jain D, et al. Utility of conventional transbronchial needle aspiration with rapid on-site evaluation (c TBNA-ROSE) at a tertiary care center with endobronchial ultrasound (EBUS) facility. J Cytol. 2016;33:22-26.

[35] Yan JH, Pau L, Chen XL, et al. Endobronchial ultrasound versus conventional transbronchial needle aspiration in the diagnosis of mediastinal lymphadenopathy: a meta-analysis. Springer-plus. 2016;5(1):1716. eCollection 2016.

[36] Liu Q-H, Arias S, Wang K-P. International association for the study of lung cancer map, Wang lymph node map and rapid on-site evaluation in transbronchial needle aspiration. J Thorac Dis. 2016;8(9):E869-E874.

[37] Van der Hejden EH, Casal RF, Trisolini R, et al. Guideline for the acquisition and preparation of conventional and endobronchial ultrasound-guided transbronchial needle aspiration speci-mens for the diagnosis and molecular testing of patients with known or suspected lung cancer. Respiration. 2014;88:500-517.

[38] Scholten EL, Seaman R, Illei P, et al. Stylet usage does not improve diagnostic outcome in endobronchial ultrasonic transbronchial needle aspiration: a randomized clinical trial. Chest. 2016. doi 10.1016/j.chest 2016.10.005.

[39] Feller-Kopman D, Yung RC, Burroughs F, Li OK. Cytology of endobronchial ultrasound-guides transbronchial needle aspiration: a retrospective study with histology Cancer. 2009;117:482-490.

[40] Yasufuku K, Pierre A, Darling G, et al. A prospective controlled trial of endobronchial ultra-sound-guided transbronchial needlele aspiration compared with mediastinoscopy for media-stinal lymph node staging of lung cancer. J Thorac Cardiovasc Surg. 2011;142:1393-1400.

[41] Kroegel C, Costabel U. Klinische Pneumologie. 1. Auflage, Thieme Verlag 2014

[42] Wang Memoh JS, Nietert PJ, Silvestri GA. Metaanalysis of guided bronchoscopy for the evalua-tion of the pulmonary nodule. Chest. 2012,142(2),385-393.

[43] Bhattacharjee S. Evaluation of different diagnostic procedures in the diagnosis of lung cancer. Chest. 2010;138(4MA):255A.

[44] Yamagami T, Iida S, Kato T, et al. Usefulness of new automated cutting needle for tissue-core biopsy of lung nodules under CT fluoroscopic guidance. Chest. 2003;124(1):147-154.

[45] Orell SR, Sterrett GF, Walthers MNI, Whitacker D. Punktionszytologie, Handbuch und Atlas. 1. deutsche Auflage, Thieme 1999.

[46] Hiraki T, Fujiwara H, Sakurai J, et al. Nonfatal systemic air embolism complicating percutaneous CT-guided transthoracic needle biopsy. Chest. 2007;132(2):684-690.

[47] Chang-Min C, Um SW, Yoo CG, et al. Incidence and risk factors of delayed pneumothorax after transthoracic needle biopsy of the lung. Chest. 2004;126(5):1516-1521.

[48] Mehta AC, Cicenia J. ROSES are read. Chest. 2014;145(1):7-9.

[49] Bonifazi M, Sediari M, Ferretti M, et al. The role of the pulmonologist in rapid on-site cytologic evaluation of transbronchial needle aspiration: a prospective study. Chest. 2014;145:60-65.

[50] Schmid-Bindert G, Wang Y, Jiang H, et al. EBUS-TBNA provides highest RNA yield for multiple biomarker testing from routinely obtained small biopsies in non-small cell cancer patients - a comparative study of three different minimal invasive sampling methods. PLoS ONE. 2013;8(10):e77948. Doi:10.1371/journal.pone.0077948.

[51] Popper HH, Timar J, Ryska A, Olszewski W. Minimal requirements for the molecular testing of lung cancer. Transl Lung Cancer Res. 2014;3:301-304.

[52] Betz BL, Dixon CA, Weigelin HC, Knoepp SM, Roh MH. The use of stained cytologic direct smears for ALK gene rearrangement analysis of lung adenocarcinoma. Cancer Cytopathol. 2013;121:489-499.

[53] Diacon AH, Koegelenberg CF, Schubert P, et al. Rapid on-site evaluation of transbronchial aspirates: randomized comparison of two methods. Eur Respir J. 2010;35:1216-1220.

[54] Schubert J. Leitfaden der Zytopathologie für Internisten. Karger 2014.

[55] Ravaioli S, Bravaccini S, Tumedei MM, et al. Easily detectable cytomorphological features to evaluate during ROSE for rapid lung cancer diagnosis: from cytology to histology Oncotarget, Advanced Publications 2016; www.Impactjournals.com/oncotarget.

[56] Hooper C, Lee YC, Maskell N. Investigation of a unilateral pleural effusion in adults: British Thoracic Society pleural disease guideline 2010. Thorax. 2010;65(Suppl.2):4-17.

[57] Keng LT, Shu CC, Chen JY, et al. Evaluating pleural ADA, ADA2, IFN-g and IGRA for diagnosing tuberculous pleurisy. J Infect. 2013;67:294-302.

[58] Welker L, Müller M, Holz O, et al. Cytological diagnosis of malignant mesothelioma-Improvement by additional analysis of hyaluronic acid in pleural effusions. Virchows Arch. 2007;450:455-461.

[59] Wu H, Khosia R, Rohatgi PK, et al. The minimum volume of pleural fluid required to diagnose malignant pleural effusion: a retrospective study. Lung India. 2017;34:34-37.

[60] Light RW, McGrega MI, Luchsinger PC, Ball WC. Pleural effusions,the diagnostic separation of transudates and exudates. Ann Intern Med. 1972;77:507-513.

[61] Rahman NM, Mishra EK, Davies HE, Lee YC. Clinically important factors influencing the diagnostic measurement of pleural fluid pH and glucose. Am J Respir Crit Care Med. 2008;178:483-4990.

[62] Rahman NM, Ali NJ, Brown G, et al. Local anaesthetic thoracoscopy: British Thoracic Society Pleural disease guideline 2010. Thorax. 2010;65(Suppl.2):54-60.

[63] Chakrabarti B, Ryland I, Sheard J, Warburton CJ, Earis JE. The role of Abrams percutaneous pleural biopsy in the investigation of exudative pleural effusions. Chest. 2006;129(6):1549-1455.

[64] Sperandeo M, Dimitri L, Pirri C, et al. Advantage of thoracic ultrasound-guided fine-needle aspiration biopsy in lung cancer and mesothelioma. Chest. 2014;146:e178-179.

[65] Hasaneen NA, Zaki ME, Shalaby HM, El Morsi AS. Polymerase chain reaction of pleural biopsy is a rapid and sensitive method for the diagnosis of tuberculous pleural effusion. Chest. 2003;124 (6):2105-2111.

[66] Uthaman B, Behbehani N, Abal A, Madda J, Khan S. Percutaneous multiple-site parietal pleural biopsy description and evaluation of a new and safe technique. Chest. 2004;125:1776-1782.

[67] Hallifax RJ, Corcoran JP, Ahmed A, et al. Ultrasound guides biopsy for diagnosing pleural disease. Chest. 2014;146(4):1001-1006.

[68] Kumaran M, Benamore RE, Vaidhyanath R, et al. Ultrasound –guided cytological aspiration of supra-clavicular lymph nodes in patients with suspected lung cancer. Thorax. 2005;60:229-233.

2 Aufbau des Lungen- und Bronchialsystems

Jürgen Schubert

2.1 Topografische Aspekte

Die Lunge (Pulmo) zeigt eine Zweiteilung in einen rechten und einen linken Lungenflügel. Der rechte Lungenflügel (Pulmo dexter) ist in 3 Lungenlappen (Lobus superior, Lobus medius und Lobus inferior pulmonis dextri) unterteilt, der wiederum eine Aufgliederung in 10 Lungensegmente (Segmenta bronchopulmonalia) aufweist. Der linke Lungenflügel (Pulmo sinister) besteht aus 2 Lungenlappen (Lobus superior und Lobus inferior pulmonis sinistri) und ist in 9 Segmente gegliedert. Vom Lobus superior sinistra leitet sich medial eine zungenförmige Ausziehung ab, die Lingula pulmonis sinistra. Die Nomenklatur der Segmente dient auch der Topografie der Materialentnahme und ist somit ein wichtiger Hinweis auf die Lokalisation pathologischer Veränderungen. Tab. 2.1 gibt einen Überblick über die Aufteilung der Segmente beider Lungenflügel.

Unter funktionell-morphologischem Aspekt werden ein luftleitender (konduktiver) Abschnitt sowie ein respiratorischer Abschnitt der Lunge unterschieden. Während der luftleitende Abschnitt das gesamte Bronchialsystem mit seinen Verzweigungen bis zu den Bronchioli terminales umfasst, beginnt der respiratorische Abschnitt mit den Bronchioli respiratorii bis zu den Alveoli.

Tab. 2.2 gibt einen Überblick über die wichtigsten Abschnitte des luftleitenden und respiratorischen Systems.

Tab. 2.1: Übersicht über die Verteilung der Segmente in beiden Lungen.

Rechte Lunge	Linke Lunge
Lobus superior (rechter Oberlappen) Segmentum apicale (S 1) Segmentum posterius (S 2) Segmentum anterius (S 3)	Lobus superior (linker Oberlappen) Segmentum apicoposterius (S 1 + 2) Segmentum anterius (S 3) Segmentum lingulare superius (S 4) Segmentum lingulare inferius (S 5)
Lobus medius (rechter Mittellappen) Segmentum laterale (S 4) Segmentum mediale (S 5)	
Lobus inferior (rechter Unterlappen) Segmentum apicale (S 6) Segmentum basale mediale (S 7) Segmentum basale anterius (S 8) Segmentum basale laterale (S 9) Segmentum basale posterius (S 10)	Lobus inferior (linker Unterlappen) Segmentum apicale (S 6) Segmentum basale anterius (S 8) Segmentum basale laterale (S 9) Segmentum basale posterius (S 10)

https://doi.org/10.1515/9783110523546-002

Tab. 2.2: Luftleitende und respiratorische Abschnitte der Lunge.

	Durchmesser [1]
Luftleitender Abschnitt	
Bronchus principalis dexter (Rechter Hauptbronchus)	14
Bronchus principalis sinister (Linker Hauptbronchus)	12
Bronchi lobares (Lappenbronchien)	8
Bronchi segmentales (Segmentbronchien)	5
Bronchi subsegmentales (Subsegmentbronchien)	3–5
Bronchioli lobulares (Läppchenbronchiolen)	0,8–1,0
Bronchioli terminales (Endbronchiolen)	0,6
Respiratorischer Abschnitt	
Bronchioli respiratorii (respiratorische Bronchiolen)	0,4–0,5
Ductus alveolares (Alveolengänge)	0,4
Alveoli (Lungenbläschen)	0,2–0,5

[1] durchschnittliche Angabe in mm

2.2 Luftleitender (konduktiver) Abschnitt

Der luftleitende Abschnitt der Lunge umfasst Larynx, Trachea, Haupt-, Lappen- und Segmentbronchien, Bronchioli lobulares und die Bronchioli terminales. Die Gesamtheit der Bronchien mit ihren dichotomen Verzweigungen wird als Bronchialbaum bezeichnet. Dieser nimmt seinen Anfang mit den beiden Hauptbronchien der rechten und linken Lunge, Bronchus principalis dexter et sinister, der aus der dichotomen Teilung der Trachea an der Bifurkation resultiert. Diese verzweigen sich in die jeweiligen Lappenbronchien (rechte Lunge: Bronchus lobaris superior, medius et inferior; linke Lunge: Bronchus lobaris superior et inferior) wie auch in die Bronchien der jeweiligen Subsegmente. Letztere verzweigen sich in die Bronchioli lobulares bis zur Endstrecke des luftleitenden Systems, den Bronchioli terminales. Eine Übersicht über die Struktur des Bronchialbaums mit seinen Hauptverzweigungen ist der Abb. 2.1 zu entnehmen. Mit den nach distal dichotomen Verzweigungen des Bronchialsystems geht eine Verringerung des Lumens der jeweiligen Abschnitte einher. Während die Hauptbronchien einen Durchmesser über 10 mm aufweisen, beträgt dieser in den Bronchioli terminales nur noch etwa 0,6 mm (Tab. 2.2). Die histologische Architektur der Bronchien weist folgende Schichtungen auf, wobei die Tunica mucosa respiratoria mit der von Larynx und Trachea weitestgehend identisch ist (Abb. 2.2).
– Tunica mucosa respiratoria (mehrreihiges, hochprismatisches Flimmerepithel)
– Tela submucosa (kollagenes Bindegewebe, Lymphknoten, submuköse Drüsen)
– Tunica fibrocartilaginea (hyaline Knorpelspangen)
– Tunica adventitia (kollagenes Bindegewebe)

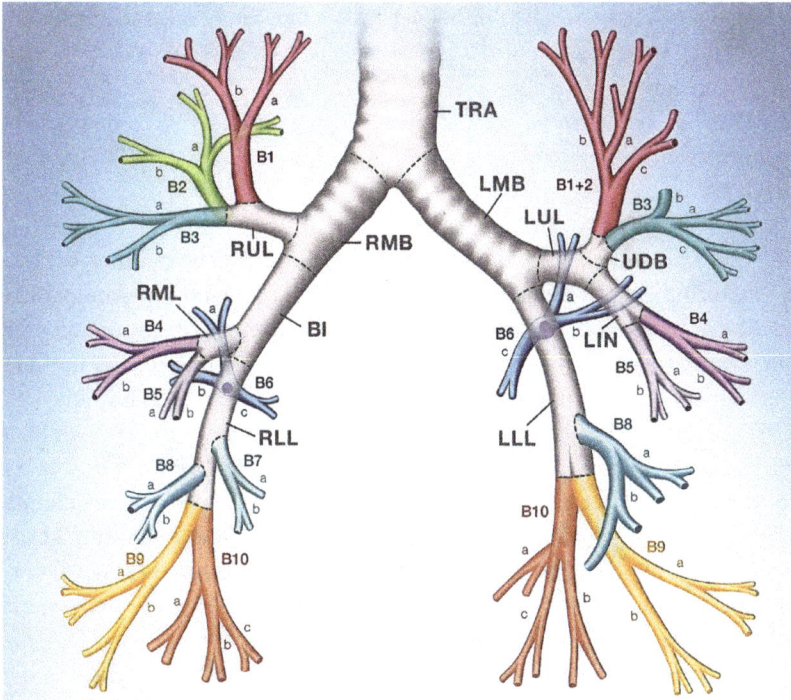

Abb. 2.1: Aufbau des Bronchialbaums. Durch dichotome Verzweigung werden rechter und linker Hauptbronchus gebildet, aus denen die drei rechtsseitigen und zwei linksseitigen Lappenbronchien abzweigen. Diese verzweigen sich weiter in die Subsegmentbronchien und enden über die Bronchioli lobulares in den Bronchioli terminales (s. a. Text). Abbildung: Fa. Olympus, Hamburg.

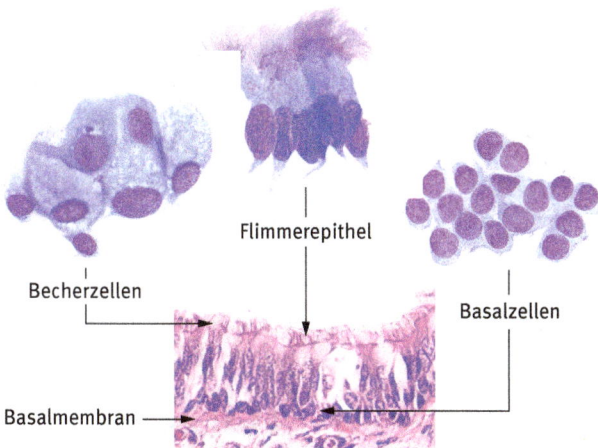

Abb. 2.2: Aufbau der Bronchialschleimhaut. Mehrreihiges Epithel mit pluripotenten Basalzellen in der untersten Schicht, aus denen sich Intermediärzellen, Flimmerepithelien und schleimproduzierende Becherzellen ableiten (s. a. Text).

Das mehrreihige, hochprismatische Epithel der Tunica mucosa ist aus folgenden Epithelien aufgebaut:
- Flimmerepithelien
- Becherzellen
- Intermediärzellen
- Basalzellen

Während das Zusammenwirken von Flimmerepithelien und schleimgefüllten Becherzellen der mukoziliären Clearance dient, haben Basalzellen eine regeneratorische Funktion. Alle Zellen der Tunica mucosa haben ihren Ursprung in den pluripotenten Basalzellen, wobei Intermediärzellen eine Zwischenstufe der Differenzierung darstellen. Darüber hinaus bewirken Basalzellen durch Hemidesmosomen eine Verankerung der gesamten Tunica mucosa in der Basalmembran. Tab. 2.3 vermittelt zytologische Kriterien dieser Epithelien; zytologische Befunde sind in der Abb. 2.2 ersichtlich. Neben den beschriebenen Epithelien sind in der Tunica mucosa die selteneren Bürstensaumzellen, flimmerlose Epithelien mit einem Bürstensaum sowie neuroendokrine Zellen, die sogenannten Kulschitzky-Zellen, angesiedelt. Letztere weisen ein typisch helles Zytoplasma mit neurosekretorischen Granula auf und sind zwischen Zylinderepithelien und Basalzellen lokalisiert. Im zytologischen Material sind sie lichtmikroskopisch nicht differenzierbar, auch gelingt ihr Nachweis in der Histologie nur immunhistochemisch mittels neuroendokriner Marker. In der Submukosa befinden sich die Bronchusdrüsen (Glandulae bronchiales). Es handelt sich um Drüsen vom seromukösen Typ, die seröse und muköse Drüsenanteile sowie vereinzelte neuroendokrine Zellen enthalten. Mit den Becherzellen und Flimmerepithelien der Tunica mucosa sind sie ebenfalls für die mukoziliäre Clearance verantwortlich.

Die mukoziliäre Clearance bezeichnet einen Selbstreinigungsprozess der Bronchien, der zur Ausschleusung partikulärer Materialien dient. Während Partikel mit einer Größe > 10 μm nicht in die Lunge gelangen und über das nasopharyngeale Abwehrsystem eliminiert werden, dient die mukoziliäre Clearance der Entfernung von Partikeln < 2,5 μm. Dieses Reinigungssystem besteht in der laufenden Fortbewegung einer direkt auf dem Epithel befindlichen Flüssigkeit niedriger Viskosität (Solphase) durch Kinozilien des Flimmerepithels, wobei der Zilienschlag rachenwärts gerichtet ist. Über dieser Sekretschicht liegt visköser Schleim (Gelphase) mit anhaftendem Fremdmaterial, das somit fließbandartig aus den Atemwegen entfernt wird. Indem die Bronchialdrüsen auch Lysozym, Lactoferrin, Immunglobulin A und verschiedene Antiproteasen sezernieren, kommt ihnen zudem eine Abwehrfunktion zu.

Des Weiteren ist in der Submukosa lymphatisches Gewebe angesiedelt, das sogenannte Bronchus-assoziierte lymphatische Gewebe (BALT), das am häufigsten bei jüngeren Patienten sowie bei Rauchern nachgewiesen werden kann, wobei es vorzugsweise im Bereich der Bifurkation lokalisiert ist. Es ist aus B- und T-Lymphozyten aufgebaut und zeigt typische B-Zell-reiche Follikel mit einer interfollikulären Zone mit reichlichen T-Zellen und auch polyklonalen Plasmazellen. Hinsichtlich des his-

Tab. 2.3: Zytologische Kriterien von Zellen der bronchialen Mukosa und des Lungenparenchyms.

Bronchiale Mukosa	
Flimmerepithelien	Zylindrische Epithelien, basalständig angeordnete rund-ovaläre Zellkerne, aufgelockertes Chromatin, apikal zahlreiche Kinozilien (bis 250 Zilien pro Zelle) als Ausstülpungen der Zellmembran (Länge: 7–10 μm, Durchmesser ca. 0,3 μm), basalseitig erscheint das Zytoplasma zipflig ausgezogen Immunzytologie: CK 7 +, CK 19 +/-, TTF-1 +/-, Napsin A +/-, MUC 5AC -/+
Becherzellen	Zylindrische Epithelien mit exzentrischer Kernlagerung, aufgelockertes Chromatin, apikale Ansammlung von Schleimvakuolen, basalseitig zipflig ausgezogenes Zytoplasma Immunzytologie: s. unter Flimmerepithel
Basalzellen	Kleine kuboide Zellen mit größeren Kernen, lockere bis kompakte Chromatinstruktur, kernbetonte Verschiebung der Kern-Plasma-Relation, schmales, leicht basophiles Zytoplasma Immunzytologie: CK 5/6 +, CK 34ßE12 +, CK 17 +, p63 +
Lungenparenchym	
Bronchioläres Epithel	Uniforme Epithelien ohne Zilien und mit rund-ovalären Kernen, neben mäßigen Kernvarianzen Zeichen der Hyperchromasie, nicht selten intranukleäre Einschlüsse von Zytoplasma sowie Doppelkernigkeit, geringe Verschiebung der Kern-Plasma-Relation, neben lockeren Zellgruppen auch größere flächige Verbände (*sheets*)
Pneumozyten	*Typ I-Pneumozyten* (Deckzellen): große, flächige Zellen mit einem Durchmesser bis 50 μm und einer Dicke von ca. 0,2 μm und abgeflachtem Zellkern, sie sind im Ausstrichmaterial kaum nachzuweisen *Typ II-Pneumozyten* (Nischenzellen): unregelmäßig begrenzte, kuboide Zellen mit einem Durchmesser von ca. 15 μm und einem größeren, rund-ovalen Kern, Zytoplasma deutlich granuliert, Typ II-Pneumozyten sind über Zonae occludentes (Schlussleisten) untereinander und mit Typ I-Pneumozyten verbunden. Immunzytologie: CK 7 +, TTF-1 +, SP-A +, Napsin +
Alveolarmakrophagen	Größenvariante Zellen mit rund-ovalären Kernen, aufgelockertes Chromatin, zumeist schaumiges Zytoplasma, häufig Phagozytose-Nachweis durch Speicherung partikulären Materials (Hämosiderinpigment, Teerpigment u. a., s. Abb. 2.7) Immunzytologie: CD 68 +, Vimentin +

tologischen Aufbaus ergeben sich Unterschiede zwischen Bronchien und Bronchioli. Die Histologie der Bronchioli zeigt ein einschichtiges Flimmerepithel bei Fehlen von Becherzellen. Sie sind von glatter Muskulatur umgeben; im Gegensatz zum bronchialen Epithel fehlen hier Knorpelspangen wie auch seromuköse Drüsen. Der zytologische Befund bronchiolären Epithels ist in der Abb. 2.3 ersichtlich.

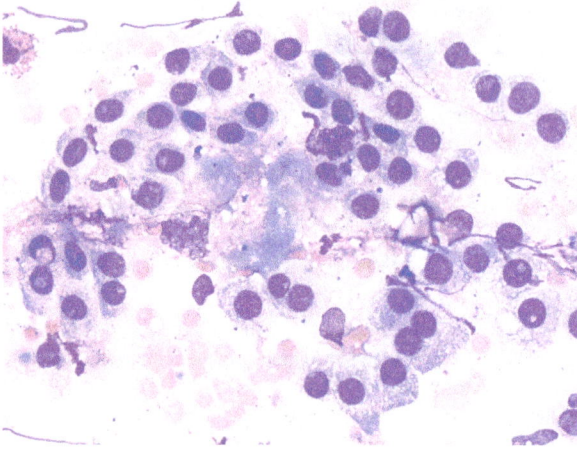

Abb. 2.3: **Bronchioläres Epithel.** Flächiger Verband mit kubischen Epithelien ohne Zilien, diskreten Kernvarianzen und vereinzeltem Nachweis von Kerneinschlüssen.

2.3 Respiratorischer Abschnitt

Zum respiratorischen Abschnitt der Lunge zählen Bronchioli respiratorii, Ductus alveolares und die Alveolen. Die Bronchioli respiratorii sind ca. 1–3,5 mm lang und besitzen einen Durchmesser von ca. 0,4 mm. Sie entstehen durch Teilung der Bronchioli terminales. Die Bronchioli respiratorii weisen ein einschichtiges kubisches Zylinderepithel ohne Zilien auf. In den Bronchioli terminales, Bronchioli respiratorii und den Ductus alveolares sind die sogenannten Keulenzellen (*club cells*), früher auch als Clara-Zellen bezeichnet, lokalisiert. Es handelt sich um kubische Epithelien, die keine Zilien besitzen und eine charakteristische apikale, keulenartige Vorwölbung aufweisen, die ins Lumen der Bronchioli hineinragt. Keulenzellen erfüllen die folgenden sekretorischen, regeneratorischen und protektiven Funktionen:
- Sekretion von Surfactant-Apoproteinen A, B und D, sowie Proteasen und Zytokinen
- Regeneration als Progenitorzellen des bronchiolären Epithels
- Protektive Funktion durch Detoxikation von Schadstoffen durch das p450-Cytochrom-Oxidase-System

Durch die Expression eines spezifischen Proteins (CC 10) können Keulenzellen detektiert werden. Für die Pathogenese von Adenokarzinomen werden Keulenzellen als mögliche Ausgangszellen diskutiert. Bronchioli respiratorii besitzen bereits in der Wandung Alveoli und münden letztendlich über den Ductus alveolaris in die Sacculi alveolares. Die Ductus alveolares entstehen durch 2–10-fache Teilung der Bronchioli respiratorii. Die Gesamtheit der von einem Bronchiolus terminalis ausgehenden Anteile des respiratorischen Epithels wird als Azinus bezeichnet. Abb. 2.4 zeigt eine Übersicht über die Histoarchitektur des respiratorischen Bereichs der Lunge (Lungenparenchym). Mehrere Azini bilden zusammen etwa 2 cm messende Lungenläppchen

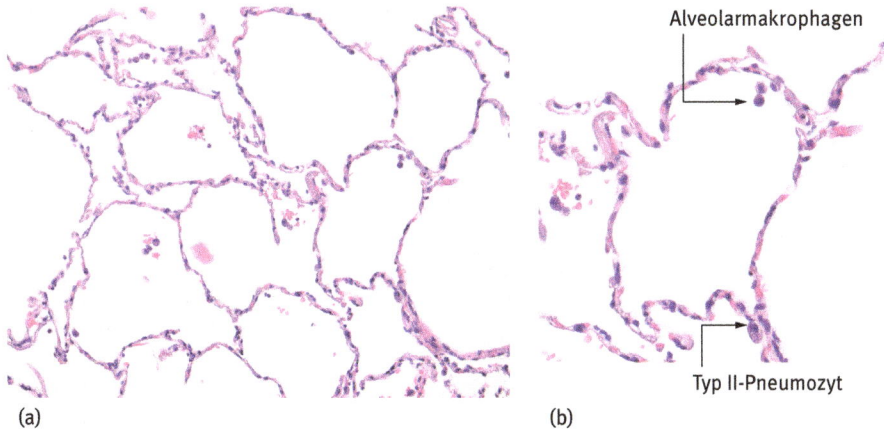

Alveolarmakrophagen

Typ II-Pneumozyt

(a)   (b)

Abb. 2.4: Histologische Architektur des Lungenparenchyms. (a) Übersicht. (b) Detailansicht eines Alveolus von rundlich-polygonaler Gestalt mit begrenzenden Alveolarsepten, deren Oberfläche durch auskleidende Typ-I-Pneumozyten gebildet wird sowie nischenförmig angesiedelte Typ-II-Pneumozyten (s. a. Text).

(Lobuli pulmonis), die durch interlobuläre Bindegewebssepten voneinander getrennt sind. Die Alveoli zeigen eine rundlich-polyedrische Form und haben, in Abhängigkeit von Inspiration und Exspiration, einen variablen Durchmesser von 200-500 μm (Abb. 2.4). Die durchschnittliche Zahl der Alveoli beider Lungenflügel eines Erwachsenen wird mit etwa 300 Millionen beziffert, was einer Gesamtoberfläche von etwa 140 m² entspricht. Die einzelnen Alveoli sind durch ein dünnes Bindegewebsseptum, bestehend aus kollagenen und elastischen Fasern, voneinander getrennt. Durch dieses Maschenwerk verlaufen zahlreiche Lungenkapillaren, die dem Gasaustausch dienen. Untereinander sind die Alveoli durch 10–15 μm weite Öffnungen der Bindegewebssepten (Kohn'sche Poren) verbunden. Über dieses Porensystem erfolgt die Verteilung von Surfactant wie auch die Ausbreitung von Infektionserregern. Die Auskleidung der Alveolen erfolgt durch ein spezialisiertes Alveolarepithel, bestehend aus großen Typ I-Pneumozyten und kleinen Typ II-Pneumozyten. Mit etwa 60 % aller Alveolarepithelien sind Typ II-Pneumozyten wesentlich häufiger als Typ I-Pneumozyten; ihr Anteil am gesamten Zellgehalt der Lunge liegt bei etwa 15 %. Im zytologischen Ausstrichmaterial können Typ I-Pneumozyten kaum nachgewiesen werden. Mit etwa 90–95 % kleiden Typ I-Pneumozyten fast die gesamte Oberfläche der Alveoli aus und ermöglichen den Gasaustausch; die Funktion der Typ II-Pneumozyten lässt sich wie folgt benennen:
- Synthese und Sekretion von Surfactant
- Regeneratorische Funktion als Progenitorzellen für Typ I-Pneumozyten
- Metabolische Inaktivierung von Schadstoffen
- Transepitheliale Verteilung der Alveolarflüssigkeit

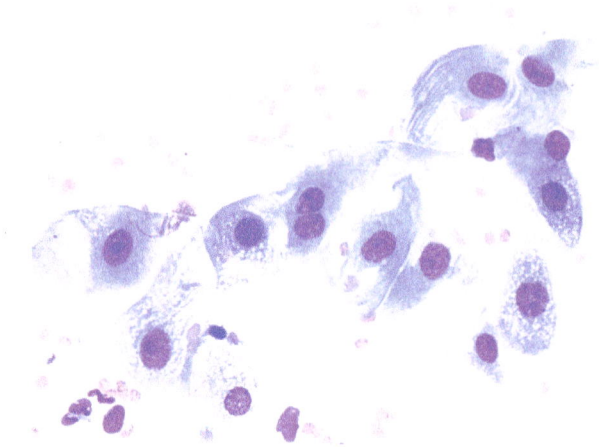

Abb. 2.5: Regelrechte Pneumozyten. Pneumozyten mit monomorphen Kernen, aufgelockertem Chromatin und kleinen Nukleoli sowie ausschweifendem Zytoplasma.

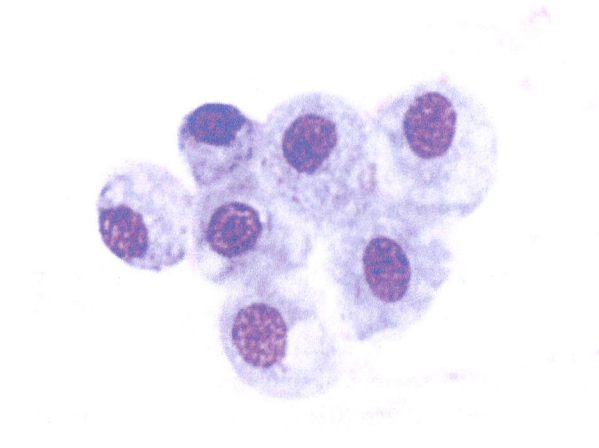

Abb. 2.6: Regelrechte Alveolarmakrophagen. Größenvariante Zellen mit exzentrisch gelagerten, rund-ovalären Kernen und aufgelockertem, schaumigem Zytoplasma.

Surfactant besteht aus Phospholipiden (ca. 90 % Phosphatidylcholine) und Glykoproteinen und dient der Herabsetzung der Oberflächenspannung (Antiatelektasefaktor). Die Unterscheidung zwischen Typ I- und Typ II-Pneumozyten ist zytologisch nicht sicher möglich, jedoch können reaktive Typ II-Pneumozyten bei entzündlichen Prozessen sicher diagnostiziert werden. Zytologische Kriterien der Pneumozyten sind der Tab. 2.3 zu entnehmen; Abb. 2.5 vermittelt zytologische Befunde. Neben den Typ I- und Typ II-Pneumozyten sind Alveolarmakrophagen als dritter Zelltyp für die alveoläre Funktion von besonderer Bedeutung. Sie entstammen dem monozytären System des Knochenmarks und gelangen transkapillar in die Alveoli. Es handelt sich um phagozytierende Zellen mit Abwehrfunktion. Hinsichtlich ihrer speziellen Funktion und Lokalisation werden neben den Alveolarmakrophagen der Alveoli (Lungenmakrophagen), Gewebsmakrophagen des Interstitiums, pulmonale intravaskuläre Makrophagen, Pleuramakrophagen sowie Makrophagen der bronchialen Mukosa unterschieden. Zytologische Kriterien für Alveolarmakrophagen sind der Tab. 2.3 zu entnehmen; zytologische Befunde sind in Abb. 2.6 ersichtlich. Auf Grund ihrer Betei-

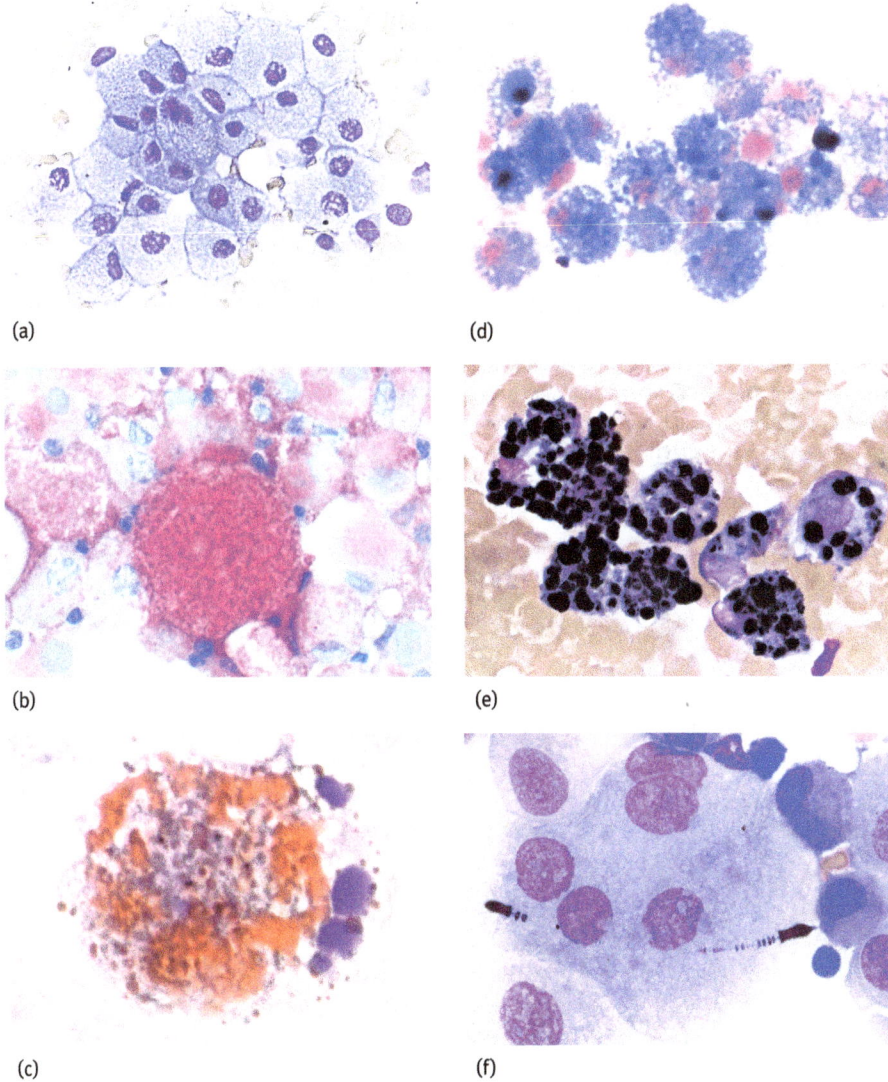

(a)

(d)

(b)

(e)

(c)

(f)

Abb. 2.7: **Funktionsformen der Alveolarmakrophagen.** (a) Weißschaumige Alveolarmakrophagen in ihrer Abräumfunktion bei chronischen Entzündungen und malignen Prozessen. (b) Alveolarmakrophagen mit phagozytiertem Surfactant bei pulmonaler Proteinose (PAS-Färbung). (c) Lipidbeladene Alveolarmakrophagen bei Lipidpneumonie nach Aspiration (Sudan III-Färbung). (d) Alveolarmakrophagen mit phagozytiertem Blutpigment bei alveolärer Hämorrhagie (Eisenfärbung). (e) Alveolarmakrophagen mit Speicherung von Teerpigment bei Nikotinabusus (Rauchermakrophagen). (f) Versuchte Phagozytose eines Asbestkörperchens durch einen Alveolarmakrophagen.

ligung an entzündlichen wie auch malignen Prozessen sind die Alveolarmakrophagen recht vielgestaltig und somit auch von diagnostischer Relevanz (Abb. 2.7).

Sowohl die Epithelien der bronchialen Mukosa wie auch die Alveolarepithelien unterliegen einer Reihe von teils markanten funktionell-reaktiven Kern- und Zytoplasmaveränderungen, deren Kenntnis vor Fehleinschätzungen schützen kann. Auf die wichtigsten funktionell-reaktiven Zellveränderungen bei entzündlichen wie auch malignen Veränderungen wird in den jeweiligen Kapiteln verwiesen.

Weiterführende Literatur

Colby TV, Yousem SA. Lungs. In: Histology for Pathologists. (Ed. Sternberg SS), Raven Press 1992,479-498.
Gehr P. Funktionelle Anatomie. In: Klinische Pneumologie (Hrsg. Matthys H, Seeger W), 4. Aufl., Springer 2008,8-28.
Kaminsky DA (Hrsg.) Netters Collection. Atmungssystem. Urban & Fischer 2012
Morgenroth K. Das Surfactantsystem der Lunge. De Gruyter 1986.
Rohen JW, Lütjen-Drecoll E. Respirationssystem. In: Funktionelle Histologie (Hrsg. Rohen JW, Lütjen-Drecoll E), Schattauer1996,208-230.
Tomashefski JF, Farver CF. Anatomy and Histology of the Lung. In: Dail and Hammar's Pulmonary Pathology (Ed. Tomashefski JF, Cagle PT, Farver CF, Faire AE), Vol. I: Nonneoplastic disease. Third Edition, 2008,20-48.

3 Entzündliche Erkrankungen des Lungen- und Bronchialsystems

Jürgen Schubert

3.1 Das zelluläre Abwehrsystem der Lunge

Die Lunge verfügt über ein vielschichtiges Abwehrsystem, das neben zellulären Mechanismen auch eine Vielzahl molekularer Faktoren umfasst. Zum *zellulären Abwehrsystem* zählen Epithelien der bronchialen Mukosa und des Lungenparenchyms sowie Zellen, die dem Knochenmark entstammen. In der Tab. 3.1 sind die wichtigsten, an entzündlichen Prozessen des Lungen- und Bronchialsystems beteiligten Zellen und deren Hauptfunktionen zusammengestellt. Zu den *molekularen Faktoren* zählen u. a. Lysozym, Lactoferrin, antimikrobielle Proteine (Defensine), Surfactantproteine (SP-A, SP-D), Immunglobuline (IgM, IgD, IgG1, IgG2, IgG3, IgG4, IgA1, IgA2 und IgE), Komplementfaktoren und Antioxidantien (u. a. Glutathion, α-Tocopherol, Katalase, Glutathionperoxidase). Für Initiierung, den Ablauf und die Auflösung von Entzündungen sind verschiedene Zytokine und Chemokine verantwortlich, die von Entzündungszellen wie auch von verschiedenen Epithelien sezerniert werden und als Entzündungsmediatoren fungieren. *Zytokine* umfassen unter anderem Typ-1-Zytokine der TH-1-Lymphocyten (IL-2, IL-12, IFN-γ) und Typ-2-Zytokine der TH-2-Lymphozyten (IL-4, IL-5, IL-10, IL-13) sowie den für fibrosierende Prozesse erforderlichen *transforming growth factor* (TGF-β). Letzterer zeigt eine erhöhte Expression in bronchiolärem Epithel, Typ-II-Pneumozyten und begrenzenden Epithelien der Honigwabenstrukturen bei der idiopathischen pulmonalen Fibrose. Das Verhältnis von TH-1-Lymphozyten zu TH-2-Lymphozyten spielt für den Verlauf eines Entzündungsgeschehens eine entscheidende Rolle, so z. B. bei chronischer Bronchitis, Asthma bronchiale und Sarkoidose. *Chemokine* sind vor allem für die chemotaktische Bereitstellung von Leukozyten (neutrophile und esoinophile Granulozyten, Mastzellen, Lymphozyten) verantwortlich, wobei zwischen zwei größeren Gruppen, den sogenannten CC-Chemokinen und CXC-Chemokinen, unterschieden werden kann (Übersicht:[1]). Tab. 3.1 gibt eine Übersicht über das zelluläre Abwehrsystem unter Berücksichtigung pathophysiologischer Aspekte.

https://doi.org/10.1515/9783110523546-003

Tab. 3.1: Vereinfachte Übersicht über das zelluläre Abwehrsystem der Lunge.

Epithelien der bronchialen Mukosa
Aufrechterhaltung der mukoziliären Clearance, Abtransport von Fremdpartikeln, Sekretion von Zytokinen: Zytokine IL-1, IL-5, IL-6, IL-8 wie auch GM-CSF. Submuköse Drüsen: Bildung von Muzinen sowie Sekretion von Abwehrstoffen.

Alveolarmakrophagen
Phagozytose und Abtransport von Fremdpartikeln (resorptio et remotio), Digestion von Fremdmaterial, Bildung zahlreicher (> 100!) Entzündungsmediatoren, u. a. IL-1, TNF-α, IL-6, IL-8, TGF-β, Fibroblastenaktivierungsfaktor, Fibroblastenwachstumsfaktor.

Lymphozyten
Vorkommen: Bronchialschleimhaut, Bronchus-assoziiertes lymphatisches Gewebe (BALT), Interstitium, intravaskulär.
B-Lymphozyten: Antikörperbildung, Zytokine: IL-1, IL-6, IL-12
T-Lymphozyten: Zytokine: IL-1, IL-2, IL-3, IL-4, IL-5, IL-6, IL-8, IL-9, IL-10, IL-12, IL-13, IL-16, IL-17
2 Differenzierungen: T 4-Helferzellen (CD4 +), T 8-Suppressorzellen (CD8 +), Quotient aus T 4/T 8-Zellen mit diagnostischer Relevanz
Differenzierung der T-Helferzellen (T-Zell-Polarisierung) u. a. in:
- TH-1-Lymphozyten: Abwehr bei viralen Infektionen, Mykosen, Granulombildung; Zytokine: IL-1, IL-12, TNF-a, INF-γ.
- TH-2-Lymphozyten: Organisatorzellen allergischer Entzündungen, Zytokine: IL-4, IL-5, IL-6, IL-10,
- IL-13.

TH-3-Lymphozyten: Regulatorzellen allergischer Entzündungen, Zytokine: IL-4, IL-10, TGF-β1.
TH-17-Lymphozyten: Aktivierung neutrophiler Granulozyten, Sekretion von IL-17.
NK-Zellen: besitzen weder B- noch T-Zellrezeptoren, Erkennung und Vernichtung von Fremdzellen (virustransformierte Zellen, Tumorzellen) durch Lyse mittels Perforinen, Zytokine: IL-4, IL-10, IFN-γ.

Neutrophile Granulozyten
Phagozytierende Abwehrzellen, zytoplasmatische Granulationen (primäre, sekundäre und tertiäre Granula), Bildung verschiedener Enzyme und Abwehrstoffe zur Inaktivierung und zum Abbau von Mikroorganismen.
Zytokine: Il-1, IL-8, IL-12

Dendritische Zellen
Antigenpräsentierende Zellen mit Fähigkeit zur T-Zellaktivierung sowie Auslösung einer primären Immunantwort. Follikuläre dendritische Zellen: Vorkommen im Mukosa-assoziierten lymphatischen Gewebe (MALT). Interdigitierende dendritische Zellen: Vorkommen in der T-Zone der Lymphknoten, Bronchien, Bronchioli und Alveoli.

Mastzellen
Mononukleäre Zellen mit metachromatischen Granula, Degranulation mit Freisetzung von Histamin, beteiligt an allergischen Entzündungsreaktionen (Asthma bronchiale) wie auch bei nicht allergischen Prozessen (fibrosierende Reaktionen).
Zytokine: IL-3, IL-5, IL-8, IL-10, TNF-α, TNF-β

Eosinophile Granulozyten
Einbezogen in allergische Entzündungsreaktionen (Asthma bronchiale) und Parasitosen, Eosinophilie auch bei einigen Erkrankungen unklarer Ätiologie, z. B. beim Hypereosinophilie-Syndrom.
Zytokine: IL-3, IL-5

Tab. 3.1: (fortgesetzt) Vereinfachte Übersicht über das zelluläre Abwehrsystem der Lunge.

Epitheloidzellen
Abwehrfunktion durch Bildung von Enzymen (Proteasen, Kollagenasen, Elastasen), entstehen bei Antigenüberschuss durch Transformation aus Makrophagen; elongierte, schuhsohlenartige Zellkerne, Ausbildung mehrkerniger Riesenzellen, Langhans'sche Riesenzellen mit randständiger Kernlagerung, Epitheloidriesenzellen sind Bestandteil von Granulomen, u. a. bei Tuberkulose und Sarkoidose

Tab. 3.2: Entzündlich-reaktive Epithelveränderungen [1]

Zelltyp	Häufige Veränderungen an Kern und Zytoplasma
Flimmerepithel	Flimmerepithelhyperplasie, Flimmerepithelriesenzellen (z. B. bei viralen Infekten), Ziliozytophthorie, *Creola bodies*[2], Plattenepithelmetaplasie (chronische Entzündungen, z. B. COPD)
Becherzellen	Becherzellhyperplasie
Basalzellen	Basalzellhyperplasie (regeneratorisch bei chronischen bronchialen Entzündungen),
Bronchioläres Epithel	Bronchiolarepithelhyperplasie, bronchioläre Metaplasie (bei entzündlichen Parenchymerkrankungen, vor allem bei der COP)
Pneumozyten	Hyperplastisch-reaktive Typ II-Pneumozyten (regeneratorische Hyperplasie, vor allem bei fibrosierenden Prozessen)

[1] Die aufgeführten Epithelveränderungen sind keineswegs spezifisch und können z. T. auch in der Randreaktion eines Tumors nachgewiesen werden. [2] Größere, kompakte Verbände von Bronchusepithelien, nicht selten in räumlicher Lagerung. COPD: Chronisch-obstruktive Lungenerkrankung; COP: Kryptogen organisierende Pneumonie.

Entzündliche Prozesse bewirken in der Regel reaktive Veränderungen ortsständiger Epithelien unterschiedlicher Ausprägung, die als Folge des Zusammenspiels der an der Entzündung beteiligten Entzündungsmediatoren resultiert. In der Tab. 3.2 sind einige reaktive Epithelveränderungen zusammengestellt. Ebenso werden regelmäßig degenerative Zellveränderungen als Ausdruck des entzündungsbedingten Zellzerfalls beobachtet. Hierzu werden u. a. folgende Veränderungen gerechnet:

- Epitheliale Nacktkerne, mitunter deutlich vergrößert (hydropische Kernschwellung)
- Zerfallene Kerne mit Nachweis von Kernfragmenten oder Chromatinschlieren
- Vakuolisiertes Zytoplasma, z. B. paranukleäre Vakuolisierung des Flimmerepithels
- Zerfallene Alveolarmakrophagen

Reaktive wie auch regressive Zellveränderungen sind keineswegs spezifisch und können z. T. auch als Randreaktionen eines malignen Tumors nachgewiesen werden. Daher ergeben sich aus den genannten Veränderungen Fallstricke für einen falsch-positiven Befund. Einige reaktive Epithelveränderungen sind in der Abb. 3.1 ersichtlich.

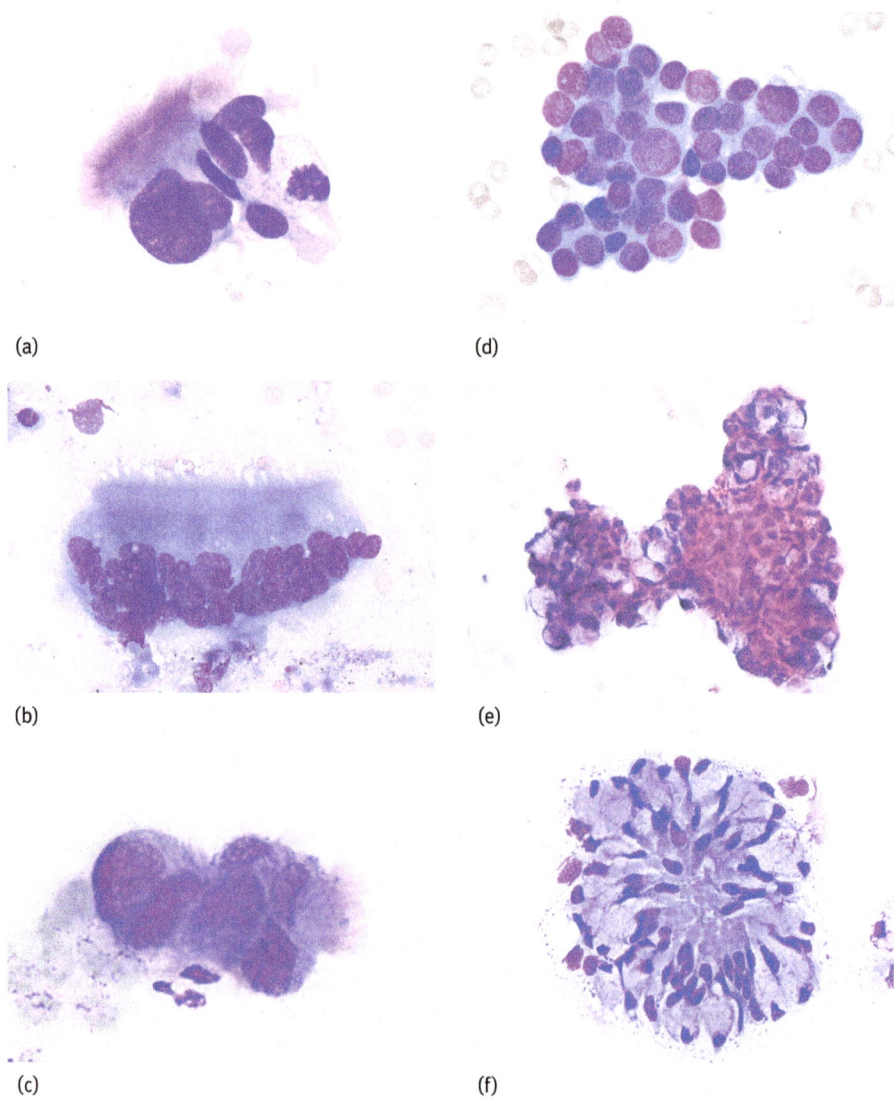

(a)

(b)

(c)

(d)

(e)

(f)

Abb. 3.1: **Entzündlich-reaktive Veränderungen des Bronchusepithels.** (a) Flimmerepithel mit markanten Kernvarianzen. (b) mehrkernige Flimmerepithelriesenzellen. (c) Flimmerepithel mit Zeichen der Ziliozytophthorie mit monströsen Kernfiguren und Zilienverlust bei Virusinfektion. (d) Aktivierte Basalzellen mit deutlichen Kernvarianzen. (e) Sogenannte Creolakörperchen: Kompakter Verband von Bronchusepithelien. (f) Becherzellhyperplasie mit Anhäufung schleimgefüllter Becherzellen.

Tab. 3.3: Diagnostische Hinweise auf die häufigsten bronchialen Entzündungen.

	Zytologische Befunde (Hinweise)
Akute Bronchitis	*Reaktive Epithelveränderungen:* Flimmerepithel mit Nachweis von Mehrkernigkeit, Kernverschmelzungen, Zeichen der Ziliozytophthorie, Becherzellhyperplasie mit vermehrtem Schleim, zumeist gemischtzellige Entzündungsreaktion lymphozytärer Prägung, nicht selten lymphoplasmazelluläre Reaktion. *bakterielle Sekundärinfektion:* forcierte Reaktion neutrophiler Granulozyten mit Zeichen des Zellzerfalls, Bakterien.
Chronische Bronchitis	*Nebeneinander von Hyperplasie und Atrophie:* Flimmerepithel- und Becherzellhyperplasie, verstärkte Basalzellreaktion, meist lymphogranulozytäre Reaktion, Schleim, Detritus, Zelldebris. *Späterer Verlauf*: Ersatz des Bronchusepithels durch metaplastisches Plattenepithel. *Exazerbation*: forcierte Reaktion neutrophiler Granulozyten, ausschließlich zerfallenes Bronchusepithel, fibrinoid-scholliges Material, reichlich Bakterien.
Asthma bronchiale	Hypertrophie des Bronchusepithels: Flimmerepithelhyperplasie wie auch Becherzellhyperplasie, lymphozytäre Reaktion, gehäuft eosinophile Granulozyten, Mastzellen, vereinzelte Plasmazellen, Charcot-Leyden-Kristalle, Anhäufung von Schleim in Form Curschmann'scher Spiralen.

3.2 Akute und chronische Bronchitis

Von einigen allgemeinen Kriterien abgesehen, existieren keine verbindlichen diagnostischen Kriterien, die eine morphologische Diagnostik der akuten wie auch chronischen Bronchitis stützen könnten. Somit beschränkt sich auch die zytologische Diagnostik bronchialer Entzündungen auf einige Hinweiskriterien, die auf der Beschreibung von Reaktionen der Bronchialschleimhaut, der vorherrschenden Entzündungszellreaktion und der nichtzellulären Begleitreaktion basieren.

Akute Bronchitis (Tracheobronchitis)

Akute Entzündungen des luftleitenden Systems werden vorwiegend bei Kindern wie auch bei älteren Patienten diagnostiziert, wobei aerogene Infektionen (Tröpfcheninfektionen) durch verschiedene Viren im Vordergrund stehen. Es handelt sich vor allem um Myxo- und Paramyxoviren (*Influenza A, B* und *C, Respiratory-Syncytial-Virus, Parainfluenza, Masernviren*), *Herpes-Simplex-Virus, Zytomegalievirus,* aber auch um *Mycoplasma pneumoniae* oder *Chlamydophila pneumoniae.* In der Regel besteht ein kurzer Krankheitsverlauf von 1–3 Wochen, jedoch bedingt die nicht selten auftretende bakterielle Sekundärinfektion, vor allem durch *Streptococcus pyogenes, Streptococcus pneumoniae, Staphylococcus aureus, Haemophilus influenzae, Borde-*

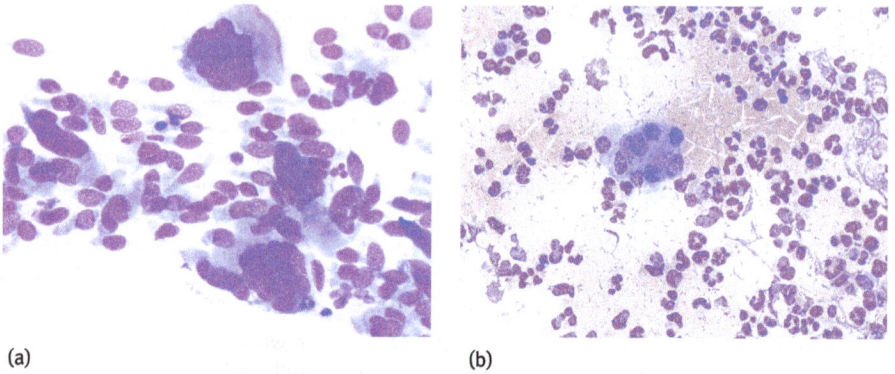

(a)   (b)

Abb. 3.2: **Befunde bei akuter Bronchitis.** (a) Akute Entzündungsreaktion bei Virusinfekt mit mehrkernigen Flimmerepithelriesenzellen. (b) bakterielle Sekundärinfektion mit Reaktion neutrophiler Granulozyten und reaktiven Bronchusepithelien.

tella pertussis und *Micrococcus catarrhalis*, einen komplizierteren Krankheitsverlauf. Die zytologische Diagnostik beschränkt sich auf den Nachweis entzündlich-reaktiver Veränderungen der Bronchialschleimhaut sowie den Hinweis auf eine bakterielle Sekundärinfektion. Diagnostisch relevant sind jedoch, in Ergänzung zur Klinik, mikrobiologische und serologische Untersuchungen. Zytologische Hinweiskriterien für eine akute Bronchitis sind in der Tab. 3.3 zusammengestellt; korrespondierende zytologische Befunde sind in der Abb. 3.2 ersichtlich.

Chronische Bronchitis (COPD)

Die chronische Bronchitis, in Kombination mit einem Lungenemphysem auch als *Chronic Obstructive Pulmonary Disease* (COPD) bezeichnet, ist definiert durch Vorliegen eines produktiven Hustens über drei Monate in mindestens zwei aufeinanderfolgenden Jahren. Diese WHO-Definition orientiert sich ausschließlich an der Klinik und zeigt keinerlei Bezug zu den morphologischen Veränderungen. Die chronische Bronchitis gilt weltweit als eine der häufigsten Lungenerkrankungen überhaupt. Obwohl exakte Zahlen für die Häufigkeit in Deutschland nicht vorliegen, wird die Zahl der Erkrankten zwischen 3 bis 5 Millionen angegeben. Die Diagnostik der chronischen Bronchitis erfolgt durch Bildgebung, Lungenfunktion und die entsprechende klinische Symptomatik. Histologische Untersuchungen dienen eher der Differentialdiagnostik, vor allem zum Ausschluss eines Asthma bronchiale, einer Bronchiolitis obliterans oder Bronchiektasen [2],[3]. Ungeachtet dessen ergeben sich jedoch einige morphologische Hinweise auf eine chronische Bronchitis, wobei das Nebeneinander von Hyperplasie und Atrophie des Bronchusepithels charakteristisch ist. Als Folge von Atrophie und Metaplasie resultiert die gefürchtete Exazerbation mit bakteriellem Befall und forcierter Reaktion neutrophiler Granulozyten. In Tab. 3.3 sind hinweisen-

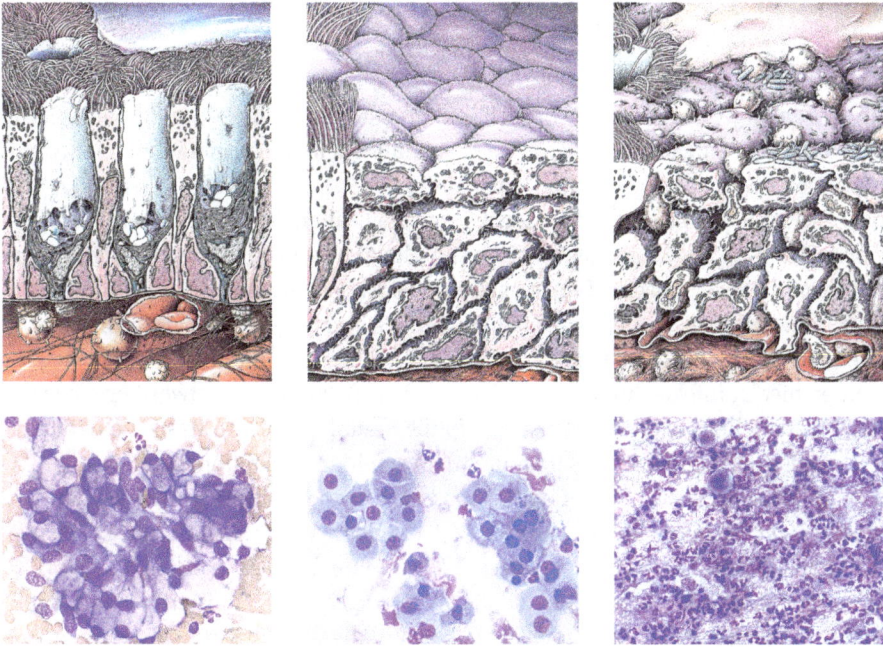

Abb. 3.3: **Befunde bei chronischer Bronchitis.** (a) Hyperplasie von Flimmerepithel und Becherzellen. (b) Epithelumbau mit Bildung von metaplastischem Epithel bei Verlust von Flimmerepithel und Becherzellen. (c) Stadium der Exazerbation mit bakteriellem Befall und Reaktion neutrophiler Granulozyten. Quelle der graphischen Darstellung s. [2]; Herrn Prof. Dr. Konrad Morgenroth, Bochum, danken wir für die Zurverfügungstellung der Graphiken (a) bis (c).

de Aspekte der chronischen Bronchitis aufgeführt; korrespondierende zytologische Befunde sind in Abb. 3.3 ersichtlich. In Ergänzung zur bisher nur eingeschränkten zytologischen Diagnostik an Ausstrich- und Lavagematerialien ergeben sich weiterführende Untersuchungen an provoziertem Sputum [4],[5] sowie durch die Bestimmung von Biomarkern zur frühzeitigen Diagnostik wie auch zur Verlaufskontrolle der chronischen Bronchitis [6],[7]. Auch liefert die Untersuchung des induzierten Sputums wertvolle Hinweise zur Differenzierung zwischen Asthma bronchiale und COPD [7],[8],[9]. Die unterschiedlichen pathogenetischen Mechanismen für die COPD und das Asthma bronchiale sind aus der unterschiedlichen Sekretion von T-Zell-regulierenden Zytokinen zu erklären. Während bei der COPD TH-1-Lymphozyten (IL-1, IL-12, TNF-α, IFN-γ) den Entzündungsverlauf bestimmen, sind für den Ablauf der allergischen Reaktion beim Asthma bronchiale Zytokine der TH-2-Lymphozyten (IL-4, IL-5, IL-9 und IL-13) entscheidend [10].

3.3 Asthma bronchiale

Neben anderen allergischen Erkrankungen, die auf einer Typ-I-Allergie basieren, z. B. Rhinitis allergica, allergische bronchopulmonale Aspergillose, ist das allergische Asthma bronchiale schon auf Grund seiner Häufigkeit als Volkskrankheit einzuordnen. Die Prävalenzen werden in Deutschland mit 9–14 % im Kindesalter und 4–5 % bei Erwachsenen beziffert [11]. In den allermeisten Fällen liegt dem Asthma eine allergische Diathese zu Grunde (extrinsisches Asthma), wobei ein Allergen (Trigger) eine IgE-vermittelte allergische Typ-1-Reaktion auslöst. Auslösende Allergene umfassen Pollen, Haustierallergene, Hausstaubmilben, Schimmelpilze und Nahrungsmittelallergene. Beim intrinsischen Asthma fehlt die allergische Diathese; pathogenetisch werden hierfür Infekte durch Viren oder atypische Bakterien verantwortlich gemacht. Als Effektorzellen gelten vor allem eosinophile Granulozyten und Mastzellen. Die charakteristische Eosinophilie resultiert aus der verstärkten Sekretion von IL-5 durch TH-2-Lymphozyten, wodurch Eosinophile aus dem Knochenmark rekrutiert werden. Die Bildung von IgE durch B-Lymphozyten wird durch die Interleukine 4 und 13 bewirkt, die ebenfalls von TH-2-Lymphozyten sezerniert werden (Übersicht: [10],[11],[12],[13]). Die Diagnostik des Asthma bronchiale erfolgt durch die klinische Symptomatik, durch Lungenfunktion (meist reversible obstruktive Ventilationsstörung), unspezifische und spezifische Provokationstest (bronchiale Hyperreagibilität) sowie durch serologische Untersuchungen. Wenngleich die morphologische Diagnostik für die Primärdiagnostik des Asthma bronchiale von eher untergeordneter Bedeutung ist, so erlauben doch einige zytologische Befunde einen entsprechenden Hinweis. Im Vordergrund stehen hierbei der verstärkte Nachweis von eosinophilen Granulozyten, Mastzellen sowie hyperplastischen Bronchusepithelien. Die signifikante Anhäufung von Schleim, auch in Form Curschmann'scher Spiralen, darf ebenfalls als Hinweis auf eine bronchiale Hyperreagibilität gewertet werden. Als charakteristisch gelten auch die hexagonal-rhomboiden Charcot-Leyden-Kristalle, die vorwiegend aus zerfallenen eosinophilen Granulozyten entstehen. Zytologische Hinweise auf ein Asthma bronchiale sind der Tab. 3.3 zu entnehmen, zytologische Befunde sind in der Abb. 3.4 ersichtlich.

3.4 Lungenabszess

Ein Lungenabszess bezeichnet nekrotische Veränderungen eines Lungenbezirks, der in den meisten Fällen auf Grund einer Infektion, vorzugsweise durch anaerobe Bakterien, verursacht wird. Daneben kommen auch aerobe Bakterien, Pilzinfektionen (z. B. *Aspergillose*, *Histoplasmose*, *Cryptococcose*, *Pneumocystis*), Mykobakterien und Parasitosen (*Echinococcus*, *Entamoeba histolytica*) in Betracht [14]. Zu den nicht-infektiösen Ursachen zählen unter anderem Bronchialkarzinome, die Granulomatose mit Polyangiitis sowie Lungenembolien. In den zytologischen Materialien kommt

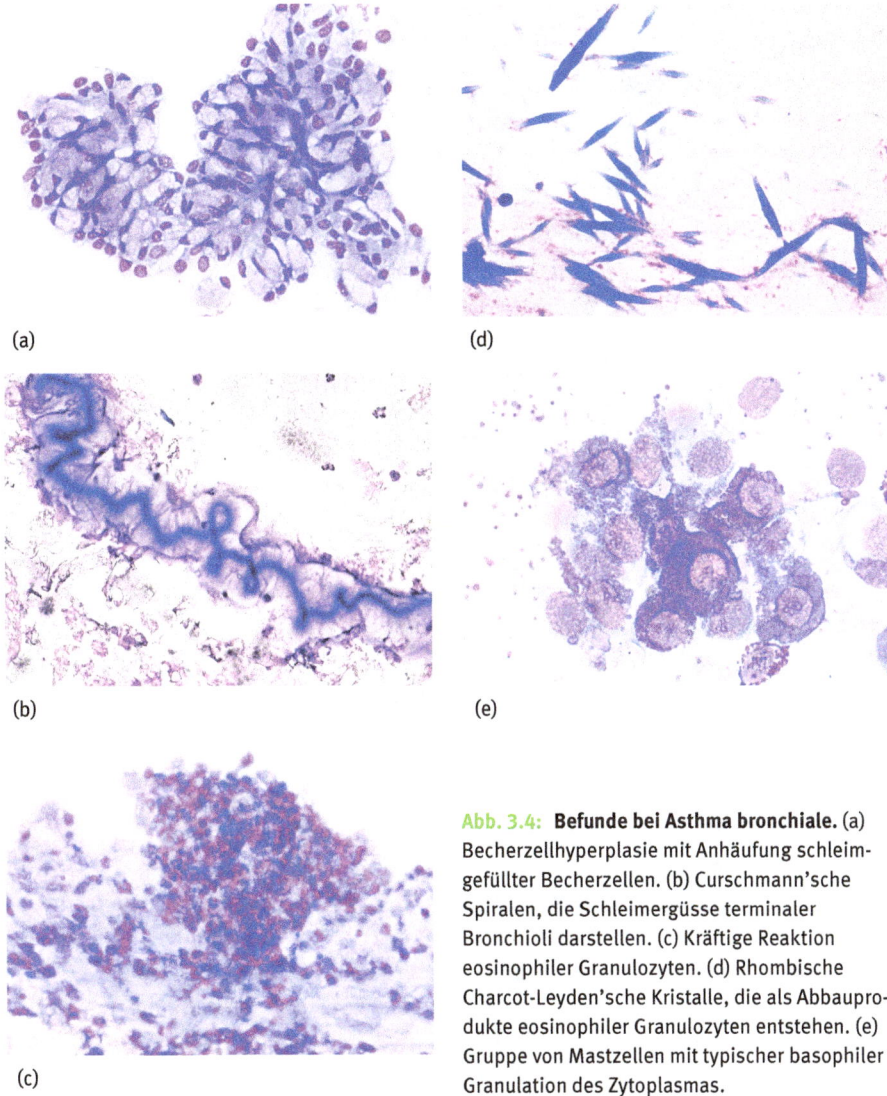

(a)

(d)

(b)

(e)

(c)

Abb. 3.4: Befunde bei Asthma bronchiale. (a) Becherzellhyperplasie mit Anhäufung schleimgefüllter Becherzellen. (b) Curschmann'sche Spiralen, die Schleimergüsse terminaler Bronchioli darstellen. (c) Kräftige Reaktion eosinophiler Granulozyten. (d) Rhombische Charcot-Leyden'sche Kristalle, die als Abbauprodukte eosinophiler Granulozyten entstehen. (e) Gruppe von Mastzellen mit typischer basophiler Granulation des Zytoplasmas.

ein entzündliches Zellzerfallsbild mit forcierter Reaktion neutrophiler Granulozyten mit reichlichem Nachweis von amorphem Detritus und Zelldebris zur Darstellung (Abb. 3.5). Bei entsprechendem Verdacht auf ein infektiöses Geschehen empfiehlt sich der Einsatz einer Spezialfärbung (z. B. PAS, Ziehl-Neelsen). Auch bei infektiöser Ätiologie der Abszessbildung sollten die Präparate gründlich durchgemustert werden, um ein malignes Geschehen auszuschließen [15],[16].

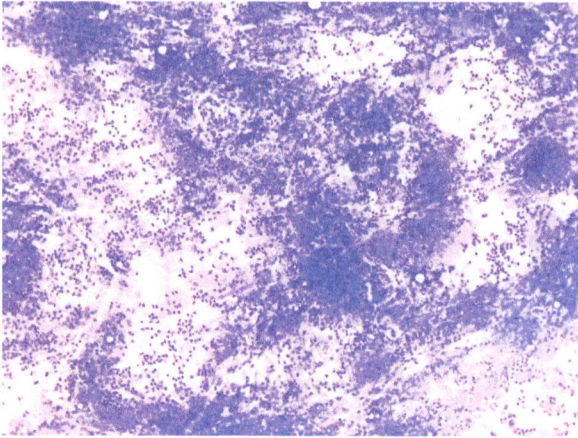

Abb. 3.5: Lungenabszess. Entzündliches Zellzerfallsbild mit forcierter Reaktion neutrophiler Granulozyten.

3.5 Granulomatöse Lungenerkrankungen

Die Entstehung von Granulomen als Immungranulome bei verschiedenen infektiösen Erkrankungen dient der Beseitigung des Antigenüberschusses, der auf üblichem Weg nicht eliminiert werden kann. Daneben gibt es eine Reihe von granulomatösen Erkrankungen, für deren Entstehung auslösende Antigene nicht bekannt sind (nichtinfektiöse Granulome), so z. B. die Sarkoidose. Als Reaktion auf diverse exogene Fremdkörper können sogenannte Fremdkörpergranulome mit charakteristischen Fremdkörperriesenzellen entstehen. Granulome sind aus Makrophagen, Epitheloidzellen und mehrkernigen Riesenzellen aufgebaut, wobei zwischen epitheloidzelligen (immunologisch bedingt) und histiozytären (nicht immunologisch bedingt) Granulomen unterschieden wird (Tab. 3.4). Gemischte Granulome enthalten sowohl epitheloidzellige wie auch histiozytäre Anteile. Der unterschiedliche Aufbau von Granulomen ist abhängig von der Stärke der Antigenität (Toxizität) des jeweils auslösenden Agens. Eine Übersicht über granulomatöse Lungenerkrankungen sind der Tab. 3.5 zu entnehmen [17],[18]. Nachfolgend werden die wichtigsten zytodiagnostisch relevanten granulomatösen Lungenerkrankungen, Sarkoidose, Tuberkulose, Fremdkörpergranulome sowie die Granulomatose mit Polyangiitis, vorgestellt. Die Diagnostik der exogen-allergischen Alveolitis in der broncho-alveolären Lavage wird im Kapitel 3.6.2.4 näher erläutert.

Tab. 3.4: Epitheloidzellige und histiozytäre Granulome.

Granulomtyp	Aufbau	Vorkommen
Epitheloidzellig	Epitheloidzellen und Epitheloidriesen-zellen, gebildet durch Transformation von Makrophagen	Tuberkulose, Sarkoidose; Berylliose; M. Wegener, Mykosen
Histiozytär	Histiozytäre Riesenzellen, gebildet durch Fusion zahlreicher Makrophagen	Fremdkörperreaktion, Rheumatisches Granulom

Tab. 3.5: Ursachen granulomatöser Lungenerkrankungen (Auswahl).

Infektiöse Ursachen	Nichtinfektiöse Ursachen
Mykobakterien	
Mycobacterium tuberculosis	Sarkoidose
	Berylliose
Mykosen	Exogen-allergische Alveolitis
Pneumocystis jirovecii	*Hot Tub* Lunge *(Mycobacterium avium)*
Aspergillus	M. Wegener
Cryptococcus	Churg-Strauss-Syndrom
Histoplasma	Aspirationspneumonie
Coccidoides	

3.5.1 Sarkoidose (M. Boeck)

Die Sarkoidose (Syn.: Morbus Boeck, Morbus Schaumann-Besnier) stellt die häufigste interstitielle Lungenerkrankung dar, die Inzidenz in Deutschland wird mit 12 Erkrankungen pro 100.000 beziffert. Sie manifestiert sich vorwiegend im jungen Erwachsenenalter, wobei Frauen häufiger als Männer betroffen sind. Ein kleinerer Manifestationsgipfel wird um das 60. Lebensjahr verzeichnet [19],[20]. Es handelt sich um eine granulomatöse Systemerkrankung, die sich bevorzugt in der Lunge wie auch in mediastinalen Lymphknoten manifestiert und deren Ursache nach wie vor ungeklärt ist [20],[21],[22]. Pathogenetisch wird ein unbekanntes Antigen postuliert, das durch antigenpräsentierende Zellen, Makrophagen oder dendritische Zellen phagozytiert wird und eine Proliferation und Aktivierung von CD4-Lymphozyten bewirkt. Im weiteren Verlauf erfolgt eine Differenzierung in TH-1- und TH-2-Lymphozyten, wobei TH-1-Lymphozyten die Bildung nicht verkäsender Granulome steuern, während TH-2-Lymphozyten für die Progression und Übergang in die Fibrose verantwortlich

unbekanntes Antigen

IFN-γ, IL-15 —— Phagozytose
Antigenpräsentierende Zellen —— IL-6, TGF-β

TNF-α, IL-12, IK-15, IL-18
GM-CSF, MIP, MCP-1

CD4-Lymphozyten

IL-12

IL-10

TH-1-Zellen

TH-2-Zellen

IFN-γ, IL-2

IL-4

Granulom ——————→ Fibrose

Antigen-Clearance
Remission

Progression

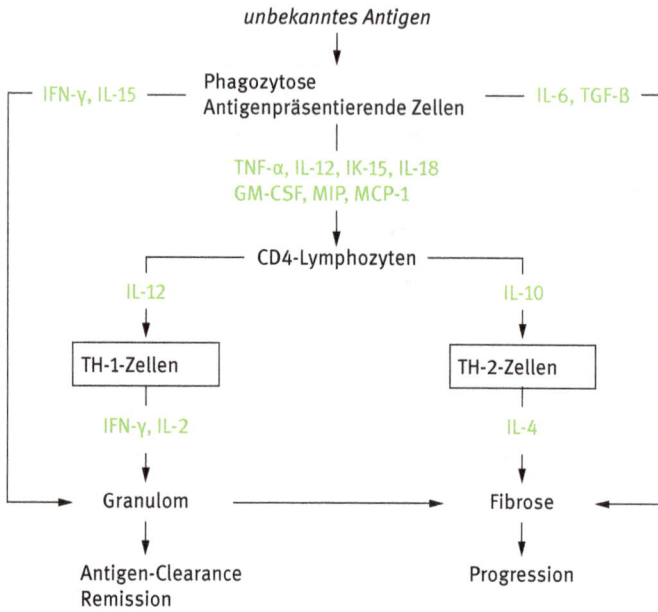

Abb. 3.6: Immun-pathogenese der Sarkoidose. Die für die Sarkoidose charakteristische CD4-Lymphozytose wird durch ein unbekanntes Antigen ausgelöst. Der weitere Verlauf der Erkrankung wird über TH1- bzw. TH-2-Zellen bestimmt (s. a. Text).

gemacht werden [20],[23],[24],[25]. Abb. 3.6 gibt einen vereinfachten Überblick über die Immunpathogenese der Sarkoidose.

Während die seltenere akute Verlaufsform der Sarkoidose (ca. 5 %), das sogenannte Löfgren-Syndrom, mit ausgeprägten klinischen Symptomen verbunden ist, u. a. Erythema nodosum, Arthritis, bihiläre Lymphadenopathie, Leber- und Milzschwellungen, Gewichtsverlust etc., verläuft die chronische Sarkoidose (ca. 95 %) eher schleichend und nicht selten symptomlos. Obwohl in 95 % der Fälle eine Lungenbeteiligung nachweisbar ist, können auch andere Organe, z. B. Leber, Milz, Haut, periphere Lymphknoten und Skelettmuskulatur befallen sein. Die Diagnostik erfolgt durch Bildgebung, Bronchoskopie sowie durch einige serologische Parameter [19],[20],[26],[27],[28]. Für die morphologische Diagnostik ist der Nachweis von nicht verkäsenden Granulomen in transbronchialen Feinnadelaspiraten sowie in Feinnadelaspiraten mediastinaler Lymphknoten zielführend. Der Feinnadelaspiration mediastinaler Lymphknoten kommt hierbei ein besonders hoher Stellenwert zu (Tab. 3.6). Auch im Vergleich mit anderen morphologischen Methoden besticht die EBUS-TBNA mediastinaler Lymphknoten durch eine deutlich höhere Sensitivität (Tab. 3.7, nach [29]). Darüber hinaus ist die Immunphänotypisierung der Lymphozyten in der bronchoalveolären Lavage ein weiterer diagnostischer Baustein (Kap. 3.6.2.3).

Tab. 3.8 fasst die zytologischen Kriterien der Sarkoidose an transbronchialen Feinnadelaspiraten zusammen; korrespondierende zytologische Befunde sind in der Abb. 3.7 ersichtlich. Die Differentialdiagnose der Sarkoidose umfasst verschiedene Infektionen, vor allem die Tuberkulose, Fremdkörperreaktionen sowie die *sarcoid like*

Tab. 3.6: Diagnostik der Sarkoidose an Feinnadelaspiraten mediastinaler Lymphknoten.

Autoren	Methode	Sensitivität	Spezifität
Wildi et al., 2004 [34]	EUS-FNA	89 %	96 %
Smojver-Jezek, 2007 [35]	EBUS-TBNA	79 %	92 %
Wong et al., 2007 [36]	EBUS-TBNA	92 %	-
Von Bartheld et al., 2010 [37]	EUS-FNA	87 %	-
Fritscher-Ravens et al. 2011 [38]	EUS-FNA	100 %	93 %
Plit et al., 2013 [39]	EUS-FNA	92 %	100 %
Ribeiro et al., 2014 [40]	EBUS-TBNA	94 %	100 %
Li et al., 2014 [41]	EBUS-TBNA	93 %	-
Trisolini et al., 2015 [42]	EBUS-TBNA	84 %	95 %
Sun et al., 2015 [43]	EBUS-TBNA	94 %	100 %

Tab. 3.7: Methodenvergleich zur Diagnostik der Sarkoidose (Werte aus [29]).

Diagnostische Methode	Sensitivität
Transbronchiale Biopsie	40 %
Bronchoalveoläre Lavage	66 %
EBUS-TBNA	91 %

Tab. 3.8: Zytologische Befunde bei Sarkoidose in Feinnadelaspiraten. [1]

Zytologische Befunde bei Sarkoidose
– Nachweis typischer nichtnekrotisierender Granulome: neben einzelnen Epitheloidzellen auch Epitheloidriesenzellen mit konfluierendem Zytoplasma bzw. Langhans'sche Riesenzellen mit randständigen Zellkernen, Zytoplasma grau-bläulich, ovaläre, elongierte „saftige" Zellkerne, in den Epitheloidriesenzellen mitunter Nachweis sternförmiger Kristalle (*asteroid bodies*) oder Kalkeinschlüsse (*Schaumann bodies*),
– Fehlen von Detritus, nicht selten Nachweis einer begleitenden Lymphozytose.
Differentialdiagnosen: andere granulomatöse Erkrankungen, vor allem Tuberkulose und exogen-allergische Alveolitis, Fremdkörperreaktionen, *sarkoid like lesion* als Randreaktion maligner Tumoren.

* Zur Diagnostik der Sarkoidose in der Bronchoalveolären Lavage s. Kap. 3.6.2.3.

lesion als Begleitreaktion maligner Tumoren. Die Kerne der Epitheloidzellen bei der Sarkoidose sind zumeist „saftig", während Epitheloidzellen bei der Tuberkulose eher „dürre" Kerne aufweisen [30],[31]. Epitheloidriesenzellen zeigen mitunter zytoplas-

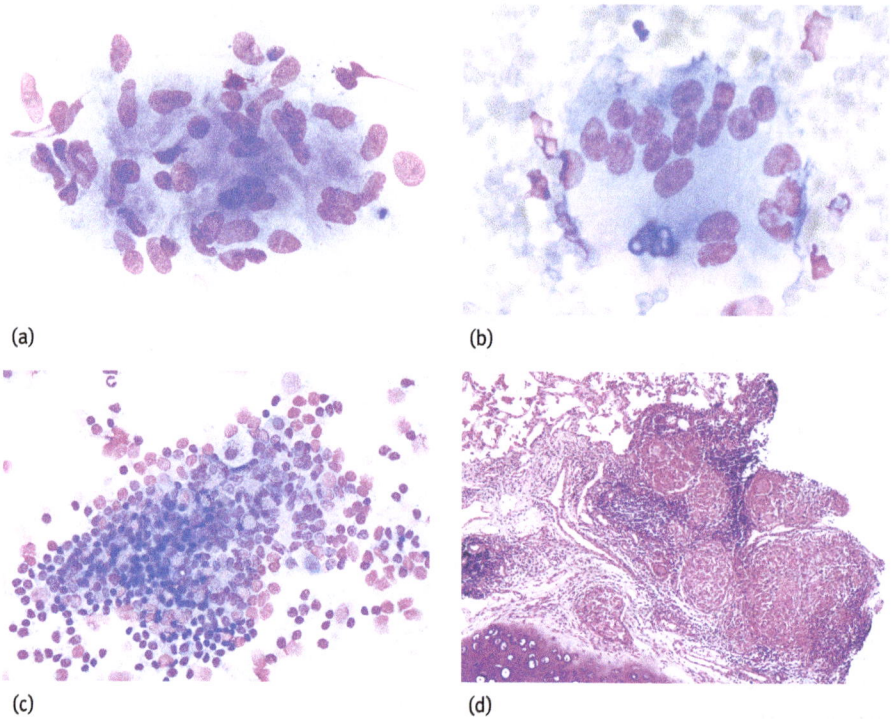

(a)

(b)

(c)

(d)

Abb. 3.7: **Befunde bei Sarkoidose.** (a) + (b) Epitheloidriesenzellen mit „saftigen", elongierten Zellkernen und konfluierendem Zytoplasma. (b) Epitheloidriesenzelle mit zytoplasmatischen Schaumann-Körperchen. (c) Herdförmige Ansammlung von Lymphozyten. (d) Korrelierender histologischer Befund mit Nachweis von typischen Granulomen (Präparat: Prof. Dr. Altmannsberger, Frankfurt).

matische Kalkkristalle, auch als „Asteroidkörperchen" (sternförmige Einschlüsse) oder „Schaumann-Körperchen" (rundovale Einschlüsse mit lamellenartiger Schichtung) bezeichnet, deren Nachweis jedoch als nicht spezifisch für die Diagnostik der Sarkoidose eingeschätzt wird. In Ergänzung zur klinischen und morphologischen Diagnostik der Sarkoidose kann die Bestimmung verschiedener serologischer Aktivitätsparameter herangezogen werden, die der Differentialdiagnostik wie auch zur Verlaufskontrolle dienen. Von diagnostischer Relevanz ist die Bestimmung des löslichen IL-2-Rezeptors, des *Angiotensin Converting Enzyme* (ACE) sowie des Neopterins im Serum [32],[33].

3.5.2 Tuberkulose

Die Tuberkulose zählt nach wie vor zu den weltweit häufigsten Infektionserkrankungen. Für Deutschland wurde für das Jahr 2004 die Inzidenz mit 8/100.000 beziffert, wobei die Inzidenz bei Einwanderern mit 30,6/100.000 deutlich höher bemessen ist [44]. Die Infektion durch Mykobakterien des Mycobacterium tuberculosis-Komplexes ist mit der Entstehung von verkäsenden Granulomen assoziiert, deren Nachweis eine wesentliche Grundlage der morphologischen Diagnostik darstellt. Der Mycobacterium tuberculosis-Komplex umfasst auch die pathogenen Formen Mycobacterium bovis und Mycobacterium africanum. Die inhalierten Mykobakterien werden durch Makrophagen, neutrophile Granulozyten und dendritische Zellen phagozytiert. In Folge kommt es zur Aktivierung von Makrophagen durch eigens von Makrophagen sezerniertes TNF-α (autokrine Stimulation). Die Sekretion von IL-12 durch Makrophagen bewirkt die Differenzierung von TH-1-Zellen, die ihrerseits IFN-γ produzieren. INF-γ ist für die Aktivierung von Makrophagen verantwortlich, die über die Bildung von Stickoxiden bakterizide Eigenschaften entwickeln. Die Rekrutierung von Monozyten zur Bildung von Granulomen erfolgt über TNF-α-stimulierte Makrophagen. Die zentrale Verkäsung (Nekrose) der Granulome resultiert aus dem Zerfall von Makrophagen. Eine vereinfachte Darstellung der Immunpathogenese der Tuberkulose ist der Abb. 3.8 zu entnehmen.

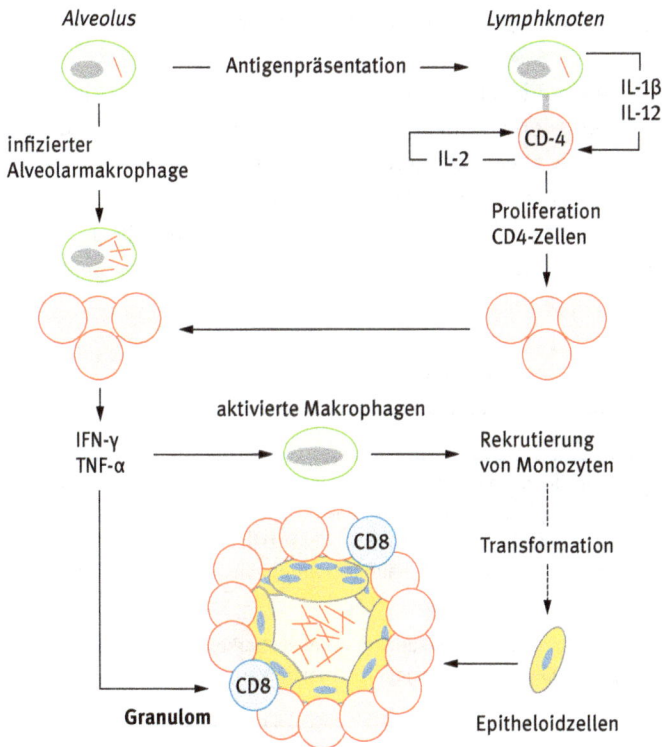

Abb. 3.8: Immunpathogenese der Tuberkulose. Immunpathogenese mit Aktivierung und autokriner Stimulation der Makrophagen sowie nachfolgender Bildung von Granulomen mit zentraler Nekrose (s. Text).

Unabhängig vom morphologischen Befund gilt die Diagnose einer Tuberkulose erst durch den Nachweis von Mykobakterien als gesichert. Mykobakterien besitzen einen Durchmesser von 0,2–0,5 µm bei einer Länge von 2–5 µm. Die Zellwand enthält Mykolsäuren, die mit basischem Fuchsin (Ziehl-Neelsen-Färbung) einen säureresistenten Farbkomplex bilden. Der Nachteil dieser leicht durchzuführenden Färbung besteht darin, dass für den sicheren Nachweis von Mykobakterien etwa 5.000–10.000 Keime pro ml Untersuchungsmaterial (Sputum, Bronchiallavage etc.) vorhanden sein müssen. Hieraus resultiert der häufig nicht zu erbringende Nachweis von Mykobakterien in den gängigen Ausstrichmaterialien, so z. B. in Feinnadelaspiraten, Bronchusbürstungen oder Imprintzytologien. Sensitiver als die Ziehl-Neelsen-Färbung ist der Fluoreszenznachweis von Mykobakterien in der Rhodamin-Auramin-Färbung [45]. Darüber hinaus existieren eine Reihe direkter wie auch indirekter Nachweisverfahren hoher Sensitivität [46],[47].

Neben den tuberkulösen Mykobakterien existieren auch nichttuberkulöse Mykobakterien (NTM), früher auch als atypische Mykobakterien bezeichnet, wobei Mycobacterium avium (Mycobacterium avium-Komplex) am häufigsten nachgewiesen werden kann [48],[49]. Mycobacterium avium zeigt eine ubiquitäre Verbreitung in der natürlichen Umwelt (Erdboden, Gewässer etc.) wie auch im Nutzwasser (Leitungswasser, Heizungswasser, Schwimmbäder). Infektionen mit Mycobacterium avium treten vorzugsweise bei immunsupprimierten Patienten auf, so z. B. bei HIV-Patienten oder Zustand nach Chemotherapie, wobei neben tuberkuloseähnlichen Infektionen und nodulären Bronchiektasen auch allergische Alveolitiden beschrieben wurden (Übersicht [48]).

In der zytologischen Diagnostik der Tuberkulose gilt, entsprechend der histologischen Diagnostik, der Nachweis verkäsender Granulome als zielführend. Hierfür sind insbesondere Feinnadelaspirate, aber auch Imprintzytologien und Bürstenzytologien geeignet; bei entsprechendem Befund ist die Feinnadelaspiration suspekter Lymphknoten eine wertvolle Ergänzung [50],[51],[52],[53],[54],[55]. Zytologische Kriterien sind der Tab. 3.9 zu entnehmen; zytologische Befunde sind in der Abb. 3.9 ersichtlich.

Tab. 3.9: Zytologische Befunde bei Tuberkulose in Feinnadelaspiraten.

Zytologische Kriterien bei Tuberkulose

– Zumeist ein typisches Zellzerfallsbild mit massenhaftem Nachweis von amorphem Detritus und nekrotischem Material, zerfallenen Epithelien, Anteile zerfallener Granulome mit eingestreuten Epitheloidzellen und Epitheloidriesenzellen, Langhans'sche Riesenzellen, Epitheloidzellen mit häufig „dürren" Kernen, eingestreute Lymphozyten, häufige Neutrophilie, jedoch können Neutrophile auch fehlen.

Differentialdiagnosen: andere granulomatöse Erkrankungen, vor allem Sarkoidose, exogen-allergische Alveolitis, Granulomatose mit Polyangiitis, Fremdkörperreaktionen, *sarkoid like lesion* als Randreaktion maligner Tumoren.

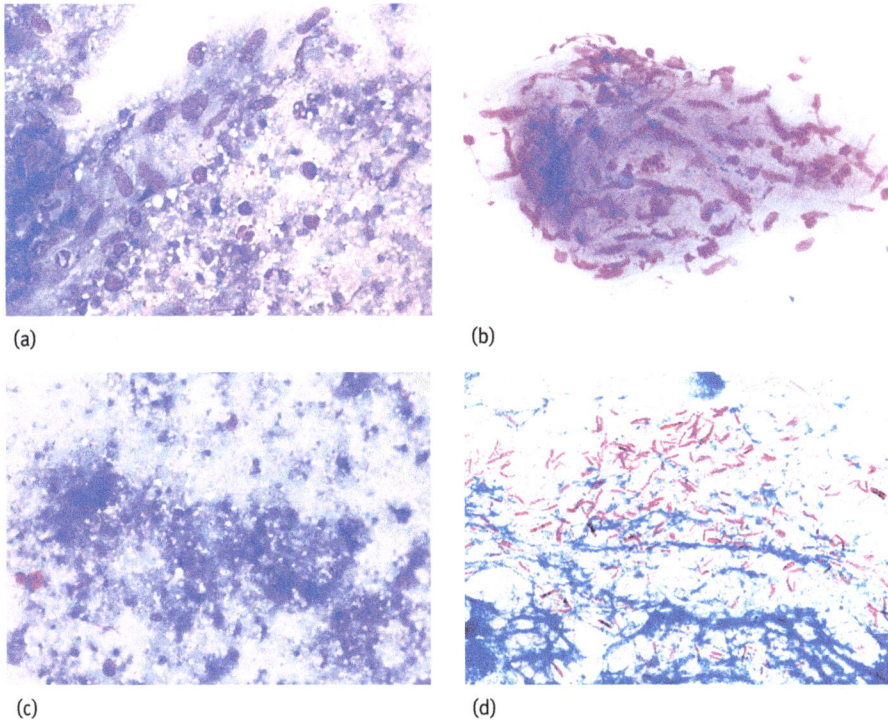

(a)

(b)

(c)

(d)

Abb. 3.9: Befunde bei Tuberkulose. (a) + (b) Nekrotisch zerfallene Epitheloidzellen, die noch nachweisbaren Zellkerne sind von „dürrer" Gestalt. (c) Anhäufung nekrotischen Materials mit Nachweis zahlreicher Mykobakterien in der Ziehl-Neelsen-Färbung (d).

3.5.3 Granulomatose mit Polyangiitis (Morbus Wegener)

Die Granulomatose mit Polyangiitis (Synonym: Wegener'sche Granulomatose; M. Wegener) ist entsprechend der Chapel-Hill-Conference als eine granulomatöse Entzündung der oberen und unteren Atemwege, verbunden mit einer nekrotisierenden Vaskulitis kleiner wie auch mittelgroßer Gefäße, definiert. In den meisten Fällen besteht auch eine nekrotisierende Glomerulonephritis [56],[57]. Es handelt sich um eine seltene Erkrankung, die in Europa mit einer Inzidenz von 2–10/1 Million beziffert ist [56]. In den letzten Jahren wurde der Begriff des Morbus Wegener zunehmend durch den Begriff „Granulomatose mit Polyangiitis" ersetzt [58].

Die Ursache dieser als Autoimmunerkrankung definierten Erkrankung ist nach wie vor ungeklärt, jedoch scheint eine initiale Infektion mit *Staphylococcus aureus* für die Auslösung der Erkrankung wahrscheinlich zu sein. Die Infektion mit *Staphylococcus aureus* bewirkt zunächst eine Aktivierung von TH-17-Lymphozyten durch die Sekretion von IL-23 durch antigenpräsentierende Zellen. TH-17-Zellen sezernieren IL-17, wodurch Makrophagen zur Sekretion von IL-1β und TNF-α stimuliert werden.

IL-1β und TNF-α bewirken eine Translokation der Proteinase 3 an die Zellmembran der Neutrophilen. Die Freisetzung von Sauerstoffradikalen durch anhaftende aktivierte Neutrophile bewirkt eine Schädigung des Gefäßendothels. Gleichzeitig induzieren aktivierte Neutrophile durch freigesetzte Proteinase 3 die Proliferation von ANCA-bildenden Plasmazellen. Durch spezialisierte TH-Lymphozyten, sogenannte Effektor- und Memory-Zellen, wird die Bildung der Granulome gesteuert [59],[60],[61],[57]. Die Abb. 3.10 gibt eine vereinfachte Übersicht über die Pathophysiologie der Antikörperbildung gegen die Proteinase 3 (c-ANCA). Die Diagnostik des Morbus Wegener erfolgt idealerweise durch Bildgebung, Serologie wie auch durch die histologische Bestätigung des klinischen Verdachts, wobei die transbronchiale Biopsie mit einer sehr geringen Sensitivität (5 %!) für den gleichzeitigen Nachweis der Vaskulitis und der Granulome behaftet ist. Die offene Lungenbiopsie hingegen zeigt hier jedoch eine gut vertretbare Sensitivität von 89 % [62]. Allein zytologisch ist die Diagnose des Morbus Wegener kaum zu stellen, wenngleich einige morphologische Kriterien wertvolle Hinweise liefern können. Durch molekularpathologische und immunhistochemische Untersuchungen konnte gezeigt werden, dass die Proteinase 3 auch durch Pneumozyten, Makrophagen und Endothelzellen überexprimiert wird [63]. Daraus können sich entsprechende Befunde mit ausgeprägten, reaktiven Kernveränderungen ergeben, sogar bis zum Aspekt der Pseudomalignität [64],[65],[66],[67],[68],[69],[70]. Erste Hinweise auf ausgeprägte reaktive Zellveränderungen wurden bereits durch Lopes Cardozo geäußert, der auf metaplastische Epithelien mit Reifungsstörungen hinwies, die leicht mit einem kleinzelligen Karzinom verwechselt werden können [71].

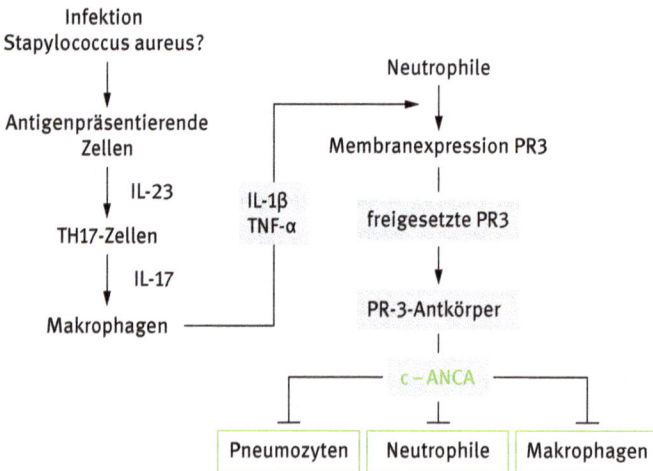

Abb. 3.10: Immunpathogenese der ANCA-Bildung bei der Granulomatose mit Polyangiitis. Initiierung der Immunpathogenese durch Stapholococcus aureus (?) mit nachfolgender Stimulation der Makrophagen und Translokation der Proteinase 3 an die Zellmembran der Neutrophilen sowie Bildung von Autoantikörpern (c-ANCA) gegen die Proteinase 3 (s. a. Text).

Tab. 3.10: Zytologische Befunde bei Granulomatose mit Polyangiitis.

- Zellzerfallsbild mit Anhäufung von amorphem Detritus, nekrotisches Material, Fibrin, zerfallene Erythrozyten, blutpigmentspeichernde Makrophagen, ausgeprägte Reaktion neutrophiler Granulozyten, meist zerfallene Granulome sowie Riesenzellen in Hufeisenform,
- Bronchusepithelien mit ausgeprägten reaktiven Kernveränderungen (Aspekt der Pseudomalignität) wie auch Zeichen des Kernzerfalls,
- Hyperplastisch-reaktive Pneumozyten, nicht selten reifungsgestörte Metaplasiezellen mit scheibenartigem Kernzerfall.

Zusatzuntersuchungen: c-ANCA (indirekte Immunfluoreszenz), quantitative Bestimmung der Proteinase 3.
Differentialdiagnosen: andere nekrotisierende granulomatöse Lungenerkrankungen, vor allem Tuberkulose, Mykosen, mikroskopische Polyangiitis, Churg-Strauss-Syndrom.

---

c-ANCA: Anti-neutrophile cytoplasmatische Antikörper

Nicht selten kommt auch ein scheibenartiger Kernzerfall dieser Metaplasiezellen zur Darstellung. Tab. 3.10 fasst die wichtigsten zytologischen Hinweise für die Granulomatose mit Polyangiitis zusammen (s. a. [64],[72],[73],[74],[71]), korrespondierende zytologische Befunde sind in der Abb. 3.11 ersichtlich. Völlig ungeachtet des morphologischen Befundes sollten bei Verdacht auf eine Granulomatose mit Polyangiitis

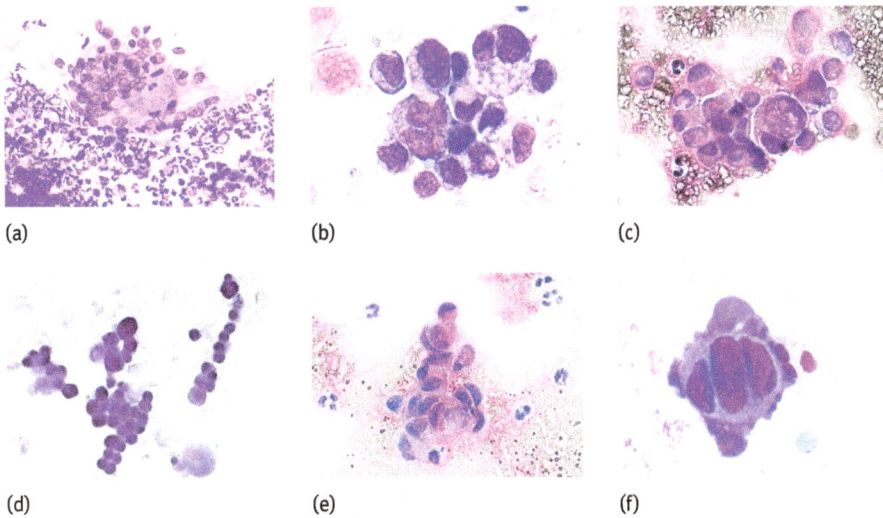

(a)　　　　　　　　　(b)　　　　　　　　　(c)

(d)　　　　　　　　　(e)　　　　　　　　　(f)

Abb. 3.11: Befunde bei Granulomatose mit Polyangiitis. (a) Epitheloidriesenzelle mit reichlichem Nachweis von zum Teil zerfallenen neutrophilen Granulozyten. (b) Alveolarmakrophagen mit abnormen Kernveränderungen. (c) Pneumozyten mit markanter Kernpleomorphie sowie reichlich zerfallene Erythrozyten. (d) reifungsgestörte Metaplasiezellen (Gefahr der Verwechslung mit einem SCLC!). (e) und (f) scheibenartiger Zerfall von Zellkernen reifungsgestörter Metaplasiezellen.

immer zeitnah die Bestimmung der Proteinase 3 bzw. c-ANCA sowie ein kompletter Urinstatus veranlasst werden.

3.5.4 Fremdkörpergranulome

Fremdkörpergranulome entstehen zumeist exogen durch Aspiration von flüssigem oder festem Fremdmaterial, vor allem bei Kindern und älteren Patienten, aber auch auf intravenösem Weg, z. B. bei drogenabhängigen Patienten. In das Tracheobronchial-system gelangte Fremdkörper bewirken zunächst eine gemischtzellige Entzündungs-reaktion mit neutrophilen Granulozyten, Monozyten und Lymphozyten. Im akuten Entzündungsstadium sind auch vermehrt Mastzellen nachweisbar. Die Zytokine IL-4 und IL-13 der TH-2-Lymphozyten und Mastzellen steuern die Differenzierung und Fu-sion der Makrophagen und somit die Bildung der typischen histiozytären Fremdkör-perriesenzellen [75]. Zytologisch imponieren Fremdkörperriesenzellen durch rund-ovaläre Kerne mit feinretikulärem Chromatin bei geringer Anisokaryose [71],[76]. Das Zytoplasma ist zumeist grau-granuliert. Der Nachweis aktivierter Makrophagen mit kräftig granuliertem Zytoplasma als Randreaktion von Fremdkörperriesenzellen ist charakteristisch (Abb. 3.12). Differentialdiagnostisch zum Fremdkörpergranulom sollten Rheumagranulome, tuberkulöse Granulome wie auch Sarkoidgranulome aus-geschlossen werden, was in vielen Fällen bereits morphologisch möglich ist.

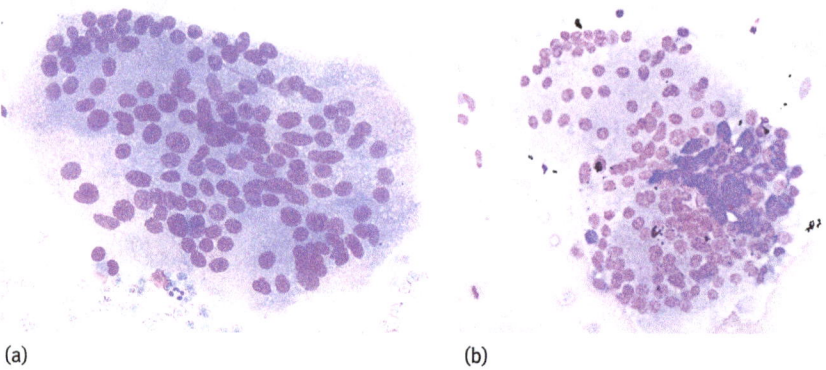

(a) (b)

Abb. 3.12: Fremdkörpergranulome. (a), (b) Histiozytäre Fremdkörperriesenzellen mit rund-ovalären (histiozytären) Kernen mit fein-granulärem Chromatin und kräftiger Granulation des Zytoplasmas. (b) Junge Fremdkörperriesenzelle mit anhaftenden aktivierten Makrophagen.

3.6 Entzündliche Erkrankungen der peripheren Atemwege

3.6.1 Pneumonien

Pneumonien umfassen Infektionserkrankungen des Lungenparenchyms (Alveoli), die durch sehr verschiedene Erreger (u. a. Bakterien, Viren, Pilze, Parasiten) verursacht werden (Tab. 3.11). Es handelt sich um häufige Erkrankungen, wobei die Inzidenz ambulant erworbener Pneumonien bei 5 Erkrankungen pro 1.000 Einwohner geschätzt wird [77]. Die Diagnostik der Pneumonien erfolgt an Hand klinischer Symptome, bildgebender Verfahren und durch die mikrobiologische Untersuchung. Histologische wie auch zytologische Untersuchungen sind für die Primärdiagnostik von untergeordneter Bedeutung und bilden somit auch keine Indikation zur Gewinnung entsprechenden Untersuchungsmaterials. Dennoch werden in der klinischen Routine häufig Lavagematerialien gewonnen, insbesondere bei therapieresistenten, atypischen Pneumonien sowie nach Abklingen des akuten Entzündungsgeschehens, meist zum Ausschluss eines malignen Geschehens. Zytologisch ergeben sich, in Abhängigkeit vom Stadium der Erkrankung, einige Hinweise auf ein pneumonisches Entzündungsgeschehen. So wird zu Beginn der Erkrankung eine forcierte Reaktion neutrophiler Granulozyten sowie der Nachweis zahlreicher Bakterien registriert, während in der Abklingphase der Pneumonie eine massive Reaktion weißschaumiger Alveolarmakrophagen charakteristisch ist. Desgleichen kommen in der Initialphase reaktiv veränderte Epithelien der Alveoli, insbesondere pneumozytäre Reizformen, zur Darstellung. Der reichliche Nachweis von Zelldebris, lipidnekrotischem Material

Tab. 3.11: Erreger von Pneumonien (Auswahl).

Organismen	Häufigste Vertreter [1]
Viren	*Influenza A und B, Adenoviren, Parainfluenza, Respiratory Syncytial Virus, Masernviren, Cytomegalievirus*
Grampositive Bakterien	*Streptococcus., Staphylococcus*
Gramnegative Bakterien	*Haemophilus, Neisseria, Klebsiella, Pseudomonas, Escherichia coli, Citrobacter, Acinetobacter, Proteus, Morganella*
Bakterien atypischer Pneumonien	*Legionella, Mycoplasma, Coxiella, Chlamydia*
Seltene Bakterien	*Actinomyces, Nocardia, Bacillus, Pasteurella, Treponema, Leptospira, Brucella*
Pilze	*Histoplasma, Cryptococcus, Blastomyces, Candida, Aspergillus, Zygomyces, Fusarium, Coccidioides, Pneumocystis*
Protozoen	*Entamoeba, Toxoplasma*
Parasiten	*Ascaris, Ancylostoma, Echinococcus, Schistosoma, Wuchereria, Strongyloides*

[1] Angaben der jeweiligen Gattungen, s. a. [77],[78]

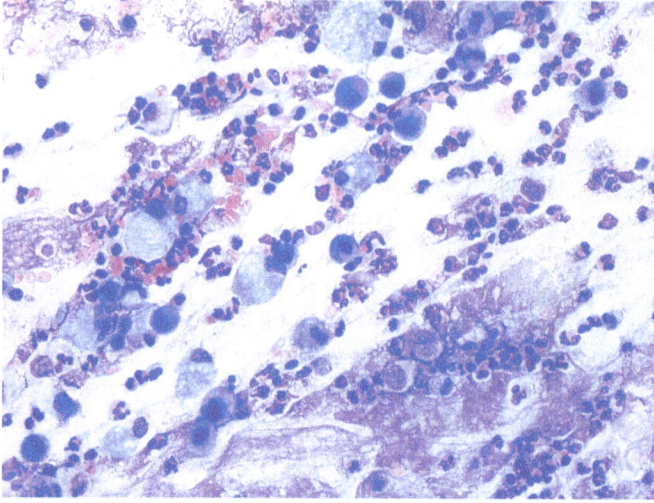

Abb. 3.13: Befunde bei Pneumonien. Entzündliches Zellzerfallsbild mit forcierter Reaktion weißschaumiger Alveolarmakrophagen bei reichlich neutrophilen Granulozyten.

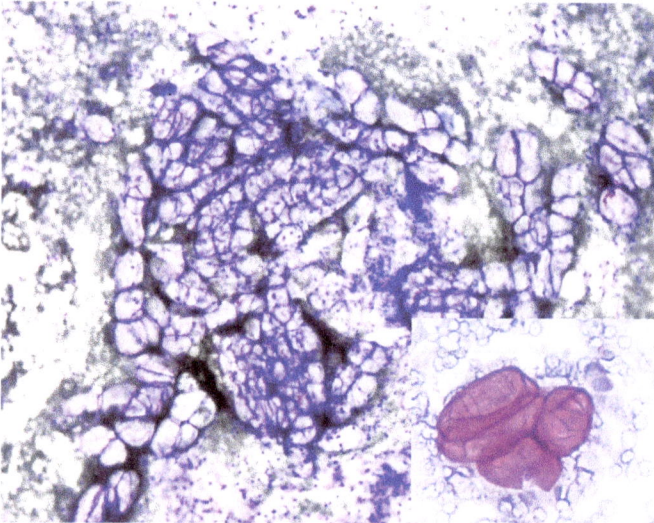

Abb. 3.14: Aspirationspneumonie. Reichlicher Nachweis von hell erscheinenden Pflanzenzellen (Geisterzellen) mit kräftiger Reaktion in der PAS-Färbung (Inset).

und fibrinoid-scholligem Material ist typisch für das Spätstadium einer Pneumonie. Zytologische Befunde als Hinweis auf ein pneumonisches Entzündungsgeschehen sind in der Abb. 3.13 ersichtlich. Zytologische Befunde pulmonaler Infektionen in der broncho-alveolären Lavage werden im Kap. 3.6.2.10 vorgestellt. Auch wenn die Bestimmung und Differenzierung von Erregern der Labormedizin überlassen ist, können bereits in der MGG-Färbung Erreger festgestellt werden, deren orientierende Zuordnung durch Zusatzfärbungen, z. B. Gramfärbung, PAS-Färbung etc., durchaus möglich ist [78]. Als eine Sonderform pneumonischer Entzündungen gilt die Aspirationspneumonie, die sich vorwiegend nach Aspiration von Magensaft oder anderweitig aspirierten Nahrungsmitteln entwickeln. Da in aspirierter Nahrung häufig pflanzliches Zellmaterial enthalten ist, sollte bei entsprechendem Verdacht eine zusätzliche PAS-Färbung vorgenommen werden (Abb. 3.14). Zur Morphologie histiozytärer Fremdkörperriesenzellen siehe Kap. 3.5.4.

3.6.2 Diffuse Lungenparenchymerkrankungen

Diffuse Lungenparenchymerkrankungen (Synonym: Interstitielle Lungenerkrankungen bzw. Interstitielle Lungenparenchymerkrankungen) umfassen nichtinfektiöse Entzündungsreaktionen, die das Lungeninterstitium und das alveolo-kapilläre Membransystem betreffen. Es handelt sich um eher seltene Erkrankungen; die mitgeteilten Prävalenzen für Frauen werden mit 67,5 und für Männer mit 80,9 Erkrankungen pro 100.000 beziffert [79]. Die Klassifikation diffuser Lungenparenchymerkrankungen erfolgt empirisch nach bekannten oder unbekannten Ursachen. Gegenwärtig sind etwa 140 Krankheitsbilder bekannt, wovon viele einen beruflichen Bezug haben und demzufolge von arbeitsmedizinischer Bedeutung sind. Eine vereinfachte Übersicht über die Klassifikation diffuser Lungenparenchymerkrankungen ist in der Abb. 3.15 ersichtlich. Die Diagnostik diffuser Lungenparenchymerkrankungen erfolgt durch Klinik, Bildgebung und Morphologie. Für die morphologische Diagnostik sind die Veränderungen der Histoarchitektur relevant, weswegen der bioptischen Diagnostik ein entscheidender Stellenwert zukommt. Ungeachtet dessen liefert die Beurteilung von zytologischen Untersuchungsmaterialien (transbronchiales Material, bronchoalveoläre Lavage) wertvolle diagnostische Hinweise; für bestimmte Fragestellungen,

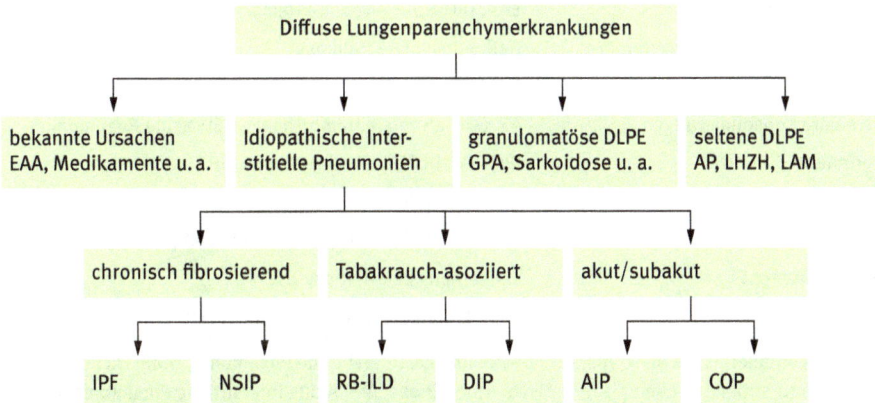

Abb. 3.15: Klassifikation diffuser Lungenparenchymerkrankungen (s. a. Text). IPF: Idiopathische pulmonale Fibrose; NSIP: Nicht spezifische interstitielle Pneumonie; RB-ILD: Respiratorische Bronchiolitis mit interstitieller Lungenerkrankung; DIP: Desquamative interstitielle Pneumonie; AIP: Akute interstitielle Pneumonie; COP: Kryptogen organisierende Pneumonie.

z. B. Alveolarproteinose, exogen-allergische Alveolitis, alveoläre Hämorrhagie, bestimmte opportunistische Infektionen (Pneumozystis), ist eine alleinige zytologische Diagnostik auch ausreichend.

Mit der hochauflösenden Computertomographie (HR-CT) steht ein weiterer wichtiger Baustein in der Diagnostik diffuser Lungenparenchymerkrankungen zur Verfügung. So erlauben einige Befunde des HR-CT eine Korrelation mit verschiedenen diffusen Lungenparenchymerkrankungen, wobei die Bildgebung nicht selten bereits eine diagnostische Orientierung erlaubt (Tab. 3.12, [80]). Als ein wichtiger Befund gilt die häufig nachweisbare Milchglastrübung im HR-CT, der u. a. folgende morphologische Veränderungen zu Grunde liegen:

– Zerstörung des Interstitiums durch Proteolyse
– Regeneratorische Proliferation von Typ-II-Pneumozyten
– Flüssigkeitsansammlung in den Alveoli
– Verdickung der Alveolarmembran
– Einwanderung von Fibroblasten in Alveolargänge

Neben diesen benignen Veränderungen können insbesondere fokale Milchglastrübungen auch mit einem Bronchioloalveolarzellkarzinom assoziiert sein, weswegen bei entsprechendem Verdacht die Präparate gründlich durchgemustert werden müssen (s. a. Kap. 6.2.12).

Tab. 3.12: HR-CT-Befunde bei diffusen Lungenparenchymerkrankungen (verändert nach [79]).

HR-CT-Befund	Assoziierte diffuse Lungenparenchymerkrankungen
Milchglastrübungen	EAA, DIP, NSIP, alveoläre Hämorrhagie, AP, AIP, PCP
Noduläres Zeichnungsmuster	Sarkoidose, EAA, Silikose
Retikuläres Zeichnungsmuster	IPF, NSIP, EAA, DLPE bei Kollagenosen, AP, Asbestose
Alveoläre Konsolidierungen	AP, COP, alveoläre Hämorrhagie, CEP, akute Pneumonie
Peripherer Befund	IPF, COP, DLPE bei Kollagenosen, EP
Zentraler Befund	EAA, Sarkoidose
Oberfeldbetont	Sarkoidose, EAA, CEP, Langerhans-Zell-Histiozytose
Mittelfeldbetont	Langerhans-Zell-Histiozytose
Unterfeldbetont	IPF, Asbestose, DLPE bei Kollagenosen

EAA: Exogen-allergische Alveolitis; DIP: Desquamative interstitielle Pneumonie; NSIP: Nicht-spezifische interstitielle Pneumonie; AP: Alveolarproteinose; AIP: Akute interstitielle Pneumonie, PCP: Pneumocystispneumonie; IPF: idiopathische pulmonale Fibrose, DLPE: Diffuse Lungenparenchymerkrankungen; COP: Kryptogen organisierende Pneumonie; CEP: Chronische eosinophile Pneumonie; EP: Eosinophilenpneumonie.

3.6.2.1 Bronchoalveoläre Lavage (BAL)
Indikationen

Erste Ansätze zur Gewinnung von alveolärem Spülmaterial datieren bereits Anfang der zwanziger Jahre des vorigen Jahrhunderts, jedoch wurde die bronchoalveoläre Lavage als diagnostische Methode erst 1979 durch Hunninghake etabliert [81]. Die BAL dient der Gewinnung von Zellmaterial der distalen Atemwege mit dem Ziel, Entzündungszellen bei diffusen Lungenparenchymerkrankungen zu differenzieren. Das methodische Vorgehen zur Gewinnung der BAL ist im Kap. 1 ausführlich beschrieben. In den ersten Jahren wurde diese leicht praktikable wie schonende Methode der Materialgewinnung sicher überstrapaziert, jedoch sind in den letzten Jahren einige Indikationen als diagnostischer Standard definiert worden. Somit hat sich die BAL als ein wichtiger Bestandteil des diagnostischen Spektrums in der Pneumologie behaupten können und ist aus der täglichen klinischen Routine nicht wegzudenken. Die wichtigsten Indikationen für eine zytologische Untersuchung der BAL sind in der Tab. 3.13 zusammengestellt (s. a. [82],[83],[84],[85],[86],[87],[88]). Die diagnostische Wertigkeit der BAL für die Diagnostik der diffusen Lungenparenchymerkrankung wird in der Literatur recht unterschiedlich eingeschätzt. Während die Diagnostik von Sarkoidose und exogen-allergischer Alveolitis schon zu den „Klassikern" der BAL-Diagnostik zählen, sind andere Erkrankungen nur hinweisend zu beurteilen, da ein charakteristischer Zellbefund fehlt. Dies betrifft vor allem die verschiedenen Formen der interstitiellen Lungenfibrose. Tab. 3.14 gibt einen Überblick über die diagnostische Relevanz der BAL bei verschiedenen Fragestellungen.

Tab. 3.13: Indikationen zur Bronchoalveolären Lavage.

Abklärung eines chronischen, unproduktiven Hustens
V. a. eine diffuse Lungenparenchymerkrankung
Verlaufskontrolle der Entzündungsaktivität bei bekannter diffuser Lungenparenchymerkrankung
V. a. eine opportunistische Infektion bei immunsupprimierten Patienten
Berufliche Exposition pathogener Substanzen

Tab. 3.14: Diagnostische Relevanz der Broncho-alveolären Lavage, nach [83].

BAL ohne TBB [1]	BAL + Klinik + HRCT [2]	BAL + TBB [3]
Alveolarproteinose	Idiopathische Lungenfibrose	Sarkoidose
Pneumocystispneumonie	Exogen-allergische Alveolitis	Langerhans-Zell-Histiozytose
Alveoläre Hämorrhagie	COP	
Eosinophilenpneumonie	RB-ILD	
Bronchioloalveolarzellkarzinom	Lymphangioleiomyomatose	

[1] hohe Sensitivität und Spezifität; [2] hohe Sensitivität, mäßige Spezifität; [3] Sensitivität und Spezifität 50–60 %.
COP: Kryptogen organisierende Pneumonie; RB-ILD: Respiratorische Bronchiolitis mit assoziierter interstitieller Lungenerkrankung.

Materialbearbeitung

Um eine optimale Beurteilung des gewonnenen Zellmaterials zu gewährleisten, ist die alsbaldige Aufarbeitung der BAL zwingend geboten, da das Zellmaterial in der Spülflüssigkeit schnell regressiven Veränderungen unterliegt. Zur Präparation einer BAL sind drei Methoden praxisbewährt:

- Anfertigung von Sedimentausstrichen
- Präparation mittels Zellzentrifuge (Cytospin)
- Präparation durch die Millipore-Filtertechnik

Sollte die BAL in ein Fremdlabor versandt werden, empfiehlt sich die Anreicherung der BAL durch Zentrifugation mit anschließender Überführung des Sediments in ein Transportmedium, das in der Regel von den Instituten zur Verfügung gestellt wird. Alternativ können auch native, luftgetrocknete Cytospin-Präparate bzw. Sedimentausstriche versandt werden. Eine Übersicht über die Aufarbeitung der BAL vor Ort ist in der Abb. 3.16 ersichtlich (s. a. [82],[84], [88],[89]). Der Vorteil der Zellanreicherung vor Ort besteht sowohl in der Einschätzung der Repräsentanz der BAL wie auch in einer Differenzierung der Entzündungszellen, vergleichbar mit der Differenzierung eines Blutbildes, und ist somit in jedem klinischen Labor praktikabel. Hervorzuheben ist die sehr zeitnahe orientierende Entzündungsdiagnostik, aus der sich nicht selten bereits eine diagnostische Option ergibt. Bei Verdacht auf Malignität sollten vorwiegend Sedimentausstriche angefertigt werden, da hierdurch eine weitaus größere Zahl an Zellen beurteilt werden kann. Neben der May-Grünwald-Giemsa-Färbung als Standardfärbung zur Zelldifferenzierung kommen einige Zusatzfärbungen wie auch Antigene zur immunzytologischen Differenzierung zur Anwendung, die in der Tab. 3.15 zusammengefasst sind. Ergänzend zur zytologischen Diagnostik könnten künftig auch Bestimmungen von Proteinen (Proteomanalytik), genetische Untersuchungen

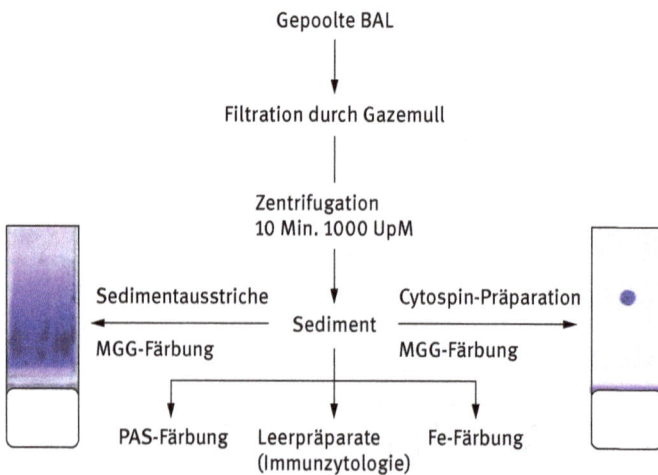

Abb. 3.16: Aufarbeitung der BAL (s. Text).

Tab. 3.15: Bronchoalveoläre Lavage: Zusatzfärbungen und diagnostisch relevante Antigene.

Zusatzfärbungen	Anwendung
Eisenfärbung	alveoläre Hämorrhagie, Asbestose
PAS-Färbung	surfactanthaltiges Material, opportunistische Keime
Sudanfärbung	Lipidspeichernde Alvolarmakrophagen
Ziehl-Neelsen-Färbung	Mykobakterien
GMS-Färbung	Pneumocystis
Diagnostisch relevante Antigene	
CD 3	Gesamte T-Lymphozyten
CD 20	Gesamte B-Lymphozyten
CD 4	T 4-Helferzellen
CD 8	T 8-Suppressorzellen
CD 57	Natürliche Killerzellen
CD 1a; S-100, CD 208 (Langerin)	Langerhans-Zellen (Langerhans-Zell-Histiozytose)
Pneumocystis-Antigen	Pneumocystis

(Microarray-Analytik) sowie die PCR zum Erregernachweis das diagnostische Spektrum der BAL erweitern [84],[90],[91],[92],[93].

Zelldifferenzierung der BAL

Die Bestimmung der Gesamtzellzahl erfolgt am besten in einer Zählkammer nach Neubauer, wie sie auch in der Hämatologie Verwendung findet. Die Gesamtzellzahl ist sicher ein interessanter Parameter, der allerdings mit einer schlechten Reproduzierbarkeit behaftet ist. Für gesunde Nichtraucher gilt ein Referenzwert von $7 \pm 3 \times 10^6$/dl; bei Rauchern ist dieser Wert mit $23 \pm 12 \times 10^6$/dl deutlich erhöht [94]. Eine BAL gilt als repräsentativ mit dem dominierenden Nachweis von Zellproliferaten der distalen Atemwege sowie Fehlen von epithelialen Anteilen (Bronchusepithelien, Epithelien der oberen Atemwege); die relative Häufigkeit dieser Epithelien sollte unter 5 % betragen. Die Zelldifferenzierung in der May-Grünwald-Giemsa-Färbung erfolgt an mindestens 400 Zellen. Für die Zelldifferenzierung sind Cytospin-Präparate besonders geeignet, da mit diesem Verfahren der Zellanreicherung eine gleichmäßige Verteilung der Zellen und somit eine optimale wie reproduzierbare Zelldifferenzierung ermöglicht wird (Abb. 3.17). Die regelrechte Zellverteilung in der BAL gesunder Nichtraucher ist der Tab. 3.16 zu entnehmen.

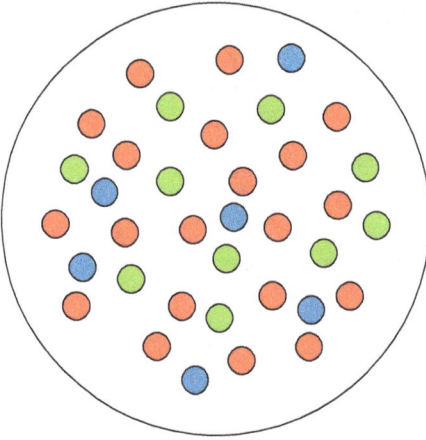

Abb. 3.17: Zellverteilung im Cytospin-Präparat. Schematische Darstellung der gleichmäßigen Verteilung von drei verschiedenen Zelltypen im Präparat, wodurch eine optimale Zelldifferenzierung ermöglicht wird.

Tab. 3.16: Zellverteilung in der BAL bei gesunden Nichtrauchern. [1,2]

Zelltyp	Relative Häufigkeit
Alveolarmakrophagen	> 80 %
Lymphozyten	≤ 15 %
Neutrophile Granulozyten	≤ 3 %
Eosinophile Granulozyten	≤ 1 %
Mastzellen	≤ 0,5 %
Plasmazellen	Ø
T-Lymphozyten [3]	63–83 %
B-Lymphozyten	< 4 %
Natürliche Killerzellen	2–14 %
Epitheliale Proliferate	< 5 %

[1] nach [82],[83],[85]; [2] Gesamtzellzahl [94]: Nichtraucher: $7 \pm 3 \times 10^6$/dl; Raucher: $23 \pm 12 \times 10^6$/dl; [3] CD4/CD8-Quotient: 0,9–2,5

Die morphologische Zelldifferenzierung liefert häufig bereits erste diagnostische Hinweise. So sind einige Erkrankungen mit einer charakteristischen Entzündungszellreaktion assoziiert (Tab. 3.17). Als Faustregel zur Einschätzung des Entzündungszellmusters gilt [88]:

– Fibrosierende Komponente mit neutrophilen und eosinophilen Granulozyten
– Granulomatöse Komponente mit Lymphozyten und neutrophilen Granulozyten

Differentialdiagnostisch ist die Immunphänotypisierung der Lymphozyten von Bedeutung. So ist das Verhältnis von CD4-positiven T 4-Helferzellen zu CD8-positiven Suppressorzellen (CD4/CD8-Quotient) für einige Erkrankungen diagnoseweisend. Die Be-

Tab. 3.17: Entzündungszellreaktionen bei diffusen Lungenparenchymerkrankungen (verändert nach [84],[85],[88]).

Lymphozytose	Neutrophilie	Eosinophilie
Exogen-allergische Alveolitis	Idiopathische Lungenfibrose	Eosinophilenpneumonie
Sarkoidose	Akute interstitielle Pneumonie	Medikamentöse Pneumonitis
COP	Aspirationspneumonie	Churg-Strauss-Syndrom
NSIP	Diffuser Alveolarschaden	Bronchopulmonale Aspergillose
Tuberkulose	ARDS	Pneumocystispneumonie
Kollagenosen	Medikamentöse Pneumonitis	Kollagenosen
Medikamentöse Pneumonitis	Bakterielle Infektion	Idiopathische Lungenfibrose
Strahlenpneumonitis	M. Wegener	
Virusinfektionen (HIV)	Asbestose	
Viruspneumonie	DIP	
Maligne Infiltrate		
Gemischtzellige Reaktion	**Plasmazellen ↑**	**Mastzellen ↑**
COP	Exogen-allergische Alveolitis	Exogen-allergische Alveolitis
Medikamentöse Pneumonitis	Medikamentöse Pneumonitis	Medikamentöse Pneumonitis
NSIP	Infektionen	Idiopathische Lungenfibrose
Kollagenosen		Kollagenosen
Anorganische Staubexposition		COP

COP: Kryptogen organisierende Pneumonie; ARDS: Akutes Atemnotsyndrom; NSIP: Nichtspezifische interstitielle Pneumonie, DIP: Desquamative interstitielle Pneumonie.

stimmung kann sowohl durch die APAAP- bzw. MPO-Methode am Zellausstrich bzw. Cytospin-Präparat wie auch mittels Durchflusszytometrie erfolgen. Dabei ist lediglich darauf zu achten, dass stets die gleiche Methode eingesetzt wird, um den jeweils gleichen Referenzwert zur Beurteilung des Krankheitsverlaufs zu Grunde zu legen. Wie in der jüngeren Literatur wiederholt mitgeteilt wurde, ist der CD4/CD8-Quotient nicht sehr spezifisch und sollte daher stets als ein diagnostischer Baustein Anwendung finden [85],[95],[96]. Eine Auswahl diffuser Lungenparenchymerkrankungen mit häufig korrespondierenden CD4/CD8-Quotienten ist in der Tab. 3.18 zusammengefasst.

Tab. 3.18: Diagnostische Relevanz des CD4/CD8-Quotienten.

CD4/CD8 ↓	CD4/CD8 ±	CD4/CD8 ↑
Exogen-allergische Alveolitis	UIP	Sarkoidose
COP	Tuberkulose	Berylliose
NSIP	Karzinomatose	Kollagenosen
Virusinfektionen (HIV)		entzündliche Darmerkrankungen

COP: Kryptogen organisierende Pneumonie; NSIP: Nichtspezifische interstitielle Pneumonie; UIP: Gewöhnliche interstitielle Pneumonie.

3.6.2.2 Idiopathische interstitielle Pneumonien

Zu den idiopathischen interstitiellen Pneumonien zählen eine Reihe seltener Erkrankungen, die durch interstitielle Entzündungen charakterisiert sind und ausnahmslos in eine Fibrose unterschiedlichen Ausmaßes übergehen. Die Ursachen sind zumeist unbekannt. Nach der neuesten Klassifikation wird zwischen häufigen, seltenen und unklassifizierbaren Formen der idiopathischen interstitiellen Pneumonien unterschieden. Tab. 3.19 gibt einen Überblick über die häufigen Formen der idiopathischen interstitiellen Pneumonien (verändert nach [97],[98],[99],[100]). Die Diagnostik erfolgt ausschließlich durch transbronchiale Biopsien und offene Lungenbiopsien, unter Einbeziehung der Klinik wie auch der Bildgebung, vor allem des HR-CT. Durch eine zytologische Befundung von BAL und transbronchialen Feinnadelaspiraten kann die Primärdiagnose einer idiopathischen interstitiellen Pneumonie nicht gestellt werden. Andererseits liefert die zytologische Untersuchung dieser Materialien nicht selten eine Reihe charakteristischer Befunde, die, unter Einbeziehung des HR-CT und der Klinik, wertvolle diagnostische Hinweise ergeben können. Aus diesem Grund sollte bei

Tab. 3.19: Klassifikation idiopathischer interstitieller Pneumonien (nach [98],[100]).

Häufige idiopathische interstitielle Pneumonien
Chronisch fibrosierend
– Idiopathische pulmonale Fibrose
– Idiopathische nicht-spezifische Pneumonie
Akut/subakut fibrosierend
– Akute interstitielle Pneumonie
– Kryptogen organisierende Pneumonie
Mit Rauchverhalten assoziiert
– Respiratorische Bronchiolitis- interstitielle Pneumonie
– Desquamative interstitielle Pneumonie

Tab. 3.20: Zytologische Aspekte der Fibrosierungsreaktion im transbronchialen Ausstrich.

– Zeichen des Zellzerfalls mit amorphem Detritus und Zelldebris, häufig eingestreutes lipidnekrotisches Material
– Pneumozytäre Reaktion mit Nachweis proliferierender Pneumozyten wie auch pneumozytärer Reizformen mit häufig markanten Kernabweichungen (Anisokaryose, unruhige Chromatinstruktur, prominenten Nukleoli mit Aniso- und Poikilonukleolose, kernbetonte Verschiebung der Kern-Plasma-Relation, Aspekt der Pseudomalignität!) sowie Mehrkernigkeit, granuliertes Zytoplasma, häufig zerfließend und unscharf begrenzt, typische fischzugartige kohäsive Verbände mit ausschweifendem Zytoplasma
– Bindegewebige Anteile mit metachromatischer kollagener Matrix, anhaftenden Fibroblasten wie auch elastischen Fasern als Anteile von Fibroblastenherden
– Phagozytäre Reaktion mit Anhäufung weißschaumiger Makrophagen, nicht selten eingestreute mehrkernige histiozytäre Riesenzellen

entsprechendem Verdacht auf eine idiopathische interstitielle Pneumonie eine BAL durchgeführt werden, gegebenenfalls auch zum Ausschluss anderer diffuser Lungen-parenchymerkrankungen. Bei fibrosierenden Prozessen sind im transbronchialen Aus-strichmaterial pneumozytäre Reizformen, bindegewebige Proliferate mit Fibroblasten, metachromatischer Matrix und anhaftenden elastischen Fasern, sowie eine variable Entzündungszellreaktion nachweisbar. Die zumeist nachweisbaren pneumozytären Reizformen können zum Teil abnorme Kernveränderungen aufweisen und bilden so-mit eine bekannte Ursache für eine Fehleinschätzung als maligner Befund. Charakte-ristisch ist auch der Nachweis von Zellzerfall, begleitet durch eine forcierte phagozytäre Reaktion; ebenso imponieren nicht selten histiozytäre Riesenzellen. Eine vereinfachte Übersicht über die formale Pathogenese der Lungenfibrose vermittelt die Abb. 3.18. In der der Tab. 3.20 sind einige zytologische Hinweise auf eine Fibrosierungsreaktion zu-sammengetragen; korrespondierende Zellbilder sind in der Abb. 3.19 ersichtlich.

Über die Bedeutung der BAL für die Diagnostik und Differenzierung idiopathi-scher interstitieller Pneumonien wird in der Literatur nicht einheitlich berichtet, jedoch gilt es als gesichert, dass allein durch die BAL-Zytologie die Diagnose einer idiopathischen interstitiellen Pneumonie nicht zu stellen ist [101],[102]. Dennoch sind BAL- Befunde ein wertvoller ergänzender Baustein in der Diagnostik idiopathischer interstitieller Pneumonien, der auch zur Abgrenzung anderer diffuser Lungenparen-chymerkrankungen dient. Der Zahl der Lymphozyten kommt hierbei eine besondere Bedeutung zu. Da die Lymphozytose bei idiopathischen interstitiellen Pneumonien

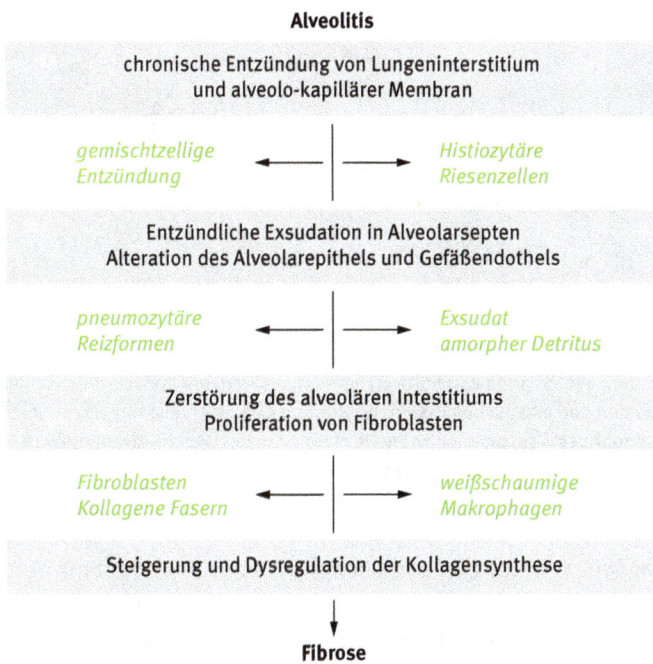

Alveolitis

chronische Entzündung von Lungeninterstitium
und alveolo-kapillärer Membran

gemischtzellige   *Histiozytäre*
Entzündung   ⟵――⟶   *Riesenzellen*

Entzündliche Exsudation in Alveolarsepten
Alteration des Alveolarepithels und Gefäßendothels

pneumozytäre   *Exsudat*
Reizformen   ⟵――⟶   *amorpher Detritus*

Zerstörung des alveolären Intestitiums
Proliferation von Fibroblasten

Fibroblasten   *weißschaumige*
Kollagene Fasern   ⟵――⟶   *Makrophagen*

Steigerung und Dysregulation der Kollagensynthese

⟶

Fibrose

Abb. 3.18: Formale Pathogenese der Lun-genfibrose (s. Text).

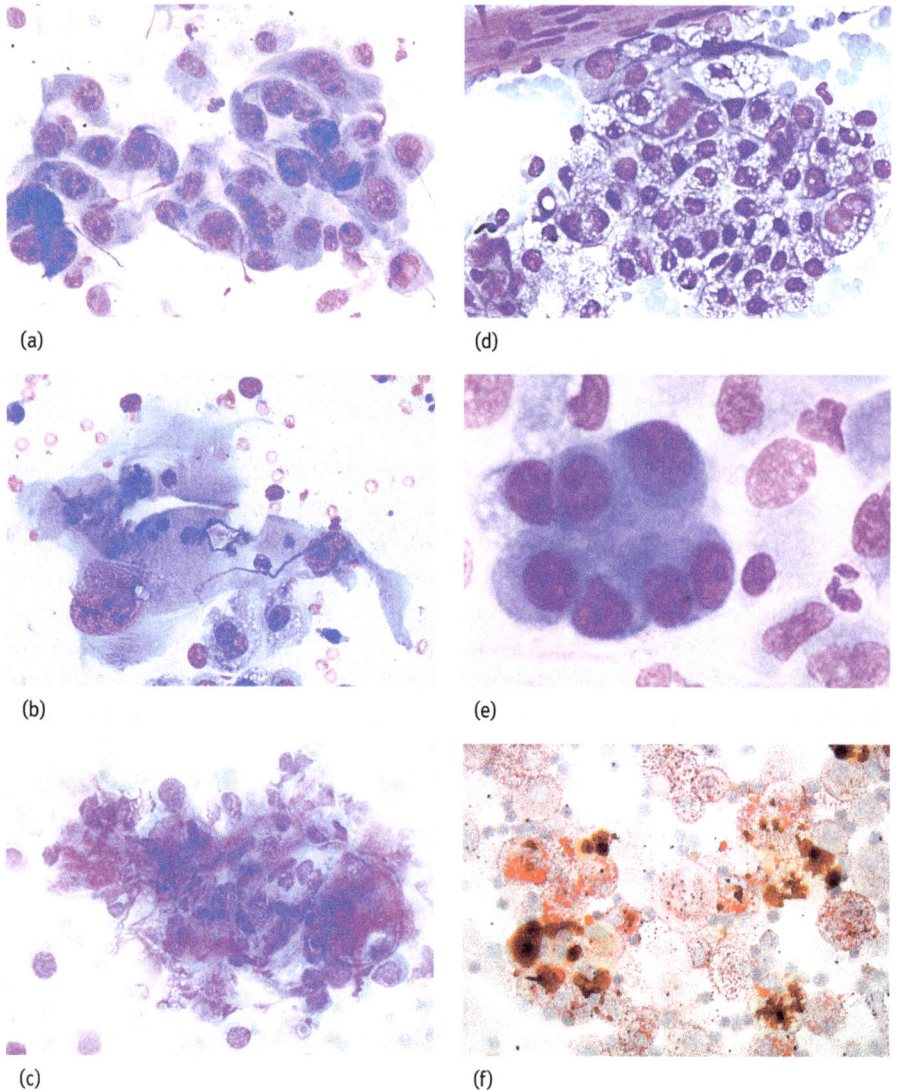

(a)

(d)

(b)

(e)

(c)

(f)

Abb. 3.19: Zytologische Befunde bei Lungenfibrose. (a), (b) Pneumozytäre Reizformen mit abnormen Kernveränderungen (Aspekt der Pseudomalignität). (c) Fibroblastenherd mit metachromatischer Matrix, anhaftenden Fibroblasten und elastischen Fasern. (d) Bindegewebige Anteile mit einem Nest weißschaumiger Alveolarmakrophagen. (e) pneumozytäre Reizformen in der BAL. (f) Alveolarmakrophagen mit Speicherung von lipidhaltigem, sudanophilem Material (Sudanfärbung, BAL).

Werte über 30 % nicht aufweist, wurde eine Lymphozytose über 30 % als cut off-Wert zur Abgrenzung anderer Erkrankungen mit einer Lymphozytose, z. B. die exogen-allergische Alveolitis oder die nichtspezifische interstitielle Pneumonie, vorgeschlagen

[86],[101]. Der typische BAL-Befund bei idiopathischer interstitieller Pneumonie besteht in einer Reaktion neutrophiler Granulozyten (ca.20 %) mit häufig vermehrten eosinophilen Granulozyten (über 5 %). Eine begleitende mäßige Lymphozytose ist nicht selten [82],[85]. Der CD4/CD8-Quotient ist zumeist normal bis leicht erniedrigt. Das Verhältnis von neutrophilen zu eosinophilen Granulozyten liegt etwa bei 2:1 [88]. In einer umfangreichen Studie konnte gezeigt werden, dass die Kombination der Zahl der Lymphozyten mit dem Proteingehalt der BAL dem Ausschluss einer idiopathischen Lungenfibrose dient, wobei jeweils eines der folgenden drei Kriterien mit einer idiopathischen Lungenfibrose nicht vereinbar scheint [103]:

– Lymphozyten > 34 %
– Proteingehalt > 347 mg/dl
– Lymphozyten > 25 %; Proteingehalt > 250 mg/dl

Tab. 3.21 fasst orientierende Entzündungszellkonstellationen bei idiopathischen interstitiellen Pneumonien zusammen. Neben der Entzündungszellreaktion, die keineswegs spezifisch ist, kommen in der BAL auch pneumozytäre Reizformen mit teils abnormen Kernveränderungen zur Darstellung, die leicht mit einem Bronchioloalveolarzellkarzinom verwechselt werden können [104],[105]. Ebenfalls als unspezifische Randreaktion fibrosierender Prozesse kann vereinzelt PAS-positives, eosinophiles Material in Form ovalärer Korpuskel nachgewiesen werden, auch ist die Zahl PAS-positiver Makrophagen mitunter erhöht [106],[107].

Tab. 3.21: Mögliche Entzündungszellkonstellationen bei idiopathischen interstitiellen Pneumonien (zusammengestellt nach [84],[85],[95]).

Typ der idiopathischen interstitiellen Pneumonie	BAL-Befunde
Akute interstitielle Pneumonie (AIP)	Neutrophile ↑↑ [1]
Gewöhnliche interstitielle Pneumonie (UIP)	Makrophagen ↑, Neutrophile ↑, Eosinophile ±
Desquamative interstitielle Pneumonie (DIP)	Pigmentierte Makrophagen ↑↑, Neutrophile ↑, Eosinophile ↑
Nichtspezifische interstitielle Pneumonie (NSIP) [2]	Makrophagen ↑, Neutrophile ↑, Lymphozyten ↑, CD4/CD8 ± – ↓
Respiratorische Bronchiolitis mit ILD assoziiert (RB-ILD)	Pigmentierte Makrophagen ↑↑, Neutrophile ↑, Eosinophile ↑
Kryptogen-organisierende Pneumonie (COP)	Makrophagen↑, Neutrophile↑, Lymphozyten ↑ CD4/CD8 ↓

[1] Differentialdiagnose: Infektion; [2] fibrosierende NSIP meist ohne Lymphozytose

3.6.2.3 Sarkoidose (M. Boeck)

Die Zytologie der BAL zur Diagnostik der Sarkoidose gilt seit der Einführung dieser Methode als Klassiker der Diagnostik. Wenngleich die Diagnostik der Sarkoidose an Feinnadelaspiraten mediastinaler Lymphknoten eine deutlich höhere Sensitivität aufweist (s. Kap. 3.5.1), ist die BAL-Zytologie nach wie vor ein wichtiger diagnostischer Baustein [82],[83],[84],[85], [86],[95],[108]. Entsprechend der Pathogenese der Sarkoidose (Abb. 3.6) ist die Bestimmung der Zahl der Lymphozyten wie auch das Verhältnis von CD4-Helferzellen zu CD8-Suppressorzellen (CD4/CD8-Quotient) diagnostisch relevant. In etwa 90 % der Fälle kann eine signifikante Lymphozytose nachgewiesen werden, wobei die Höhe der Lymphozytose mit dem Aktivitätsgrad der Erkrankung korreliert [25],[88],[109]. Unter Zugrundelegung eines cut off-Wertes von 3,5 kann bei etwa 50–60 % der Patienten ein erhöhter CD4/CD8-Quotient nachgewiesen werden, wobei die Sensitivität mit 52–59 % und die Spezifität mit 94–96 % beziffert ist [25]. In einer aktuellen Metaanalyse an 1.885 Patienten wurde eine gepoolte Sensitivität von 70 % bei einer Spezifität von 83 % ermittelt [110]. Ein erhöhter CD4/CD8-Quotient wird von einigen Autoren mit dem Nachweis von epitheloidzelligen Granulomen gleichgesetzt [82],[111]. Der CD4/CD8-Quotient ist jedoch ein störanfälliger Parameter, der unter der Therapie mit Kortikoiden erniedrigt sein kann [109],[110]. Für einige andere Erkrankungen, so z. B. M. Crohn oder Infektionen, sind ebenfalls Werte mitgeteilt worden, die über dem cut off-Wert von 3,5 liegen können [112],[113]. Als weiterer diagnostischer Baustein hat sich die Bestimmung des *Angiotensin Converting Enzyme* (ACE) im Serum erwiesen, das von epitheloidzelligen Granulomen gebildet wird.

Die Sensitivität und Spezifität wird mit 60–70 % bzw. 80 % angegeben [111]. Bei initial erhöhten Werten ist diese Methode besonders zur Verlaufskontrolle geeignet, da Rezidive häufig mit ACE-Erhöhungen einhergehen.

Unter Berücksichtigung der klinischen und radiologischen Befunde kann bei einem charakteristischen BAL-Befund (lymphozytäre Alveolitis, erhöhter CD4/CD8-

Tab. 3.22: Zytologische Befunde in der BAL bei Sarkoidose.

- Häufig zellreiche BAL mit signifikanter Lymphozytose, neben kleinzelligen Lymphozyten nicht selten Nachweis von lymphatischen Reizformen, vereinzelte neutrophile und eosinophile Granulozyten; eine erhöhte Zahl von Neutrophilen korreliert offensichtlich mit einer schlechteren Prognose. CD4/CD8-Quotient in vielen Fällen erhöht, jedoch erniedrigte CD4/CD8-Quotienten kommen in 7–12 % vor, Fehlen von Plasmazellen (Unterschied zur EAA!)
- aktivierte Makrophagen, mitunter auch Epitheloidzellen als Hinweis auf intraalveoläre Granulome
- aktivierte Pneumozyten und mehrkernige Histiozyten bei chronischer Verlaufsform bzw. Übergang in ein Fibrosestadium
- **Differentialdiagnosen:** EAA, NSIP (lymphozytäre Form), Infektionen (Mykobakteriosen), COP, virale Infektionen (HIV), Kollagenosen, M. Crohn

EAA: Exogen-allergische Alveolitis; NSIP: Nichtspezifische interstitielle Pneumonie; COP: Kryptogen organisierende Pneumonie (vormals BOOP).

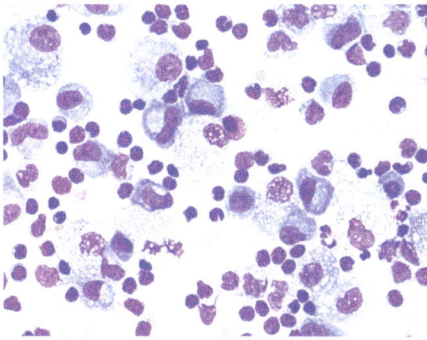

(a)

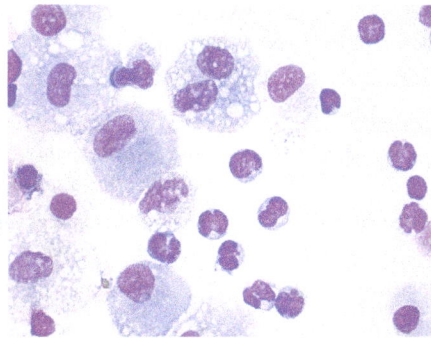

(b)

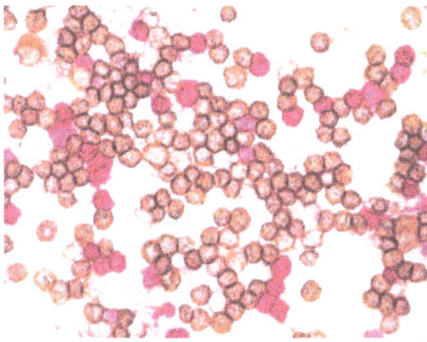

(c)

Abb. 3.20: **BAL-Befunde bei Sarkoidose.** (a) Ausgeprägte lymphozytäre Alveolitis mit Nachweis lymphatischer, kleeblattartiger Reizformen (b). (c) Signifikante Anhäufung von CD4-Lymphozyten: braun markierte CD4-Lymphozyten (MPO-Technik), rot markierte CD8-Lymphozyten (APAAP-Methode).

Quotient) auch ohne eine histologische Bestätigung die Diagnose einer Sarkoidose gestellt werden. Tab. 3.22 fasst die diagnostischen Kriterien der Sarkoidose zusammen; zytologische Befunde sind in der Abb. 3.20 ersichtlich.

3.6.2.4 Exogen-allergische Alveolitis

Die exogen-allergische Alveolitis (Syn.: EAA, Hypersensitivitätspneumonitis, extrinsische allergische Alveolitis) bezeichnet eine allergische Entzündungsreaktion der Alveolen und des Lungeninterstitiums. Verlässliche Daten zur Inzidenz der exogen-allergischen Alveolitis in Deutschland existieren nicht, jedoch wird ihre Häufigkeit an dritter Stelle aller diffusen Lungenparenchymerkrankungen, nach der Sarkoidose und den idiopathischen interstitiellen Pneumonien, platziert [79]. Für England wurde die Inzidenz mit 0,9/100.000 angegeben [114]. Wenngleich die exogen-allergische Alveolitis als eine seltene Erkrankung *(orphan disease)* eingestuft wird, kommt der Diagnostik bzw. Abgrenzung von anderen interstitiellen Lungenerkrankungen ein besonderer Stellenwert zu, da die meisten Erkrankungen mit beruflichen Expositionen assoziiert sind (Übersicht bei [115],[116],[117]). Das Krankheitsbild auslösende Allergene werden über Stäube, Gase oder Aerosole inhaliert und besitzen eine Partikel-

Tab. 3.23: Klinische Manifestationsformen der exogen-allergischen Alveolitis (Auswahl, ausführliche Darstellungen [115],[116],[118]).

Krankheitsbild	Antigene	Antigenquelle
Farmerlunge	*Saccharopolyspora rectivirgula, Thermoactinomyces sp., Aspergillus sp.*	Feuchtes, schimmliges Heu
Befeuchterlunge	*Thermoactinomyces vulgaris, T. sacchari, T. candidus*	Klimaanlagen, Wasserreservoirbehälter
Pilzarbeiterlunge	*Aspergillus spec.*, Pilzsporen	Feuchter Kompost, Pilze
Malzarbeiterlunge	*Aspergillus clavatus, A. fumigatus*	Feuchte, schimmlige Gerste
Vogelhalterlunge	Tierische Antigene, Proteine	Vogelkot, Federnstaub
Käsewäscherlunge	*Penicillium casei*	Schimmlige Käserinde
Hot Tub Lunge	Mycobacterium-avium-Komplex, *Cladosporium sp.*	Kontaminiertes Saunawasser (Hot Tub)
Chemiearbeiterlunge	Di-Isocyanate	Polyurethane, Lacke, Klebstoffe

größe < 5 µm, weswegen sie problemlos in die distalen Atemwege gelangen können. Entsprechend des Ursprungs der mittlerweile zahlreich bekannten Allergene sind charakteristische Krankheitsbilder beschrieben worden; eine Auswahl hierzu ist der Tab. 3.23 zu entnehmen (s. a. [115],[116], [117],[118],[119],[120]).

Immunpathologisch ist die exogen-allergische Alveolitis durch eine IgG-vermittelte allergische Reaktion gekennzeichnet. In der Frühphase nach Allergenexposition kommt es zur Bildung von Immunkomplexen in den Alveolar- und Kapillarwänden, wobei für die Antigenerkennung und Auslösung der entzündlichen Reaktion sogenannte *Toll-like*-Rezeptoren verantwortlich sind. Zeitgleich erfolgt die verstärkte Produktion von IL-8, wodurch die forcierte Einwanderung von neutrophilen Granulozyten verursacht wird. Nachfolgend bestimmen TH1-Lymphozyten die Immunreaktion durch die Produktion spezifischer Zytokine (TNF-α, INF-γ, IL-12, IL-18), woraus letztendlich die charakteristische CD8-Lymphozytose resultiert [121],[122]. Die ebenfalls für die exogen-allergische Alveolitis kennzeichnende Bildung von Granulomen erfolgt auf üblichem Weg über die Aktivierung und Transformation von Makrophagen. Der Entzündungsverlauf der exogen-allergischen Alveolitis kann demnach wie folgt umrissen werden kann [115],[117]:

– 4–36 Stunden nach Allergenkontakt: neutrophile Alveolitis + interstitielles Ödem
– 12 Stunden bis mehrere Tage: lympho-plasmazelluläre Alveolitis
– etwa ab der 3. Woche: Granulombildung
– Jahre mit mehrfachem Allergenkontakt: Lungenfibrose

Die Diagnostik der exogen-allergischen Alveolitis erfolgt unter Berücksichtigung der klinischen Symptomatik durch HR-CT, Lungenfunktionsprüfung, Zytologie der BAL, Biopsie (VATS, TBB) und der Bestimmung serologischer Parameter. Auf Grund von klinischer Symptomatik, Allergenexposition und Bildgebung wird zwischen akuter, subakuter und chronischer Verlaufsform unterschieden [123].

Allein morphologisch ist die Diagnose der exogen-allergischen Alveolitis nicht sicher zu stellen. Das histologische Bild der akuten exogen-allergischen Alveolitis imponiert mit Granulomen und interstitiellen Infiltraten, während die chronische Verlaufsform Zeichen der interstitiellen Fibrose mit verdickten Alveolarsepten aufweist. In transbronchialen Feinnadelaspiraten kommen häufig locker eingestreute Epitheloidzellen und eher kleinere mehrkernige Riesenzellen zur Darstellung. Der BAL-Befund ist charakteristisch und als Baustein für die Diagnostik der EAA unerlässlich. Neben der ausgeprägten CD8-Lymphozytose ist der hieraus resultierende erniedrigte CD4/CD8-Quotient diagnoseweisend [82],[83]. Für die chronische EAA sind jedoch höhere CD4/CD8-Quotienten mitgeteilt worden, verglichen mit der subakuten Form der EAA [124]. Der Nachweis von Plasmazellen gilt als wichtige diagnostische Ergänzung, vor allem zur Abgrenzung einer Sarkoidose [82],[85],[95]. Mastzellen > 1 % kom-

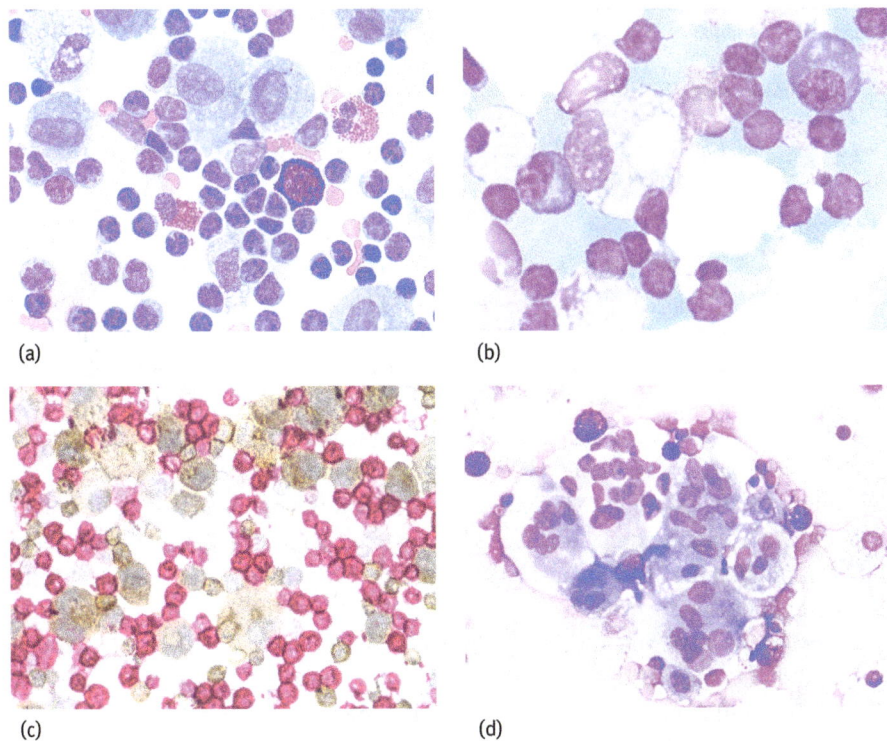

(a)

(b)

(c)

(d)

Abb. 3.21: **BAL-Befunde bei exogen-allergischer Alveolitis.** (a) Ausgeprägte lymphozytäre Alveolitis mit sehr vereinzelten Mastzellen (a) und (d). (b) Eingestreute Plasmazellen. (c) signifikante Anhäufung von CD8-Lymphozyten: rot markierte CD8-Lymphozyten (APAAP-Methode), braun markierte CD4-Lymphozyten (MPO-Technik). (d) Nachweis von Epitheloidzellen als Hinweis auf intraalveoläre Granulome.

men vor allem in den ersten Monaten nach Allergenexposition vor und gelten mit der Lymphozytose als ein sehr sensitiver diagnostischer Hinweis [125]. Tab. 3.24 fasst diagnostische Kriterien der EAA zusammen, zytologische Befunde sind der Abb. 3.21 zu entnehmen.

Tab. 3.24: Zytologische Befunde in der BAL bei exogen-allergischer Alveolitis.

– BAL meist hyperzellulär, forcierte lymphozytäre Reaktion und Nachweis lymphatischer Reizformen[1], häufiger Nachweis von Plasmazellen, Mastzellen[2] sowie seltener auch eosinophiler Granulozyten, CD4/CD8-Quotient bei CD8-Lymphozytose (s. Text) in den meisten Fällen deutlich erniedrigt, normale und erhöhte Werte schließen eine EAA nicht aus [102]
– zumeist zahlreiche weißschaumige Alveolarmakrophagen, mitunter Nachweis von Epitheloidzellen bei intraalveolären Granulomen (Abb. 4.21d)
– aktivierte Pneumozyten und mehrkernige Histiozyten bei chronischer Verlaufsform bzw. Übergang in ein Fibrosestadium
– **Differentialdiagnosen:** LIP, NSIP (lymphozytäre Form), Infektionen (Mykobakteriosen), virale Infektionen (HIV), COP, Kollagenosen, idopathische Fibrosen bei chronischer EAA[3]

[1] In den ersten 2 Tagen nach Allergenexposition ist eine neutrophile Alveolitis keine Seltenheit (s. a. Text); [2] Eine signifikante lymphozytäre Alveolitis mit Nachweis von Mastzellen ist von diagnostischer Relevanz; [3] Differentialdiagnostisch relevant ist der Nachweis von spezifischem IgG bei der EAA;
EAA: Exogen-allergische Alveolitis; LIP: Lymphoide interstitielle Pneumonie; NSIP: Nicht-spezifische interstitielle Pneumonie; HIV: Humanes Immundefizienz-Virus.

3.6.2.5 Eosinophilenpneumonie

Eosinophilien in der BAL sind keine Seltenheit, jedoch sind die jeweiligen Ursachen recht vielschichtig und nicht immer sicher zu ermitteln (Tab. 3.17). Eosinophile Lungenerkrankungen wurden 1932 von Löffler erstmalig als flüchtige pulmonale Eosinophilie (Löffler-Syndrom) bei Infektionen mit Ascaris beschrieben. Der Begriff eosinophile Pneumonien umfasst diffuse oder herdförmige Infiltrate eosinophiler Granulozyten im Lungenparenchym. Dabei wird zwischen eosinophilen Pneumonien bekannter und unbekannter Ursache sowie Lungenerkrankungen mit begleitender Eosinophilie unterschieden (Tab. 3.25, Übersichten: [126],[127],[128]). Die Bedeutung der Eosinophilen für den Entzündungsprozess liegt vor allem in der Bildung folgender proinflammatorischer, toxischer Proteine [126],[129]: *Major Basic Protein* (MBP), *Eosinophilic Cationic Protein* (ECP), *Eosinophilen-Peroxidase* (EPO) und das *Eosinophil-derived Neurotoxin* (EDN).

Die Eosinophilie ist immer in der BAL und in den allermeisten Fällen (ca. 80 %) auch im peripheren Blut nachweisbar, weswegen die BAL-Zytologie als Grundstein der nichtinvasiven Diagnostik eosinophiler Pneumonien gilt [83],[129],[130],[131],[132]. In transbronchialer Biopsien hingegen fällt der Nachweis der Eosinophilie mit 64 % deutlich geringer aus als in der BAL [130]. Da bei weitaus mehr als der Hälfte der Patienten mit einer eosinophilen Pneumonie eine Eosinophilie auch im Sputum nach-

Tab. 3.25: Klassifikation eosinophiler Pneumonien (verändert nach [126]).

Eosinophile Pneumonien unbekannter Ursache
Idiopathische interstitielle Pneumonie (akute und chronische Form)
Eosinophile Pneumonie bei Churg-Strauss-Syndrom
Idiopathisches Hypereosinophiliesyndrom
Eosinophile Pneumonien bekannter Ursache
Parasitosen
Medikamentenassoziiert
Allergische bronchopulmonale Aspergillose
Eosinophilie als Begleitreaktion anderer Lungenerkrankungen
Organisierende Pneumonie
Langerhans-Zell-Histiozytose
Idiopathische pulmonale Fibrose
Desquamative interstitielle Pneumonie
Maligne Erkrankungen
Sarkoidose

weisbar ist, ergibt sich hieraus eine ergänzende diagnostische Möglichkeit [133],[134]. Auf die idiopathischen eosinophilen Pneumonien entfallen zwei Entitäten, die chronische und die akute eosinophile Pneumonie, mit jeweils unterschiedlicher Klinik und unterschiedlichen Befunden in der Bildgebung [129],[135].

Die **idiopathische chronische eosinophile Pneumonie** (CEP) wurde 1969 erstmals als eigenständige Entität histologisch beschrieben [135]. Es handelt sich um eine seltene Erkrankung, deren Ursache bislang ungeklärt ist. Gehäuft findet sich die Assoziation mit einem Asthma und/oder Atopie; ein Bezug zum Rauchverhalten existiert offenbar nicht. Frauen sind etwa doppelt so häufig betroffen wie Männer. In der Bildgebung imponieren vorwiegend periphere, bilaterale, alveoläre Infiltrate, die ihre Form und Lage ändern können [129]. Diese sogenannten „wandernden" Infiltrate sind für die Diagnose der CEP spezifisch. Des Weiteren kommt im HRCT häufig eine typische Milchglastrübung zur Darstellung, die ebenfalls als ein wichtiger diagnostischer Baustein gilt. Die Diagnostik der CEP erfolgt durch Klinik, Bildgebung, BAL, peripheres Blutbild und transbronchiale Biopsie, wobei eosinophile Lungenerkrankungen bekannter Ursachen ausgeschlossen werden sollten [126],[127],[128], [129],[136]. Diagnostische Kriterien sind der Tab. 3.26 zu entnehmen; zytologische Befunde siehe Abb. 3.22. In der BAL sind begleitende Lymphozytosen wie auch Neutrophilien keine Seltenheit, jedoch erreichen sie nie die Werte der Eosinophilen. Der CD4/CD8-Quotient fällt hierbei leicht erhöht aus [83]. Die **idiopathische akute eosinophile Pneumonie** (AEP) wurde erstmals 1986 beschrieben und gilt als eine sehr seltene Erkrankung, die sich von der CEP unter anderem durch einen akuten Verlauf und eine abweichende Bildgebung unterscheidet (Übersicht: 126,127,130,131]). Im Ge-

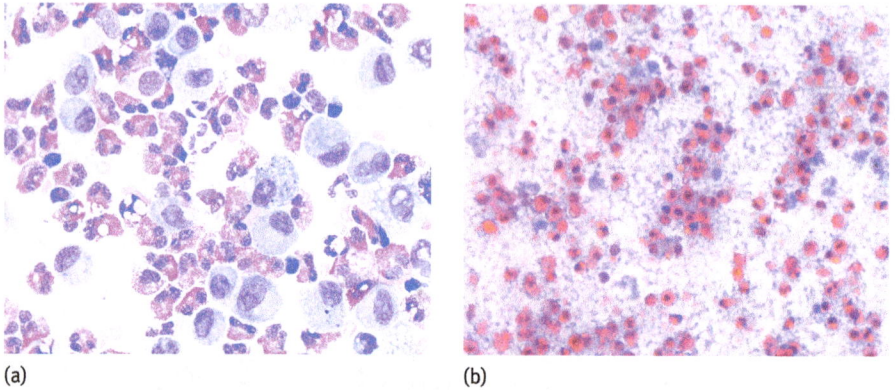

(a) (b)

Abb. 3.22: Befunde bei chronischer eosinophiler Pneumonie. Zellbild bei chronischer eosinophiler Pneumonie mit signifikanter Reaktion eosinophiler Granulozyten in der BAL (a) und im Sputumaus- strich (b), Papanicolaou-Färbung.

Tab. 3.26: Eosinophilie bei idiopathischen eosinophilen Pneumonien (zusammengestellt nach [126],[129],[136]).

	Eosinophilie in der BAL	Eosinophilie im peripheren Blut
Chronische eosinophile Pneumonie	> 25 %, meist > 40 %, MW: 50 %	> 6 %; MW: 20–30 %
Akute eosinophile Pneumonie	> 25 %; MW: 37–54 %	Fehlt zumeist

gensatz zur CEP zeigt die Entwicklung der AEP einen Bezug zum Zigarettenkonsum. Eine Differenzierung zwischen CEP und AEP ist sowohl zytologisch wie auch histolo- gisch nicht möglich und orientiert sich vorwiegend an der klinischen Symptomatik, Bildgebung und der Eosinophilie in BAL und peripherem Blut (Tab. 3.26) sowie an der transbronchialen Biopsie. Zu Beginn der Erkrankung ist eine Eosinophilie im peri- pheren Blut häufig nicht nachweisbar, sodass die Diagnostik an die BAL gebunden ist. Eine begleitende Lymphozytose wie auch die Zahl der Neutrophilen in der BAL erreichen bei der AEP in der Regel höhere Werte, verglichen mit denen der CEP.

Als Differentialdiagnose zur idiopathischen eosinophilen Pneumonie kommen vor allem das Churg-Strauss-Syndrom, die bronchopulmonale Aspergillose und das Hypereosinophilie-Syndrom in Betracht.

3.6.2.6 Diffuse alveoläre Hämorrhagie
Die diffuse alveoläre Hämorrhagie entsteht durch intraalveoläre Blutungen unter- schiedlichster Ursachen und ist durch den Nachweis phagozytierter Erythrozyten wie auch durch Phagozytose von Hämosiderinpigment durch Alveolarmakrophagen gekennzeichnet. Als häufigste Ursachen gelten Autoimmunopathien, arzneimittelas-

soziierte Pneumopathien, Koagulopathien, kardiovaskuläre Erkrankungen, hämatologische Erkrankungen, Neoplasien und diffuse Alveolarschädigungen als Folge verschiedener diffuser Lungenparenchymerkrankungen (Übersicht: [82],[83],[137],[138],
[139]). Zur Diagnostik der diffusen alveolären Hämorrhagie ist die BAL mit Eisenfärbung der Cytospinpräparate die Methode der Wahl [82],[83],[137],[140]. Als Faustregel
gilt, dass frische Blutungen durch Erythrozytenphagozytose und ältere Blutungen
durch Alveolarmakrophagen mit gespeichertem Hämosiderinpigment charakterisiert
sind. Hämosiderinpigment ist ein Abbauprodukt des Hämoglobins und ist durch die
Eisenfärbung nach Perls nachweisbar. Somit kann durch die Eisenfärbung der zeit-
liche Ablauf einer intraalveolären Blutung abgeschätzt werden (Tab. 3.27; [82],[83],
[140],[141],[142],[143]). Zytologische Befunde der Eisenfärbung sind in der Abb. 3.23
ersichtlich. Zur Abschätzung der Schwere einer intraalveolären Blutung wurde ein
Score zur semiquantitativen Bestimmung des phagozytierten Hämosiderins entwickelt [142]. Hierbei werden 100 Makrophagen hinsichtlich der Farbintensität des Zytoplasmas in der Eisenfärbung einem Score von 0–4 zugeordnet (Tab. 3.28). So ergibt
der Score von 4 den maximal erreichbaren Wert von 400 als Ausdruck einer schweren
Blutung; Werte von 0–20 werden einem Normalbereich zugeordnet. Trotz einfacher
Durchführung ist dieses Verfahren recht zeitintensiv und allenfalls bei speziellen Fragestellungen anwendbar. So ist die Angabe der prozentualen Häufigkeit eisenspei-
chernder Makrophagen diagnostisch durchaus relevant, wobei Werte über 20 % mit
einer alveolären Hämorrhagie vereinbar sind [143].

Tab. 3.27: Zeitlicher Ablauf einer intraalveolären Blutung.

Zeitpunkt nach Blutungsereignis	Befund in der BAL
Erste Stunden	Zahlreiche frische Erythrozyten
48 Stunden	Makrophagen mit phagozytierten Erythrozytenfragmenten
48–70 Stunden	Erste Makrophagen mit Nachweis von Hämosiderinpigment

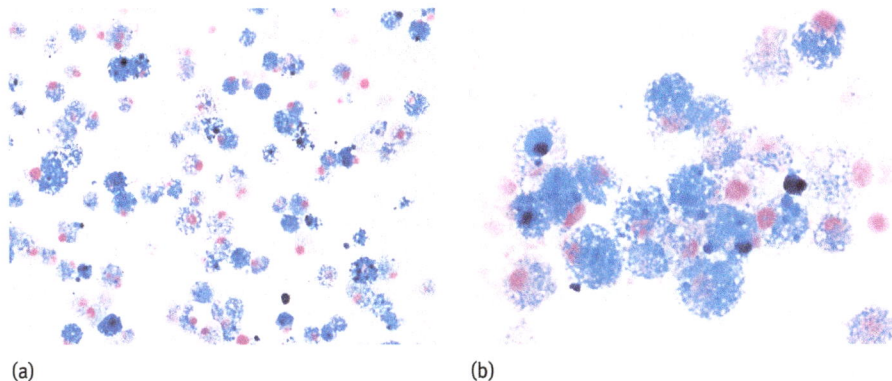

(a) (b)

Abb. 3.23: BAL-Befund bei alveolärer Hämorrhagie. Chronische alveoläre Hämorrhagie mit zahlreichen eisenspeichernden Alveolarmakrophagen in der Eisenfärbung.

Tab. 3.28: Hämosiderin-Score zur quantitativen Abschätzung einer Blutung (nach [83]).

Hämosiderin-Score	Farbintensität des Zytoplasmas der Makrophagen
0	Keine Anfärbung
1	Schwache, blasse Anfärbung
2	Vereinzelt dichte bis durchgehend mittlere Anfärbung
3	Vorwiegend intensive Anfärbung
4	Ausschließlich intensive Anfärbung

3.6.2.7 Pulmonale Alveolarproteinose (PAP)

Die pulmonale Alveolarproteinose (PAP) zählt seit ihrer Erstbeschreibung 1958 zu den sehr seltenen Lungenerkrankungen [144]; die Inzidenz ist mit 1/2 Millionen beziffert [145]. Sie wird gehäuft bei Rauchern diagnostiziert; bei einem Geschlechtsverhältnis von 3:1 erkranken Männer deutlich häufiger [146],[147]. Es sind drei Formen der PAP beschrieben worden, denen unterschiedliche pathogenetische Mechanismen zu Grunde liegen. Während bei den beiden primären PAP eine gestörte Signaltransduktion des Granulozyten-Monozyten-Kolonie-stimulierenden Faktors vorliegt, sind sekundäre PAP durch eine Verminderung wie auch Funktionseinschränkung der Alveolarmakrophagen gekennzeichnet. Neben primären und sekundären Formen der PAP sind auch sogenannte PAP-ähnliche Syndrome beschrieben worden, denen rezessive Genmutationen der Surfactantproteine B und C und ABCA3 zu Grunde liegen. Tab. 3.29 fasst die verschiedenen Formen und deren Ursachen zusammen [146],[147],[148]. Allen Formen der PAP gemeinsam ist die Anhäufung von surfactanthaltigem Material in den Alveolen, ein Befund, der auch die Grundlage der Diagnostik bildet. Radiologisch

Tab. 3.29: Klassifikation und Ursachen pulmonaler Alveolarproteinosen (vereinfacht nach [147],[148]).

1. Primäre pulmonale Alveolarproteinosen (Störung der GM-CSF-Signaltransduktion)
– Autoimmune Form: Autoantikörper gegen GM-CSF
– Hereditäre Form: Mutationen des GM-CSF-Rezeptors

2. Sekundäre pulmonale Alveolarproteinosen (Makrophagen in Zahl und Funktion reduziert)
– Anorganische und organische Stäube
– Dämpfe (Lacke, Benzin)
– Infektionen: Cytomegalievirus, Mycobacterium tuberculosis, Pneumocystis jirovecii, HIV
– Hämatologische Systemerkrankungen; andere Malignome (Adenokarzinom, Melanom, Glioblastom)

3. PAP-ähnliche Erkrankungen (Störung von Produktion und Transport von Surfactant)
– Surfactantprotein B und C-Mutationen: Mangel an Surfactant B und C
– ABCA3-Mutationen: abnormaler Surfactant
– NKX2-1-Mutationen: gestörte Surfactanthomöostase

GM-CSF: Granulozyten-Monozyten-Kolonie-stimulierender Faktor

imponieren zumeist beidseitige schmetterlingsartige alveoläre Verschattungen; das HR-CT zeigt in fast allen Fällen ein pflastersteinreliefartiges Muster (*crazy paving*-Muster), das für die autoimmune PAP charakteristisch ist [147],[148], jedoch auch bei anderen diffusen Lungenparenchymerkrankungen auftreten kann. Für die Diagnose der PAP ist die BAL die Methode der Wahl [149],[150],[151],[152],[153]. Die Kombination von radiologischem und zytologischem Befund kann sogar eine bioptische Klärung ersetzen [148]. Bereits der makroskopische Aspekt der BAL mit typischer milchiger Trübung liefert erste diagnostische Hinweise. In den Präparaten dominieren neben pathognomischen PAS-positiven ovalären Korpuskeln (eosinophile Globuli) stets reichlich zerfallenes Surfactant sowie schaumige Alveolarmakrophagen. Dieser Befund ist mit der Spezifität von 100 % für das Vorliegen einer PAP beziffert [148]. In der Elektronenmikroskopie zeigen die Globuli einen charakteristischen lamellär geschichteten Aufbau [151],[152]. Der Nachweis ovalärer Korpuskel ist allerding nicht nur auf die PAP beschränkt, sondern kann auch bei anderen diffusen Lungenparenchymerkrankungen, so z. B. bei der systemischen Sklerose, nachgewiesen werden [107]. Zytologische Befunde sind in der Abb. 3.24 ersichtlich. Als ergänzende Diagnostik der autoimmunen PAP gilt die Bestimmung der GM-CSF-Autoantikörper im Serum als zielführend, wobei die Sensitivität und Spezifität dieser Methode mit 100 %

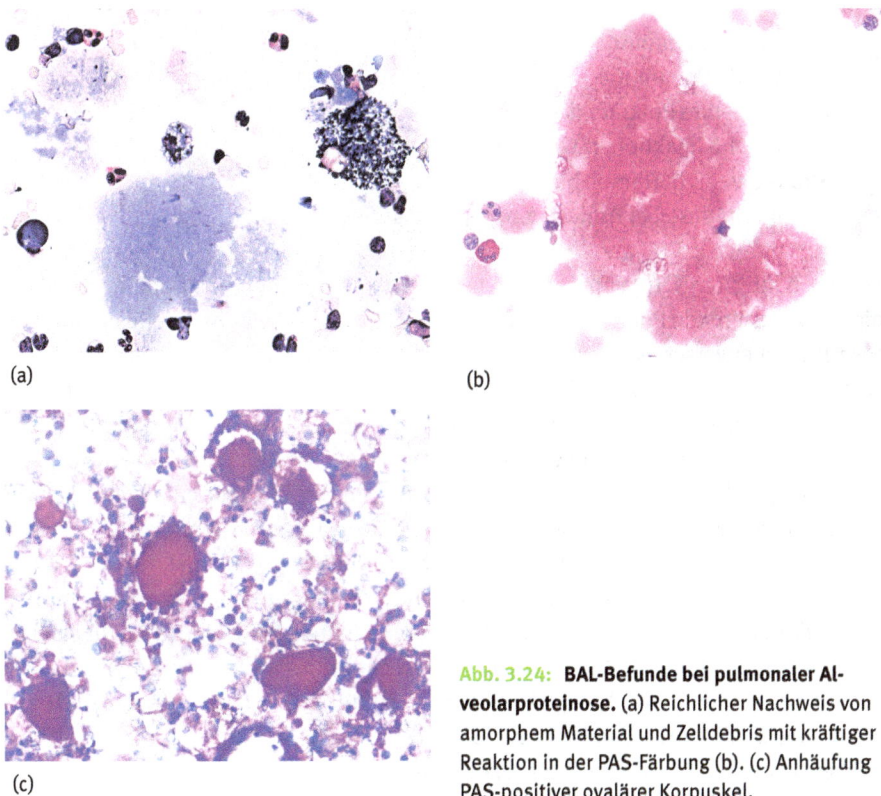

(a)

(b)

(c)

Abb. 3.24: **BAL-Befunde bei pulmonaler Alveolarproteinose.** (a) Reichlicher Nachweis von amorphem Material und Zelldebris mit kräftiger Reaktion in der PAS-Färbung (b). (c) Anhäufung PAS-positiver ovalärer Korpuskel.

beziffert ist [154]. Differentialdiagnostisch zur PAP kommen andere diffuse Lungenparenchymerkrankungen mit einem *crazy-paving*-Muster im HR-CT, vor allem die akute interstitielle Pneumonie, das Akute Respiratorische Distress-Syndrom (ARDS), die arzneimittelassoziierte Pneumonitis, chronische eosinophile Pneumonien sowie eine organisierende Pneumonie in Betracht.

3.6.2.8 Arzneimittelinduzierte Lungenparenchymerkrankungen

Für zahlreiche Medikamente sind Schädigungen des Lungenparenchyms beschrieben worden. Hierbei handelt es sich vor allem um Zytostatika, Antiarrhythmika (Amiodaron), Antibiotika, nichtsteroidale Antirheumatika sowie verschiedene biologische Agenzien (Übersicht: [155],[156],[157],[158]). Pathogenetisch werden verschiedene Mechanismen der Schädigungen des Lungenparenchyms postuliert [158],[159],[160]. Neben einer direkten toxischen Schädigung des Alveolarepithels und der Gefäßendothelien kommen auch immunpathogenetische Mechanismen mit Haptenfunktion des Medikaments, entsprechend einer Hypersensitivitätspneumonitis, in Betracht. Amphophile Medikamente, vor allem Amiodaron, führen zu einer Ablagerung von Phospholipiden mit einem typischen Befund. Die sich hieraus ergebenden klinischen wie auch morphologischen Veränderungen können vereinfacht wie folgt zusammengefasst werden:

- Interstitielle Pneumonie
- Eosinophile Pneumonie
- Organisierende Pneumonie
- Zytotoxische Reaktionen von Typ-II-Pneumozyten
- Diffuse alveoläre Hämorrhagie
- Phospholipidose bei Amiodaronpneumopathie

Zu den häufigsten Lungenparenchymveränderungen werden eosinophile Pneumonien, organisierende Pneumonien sowie die nichtspezifische interstitielle Pneumonie gezählt, wobei verschiedene Krankheitsbilder bei bestimmten Medikationen gehäuft auftreten (Übersicht Tab. 3.30). Da die aufgeführten diffusen Parenchymveränderungen jeweils verschiedene Entzündungsmuster aufweisen, ist bei Verdacht auf eine arzneimittelinduzierte Parenchymerkrankung immer eine BAL indiziert [82],[85],[88], [155],[159],[160],[161],[162]. Als häufigster Befund in der BAL gilt eine lymphozytäre Alveolitis, wobei der CD4/CD8-Quotient in der Regel eher erniedrigt ausfällt. Eine Ausnahme bildet die relativ häufige methotrexatinduzierte nichtspezifische interstitielle Pneumonie (lymphozytäre Form) mit vermehrten CD4-Lymphozyten und einem daraus folgenden erhöhten CD4/CD8-Quotienten [163]. Einige Medikamente verursachen eosinophile oder neutrophile Entzündungsmuster sowie alveoläre Hämorrhagien; eine Auswahl von BAL-Befunden ist der Tab. 3.31 zu entnehmen. Darüber hinaus ist die BAL von differentialdiagnostischer Bedeutung, um andere diffuse Lungenparenchymerkrankungen auszuschließen.

Tab. 3.30: Medikamentenassoziierte Veränderungen des Lungenparenchyms (Auswahl, verändert nach [155]).

Veränderungen des Lungenparenchyms	Häufigste Ursachen
Eosinophile Pneumonie	Antibiotika, NSAR, ACE-Inhibitoren
Organisierende Pneumonie	Amiodaron, Bleomycin
Nichtspezifische interstitielle Pneumonie	Methotrexat
Fibrosierende nichtspezifische interstitielle Pneumonie	Amiodaron, Chemotherapeutika
Diffuser Alveolarschaden	Chemotherapeutika, Methotrexat, Gold
Anhäufung schaumiger Makrophagen in den Alveolen	Amiodaron

Tab. 3.31: BAL-Befunde bei arzneimittelinduzierten Alveolitiden (zusammengestellt aus [82],[83],[88]).

Lymphozytose	Eosinophilie	Neutrophilie	Hämorrhagie
Methotrexat, Bleomycin, Azathioprin, Busulfan, Vincristin, Amiodaron, Nitrofurantoin, Gold, Diphenylhydantoin, Acebutolol	Bleomycin, Penicillin, Nitrofurantoin, Sulfasalazin, Ampicillin, Tetracyclin, Maloprim, Minocyclin, L-Tryptophan	Bleomycin, Busulfan, Minocyclin, Amiodaron	D-Penicillamin, Amphotericin B, Zytotoxische Medikamente

Die durch Amiodaron verursachte Schädigung des Lungenparenchyms wurde 1980 erstmals publiziert [164] und gilt seitdem als Prototyp einer medikamentenassoziierten Pneumopathie schlechthin. Es besteht eine deutlich dosisabhängige Inzidenz. So ist die Häufigkeit der Toxizität bei einer täglichen Dosis von 200 mg mit 0,1–0,5 % beziffert, während bei einer Dosis ≥ 500 mg toxische Effekte bis zu 15 % nachgewiesen werden können [158]. Pathogenetisch wird eine direkte toxische Zellschädigung sowie eine indirekte Schädigung durch eine Immunreaktion diskutiert, was sich klinisch zumeist als Alveolitis oder Lungenfibrose manifestiert [158],[165],[166],[167]. Des Weiteren sind organisierende Pneumonien, akute Atemnotsyndrome, diffuse alveoläre Hämorrhagien wie auch eosinophile Pneumonien beschrieben worden; in etwa 10 % der Fälle können Pleuraergüsse nachgewiesen werden [168]. Die Toxizität des Amiodaron liegt in dessen amphophilen Eigenschaften begründet und der daraus folgenden vermehrten Ablagerung im Lungenparenchym. Die Akkumulation von Phospholipiden resultiert auch aus der Hemmung der lysosomalen Phospholipase, wodurch der endogene Phospholipidabbau blockiert wird. Die daraus resultierende gesteigerte Phagozytose von lipidhaltigem Material führt zur Anhäufung von weißschaumigen Makrophagen, die als ein wichtiges diagnostisches Kriterium einer Amiodaronpneumopathie in der BAL wie auch im histologischen Präparat gilt

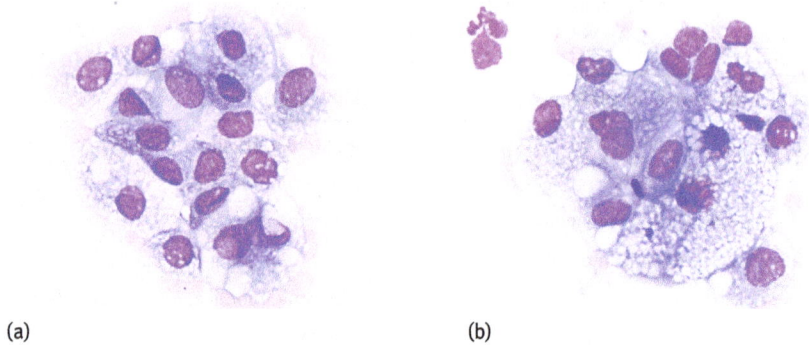

(a)   (b)

Abb. 3.25: **Zytologischer Befund bei Amiodaronpneumopathie.** Nachweis weißschaumiger Alveolarmakrophagen als Ausdruck der Phospholipidose, wobei grobvakuolige (a) wie auch feinvakuolige (b) Alveolarmakrophagen unterschieden werden können (a: Feinnadelaspirat; b: BAL).

[82],[83],[156],[169]. Der Nachweis weißschaumiger Alveolarmakrophagen gilt als ein spezifischer Befund, sodass bei fehlendem Nachweis schaumiger Alveolarmakrophagen eine Amiodaronpneumopathie ausgeschlossen werden kann [83]. Somit ist die BAL ein wichtiger diagnostischer Baustein in der Diagnostik der Amiodaronpneumopathie [82],[160],[170],[171]. Wie elektronenmikroskopische Untersuchungen ergaben, sind die zytoplasmatischen Phospholipideinschlüsse aus lamellären Strukturen aufgebaut und somit vergleichbar mit dem Surfactant [169]. In etwa 80 % der Fälle können lymphozytäre, neutrophile bzw. gemischtzellige Alveolitiden nachgewiesen werden, wobei auf Grund einer CD8-Lymphozytose ein erniedrigter CD4/CD8-Quotient charakteristisch ist [82],[172]. Zytologische Befunde bei Amiodaronpneumopathie sind in der Abb. 3.25 ersichtlich.

3.6.2.9 Pneumokoniosen

Der Begriff Pneumokoniose wurde bereits 1867 durch Zenker geprägt und umfasst diffuse Lungenparenchymerkrankungen, die durch Inhalation anorganischer Stäube entstehen und daher auch den berufsbedingten Erkrankungen zugezählt werden. Es ist eine Reihe von Auslösern bekannt, unter anderem Quarzstäube, Berylliumstäube, Aluminiumstäube, Kohlestäube und Asbest. Tab. 3.32 gibt einen Überblick über ausgewählte Pneumokoniosen und deren Ursachen [173],[174].

Silikose

Die Silikose gilt seit langem als Berufserkrankung im Bergbau, jedoch werden auch andere Berufsgruppen mit SiO_2-Exposition als gefährdet eingestuft. Die inhalierten Quarzstäube mit einer Partikelgröße < 6 μm gelangen in die Bronchien und Alveolen und werden nach Phagozytose durch Alveolarmakrophagen in das Lungeninterstitium transportiert. Diese gehen nach der Phagozytose der nicht metabolisierbaren

Tab. 3.32: Pneumokoniosen und deren Ursachen (Auswahl).

Pneumokoniosen	Ursachen	Arbeitsbereiche mit Exposition
Silikose	Quarzstäube (Siliziumdioxid: SiO_2)	Bergbau, Baustoffe, Tunnelbau, Keramik- und Glasverarbeitung,
Berylliose	Berylliumstäube (Beryllium)	Elektronikindustrie, Keramikverarbeitung, Flugzeugbau, Metallverarbeitung, Automobilindustrie
Asbestose	Asbestkörperchen	Asbestzement, Bremsbeläge, Materialien zur Hitze- und Wärmedämmung
Siderose	Eisenstäube (Eisen)	Erzbergbau, Metallverarbeitung, Schweißer
Anthrakose	Kohlestäube (Ruß- und Kohlepartikel)	Steinkohlebergbau

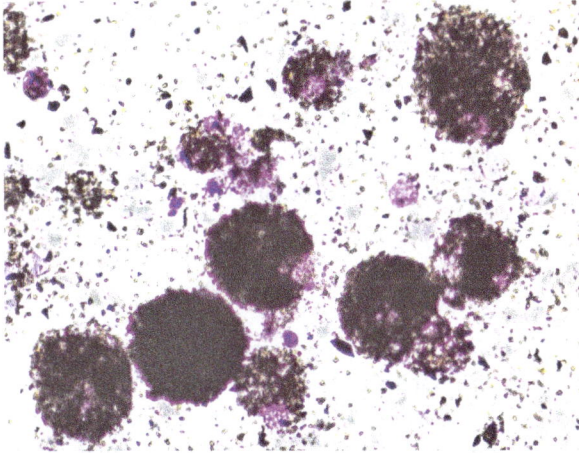

Abb. 3.26: BAL-Befund bei Anthrakosilikose. Alveolarmakrophagen mit Phagozytose von braun-schwarzen Kohlepartikelchen bei beruflicher Kohlestaubexposition im Bergbau.

Quarzpartikel zu Grunde. Durch die zerfallenen Makrophagen werden u. a. Zytokine (IL-1, IL-6), TNF-α und TGF-β freigesetzt und bewirken somit eine interstitielle Entzündungsreaktion, die letztendlich in eine Fibrose mündet [175],[176]. Die entstandenen Fibroseherde, sogenannte Silikoseknötchen, gelten als pathognomisch. Im Steinkohlebergbau kommt die *Anthrakosilikose* als Mischstaubpneumokoniose vor, die durch Inhalation von Quarz- und Kohlestäuben verursacht wird. In der BAL imponieren hierbei Makrophagen mit ausgeprägter Phagozytose von braun-schwarzem Pigment, welches zum Teil in polygonaler Struktur imponiert (Abb. 3.26). Die Diagnose der Silikose erfolgt vorzugsweise durch Bildgebung, Lungenfunktion und Histologie. Der BAL-Befund ist eher unspezifisch, zumeist imponiert eine lympho-granulozytäre Reaktion mit häufig erniedrigten CD4/CD8-Quotienten und vermehrtem Nachweis pigmentierter Alveolarmakrophagen [83],[95],[177]. Der bloße Nachweis polarisationsoptisch doppelbrechender Partikel ist für die Diagnose der Silikose nicht relevant, da hierdurch lediglich die Exposition bestätigt wird [83],[179]. Wenn auch die BAL für die Primärdiagnose der Silikose nicht geeignet ist, so erlaubt doch die Kombination mit dem HR-CT diagnostische Hinweise. Auch ist die BAL eine Option zum Ausschluss von Alveolitiden anderer Ursache wie auch maligner Veränderungen [95].

Berylliose

Die Berylliose bezeichnet eine Pneumokoniose, die klinisch der Sarkoidose ähnelt und demzufolge auch eine der möglichen Differentialdiagnosen darstellt. Beiden Erkrankungen gemeinsam ist die chronische Granulomatose, sodass auch histologisch nicht selten die Fehldiagnose einer Sarkoidose gestellt wird. Des Weiteren ist auch das klinische Bild vergleichbar mit der Sarkoidose [174],[178]. So entspricht der BAL-Befund einer lymphozytären Alveolitis mit erhöhtem CD4/CD8-Quotienten dem der Sarkoidose [83],[177]. Der CD4/CD8-Quotient variiert in der Literatur zwischen 3,7 und 7,2 [179]. Es konnte zudem eine positive Korrelation zwischen der Lymphozytose und dem HR-CT-Befund festgestellt werden [179]. Letztendlich gesichert werden kann die Diagnose durch Nachweis einer Berylliumexposition und durch einen positiven Beryllium-Lymphozyten-Transformationstest im peripheren Blut und in der BAL, wobei dieser Test in der BAL eine deutlich höhere Sensitivität und Spezifität aufweist [83],[174],[177],[180]. Als Goldstandard zur Diagnose bei nachgewiesener Exposition gilt gegenwärtig der Beryllium-Lymphozyten-Transformationstest in Serum und BAL sowie die Histologie.

Asbestkörperchen/Asbestose

Die Exposition durch Asbest gilt als Paradebeispiel für eine maligne Pneumokoniose und ist durch das Asbestvorkommen in verschiedenen Arbeitsbereichen von erheblicher arbeitsmedizinischer Bedeutung (Tab. 3.32). Seit 1990 ist die Verarbeitung und Anwendung asbesthaltiger Materialien in der EU und in der Schweiz verboten. Asbestfasern umfassen eine Gruppe von faserförmigen Silikatmineralien, die zwei Gruppen zugeordnet werden können:
– Serpentingruppe: Chrysotil
– Amphibolgruppe: Krokydolit, Amosit, Anthophyllit, Tremolit, Aktinolit

Asbestfasern sind 20–200 μm lang bei einem Durchmesser von 2–5 μm. Die kolbig verdickten Endstücke sowie eine Querriffelung der Zentralachse sind typische Merkmale. Außerdem besitzen die Fasern eine Eiweißhülle mit Hämosiderinanteilen (Ferroproteine), wodurch auch die positive Reaktion in der Eisenfärbung begründet ist. Für das Zustandekommen dieser Ferroproteinhülle werden Makrophagen verantwortlich gemacht, die im Verlauf einer ineffektiven Phagozytose zerfallen, was zur Anlagerung eisenhaltiger Proteine des Zytoplasmas an die Faser führt. Neben diesen echten Asbestfasern sind Pseudo-Asbestkörperchen abzugrenzen, die durch andere Faserstoffe,

z. B. Glaswolle, Talk, Zeolit u. a., entstehen und sich morphologisch durch ihre plumpe und unregelmäßige Struktur der Zentralfaser unterscheiden [181]. Pseudo-Asbestkörperchen imponieren häufig durch eine Anthrazitfärbung. Zytologische Befunde bei Asbestkörperchen und Pseudoasbestkörperchen sind in der Abb. 3.27 ersichtlich. Die häufigste Exposition durch Asbest findet sich u. a. in der Zementindustrie, Autoindustrie wie auch im Schiffsbau. Inhalierte Asbestkörperchen gelangen über die peripheren Atemwege in die Alveoli und letztendlich in den Pleuraspalt, wo sie dauerhaft verbleiben. Mit einer sehr langen Latenzzeit von 10–40 Jahren können benigne und maligne Lungen- und Pleuraerkrankungen entstehen (Tab. 3.33). Mit einer Latenzzeit von 15–20 Jahren kann sich eine Asbestose mit dem Bild einer interstitiellen Lungenfibrose entwickeln, für die sich ein diagnostisch relevantes Zellbild in der BAL nicht ableiten lässt. Zumeist ergibt sich eine Lymphozytose oder Neutrophilie bzw. eine lympho-granulozytäre Reaktion, wobei der CD4/CD8-Quotient nicht selten erhöht ist. Eine Lymphozytose ist eher mit einer günstigen, eine Neutrophilie eher mit einer

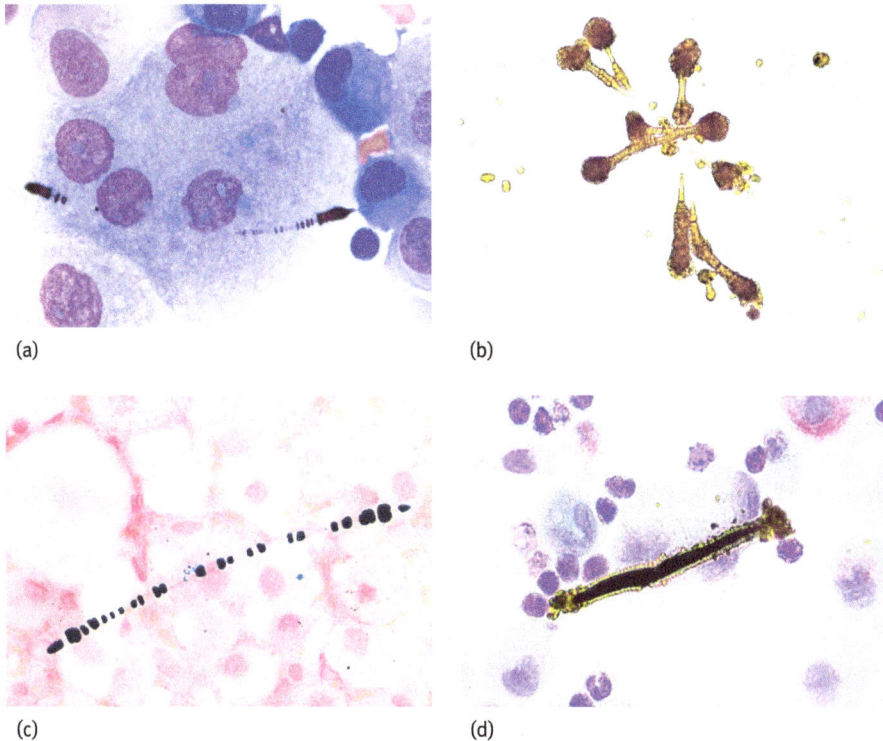

(a) (b)

(c) (d)

Abb. 3.27: Asbestkörperchen in der BAL. (a) Phagozytose eines Asbestkörperchens. (b) Gruppe von Asbestkörperchen im Nativpräparat. (c) Typisches Asbestkörperchen mit charakteristischer zentraler Faser wie auch Segmentierung in der Eisenfärbung. (d) Pseudoasbestkörperchen von plumper Gestalt und fehlender Zentralfaser.

Tab. 3.33: Asbestassoziierte Erkrankungen der Atemwege und Pleura (nach [173]).

Benigne Erkrankungen	Maligne Erkrankungen
Hyaline Pleuraplaques	Pleuramesotheliom
Lungenasbestose	Peritonealmesotheliom
Asbestpleuritis	Bronchialkarzinom
Diffuse Pleurafibrose	Larynxkarzinom

schlechteren Prognose assoziiert [84]. Der Stellenwert der BAL bei Verdacht auf eine Asbestose liegt demnach vorwiegend in dem sensitiven Nachweis von Asbestkörperchen [182],[183]. Zum qualitativen und quantitativen Nachweis von Asbestkörperchen bei beruflicher Exposition kommt der BAL ein besonderer Stellenwert zu [82],[83], [177],[179],[184],[185],[186],[187],[188]. Die quantitative Bestimmung kann sowohl durch Zentrifugation wie auch durch eine Filtertechnik (Millipore-Membranen) erfolgen, wobei die Filtertechnik eine höhere Sensitivität aufweist [83],[185],[186],[188]; die Untersuchung von Sputum gilt als weniger sensitiv [188],[189]. Die Angabe der Asbestkonzentration wird auf das Gesamtvolumen der Lavage bezogen, wobei der Gehalt an Asbestkörperchen der Lungen wie folgt abgeschätzt werden kann: ein Asbestkörperchen/ml Lavage entspricht etwa 100–10.000 Asbestkörperchen pro Gramm Lungentrockengewicht [82],[173].

3.6.2.10 Opportunistische Infektionen

Zur Diagnostik opportunistischer Infektionen gilt die BAL als unverzichtbar. Zielgruppen sind immunsupprimierte Patienten, entweder als Folge einer HIV-Infektion, Organ- und Knochenmarktransplantation oder nach Chemotherapie auf Grund einer malignen Erkrankung [84],[190],[191],[192],[193],[194]. Der Einsatz von *Biologicals* in der Therapie rheumatoider und chronisch-entzündlicher Darmerkrankungen hat den Kreis immundefizienter Patienten erweitert. Erreger opportunistischer Infektionen umfassen u. a. Bakterien, Viren, Pilze oder Parasiten; Tab. 3.34 gibt einen Überblick über die häufigsten Erreger opportunistischer Infektionen. Nachfolgend werden zytologische Befunde ausgewählter opportunistischer Infektionen näher erläutert. Bakterielle Infektionen sind hierbei unberücksichtigt, bei entsprechendem Verdacht sollte stets eine mikrobiologische Untersuchung angestrebt werden. Neben der „klassischen" BAL ist bei Verdacht auf eine akute Infektion auch eine sogenannte Mini-BAL mit 30–40 ml Kochsalz zur mikrobiologischen Untersuchung gängige Praxis. Bei den nicht seltenen opportunistischen Infektionen durch Mykobakterien, Mycobacterium tuberculosis oder atypische Mykobakterien, sind Zusatzfärbungen (Ziehl-Neelsen- oder Rhodamin-Auramin-Färbung, Abb. 3.28) schon aus Gründen einer zeitnahen Diagnostik sinnvoll.

Tab. 3.34: Auswahl häufiger opportunistischer Erreger. [1]

Bakterien	Pilze	Viren
Mycobacterium tuberculosis	Pneumocystis jirovecii	Cytomegalievirus
Atypische Mykobakterien	Cryptococcus neoformans	Adenovirus
Streptococcus pneumoniae	Aspergillus spec.	Influenzaviren
Haemophilus influenzae	Candida spec.	RSV (Respiratory Syncytial
Staphylococcus aureus	Histoplasma capsulatum	Virus)
Pseudomonas aeruginosa		Herpes simplex Virus
Legionella pneumophila		

[1] Parasiten: Strongyloides stercoralis, Toxoplasma gondii

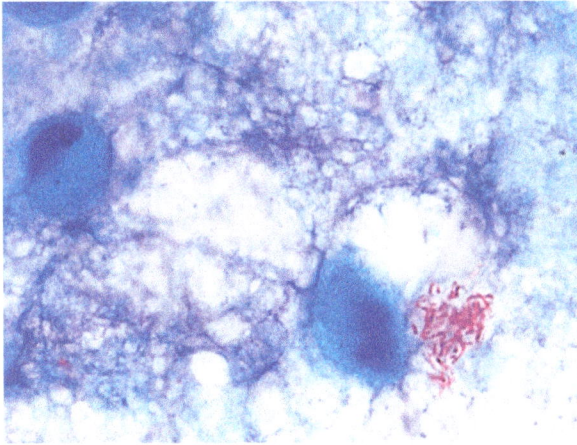

Abb. 3.28: Mykobakterien in der BAL. Nestförmige Anhäufung von Mykobakterien in der Ziehl-Neelsen-Färbung.

3.6.2.10.1 Pilzinfektionen

Opportunistische Pilzinfektionen werden nicht selten bei immunsupprimierten Patienten diagnostiziert, wobei die Pneumocystispneumonie sicher am häufigsten vorkommt. Daneben sind auch Infektionen mit Candida und Aspergillus bekannt. Die meisten Mykosen lassen sich bei einiger Erfahrung bereits durch den Direktnachweis des Erregers in der Routinefärbung (MGG- bzw. Papanicolaou-Färbung) differenzieren, gegebenenfalls können zusätzliche Spezialfärbungen (PAS-Färbung, Methenamin-Silber-Färbung, Toluidinblau-Färbung, immunzytologischer Antigennachweis) zur Sicherung der Diagnose beitragen.

Pneumocystispneumonie (PCP)

Die Pneumocystispneumonie gilt u. a. auch als das Paradebeispiel für die Infektionsdiagnostik mittels BAL und zählt zu den häufigsten opportunistischen Infektionen [193],[195],[196] überhaupt. Die Diagnostik der PCP durch die BAL wird mit einer Sensitivität bis 98 % und einer Spezifität von 100 % beziffert und gilt daher als „Goldstandard" [83], [197], [198], [199]. In der Bildgebung kann die PCP zunächst als diffuse Lungenparenchymerkrankung imponieren, sodass erst durch die BAL die Primärdiagnose einer PCP gestellt wird. Der Erreger, *Pneumocystis jirovecii,* wird auf Grund neuerer Untersuchungen taxonomisch den Pilzen (Schlauchpilzen) zugerechnet. Da Pneumocystis nicht kultivierbar ist, erfolgt die Diagnose ausschließlich morphologisch, wobei sich einige Zusatzfärbungen bewährt haben [197], [200]. In den Präparaten imponieren zumeist schaumartige (froschlaichartige) Gebilde, die aus einzelnen Zysten zusammengesetzt sind und einer alveolären Ausfüllung (80–360 μm) entsprechen. Die 2–7 μm messenden Zysten enthalten intrazystisch bis zu acht 1–2 μm große Trophozoiten, die sich in der MGG-Färbung blau-grau anfärben, während die Zysten als Negativbild imponieren. Zur Darstellung der Zysten sind die Gomori-Methenamin-Silber-Färbung, Toluidinblau-Färbung, Fluoreszenz in der Rhodamin-Auramin-Fär-

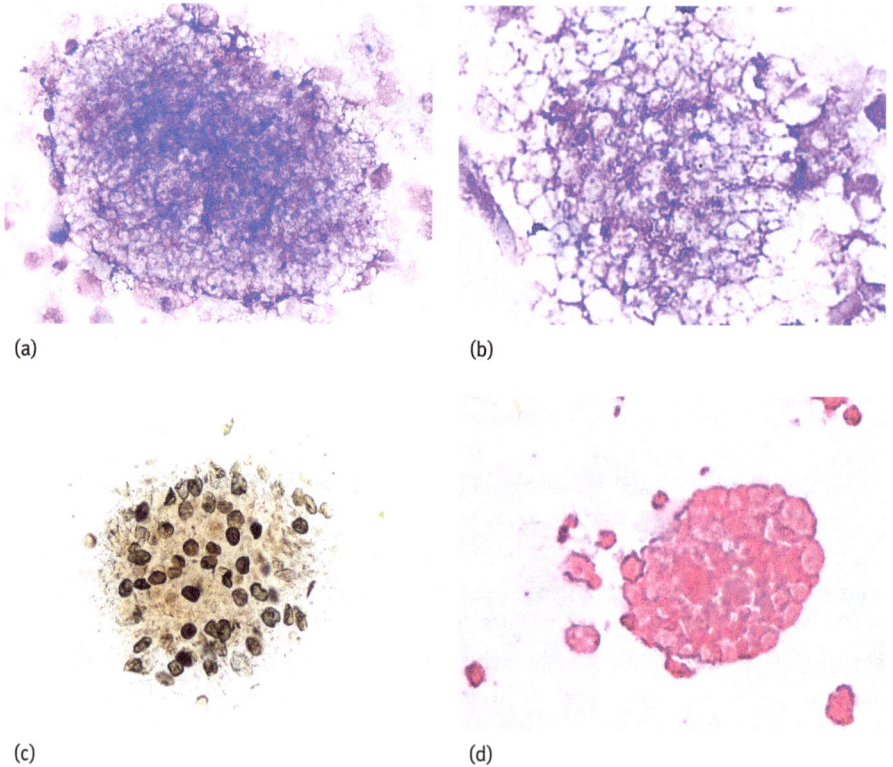

(a)

(b)

(c)

(d)

Abb. 3.29: **BAL-Befund bei Pneumocystispneumonie.** (a), (b) (MGG-Färbung): Pneumozystiskolonien mit zahlreichen Zysten und froschlaichartigem Aspekt; die Zysten imponieren hier als Negativdarstellung. (b) Nachweis von bläulich-grauen Sporozoiten in der stärkeren Vergrößerung. (c) Darstellung der Zysten durch die Grocott-Versilberung (Präparat: Dr. med. Meral Atay, Hannover). (d) Immunzytologische Darstellung von Pneumozystis durch Nachweis eines Membranantigens.

bung sowie ein immunzytologischer Nachweis durch Expression eines Membranantigens geeignet. Häufig finden sich eingestreute weißschaumige Alveolarmakrophagen mit begleitender lympho-granulozytärer Reaktion; hyperplastisch-reaktive Pneumozyten sind keine Seltenheit. Ein Anstieg der Neutrophilen bei AIDS-Patienten gilt als prognostisch ungünstig [82]. Zytologische Befunde bei Pneumocystis-Infektion sind in der Abb. 3.29 ersichtlich.

Candidiasis (*Candida albicans*)

Die Candida-Infektion zählt zu den häufigen opportunistischen Infektionen [194],[197],[199],[201]. Als Infektionsquelle kommt in erster Linie der Mund- und Rachenbereich wie auch die hämatogene Verbreitung des Keimes nach Gewebsinvasion im Bereich des Oropharynx in Betracht. Die Candidapneumonie ist mit einer hohen Letalität belastet, weswegen die zeitnahe Sicherung des Candidanachweises, zumeist *Candida albicans*, angestrebt wird. Der Candidanachweis allein belegt jedoch nicht eine invasive Infektion, sodass eine positive Blutkultur als Hinweis auf eine systemische Streuung gefordert wird [199]. Der morphologische Erregernachweis kann durch Bronchiallavage, BAL oder am bioptischen Material erfolgen [55],[82],[83],[194],[199], [201]. *Candida albicans* wird taxonomisch den Hefepilzen zugerechnet und bildet neben Pseudomycelien (Pseudohyphen) auch echte Hyphen, wobei letztere als Hinweis auf ein invasives Wachstum zu werten sind. Als diagnostische Kriterien gelten 2–5 µm messende, rund-ovale Pilzzellen sowie Pseudohyphen mit einem Durchmesser von 3–5 µm, die elongierten Blastosporen entsprechen, und eine Pseudosegmentierung aufweisen. Ein charakteristischer Begleitbefund fehlt zumeist; mitunter können Alveolarmakrophagen mit phagozytierten Erregern nachgewiesen werden. Zum Erregernachweis sind sowohl die PAS-Färbung wie auch die Gomori-Methenamin-Silber-Färbung besonders geeignet, jedoch ist die Diagnose auch in den üblichen Routinefärbungen (MGG- oder Papanicolaou-Färbung) möglich. Zytologische Befunde sind in Abb. 3.30 ersichtlich.

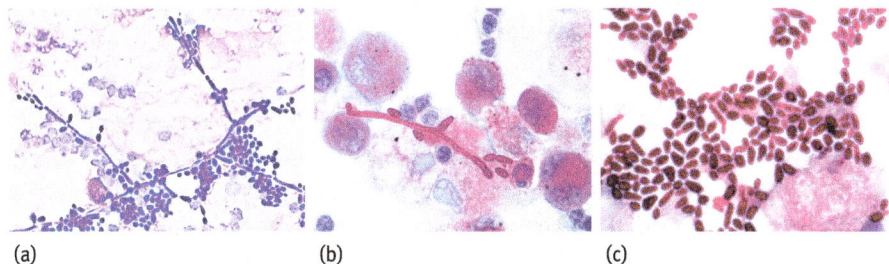

(a) (b) (c)

Abb. 3.30: **Pulmonale Candidose.** Candida spec. mit typischen nichtsegmentierten Pseudohyphen und Pseudosporen; (a) MGG-Färbung; (b) + (c) PAS-Färbung.

Aspergillusinfektionen

Infektionen werden vorwiegend durch den ubiquitär verbreiteten *Aspergillus fumigatus* verursacht, die Infektion mit anderen Species gilt als sehr selten. Aspergillus zählt zu den Schimmelpilzen und weist verzweigte Hyphen auf, aus denen sich die Fruchtköpfe, sogenannte Konidiophoren, entwickeln. Die von den Konidiophoren gebildeten Sporen (Konidien) gelangen auf Grund ihrer geringen Größe von 2,5–3,0 μm problemlos in die distalen Atemwege und bilden somit die Grundlage allergischer Alveolitiden.

Aspergillusinfektionen zeigen verschiedene klinische Manifestationen, wobei zwischen allergischen Aspergillosen (exogen-allergische Alveolitis, allergische bronchopulmonale Aspergillose) und der diffusen invasiven Aspergillusinfektion wie auch des lokalisierten Aspergilloms unterschieden wird [199],[201],[202]. Die Diagnostik der allergischen Aspergillosen erfolgt durch die Klinik, Mikrobiologie und durch den morphologischen Befund. Bei invasiven Aspergillosen gelten einige bildgebende Befunde als charakteristisch, wobei vor allem Konsolidierungen mit Milchglasrand, keilförmige Infiltrate oder cavitäre Lufteinschlüsse zählen [199]. Zur zytologischen Diagnostik allergischer Aspergillosen sind die BAL, Sputum oder induziertes Sputum geeignete Untersuchungsmaterialien [194],[202],[203],[204]. Als Zusatzfärbungen kommen vor allem die PAS-, Toluidinblau-, Methenamin-Silber- oder die Papanicolaou-Färbung in Betracht. Die Hyphen zeigen einen Durchmesser von 10–30 μm und sind sichtbar segmentiert. Sie imponieren durch eine dichotome Verzweigung mit einem Winkel von 45 Grad. Nicht selten, vor allem in Feinnadelaspiraten von Aspergillomen kommen zahlreiche knäuelartig miteinander verflochtene Hyphen zur Darstellung. Die für Aspergillus charakteristischen Fruchtköpfe werden auf Grund ihrer Vulnerabilität in zytologischen Präparaten nur selten nachgewiesen. Als typische Begleitreaktionen invasiver Aspergillosen gilt die Bildung von Granulomen; der gehäufte Nachweis von eosinophilen Granulozyten, Mastzellen sowie Charcot-Leyden'schen Kristallen gehört ebenfalls zum zytologischen Befund. Zytologische Befunde sind in der Abb. 3.31 ersichtlich. Die Diagnose einer Aspergillusinfektion kann durch serologische Parameter ergänzt werden, wobei neben dem spezifischen IgE und IgG auch die Bestimmung von Galactomannan in der BAL und im Serum die Diagnose festigt [202],[203],[205],[206].

3.6.2.10.2 Virusinfektionen

Virale Infektionen zählen zu den häufigen entzündlichen Erkrankungen der Lunge, wovon besonders Kinder und immunsupprimierte Patienten betroffen sind. Klinisch können primäre, sekundäre und opportunistische Virusinfektionen mit folgenden Erregern (Auswahl, s. a. [55],[207],[208],[209]) unterschieden werden:

- Erreger primärer Infektionen: *Respiratory Syncytial Virus*, Adenovirus, Parainfluenzavirus, Influenzavirus
- Erreger sekundärer , aber auch primärer Infektionen: Masernvirus, Varicella Zoster Virus

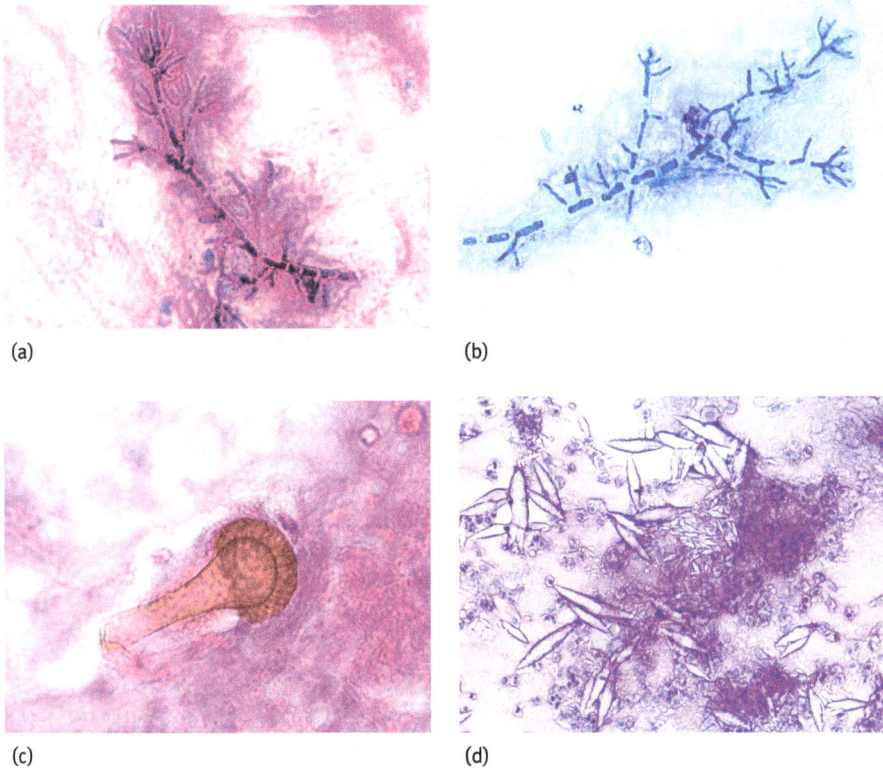

(a)

(b)

(c)

(d)

Abb. 3.31: Pulmonale Aspergillose. (a) + (b) Hyphen von Aspergillus spec. mit deutlicher Segmentierung und einer winkligen Verzweigung von 45 Grad in einer Bronchiallavage. (a) PAS-Färbung, (b) Methylenblau-Färbung. (c) Typisches Aspergillusköpfchen in der Papanicolaou-Färbung (Präparat: Dr. med. Meral Atay, Hannover). (d) Randreaktion eines Aspergilloms mit der Negativdarstellung von Charcot-Leyden'schen Kristallen in der PAS-Färbung als Ausdruck einer ausgeprägten Reaktion eosinophiler Granulozyten.

– Erreger opportunistischer Infektionen: Cytomegalievirus, Varicella Zoster Virus, Herpes simplex Virus

Viren können auf Grund ihrer geringen Größe wie auch durch den fehlenden Stoffwechsel weder morphologisch bestimmt oder biochemisch differenziert werden. Die Differenzierung erfolgt demzufolge durch Serologie, Immunzytologie, direkte Immunfluoreszenz, in situ-Hybridisierung, PCR oder durch die Kultur. Ungeachtet dessen ergeben sich nicht selten unspezifische und spezifische Hinweise auf eine Virusinfektion. Unspezifische Veränderungen bei Virusinfektionen lassen sich wie folgt zusammenfassen:

– Bronchusepithel: Flimmerepithelhyperplasie, mehrkernige Flimmerepithelriesenzellen, Ziliozytophthorie, regeneratorische Basalzellhyperplasie
– Pneumozyten: reaktiv-hyperplastische Veränderungen

Indem Viren zum Zweck der Fortpflanzung ihr genetisches Material in den Kern der infizierten Zelle einschleusen, entstehen charakteristische Kernveränderungen, auch als virustransformierte Kerne bezeichnet. Einige dieser Veränderungen sind in der Tab. 3.35 zusammengefasst. Als häufigster opportunistischer Erreger gilt das Cytomegalievirus, das pathognome Kernveränderungen in der infizierten Zelle bewirkt, die in 30–60 % der Fälle [82],[210],[211] und bereits 48 Stunden nach der Infektion nachgewiesen werden können [212]. Die durch das Cytomegalievirus transformierten Zellen zeigen neben Kerneinschlüssen, die aus DNA und Protein bestehen, einen charakteristischen, scharf abgegrenzten Hof. Durch die Ähnlichkeit transformierter Zellen mit Eulenaugen werden diese in der Literatur auch als *owl eye cell* bezeichnet (Abb. 3.32).

Tab. 3.35: Spezifische Zellveränderungen bei ausgewählten viralen Infektionen (nach [209],[213],[214]).

Virustyp	Morphologische Veränderungen der infizierten Zelle
Cytomegalievirus[1]	Kernvergrößerungen, Kerneinschlüsse (Cowdry A-Einschlüsse, bestehend aus DNA und Protein), Ausbildung eines markanten perinukleären Hofs (Halo), sogen. „Eulenaugenzellen" (*owl eye cells*)
Herpes simplex Virus[1], Herpes zoster Virus	Mehrkernigkeit, Kerne häufig in *moulding*-Lagerung, intranukleäre Cowdry A-Einschlüsse (s. o.)
Masernvirus[1]	Mehrkernigkeit, Riesenzellen, intranukleäre und intrazytoplasmatische Einschlüsse
Adenovirus	Intranukleäre Einschlüsse, Ziliozytophthorie
Respiratory Syncytial Virus[2]	Mehrkernige Riesenzellen, basophile Einschlüsse im Zytoplasma, gehäuft nekrotisches Material

[1] Immunzytologischer Nachweis möglich; [2] direkte Immunfluoreszenz möglich

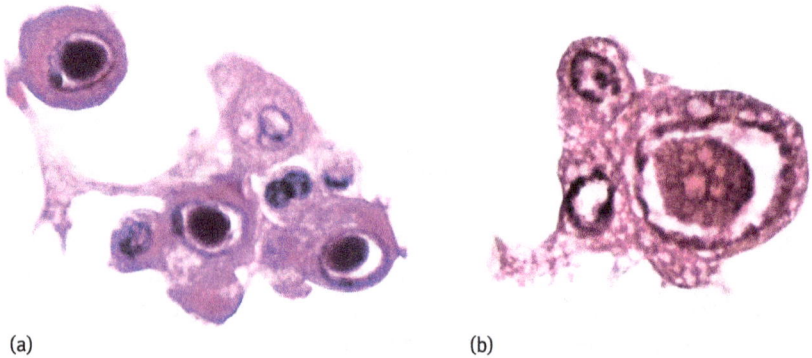

(a)　　　　　　　　　　　(b)

Abb. 3.32: CMV-Infektion. (a) + (b) (Zellblock, HE-Färbung): Virustransformierte Pneumozyten mit markantem peripherem Halo, sogenannte Eulenaugenzellen. (b) CMV-transformierte Zelle mit eosinophilen Kerneinschlüssen.

3.6.2.11 Langerhans-Zell-Histiozytose (LZH)

Die Langerhans-Zell-Histiozytose (LZH) gilt als eine seltene Erkrankung, deren Inzidenz mit 1–2 Erkrankungen pro 1.000.000 beziffert ist [215]. Sie tritt in drei verschiedenen Manifestationen auf, wobei eine generalisierte Manifestation im Kindesalter, eine ossäre Manifestation bei Jugendlichen sowie eine diffuse pulmonale Manifestation im Erwachsenenalter unterschieden werden. Da die pulmonale LZH ausschließlich bei Rauchern oder ehemaligen Rauchern vorkommt, wird dem Zigarettenrauch eine Schlüsselrolle in der Pathogenese der LZH zugesprochen. Offensichtlich werden Langerhans-Zellen durch diverse Zytokine eines rauchassoziierten Entzündungsgeschehens rekrutiert und sammeln sich somit in den distalen Atemwegen an [215],[216],[217]. Für die LZH charakteristisch ist der Nachweis von Granulomen mit Durchsetzung von Langerhans-Zellen und eosinophilen Granulozyten, aus denen sich zystenartige Veränderungen mit diffuser Verteilung entwickeln. Für die Diagnose der LZH gilt die BAL als eine Methode der Wahl, wobei immunzytologische Zusatzuntersuchungen unerlässlich sind [83],[218],[219],[220]. In den Zellpräparaten kommen gehäuft Alveolarmakrophagen mit Raucherpigment sowie eine diskrete Neutrophilie wie auch Eosinophilie zur Darstellung. Die Langerhans-Zellen sind von rund-ovaler Gestalt bei unterschiedlicher Größe. Die runden bis elongierten und teils nierenförmigen Kerne weisen nicht selten Einkerbungen auf, das Chromatin erscheint feingranulär. Langerhans-Zellen besitzen reichlich helles Zytoplasma, das nicht selten kleine Vakuolen aufweist. Im Zellpräparat fallen sie auch durch die fehlende Phagozytose von Teerpigment auf und stechen demzufolge im Zellbild einer Raucherlungen-Lavage hervor. Die immunzytologische Bestätigung eines zytologischen Befundes ist durch Nachweis der Antigene CD1a und S-100 möglich. Als diagnostisch relevant für eine LZH gelten über 5 % CD1a-positive Zellen. Da die CD1a-Expression mit einer geringen Sensitivität und Spezifität behaftet ist, wurden weitere Antigene beschrieben, wobei insbesondere die Expression von Langerin (CD 208) als sehr spezifisch gilt [218],[219],[221]. Zytologische und immunzytologische Befunde bei LZH sind in der Abb. 3.33 ersichtlich.

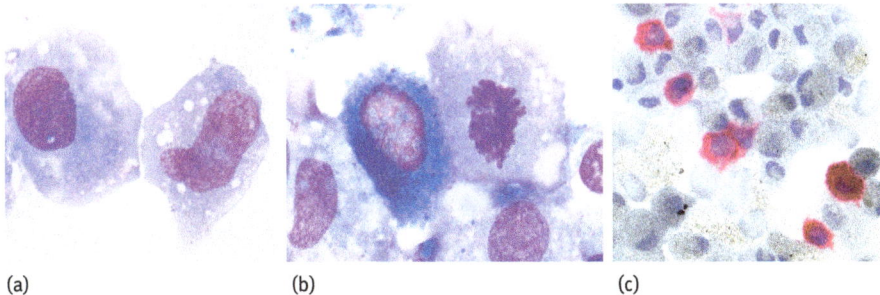

Abb. 3.33: **BAL-Befund bei Langerhans-Zell-Histiozytose.** (a) + (b) Langerhans-Zellen mit plumpovalären Zellkernen, feingranulärem Chromatin und hellem, vakuolisiertem Zytoplasma. (b) Mitose einer Langerhans-Zelle. (c) Kräftige Expression von CD1a.

3.6.2.12 Maligne Befunde in der BAL

Zur Diagnostik primärer Bronchialkarzinome ist die BAL anderen bronchoskopisch gewonnenen Untersuchungsmaterialien (Feinnadelaspirate, Bronchusbürstungen oder
Imprintmaterialien) deutlich unterlegen. So werden für die Sensitivität verschiedener
maligner Tumoren nur Werte zwischen 29 % und 48 % mitgeteilt [222],[223],[224],[225].
Für Neoplasien des Lungenparenchyms fallen diese Werte naturgemäß deutlich
höher aus (Übersicht: [226]). So wird für die zytologische Diagnostik des Bronchioloalveolarzellkarzinoms mittels BAL die Ausbeute mit 93 % beziffert; auch ist eine
höhere Treffsicherheit in der Diagnostik peripherer bronchogener Adenokarzinome
wie auch für das kleinzellige Bronchialkarzinom belegt [227]. Wesentlich seltener
werden metastatische Karzinome, z. B. Mammakarzinome, Nierenzellkarzinome, in
der BAL nachgewiesen, für deren Differenzierung immunzytologische Zusatzuntersuchungen notwendig sind. Eine lymphozytäre oder gemischtzellige Alveolitis ist ein
häufiger Begleitbefund maligner Prozesse. Die Diagnostik des Bronchioloalveolarzellkarzinoms kann erhebliche Schwierigkeiten bereiten, da die Abgrenzung von
hyperplastischen Pneumozyten mitunter kaum möglich und somit die Gefahr eines
falsch-positiven Befundes gegeben ist [104],[228]. Hinweise auf weitere Fallstricke
sind in der Tab. 3.36 zusammengestellt. Die Zytomorphologie des Bronchioloalveolarzellkarzinoms wird im Kap. 4.3.1.2.2 näher erläutert; Zytologische Befunde in der BAL
sind in der Abb. 3.34 ersichtlich.

Nicht-epitheliale Neoplasien mit pulmonaler Beteiligung, vor allem primäre
pulmonale Lymphome sowie auch selten hämatologische Systemerkrankungen,
können auch in der BAL diagnostiziert werden [228]. Ein Beispiel für die pulmonale Beteiligung bei akuter myeloischer Leukämie ist in der Abb. 3.35 ersichtlich. Für
Non-Hodgkin-Lymphome wird die Häufigkeit von BAL-Befunden mit 67 % beziffert
[226],[229]. Auch hierbei sind immunzytologische Untersuchungen unerlässlich.

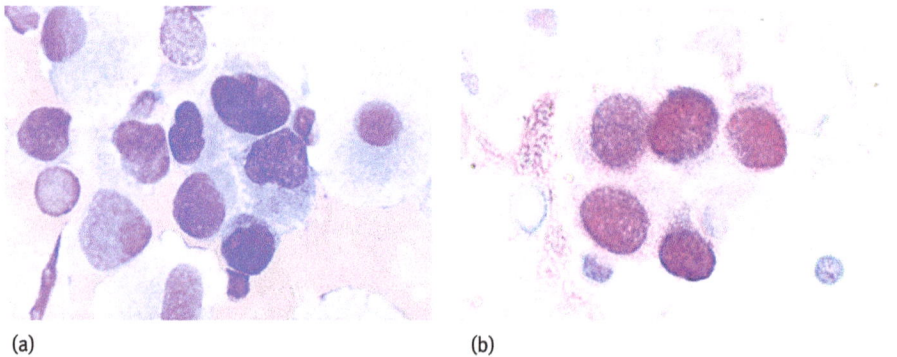

(a) (b)

Abb. 3.34: **Bronchioloalveolarzellkarzinom (BAL).** (a) Pleomorphe Tumorzellen mit Anisokaryose,
Kernpleomorphie und dichtem Chromatin in der MGG-Färbung. (b) Kernexpression von TTF-1.

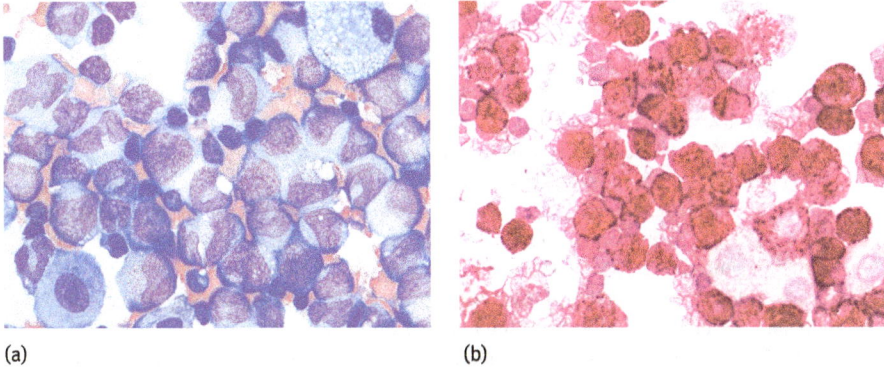

(a)   (b)

Abb. 3.35: Pulmonale Beteiligung bei akuter myeloischer Leukämie. (a) Zahlreiche pleomorphe Myeloblasten (MGG-Färbung). (b) kräftige Expression der Myeloperoxidase durch die Myeloblasten in der Immunzytologie.

Tab. 3.36: Fallstricke in der Malignitätsdiagnostik der BAL (verändert nach [226]).

Fallstricke	Mögliche Fehldiagnosen, u. a.
Hyperplastisch-reaktive Pneumozyten	
Virusinfektionen	Adenokarzinom
Idiopathische Lungenfibrose	Adenokarzinom
Lungeninfarkt	Adenokarzinom
Diffuser Alveolarschaden, ARDS	Adenokarzinom
Gut differenzierte pneumozytäre Proliferate	
Kohäsive Gruppen von Pneumozyten mit pseudopapillärem Aspekt	Adenokarzinom, gut differenziert
Gut differenziertes Bronchioloalveolarzellkarzinom	Hyperplastische Pneumozyten
Atypische adenomatöse Hyperplasie	Bronchioloalveolarzellkarzinom
Epithelien mit abnormen Kernveränderungen	
Strahlentherapie	Plattenepithelkarzinom
Chemotherapie	Plattenepithelkarzinom
Großvakuolige Makrophagen	Muzinöses Adenokarzinom

Literaturangaben

[1] Strieter RM, Belperio JA. Keane Cytokines and chemokines in lung inflammation and injury. in: Fishman's Pulmonary Diseases and disorders (Hrsg. Fishman AP, Elias JA, Fishman JA, et al.) Mc Graw Hill 4th Ed. 2008:335-345.

[2] Morgenroth K. Chronische Bronchitis. De Gruyter 1988.

[3] Morgenroth K. Bronchiolitis. De Gruyter 1995.

[4] Mastrelli P, Mapp CE. Induced sputum studies in chronic obstructive pulmonary disease.In: An Atlas of Induced Sputum. An Aid for Research and Diagnosis. (Hrsg. Djukanovic R, Sterk PJ), Parthenon Publishing 2004:71-79.

[5] Tsoumakidou M, Tzanakis N, Siafakas NM. Induced sputum in the investigation of airway inflammation of COPD. Respir Med. 2003;97:863-871.

[6] Shaw JG, Vaugham A, Dent A, et al. Biomarkers of progression of chronic obstructive pulmonary disease (COPD). J Thorac Dis. 2014;6:1532-1547.

[7] Paone G, Leone V, Conti V, et al. Blood and sputum biomarkers in COPD and asthma: a review. Eur Rev Med Pharmacol Sci. 2016;20:698-708.

[8] George L, Brigthling CE. Eosinophilic airway inflammation: role in asthma and chronic obstructive pulmonary disease. Ther Adv Chron Dis. 2016;7:34-51.

[9] Louis RA, Chanez P. Induced sputum studies in asthma. In: An Atlas of Induced Sputum. An Aid for Research and Diagnosis. (Hrsg. Djukanovic R, Sterk PJ), Parthenon Publishing 2004:53-70.

[10] Barnes PJ. The cytokine network in asthma and chronic obstructive pulmonary disease. J Clin Invest. 2008;118:3546-3556. doi:10.1172/JCI36130.

[11] Kroegel C, Matthys H. Asthma bronchiale. in: Klinische Pneumologie. (Hrsg. Matthys H, Seeger W), Springer 2008:230-260.

[12] Julius P, Virchow J.C. Verlaufsbeobachtung des Asthma bronchiale. in: Allergische Entzündungen. Zur Pathophysiologie, Diagnostik und Therapie. (Hrsg. Kapp A, Klimek L, Werfel T.), Thieme 2002:96-124.

[13] Pavord ID. Eosinophilic phenotypes of airway disease. Ann Am Thorac Soc. 2013,10:143-149.

[14] Khalbuss WE, Laucirica R, Pantanowitz L. Pulmonary infections. In: Cytopathology of Infectious Diseases. (Hrsg. Pantanowitz L, Michgelow P, Khalbuss WE), Springer 2011:121-159.

[15] Wallace Jr RJ, Cohen A, Awe RJ, et al. Carcinomatous lung abscess. Diagnosis by bronchoscopy and cytopathology. JAMA. 1979;242:521-522.

[16] Hendriks LEL, Hochstenbag MMH, Lalji UC, Dingemans AMC. A pulmonary abscess, beware of lung cancer! Respir Med CME. 2011;4:157-159.

[17] James DG. A clinicopathological classification of granulomatous disorders. Postgrad Med J. 2000; 76:457-465.

[18] Mukhopadhyay S, Gal AA. Granulomatous lung disease. An approach to the differential diagnosis. Arch Pathol Lab Med. 2010;134:667-690.

[19] Prasse A, Müller-Quernheim. Sarkoidose. in: Klinische Pneumologie. (Hrsg. Matthys H, Seeger W), Springer 2008:424-432.

[20] Baughman RP, Culver DA, Judson MA. A concise review of pulmonary sarcoidosis. Am J Respir Crit Care Med. 2011;183:573-581.

[21] Rotsinger JE, Drake WP. Sarcoidosis: Unknown etiology and genetic predisposition provides therapeutic challenges. J Pulm Respir Med. 2014;4:190. doi:10.4172/2161-105X.1000190

[22] Moller DR. Potential etiologic agents in sarcoidosis. Proc Am Thorac Soc. 2007;4:465-468.

[23] Loke WSJ, Herbert C, Thomas PS. Sarcoidosis: immunopathogenesis and immunological markers. Intern J Chron Diseases. 2013, doi.org/10.1155/2013/928601

[24] Semenzato G, Facco M, Agostini C. Immunologic events in the development of interstitial lung disease: The paradigm of sarcoidosis. In: Interstitial Lung Disease (Hrsg. Schwarz MI, King TE), People' Medical Publishing House, 5th Ed., 2011:407-431.

[25] Drent M, Mansour K, Linssen C. Bronchoalveolar lavage in sarcoidosis. Semin Respir Crit Care Med. 2007;28:486-495.

[26] Prasse A. Diagnose, Differenzialdiagnose und Therapie der Sarkoidose. Dtsch Ärztebl Int. 2016;113:565-74.

[27] Pabst S, Skowatsch D, Grohe C. Sarkoidose. Pneumologie. 2012;66:96-110.

[28] Spagnolo P, Cullinan, Du Bois RM. Sarcoidosis. In: Interstitial Lung Disease (Hrsg. Schwarz MI, King TE), People' Medical Publishing House, 5th Ed., 2011:433-497.

[29] Nakajima T, Yasufuku K, Kurosu K, et al. The role of EBUS-TBNA for the diagnosis of sarcoidosis-comparisons with other bronchoscopic diagnostic modalities. Respir Med. 2009;103:1796-1800.

[30] Koss L, Melamed MR. Koss' Diagnostic Cytology and its Histopathologic Bases., Vol. 1. Lippincott Willimas & Wilkins 2005.

[31] Bubendorf L, Feichter GE, Obermann EC, Dalquen P. Respirationstrakt. In: Zytopathologie (Hrsg. Bubendorf L, Feichter GE, Obermann EC, Dalquen P.), Reihe Pathologie (Hrsg. Von Klöppel G, Kreipe HH, und Remmele W), Springer, 2011:257-299.

[32] Ahmadzai H, Loke WSJ, Huang S, et al. Biomarkers in sarcoidosis: a review. Current Biomarker Findings. 2014;4:93-106.

[33] Chopra A, Kalkanis A, Judson MA. Biomarkers in sarcoidosis. Expert Rev Clin Immunol. 2016;12: 1191-1208.

[34] Wildi SM, Judson MA, Fraig M, et al. Is endosonography guided fine needle aspiration (EUS-FNA) for sarcoidosis as good as we think? Thorax. 2004;59:794-799.

[35] Smojver-Jezek S, Peros-Golubicic T, Tekavec-Trkanjec J, Mazuranic I, Alilovic M. Transbronchial fine needle aspiration cytology in the diagnosis of mediastinal/hilar sarcoidosis. Cytopathology. 2007;18:3-7.

[36] Wong M, Yasufuku K, Nakajima T, et al. Endobronchial ultrasound: new insight for the diagnosis of sarcoidosis. Eur Respir J. 2007;29:1182-1186.

[37] Von Bartheld MB, Veselic-Charvat M, Rabe KF, Annema JT. Endoscopic ultrasound-guided fine-needle aspiration for the diagnosis of sarcoidosis. Endoscopy. 2010;42:213-217.

[38] Fritscher-Ravens A, Ghanbari A, Topalidis T, et al. Granulomatous mediastinal adenopathy: can endoscopic ultrasound-guided fine-needle aspiration differentiate between tuberculosis and sarcoidosis ? Endoscopy. 2011;43:955-961.

[39] Plit ML, Havryk AP, Hodgson A, et al. Rapid cytological analysis of endobronchial ultrasound-guided aspirates in sarcoidosis. Eur Respir J. 2013;42:1302-1308.

[40] Ribero C, Oliveira A, Neves S, et al. Diagnosis of sarcoidosis in the endobronchial ultrasound-guided transbronchial needle aspiration era. Rev Port Pneumol. 2014;20:237-241.

[41] Li K, Jiang S. A randomized controlled study of conventional TBNA versus EBUS-TBNA for diagnosis of suspected stage I and II sarcoidosis. Sarcoidosis Vasc Diffuse Lung Dis. 2014;31:211-218.

[42] Trisolini R, Lazzari Agli L, Tinelli C, et al. Endobronchial ultrasound-guided transbronchial needle aspiration for diagnosis of sarcoidosis in clinically unselected study populations. Respirology. 2015;20:226-234.

[43] Sun J, Yang H, Teng J, et al. Determining factors in diagnosing pulmonary sarcoidosis by endobronchial ultrasound-guided transbronchial needle aspiration. Ann Thorac Surg. 2015;99:441-445.

[44] Lange C, Greinert U, Zabel P. Tuberkulose. In: Klinische Pneumologie (Hrsg. Matthys H, Seeger W.), 4. Aufl., Springer 2008:351-366.

[45] Thakur B, Mehrotra R, Nigam JS. Correlation of various techniques in diagnosis of tuber-
      culous lymphadenitis on fine needle aspiration cytology. Pathol Res Intern. 2013, doi.
      org/10.1155/2013/ 824620.
[46] Wilson ML. Recent advances in the laboratory detection of *Mycobacterium tuberculosis* com-
      plex and drug resistance. Clin Infect Dis. 2011;52:1350-1355.
[47] Singh A, Kashyap VK. Specific and rapid detection of *Mycobacterium tuberculosis* complex in
      clinical samples by polymerase chain reaction. Interdisciplinary Perspectives on Infectious
      Dis. 2012, doi: 10.1155/2012/654694.
[48] Ewig S, Schaberg T, Rüsch-Gerdes S, Bollow M. Tuberkulose und nicht tuberkulöse Mykobakte-
      riosen. Thieme 2016.
[49] Johnson ML, Odell JA. Nontuberculous mycobacterial pulmonary infections. J Thorac Dis.
      2014;6(3):210-220.
[50] Ye W, Zhang R, Xu X, Liu Y, Ying K. Diagnostic efficacy and safety of endobronchial ultrasound-
      guided transbronchial needle aspiration in intrathoracic tuberculosis. A meta-analysis. J Ultra-
      sound. 2015;34:1645-1650.
[51] Das DK. Fine-needle aspiration cytology in the diagnosis of tuberculous lesions. Labor Med.
      2000;31:625-632.
[52] Chatterjee D, Dey P. Tuberculosis revisited: Cytological perspectives. Diagn Cytopathol. 2014:
      42:993-1001.
[53] Navani N, Molyneaux PL, Breen RA, et al. Utility of ultrasound-guided transbronchial needle
      aspiration in patients with tuberculous intrathoracic lymphadenopathy: a multicentre study.
      Thorax. 2011;66:889-893.
[54] Geake J, Hammerschlag G, Nguyen P. Utility of EBUS-TBNA for diagnosis of mediastinal
      tuberculous lymphadenitis: a multicenter Australian experience. J Thorac Dis. 2015;7:439-448.
[55] Jakowski JD, Powers VN. Infectious diseases. In: Lung and Mediastinum Cytohistology [rsg. Ali
      SZ, Yang GCH), Cambridge University Press 2012:32-62.
[56] Mark EJ, Smith RN, Stone JH, et al. Wegener granulomatosis. In: Spencer's Pathology of the
      Lung. (Hrsg. Hasleton P, Flieder DB) Cambridge University Press 2013, 6th Ed., Vol. 1, 713-731.
[57] Pagnoux C. Updates in ANCA-associated vasculitis. Eur J Rheumatol. 2016;3:122-133.
[58] Falk RJ, Gross WL, Guillevin L, et al. Granulomatosis with polyangiitis (Wegener's): An alterna-
      tive name for Wegener's granulomatosis. Arthritis Rheumatism. 2011;63:863-864.
[59] Kallenberg CGM. Advances in pathogenesis and treatment of ANCA-associated vasculitis.
      Discov Med 2014;18:195-201.
[60] Hua F, Wilde B, Dolff S, Witzke O. T-lymphocytes and disease mechanisms in Wegener's
      granulomatosis. Kidney Blood Press Res. 2009;32:389-398.
[61] Jenette CJ, Falk RJ. Pathogenesis of antineutrophil cytoplasmic autoantibody-mediated
      disease. Nat Rev Rheumatol. 2014;10:463-473.
[62] Pagnoux C, Villa-Forte A. Granulomatosis with polyangiitis (Wegener's granulomatosis). In:
      Orphan Lung Diseases. A Clinical Guide to Rare Lung Disease. (Hrsg. Cottin V, Cordier J-F,
      Richeldi L.) Springer 2015:127-153.
[63] Brockmann H, Schwarting A, Kriegsmann J, et al. Proteinase-3 as the major autoantigen of
      c-ANCA is strongly expressed in lung tissue of patients with Wegener's granulomatosis. Ar-
      thritis Res. 2002;4:220-225.
[64] Yang GCH. Benign lung tumors and tumor-like lesions. In: Lung and Mediastinum Cytohis-
      tology. (Hrsg. Ali SZ, Yang GCH), Cambridge University Press 2012:80-99.
[65] Michael CW, Flint A. The cytologic features of Wegener's granulomatosis. Am J Clin Pathol.
      1998;110:10-15.
[66] Campainha S, Goncalves M, Tavares V, et al. Granulomatosis initially misdiagnosed as lung
      cancer. Rev Port Pneumol. 2013;19:45-48.

[67]   Awasthi A, Malhotra P, Gupta N, Gupta D, Rajwanshi A. Pitfalls in the diagnosis of Wegener's granulomatosis on fine needle aspiration cytology. Cytopathol. 2007;18:8-12.

[68]   Uppal S, Saravanappa N, Davis JKP, Farmer CKT, Goldsmith DJA. Pulmonary Wegener's granulomatosis misdiagnosed as malignancy. BMJ. 2001;322:89-90.

[69]   Lin Y-L, Hsu Y-H. Wegener's granulomatosis simulates pulmonary adenocarcinoma. Tzu Chi Medical J. 2015;27:38-40.

[70]   Williamson JD, Murphree SS, Wills-Frank L. Atypical squamous cells as a diagnostic pitfall in pulmonary Wegener's granulomatosis. A case report. Acta Cytol. 2002;46:571-576.

[71]   Lopes Cardozo P. Atlas of Clinical Cytology. Edition Medizin (Amsterdam), 1975.

[72]   Fekete PS, Campbell WG, Bernardino ME. Transthoracic needle aspiration biopsy in Wegener's granulomatosis. Morphologic findings in five cases. Acta Cytol. 1990;34:155-160.

[73]   Kaneishi NK, Howell LP, Russell LA, Vogt PJ, Lie JT. Fine needle aspiration cytology of pulmonary Wegener's granulomatosis with biopsy correlation. Acta Cytol. 1995;36:1094-1100.

[74]   Pitman MB, Szyfelbein WM, Niles J, Fienberg R. Clinical utility of fine needle aspiration biopsy in the diagnosis of Wegener's granulomatosis. A report of two cases. Acta Cytol. 1992;36:222-229.

[75]   Brodbeck WG, Anderson JKM. Giant cell formation and function. Curr Opin Hematol. 2009;16: 53-57.

[76]   Kini SR. Nonneoplastic Lesions. In: Color Atlas of Pulmonary Cytopathology. (Hrsg. Kini SR), Springer 2002:38-77.

[77]   Schaberg T, Ewig S. Pneumonien. Diagnostik, Therapie und Prophylaxe. Thieme 2001.

[78]   Khalbuss WE, Laucirica R, Pantanowitz L. Pulmonary infections. In: Cytopathology of Infectious Diseases. Springer 2011:121-159.

[79]   Günther A. Diffuse Lungenparenchymerkrankungen. In: Klinische Pneumologie (Hrsg.Matthys H, Seeger W.), Springer 2008:373-401.

[80]   Teschler H. Bildgebung des Lungenparenchyms. Pneumologe. 2005;2:407-421.

[81]   Hunninghake GW, Gadek JE, Kawanami O, Ferrans VI, Crystal RG. Inflammatory and immune processes in the human lung in health and disease: evaluation of bronchoalveolar lavage. Amer J Pathol. 1979;97:149-206.

[82]   Costabel U. Atlas of bronchoalveolar lavage. Chapman and Hall, London,1998.

[83]   Costabel U, Guzman J. Bronchoalveolar Lavage. in: Interstitial Lung Disease. Hrsg. Schwarz MI, King TE) People's Publishing House, 5th Ed. 2011:149-170.

[84]   Meyer KC. Bronchoalveolar lavage as a diagnostic tool. Semin Respir Crit Care Med. 2007;25:546-560.

[85]   Meyer KC, Raghu G, Baughman RP, et al. An official American Thoracic Society clinical practice guideline: The clinical utility of bronchoalveolar lavage cellular analysis in interstitial lung disease. Am J Respir Crit Care Med. 2012;185:1004-1014.

[86]   Meyer KC. The clinical utility of bronchoalveolar lavage in interstitial lung disease – is it really useful? Expert Rev Respir Med. 2014;8,133-135.

[87]   Bonella F, Ohshimo S, Bauer P, Guzman J, Costabel U. Bronchoalveolar lavage. Eur Respir Mon. 2010;48:59-72.

[88]   Bauer PC, Bonella F, Tötsch M, et al. Die bronchoalveoläre Lavage aus klinischer Sicht. Pneumologe. 2009;6:233-242.

[89]   Baughman RP. Technical apsects of bronchoalveolar lavage: recommendations for a standard procedure. Semin Respir Crit Care Med. 2007;28:475-485.

[90]   Noel-Georisa I, Bernard A, Falmagnea P, Wattieza R. Proteomics as the tool to search for lung disease markers in bronchoalveolar lavage. Disease Markers. 2001;17:271-284.

[91]   Greene KE, King TE, Kuroki Y, et al. Serum surfactant proteins-A and -D as biomarkers in idiopathic pulmonary fibrosis. Eur Respir J. 2002;19:439-446.

[92] Foster MW, Morrison LD, Todd JL, et al. Quantitative proteomics of bronchoalveolar lavage fluid in idopathic pulmonary fibrosis. J Proteome Res. 2015;15:1238-1249.

[93] Kolbekova M, Sterclova M, Smetakova M, et al. Cytokine profile in bronchoalveolar lavage fluid of fibrotic idiopathic intersticial pneumonias compared to fibrotic intersticial pneumonias in connective tissue diseases. Eur Respir J. 2016;48:PA 4884; DOI: 10..1183/13993003. congress-2016. PA4884.

[94] Costabel U, Matthys H. Die klinische Bedeutung der bronchoalveolären Lavage. Dtsch Ärztebl. 1985;82:A693-A3700.

[95] Meyer KC, Raghu G. Bronchoalveolar lavage for the evaluation of interstitial lung disease: is it clinically useful ? Eur Respir J. 2011;38:761-769

[96] Lee W, Chung WS, Hong K-S, Huh J. Clinical usefulness of bronchoalveolar lavage cellular analysis and lymphocyte subsets in diffuse interstitial lung diseases. Ann Lab Med. 2015;35:220-225.

[97] Katzenstein AA. Katzenstein and Askin's Surgical Pathology of Non-neoplastic Lung Disease. Saunders, 2006.

[98] Travis WD, Costabel U, Hansell DM, et al. An official American Thoracic Society/European Respiratory Society statement: update of the international multidisciplinary classification of the idiopathic interstitial pneumonias. Am J Respir Crit Care Med. 2013;188:733-748.

[99] Antoniou KM, Margaritopoulos GA, Tomassetti S, et al. Interstitial lung disease. Eur Respir Rev. 2014;23:40-54.

[100] Junker K, Brasch F. Interstitielle Lungenkrankheiten. Pathologe. 2008;29(Suppl 2):273-279.

[101] Ohshimo S, Bonella F, Cui A, et al. Significance of bronchoalveolar lavage for the diagnosis of idiopathic pulmonary fibrosis. Am J Resp Crit Care Med. 2009;179:1043-1047.

[102] Welker L, Jörres RA, Costabel U, Magnussen H. Predictive value of BAL cell differentials in the diagnosis of interstitial lung diseases. Eur J Repir. 2004;24:1000-1006.

[103] Schildge J, Frank J, Klar B. Der Stellenwert der bronchoalveolären Lavage bei der Diagnostik der idiopathischen Lungenfibrose – eine Analyse unter Berücksichtigung des Proteingehaltes. Pneumologie. 2016;70:435-441.

[104] Linssen CFM, Jacobs JA, Poletti VE, et al. Presence of reactive type II pneumocytes in broncho-alveolar lavage fluid. Acta Cytol. 2004;48:497-504.

[105] Stanley MW, Henry-Stanley MJ, Gajl-Peczalska KJ, Bitterman PB. Hyperplasia of type II pneumocytes in acute lung injury. Cytologic findings of sequential bronchoalveolar lavage. Am J Clin Pathol. 1992;97:669-77.

[106] Hauber H, Zabel P. PAS staining of bronchoalveolar cells for differential diagnosis of interstitial lung disease. Diagn Pathol. 2009, DOI: 10.1186/1946-1596-4-13.

[107] Rossi G, Andreani A, Morandi P, et al. Eosinophilic globules in bronchoalveolar lavage fluid of patients with systemic sclerosis-related interstitial lung disease. A diagnostical useful, previously unreported finding in a retrospective and prospective study, including differential diagnosis with other idiopathic and secondary interstitial lung diseases. Am J Clin Pathol. 2008;130:927-933.

[108] Jara-Palomares L, Martin-Juan J, Gomez-Izquierdo L, et al. Bronchoalveolar lavage findings in patients with diffuse interstitial lung disease: prospective study of a cohort of 562 patients. Arch Broncopneumol. 2009;45:115-121.

[109] Danila E, Jurgauskiene L, Norkuniene J, Malickaite R. BAL fluid cells in newly diagnosed pulmonary sarcoidosis with different clinical activity. Upsala J Med Science. 2009;114:26-31.

[110] Shen Y, Pang C, Wu Y, et al. Diagnostic performance of bronchoalveolar fluid CD4/CD8 ratio for sarcoidosis: a meta-analysis. EBioMedicine. 2016;8:302-308.

[111] Kirsten D, Costabel U. Pulmonale Sarkoidose. Pneumologie. 2005;59:378-394.

[112] Hrivo D, Pletz MW, Ioanas I, de Roux A, Lode H. Diagnostische Wertigkeit der erhöhten CD4/CD8-Lymphozytenratio in der BAL. Pneumologie. 2004;58:127.

[113] Thao C, Lagstein A, Allen T, Dincer HE, Kim HJ. Crohn's disease-associated interstitial lung disease mimicking sarcoidosis: a case report and review of the literature. Sarcoidosis Vasc Diffuse Lung Dis. 2016;33:288-291.

[114] Solaymani-Dodaran M, West J, Smith C, Hubbard R. Extrinsic allergic alveolitis: incidence and mortalityin the general population. Q J Med. 2007;100:233-237.

[115] J. Sennekamp J, Lehmann E, Joest M. Berufsbedingte exogen-allergische Alveolitis. ASU Arbeitsmed Sozialmed Umweltmed. 2015;50:38-52.

[116] Quirce S, Vandenplas O, Campo P, et al. Occupational hypersensitivity pneumonitis: an EAACI position paper. Allergy. 2016 Jun;71(6):765-79. DOI: 10.1111/all.12866.

[117] Koschel D. Exogen-allergische Alveolitis. In: Seltene Lungenerkrankungen (Hrsg. Kreuter M, Costabel U, Herth F, Kirsten D.) Springer 2016:185-203.

[118] Spagnolo P, Rossi G, Cavazza A, et al. Hypersensitivity pneumonitis: a comprehensive review. J Investig Allergol Clin Immunol. 2015;25:237-250.

[119] Myers JL. Hypersensitivity pneumonia: the role of lung biopsy in diagnosis and management. Modern Pathology. 2012;25:58-67.

[120] Selman M, Pardo A, King TE. Hypersensitivity pneumonitis. Insights in diagnosis and pathobiology. Am J Respir Crit Care Med. 2012;186:314-324.

[121] Minder S, Nicod LP. Exogen allergische Alveolitis (Hypersensitivitätspneumonitis). Pathogenese, Diagnostik, Therapie. Schweiz Med Forum. 2005;5:567-574.

[122] Woda B. Hypersensitivity pneumonitis. An immunopathology review. Arch Patho Lab Med. 2008;132:204-205.

[123] Costabel U, Bonella F, Guzman J. Chronic hypersensitivity pneumonitis. Clin Chest Med. 2012;33: 151-163.

[124] Barrea L, Mendoza F, Zuniga J, et al. Functional diversity of T-cell subpopulations in subacute and chronic hypersensitivity pneumonitis. Am J Respir Crit Care Med. 2008;177:44-55.

[125] Semenzato G, Bjermer L, Costabel U, et al. Clinical role of bronchoalveolar lavage in extrinsic allergic alveolitis. Eur Res Rev. 1992;2:69-74.

[126] Costabel U, Kroegel C. Eosinophile Pneumonien und hypereosinophiles Syndrom. In: Seltene Lungenerkrankungen (Hrsg. Kreuter M, Costabel U, Herth F, Kirsten D.) Springer 2016:227-235.

[127] Akuthota P, Weller PF. Eosinophilic pneumonias. Clin Microbiol Rev. 2012;25:649-660.

[128] Mann B. Eosinophilic lung disease. Clinical Medicine. 2008;2:99-108

[129] Cottin V, Cordier JF. Eosinophilic pneumonia. in: Orphan Lung Diseases. A Clinical Guide to Rare Lung Diseases. (Hrsg. Cottin V, Cordier JF, Richeldi L.) Springer 2015:227-251.

[130] Matsuse H, Shimoda T, Fukushima C, et al. Diagnostic problems in chronic eosinophilic pneumonia. J Intern Medical Res. 1997;25:196-201.

[131] Greif J, Kivity S, Struhar D, Topilsky M. Bronchoalveolar lavage: a useful tool in the diagnosis of eosinophilic pneumonia. Isr J Med. 1986;22:479-480.

[132] Pesci A, Bertorelli G, Manganelli P, et al. Bronchoalveolar lavage in chronic eosinophilic pneumonia. Analysis of six cases in comparison with other interstitial lung diseases. Respiration. 1988;54:16-22.

[133] Marchand E, Reynaud-Gaubert M, Lauque D, et al. Idiopathic chronic eosinophilic pneumonia. A clinical and follow-up study of 62 cases. Medicine. 1998;77:299-312, zitiert nach [129].

[134] Hayakawa H, Sato A, Toyoshima M, Imokawa S, Taniguchi M. A clinical study of idiopathic eosinophilic pneumonia. Chest. 1994;105:1462-1466.

[135] Carrington CB, Addington WW, Goff AM, et al. Chronic eosinophilic pneumonia. New Eng J Med. 1969;280:787-798.

[136] Marchand E, Cordier JF. Idiopathic chronic eosinophilic pneumonia. Orphanet J Rare Dis. 2006 Apr 6;1:11, doi: 10.11186/1750-1172-1-11.

[137] Lara AR, Frankel SK, Schwarz MI. Diffuse alveolar hemorrhage. in: Interstitial Lung Disease. (Hrsg. Schwarz MI, King TE.) People's Publishing House, 5th Ed. 2011:805-832.

[138] Ioachimescu OC, Stoller JK. Diffuse alveolar hemorrhage: Diagnosing it and finding the cause. Cleveland Clin J Med. 2008;75:258-280.

[139] Wells J, Frankel SK. Alveolar hemorrhage. in: Orphan Lung Diseases. A Clinical Guide to Rare Lung Diseases. (Hrsg. Cottin V, Cordier JF, Richeldi L.) Springer 2015:155-175.

[140] Pérez-Arellano JL, Losa García JE, García Macías MC, et al. Hemosiderin-laden macrophages in bronchoalveolar lavage fluid. Acta Cytol. 1992;36:26-30.

[141] Kahn F, Jones J, England D. Diagnosis of pulmonary hemorrhage in the immunocompromised host. Am Rev Respir Dis. 1987;136:155-160, zitiert nach [83].

[142] Golde DW, Drew WL, Klein HZ, Finley TN, Cline MJ. Occult pulmonary hemorrhage in leukemia. Brit Med J. 1975;2:166-168.

[143] De Lassence A, Fleury-Feith J, Escudier E, et al. Diagnostic criteria and results in 194 immuno-compromised hosts. Am J Respir Crit Care Med. 1995;151:157-163.

[144] Rosen SH, Castleman B, Liebow AA, Enzinger FM, Hunt RTN. Alveolar proteinosis. N Engl J Med. 1958;258:1123-1142.

[145] Shah PL, Hansell D, Lawson PR, Reid KBM, Morgan C. Pulmonary alveolar proteinosis: clinical aspects and current concepts on pathogenesis. Thorax. 2000;55:67-77.

[146] Borie R, Pradere P, Danel C, Debray MP, Crestani BN. Pulmonary alveolar proteinosis. in: Orphan Lung Diseases. A Clinical Guide to Rare Lung Diseases. (Hrsg. Cottin V, Cordier JF, Richeldi L.) Springer 2015:285-294.

[147] Bonella F, Wiebel M, Costabel U. Pulmonale Alveolarproteinose. In: Seltene Lungenerkran-kungen (Hrsg. Kreuter M, Costabel U, Herth F, Kirsten D.) Springer 2016:237-245.

[148] Bonella F, Costabel U. Pulmonale Alveolarproteinose. Pneumologe. 2016;13:4-12.

[149] Costabel U, Guzman J, Bonella F, Oshimo S. Bronchoalveolar lavage in other interstitial lung diseases. Semin Respir Crit Care Med. 2007;28:514-524.

[150] Chou CW, Lin FC, Tung SM, Liou RD, Chang SC. Diagnosis of pulmonary alveolar proteinosis. Usefulness of Papanicolaou-stained smears of bronchoalveolar lavage fluid. Arch Intern Med. 2001;161:562-566.

[151] Mikami T, Yamamoto Y, Yokoyama M, Okayasu I. Pulmonary alveolar proteinosis: di-agnosis using routinely processed smears of bronchoalveolar lavage fluid. J Clin Pathol. 1997;50:981-984.

[152] Maygarden SJ, Iacocca MV, Funkhouser WK, Novotny DB. Pulmonary alveolar proteinosis: A spectrum of cytologic, histochemical, and ultrastructural findings in bronchoalveolar lavage fluid. Diagn Cytopathol. 2001;24:389-395.

[153] Burkhalter A, Silverman JF, Hopkins MB, Geisinger KR. Bronchoalveolar lavage cytology in pulmonary alveolar proteinosis. Am J Clin Pathol. 1996;106:504-510.

[154] Kitamura T, Uchida K, Tanaka N, et al. Serological diagnosis of idiopathic pulmonary alveolar proteinosis. Am J Respir Crit Care Med. 2000;162:658-662.

[155] Ukena D. Arzneimittelinduzierte Lungenerkrankungen. Pneumologe. 2007;4:201-212.

[156] Myers JL, El-Zammar O. Pathology of drug-induced lung disease. In: Katzenstein AA: Katzen-stein and Askin's Surgical Pathology of Non-neoplastic Lung Disease, Saunders, 2006:85-125.

[157] Schwaiblmair M, Behr W, Haeckel T, et al.. Drug induced interstitial lung disease. Open Respir Med J. 2012;6:63-74.

[158] Cottin V, Bonniaud P. Drug-induced infiltrative lung disease. In: European Respiratory Monograph 46: Interstitial Lung Diseases (Hrsg. Du Bois RM, Richeldi L.), ERS Journals Ltd. 2009:287-318.

[159] Matsuno O. Drug-induced interstitial lung disease: mechanisms and best diagnostic approaches. Respir Res. 2012 May 31;13:39, doi: 10.1186/1465-9921-13-39.

[160] Kubo K, Azuma A, Kanazawa M, et al. Consensus statement for the diagnosis and treatment of drug-induced lung injuries. Respir Invest. 2013;51:260-277.

[161] Prasad R, Gupta P, Singh A, Goel N. Drug induced pulmonary parenchymal disease. Drug Discov & Therapeutics. 2014;8:232-237.

[162] Takatani K, Miyazaki E, Nureki SI, et al. High-resolution computed tomography patterns and immunopathogenetic findings in drug-induced pneumonitis. Respir Med: 2008 Jun;102(6):892-8.

[163] Schnabel A, Richter C, Bauerfeind S, Gross WL: Bronchoalveolar lavage cell profile in methotrexate induced pneumonitis. Thorax. 1997;52:377-379.

[164] Rotmensch HH, Liron M, Tupilski M, Laniado S. Possible association of pneumonitis with amiodarone therapy. Am Heart J. 1980;100:412-413.

[165] Schreiber J, Camus P. Medikamentös induzierte Lungenerkrankungen. In: Seltene Lungenerkrankungen (Hrsg. Kreuter M, Costabel U, Herth F, Kirsten D.) Springer 2016:111-127.

[166] Wolkove N, Baltzan M. Amiodarone pulmonary toxicity. Can Respir J. 2009;16:43-48.

[167] Papiris SA, Triantafillidou C, Kolilekas L, Markoulaki D, Manali ED. Amiodarone: review of pulmonary effects and toxicity. Drug Saf. 2010;33:539-558.

[168] Camus P. Interstitial lung disease from drugs, biologics, and radiation. In: Interstitial Lung Disease. (Hrsg. Schwarz MI, Talmadge EK), 5th Ed, 2011:637-688.

[169] Israel-Biet D, Venet A, Caubarrere I, et al. Bronchoalveolar lavage in amiodarone pneumonitis. Cellular abnormalities and their relevance to pathogenesis. Chest. 1987;91:214-221.

[170] Stewart IJ, Chawla R, Lloyd JM, Kane GC. Amiodarone Pneumonitis. Respir Care. 2008;53:370-375.

[171] Ochi J, Ohkuchi M, Tsukada Y, et al. Amiodarone-induced pulmonary toxicity. Chest Disease Reports 2011; doi:10.4081/cdr.2011.e6

[172] Coudert B, Bailly F, Lombard JN, Andre F, Camus P. Amiodarone pneumonitis. Chest. 1992;102:1005-1012.

[173] Ziegenhagen MW, Müller-Quernheim J. Pneumokoniosen. In: Interstitielle Lungenkrankheiten. (Hrsg. Müller-Quernheim J.), Thieme Verlag 2003:141-148.

[174] Müller-Quernheim J, Zissel G, Kayser G, Prasse A. Chronic beryllium disease and aother interstitial lung diseases of occupational origin. In: Orphan Lung Diseases. A Clinical Guide to Rare Lung Diseases. (Hrsg. Cottin V, Cordier JF, Richeldi L.) Springer 2015:473-491.

[175] Baur X. Berufsbedingte Atemwegs- und Lungenkrankheiten. In: Klinische Pneumologie (Hrs. Mattys H, Seeger W.), Springer 2008:163-196.

[176] Mossman BT, Churg A. Mechanisms in the Pathogenesis of Asbestosis and Silicosis. Am J Respir Crit Care Med. 1998;157:1666-1680.

[177] Cordeiro CR, Jones JC, Alfaro T, Ferreira AJ. Bronchoalveolar lavage in occupational lung diseases. Semin Resp Crit Care Med. 2007;28:504-513.

[178] Prasse A. Chronische Berylliose. In: Seltene Lungenerkrankungen (Hrsg. Kreuter M, Costabel U, Herth F, Kirsten D.) Springer 2016:178-180.

[179] Sartorelli P, Paolucci V. Diagnostic criteria of pneumoconiosis. Prevent Res. 2013;3:309-324.

[180] Rossman MD, Kern JA, Elias JA, et al. Proliferative response of bronchoalveolar lymphocytes to beryllium: a test for chronic beryllium disease. Ann Intern Med. 1988;108:687-693.

[181] Roggli VL. Asbestos bodies and non-asbestos bodies. In: Pathology of Asbestos Diseases. (Hrsg. Oury TD, Sporn TA, Roggli VL) 3th Ed., Springer 2014:25-52.

[182] Roggli VL, Gibbs AR, Attanoos R, et al. Pathology of asbestosis—an update of the diagnostic criteria. Report of the Asbestosis Committee of the College of American Pathologists and Pulmonary Pathology Society. Arch Pathol Lab Med. 2010;134:462-480.

[183] Schneider F, Sporn TA. Cytopathology of asbestosis. In: Pathology of asbestos disease. (Hrsg. Oury TD, Sporn TA, Roggli VL) 3th Ed., Springer 2014:193-214.

[184] Nuyts V, Vanhooren H, Begyn S, Nackaerts K, Nemery B. Asbetos bodies in bronchoalveolar lavage in the 21st century: a time-trend analysis in a clinical population. Occup Environ Med. 2017 Jan;74(1):59-65. Doi: 10.1136/oemed-2016-103710.

[185] Dumortier P, Thimpont J, De Maertelaer V, De Vuyst P. Trends in asbestos body counts in bronchoalveolar lavage fluids over two decades. Eur Resp J. 2003;22:519-524.

[186] De Vuyst P, Dumortier P, Moulin E, et al. sbestos bodies in bronchoalveolar lavage reflect lung asbestos body concentration. Eur Respir L. 1988;1:362-367.

[187] Barbers RG, Abraham JL. Asbestosis occurring after brief inhalational exposure: usefulness of bronchoalveolar lavage in diagnosis. Brit J Industrial Med. 1989;46:106-110.

[188] De Vuyst P, Karjalainen A, Dumortier P, et al. Guidelines for mineral fibre analyses in biological samples: report of the ERS Working Group. Eur Respir J. 1998;11:1416-1426.

[189] Teschler H, Thompson AB, Dollenkamp R, Konietzko N, Costabel U. Relevance of asbestos bodies in sputum. Eur Respir J. 1996;9:680-686.

[190] Dockrell DH, Breen R, Lipman M, Miller RF. Pulmonary opportunistic infections. HIV Medicine. 2012;12(Suppl. 2):25-42.

[191] Baughman RP, Dohn MN, Frame PT. The continuing utility of bronchoalveolar lavage to diagnose opportunistic infection in AIDS patients. Amer J Med. 1997;97:515-522.

[192] Joos L, Chhajed PN, Wallner J, et al. Pulmonary infections diagnosed by BAL: a 12-year experience in 1066 immunocompromised patients. Respir Med. 2007;101:93-97.

[193] Huaringa AJ, Leyva FJ, Signes-Costa J, et al. Bronchoalveolar lavage in the diagnosis of pulmonary complications of bone marrow transplant patients. Bone Marrow Transplantation. 2000;25:975-979.

[194] Linder J, Vaughan WP, Armitage JO, et al. Cytopathology of opportunistic infection in bronchoalveolar lavage. Am J Clin Pathol. 1987;88:421-428.

[195] Fishman JA. Pneumocystis pneumonia. In: Fishman's Pulmonary Diseases and disoders (Hrsg. Fishman AP, Elias JA, Fishman JA, et al.) Mc Graw Hill 4th Ed. 2008:2351-2371.

[196] Thomas CF, Limper AH. Pneumocystis pneumonia. N Engl J Med. 2004;350:2487-2498.

[197] Knox KS, Meinke L. Role of bronchoalveolar lavage diagnostics in fungal infections. Clin Chest Med. 2009;30:355-365.

[198] Cruciani M, Marcati P, Malena M, et al. Meta-analysis of diagnostic procedures for Pneumocystis carinii pneumonia in HIV-1-infected patients. Eur Respir J. 2002;20:982-989.

[199] Rupp J, Kramme E, Schultz H, Schaaf B. Diagnostik von Pilzinfektionen der Lunge. Pneumologie. 2010;64:300-310.

[200] Procop GW, Haddad SW, Quinn J, et al. Detection of *Pneumocystis jirovecii* in respiratory specimens by four staining methods. J Clin Microbiol. 2004;42:3333-3335.

[201] Chamilos G, Kontoyiannis DP. Aspergillus, candida, and other opportunistic mold infections of the lung. In: Fishman's Pulmonary Diseases and disorders (Hrsg. Fishman AP, Elias JA, Fishman JA, et al.) Mc Graw Hill, 4th Ed. 2008:2291-2325.

[202] Dalhoff K, Drömann D. Aspergillusinfektionen. Pneumologe. 2009;6:306-311.

[203] Virchow JC. Allergische bronchopulmonale Aspergillose. In: Seltene Lungenerkrankungen (Hrsg. Kreuter M, Costabel U, Herth F, Kirsten D.) Springer 2016:350-368.

[204] Levy H, Horak DA, Tegtmeier BR, Yokota SB, Forman SJ. The value of bronchoalveolar lavage and bronchial washings in the diagnosis of invasive pulmonary aspergillosis. Respir Medicine. 1992;86:243-248.

[205] Nguyen MH, Jaber R, Leather HL, et al. Use of bronchoalveolar lavage to detect galactomannan for diagnosis of pulmonary aspergillosis among nonimmunocompromised hosts. J Clin Microbiol. 2007;45:2787-2792.

[206] De Haese J, Theunissen K, Vermeulen E, et al. Detection of galactomannan in bronchoalveolar lavage fluid samples of patients at risk for invasive pulmonary aspergillosis: analytical and clinical validity. J Clin Microbiol. 2012;50:1258-1263.

[207] Treanor J. Viral infections of the lung and respiratory tract. In: Fishman's Pulmonary Diseases and disorders (Hrsg. Fishman AP, Elias JA, Fishman JA, et al.) Mc Graw Hill 4th Ed. 2008:2373-2396.

[208] Kradin RL, Fishman J. Pulmonary viral infections. In: Spencer's Pathology of the Lung. 6th Ed. (Hrsg. Hasleton P, Flieder DB), Cambridge University Press 2013:182-205.

[209] Fraire AE, Woda BA, Kradin RL. Viruses and the Lung. (Hrsg. Fraire AE, Woda BA, Kradin RL.) Springer 2014.

[210] Weiss RL, Snow GW, Schumann GB, Hammond ME. Diagnosis of cytomegalovirus pneumonitis on bronchoalveolar lavage fluid: Comparison of cytology, immunofluorescence, and in situ hybridization with viral isolation. Diagn Cytopathol. 1991;7:243-247.

[211] Woods GI, Thompson AB, Rennard SI, Linder J. Detection of cytomegalovirus in bronchoalveolar lavage specimens. Chest. 1990;98:568-575.

[212] Takeuchi T, Fujii A, Okumiya T, et al. The study of cytopathological aspects induced by human cytomegalovirus infection. Diagn Cytopathol. 2004;31:289-293.

[213] French AA. Respiratory tract. In: Cytology. Diagnostic Principles and Clinical Correlates. (Hrsg. Cibas ES, Ducatman BS.) Saunders Elsevier, 3th Ed. 2009:65-103.

[214] Khalbuss WE, Lauciria R, Pantanowitz L. Pulmonary infections. In: Cytopathology of Infectious Diseases. (Hrsg. Pantanowitz L, Michelow P, Khalbuss WE.), Springer 2012:121-159.

[215] Schönfeld N, Kirsten D. Pulmonale Langerhans-Zell-Histiozytose. In: Seltene Lungenerkrankungen (Hrsg. Kreuter M, Costabel U, Herth F, Kirsten D.) Springer 2016:205-210.

[216] Vancheri C, Puglisi S. Pulmonary Langerhans cell histiocytosis and smoking-related interstitial lung diseases. in: Orphan Lung Diseases. A Clinical Guide to Rare Lung Diseases. (Hrsg. Cottin V, Cordier JF, Richeldi L.) Springer 2015:435-465.

[217] Suri HS, Yi ES, Nowakowski GS, Vassallo R. Pulmonary langerhans cell histiocytosis. Orphanet Journal of Rare Disease. 2012, doi:10.1186/1750-1172-7-16.

[218] Takizawa Y, Taniuchi N, Ghazizadeh M, et al. Bronchoalveolar lavage fluid analysis provides diagnostic information on pulmonary Langerhans cell histiocytosis. J Nippon Med Sch. 2009;76:84-92.

[219] Smetana K Jr, Mericka O, Saeland S, et al. Diagnostic relevance of Langerin detection in cells from bronchoalveolar lavage of patients with pulmonary Langerhans cell histiocytosis, sarcoidosis and idiopathic pulmonary fibrosis. Virchows Arch. 2004;444:171-174.

[220] Auerswald U, Barth J, Magnussen H. Value of CD-1-positive cells in bronchoalveolar lavage fluid for the diagnosis of pulmonary histiocytosis X. Lung. 1991;169:305-309.

[221] Lommatzsch M, Bratke K, Stoll P, et al. Bronchoalveolar lavage for the diagnosis of pulmonary Langerhans cell histiocytosis. Respir Med. 2016;119:168-174.

[222] Bezel P, Tischler V, Robinson C, et al. Diagnostic value of bronchoalveolar lavage for diagnosis of suspected peripheral lung cancer. Clin Lung Cancer. 2016 Sep;17(5):e151-e156.

[223] De Gracia J, Bravo C, Miravitlles M, et al. Diagnostic value of bronchoalveolar lavage in peripheral lung cancer. Am Rev Respir Dis. 1993;147:649-652.

[224] Bhat N, Nazeir MJ, Bashir H, et al. Correlation of bronchial biopsy with bronchoalveolar lavage in lung malignancies. Intern J Res Medical Sci. 2016;4:428-435.

[225] Tomar V, Nijay N, Nuwal P, Dixit R. Comparative study of bronchoalveolar lavage, bronchial brushing, and FNAC in diagnosing malignant neoplasms of lungs. J Cytol. 2016;33:210-213.

[226] Poletti V, Poletti G, Murer B, Saragoni L, Chilosi M. Bronchoalveolar lavage in malignancy. Semin Respir Crit Care Med. 2007;28:534-545.

[227] Poletti V, Romagna M, Allen KA, Gasponi A, Spiga L. Bronchoalveolar lavage in the diagnosis of disseminated lung tumors. Acta Cytol. 1995;39:472-477.
[228] Shilo K, Colby TV, Travis WD, Franks TJ. Exuberant type 2 pneumocyte hyperplasia associated with spontaneous pneumothorax: secondary reactive change mimicking adenocarcinoma. Modern Pathology. 2007;20:352-356.
[229] Semenzato G, Poletti V. Bronchoalveolar lavage in lung cancer. Respiration. 1992;59:44-46.

Weiterführende Literatur

Costabel U. Atlas of bronchoalveolar lavage. Chapman and Hall, London,1998.
Fraire AE, Woda BA, Kradin RL. Viruses and the Lung. (Hrsg. Fraire AE, Woda BA, Kradin RL.) Springer 2014.
Katzenstein AA: Katzenstein and Askin's Surgical Pathology of Non-neoplastic Lung Disease. Saunders, 4th Ed. 2006.
Little FE, Wilson KC, Berman JS, Center DM. Lymphocyte- and macrophage-mediated inflammation in the lung. In: Fishman's Pulmonary Diseases and Disorders (Hrsg. Fishman AP, Elias JA, Fishman JA, et al.) Mc Graw Hill, 4th Ed. 2008:291-305.
Lucas NW, Ward PA. Leucocytes accumulation in pulmonary disease. In: Fishman's Pulmonary Diseases and Disorders (Hrsg. Fishman AP, Elias JA, Fishman JA, et al.) Mc Graw Hill, 4th Ed. 2008:347-357.
Morgenroth K. Chronische Bronchitis. De Gruyter 1988.
Morgenroth K, Opferkuch W. Abwehrsysteme der Lunge und Lungenentzündung. De Gruyter 1990.
Morgenroth K. Bronchiolitis. De Gruyter 1995.
Pantanowitz L, Michelow P, Khalbuss WE. Cytopathology of Infectious Diseases. (Hrsg. Pantanowitz L, Michelow P, Khalbuss WE), Springer 2012.
Reynolds HY, Elias JA. Pulmonary defense mechanisms against infections. In: Fishman's Pulmonary Diseases and Disorders (Hrsg. Fishman AP, Elias JA, Fishman JA, et al.) Mc Graw Hill, 4th Ed. 2008:279-290.
Schulman ES, Sporn PHS. Mast cells and eosinophils. In: Fishman's Pulmonary Diseases and Disorders (Hrsg. Fishman AP, Elias JA, Fishman JA, et al.) Mc Graw Hill, 4th Ed. 2008:307-319.
Schwarz MI, King TE. Interstitial Lung Disease. People's Medical Publishing House-USA, 5th Ed., 2011.
Strieter RM, Belperio JA. Keane Cytokines and chemokines in lung inflammation and injury. In: Fishman's Pulmonary Diseases and Disorders (Hrsg. Fishman AP, Elias JA, Fishman JA, et al.) Mc Graw Hill, 4th Ed. 2008:335-345.

4 Tumoren des Lungen- und Bronchialsystems

Jürgen Schubert

4.1 Grundlagen der zytologischen Tumordiagnostik

Die Diagnostik von Lungentumoren ist ein wesentliches Ziel zytologischer Unter-suchungen und gleicht in wesentlichen Kernpunkten auch der histologischen Diag-nostik. In der Anfangsphase der zytologischen Diagnostik hat sich das Interesse der Kliniker naturgemäß auf die Untersuchung von Sputum konzentriert. So ist es nicht verwunderlich, dass nach Erstbeschreibung eines primären Bronchialkarzinoms durch Langhans im Jahr 1873 [1] die zytologische Erstbeschreibung eines Lungenkar-zinoms im Sputum durch Hampeln bereits im Jahr 1887 folgte und die dort beschrie-benen „polymorphen … Zellengebilde" als „Krebselemente des Sputums" [2] erkannt wurden. Auf Grund der Entwicklung sehr sensitiver Methoden zur Materialgewinnung (Kap. 1) ist es gegenwärtig möglich, auch aus sehr kleinen Läsionen mit komplizierter Topographie repräsentatives Material für zytologische Untersuchungen zu gewinnen. Die diagnostische Sensitivität der Zytologie ist vergleichbar der Histologie; für einige Fragestellungen ist die zytologische Diagnostik mit einer höheren Sensitivität belegt.

4.1.1 Zytologische Klassifikation der Lungentumoren

Die Klassifikation von Lungentumoren hat seit der WHO-Klassifikation 2004 mehr-fach eine Änderung erfahren, wobei in den letzten Jahren verstärkt auch genetische, molekularpathologische sowie klinische Aspekte berücksichtigt wurden [3]. Auf Grund der etablierten zytologischen Tumordiagnostik wie auch der histologischen Befundung an kleinen Biopsien wurden durch die IASCL (*International Association for the Study of Lung Cancer*), die ATS (*American Thoracic Society*) und die ERS (*Euro-pean Respiratory Society*) spezielle Empfehlungen zur standardisierten Befundung publiziert [4]. Die sich hieraus ergebenden diagnostischen Besonderheiten, vor allem in der Differenzierung von Adenokarzinomen und großzelligen Karzinomen, werden in den nachfolgenden speziellen Kapiteln näher erläutert. Die WHO-Klassifikation 2015 umfasst als große Gruppen epitheliale und mesenchymale Tumoren, lympho-histozytische Tumoren sowie metastatische Tumoren [3]. Eine vereinfachte Übersicht über die wichtigsten epithelialen Tumoren ist der Tab. 4.1 zu entnehmen. Unberück-sichtigt sind hierbei die präinvasiven Läsionen. Zu den mesenchymalen Tumoren zählen unter anderem pulmonale Hamartome, Chondrome, epitheloide Hämangio-endotheliome und Angiosarkome. Lympho-histozytische Tumoren umfassen Lym-phome (MALT-Lymphome, diffuses großzelliges B-Zell-Lymphom) sowie die pulmo-nale Langerhans-Zell-Histiozytose.

https://doi.org/10.1515/9783110523546-004

Tab. 4.1: Zytologische Klassifikation maligner epithelialer Lungentumoren (Auswahl, stark vereinfacht nach [3], ohne Berücksichtigung von präinvasiven Läsionen).

Plattenepithelkarzinom	**Neuroendokrine Tumoren**
– Verhornend	– Typisches Karzinoid
– Nicht verhornend	– Atypisches Karzinoid
– Basaloid differenziert	– Kleinzelliges Karzinom
Adenokarzinom [1]	– Großzelliges neuroendokrines Karzinom
– Lepidisch	**Großzelliges Karzinom**
– Papillär	**Adenosquamöses Karzinom**
– Mikropapillär	**Sarkomatoides Karzinom**
– Solide	– Pleomorphes Karzinom
Adenokarzinom, seltene Varianten [1]	– Spindelzellkarzinom
– Invasives muzinöses Adenokarzinom	– Karzinosarkom
– Kolloides Adenokarzinom	– Riesenzellkarzinom
– Fetales Adenokarzinom	– Pulmonales Blastom
– Enterisches Adenokarzinom	**Karzinome vom Speicheldrüsentyp**
– Klarzelliges Adenokarzinom	– Mukoepidermoides Karzinom
– Hepatoides Adenokarzinom	– Adenoid-zystisches Karzinom
	– Epithelial-myoepitheliales Karzinom

[1] s. a. Tab. 4.24

4.1.2 Untersuchungsmaterialien

Die Wahl des Untersuchungsmaterials ist abhängig vom klinischen Befund und den sich daraus ergebenden technischen Möglichkeiten. Die technischen Möglichkeiten der Materialgewinnung sind in Kap. 1 ausführlich beschrieben. Grundsätzlich ist die Materialgewinnung bei zentraler Lokalisation des Tumors eher unproblematisch, während bei peripheren Tumoren die Gewinnung repräsentativen Materials Schwierigkeiten bereiten kann. Die geläufigsten Untersuchungsmaterialien umfassen Sputum (spontan, induziert, postbronchoskopisch), Bronchiallavage, Bronchusbürstungen, Imprintzytologien von Biopsien oder Schnellschnittmaterial, transbronchiale Feinnadelaspirate, EBUS-gesteuerte Feinnadelaspirate mediastinaler Lymphknoten sowie transthorakale Feinnadelaspirate. Durch die Einführung der Feinnadelpunktion mittels endobronchialem Ultraschall im Jahr 2003 [5] erreichte die Gewinnung repräsentativen Untersuchungsmaterials einen konkurrenzlosen Status, der auch durch eine Flut nachfolgender Publikationen bestätigt wurde (Übersicht: [6],[7]). Ein Überblick über Einsatzmöglichkeiten der aufgeführten Untersuchungsmaterialien ist der Tab. 4.2 zu entnehmen. Weitere Hinweise zur Auswahl und Gewinnung von Untersuchungsmaterialien für spezielle Fragestellungen sind in den jeweiligen Spezialkapiteln vermerkt.

Tab. 4.2: Geläufige Untersuchungsmaterialien bei verschiedenen Fragestellungen.

Klinische Fragestelllungen	Untersuchungsmaterialien
Suspekte Schleimhautveränderungen	Bronchusbürstungen, Imprintzytologien aus Bronchial-PE, Bronchiallavage
V. a. zentralen Tumor	Bronchusbürstungen, Feinnadelaspirate, Imprintzytologien, postbioptische Bronchiallavage bzw. Sputum
V. a. peripheren Tumor	Transthorakale Feinnadelaspirate, Bronchoalveoläre Lavage, CT-gesteuerte Feinnadelaspirate
Suspekte Lungenparenchymveränderungen	transbronchiale Feinnadelaspirate, Imprintzytologien aus transbronchialer Biopsie, Bronchoalveoläre Lavage
V. a. mediastinalen Tumor	EBUS- und EUS-Feinnadelaspirate
Lymphknotenstaging beim NSCLC	EBUS- und EUS-Feinnadelaspirate
Suspekte Pleuraveränderungen	Ergussmaterial, Pleura-Feinnadelaspirate, Imprintzytologien

4.1.3 Zytologische Malignitätskriterien

4.1.3.1 Tumorrandreaktion (Tumordiathese)

Zur Definition eines invasiven Karzinoms zählt seit ihrer wissenschaftlichen Begründung durch Rudolf Virchow der Nachweis der Infiltration und Durchbrechung des Tumors durch die Basalmembran mit nachfolgendem Einbruch in die Blut- und Lymphgefäße. Diesem histologischen Kriterium kann zytologisch nicht entsprochen werden, da der direkte Nachweis des invasiven Wachstums am zytologischen Material nicht möglich ist. Ungeachtet dessen erlaubt der Nachweis einiger Zellveränderungen auch Hinweise auf ein malignes Geschehen. Das entsprechende Zellbild ist geprägt durch Zeichen des Zellzerfalls mit Anhäufung von Zelldebris, lipidnekrotischem Material sowie Hinweisen auf Einblutungen. Infolge stenosierenden Tumorwachstums sind entzündliche Begleitreaktionen mit vermehrten neutrophilen Granulozyten keine Seltenheit. Derartige Zellbilder, auch als Tumordiathese bezeichnet, gelten als Resultat der Infiltration des Tumors in Blut- und Lymphgefäße und werden demzufolge als indirekter Hinweis auf ein invasives Tumorwachstum gewertet. Charakteristisch sind auch reaktive Veränderungen des ortsständigen Epithels, die vor allem Kernveränderungen des Flimmerepithels betreffen und auf die bereits Lopes Cardozo hinwies [8]. Tab. 4.3 fasst verschiedene Aspekte einer Tumorrandreaktion zusammen; korrespondierende zytologische Befunde sind in der Abb. 4.1 ersichtlich. Die aufgeführten Veränderungen im Randbereich eines invasiven Tumors sind nicht spezifisch, sondern kommen durchaus auch bei entzündlichen Prozessen vor. Entscheidend für die diagnostische Wertung ist neben dem klinischen Befund auch der Nachweis atypischer Zellen. Ungeachtet dessen ist bei Hinweisen auf eine Tumorrandreaktion in jedem Fall eine Befundkontrolle indiziert.

Tab. 4.3: Zytologische Aspekte einer Tumorrandreaktion (Tumordiathese).

Anhäufung von Zelldebris, lipidnekrotischem Material sowie weißschaumigen Makrophagen

Neutrophile Entzündungsreaktion, Eiweißpräzipitat

Chromatinschlieren, verdämmernde Nacktkerne, vor allem beim kleinzelligen Karzinom

Kernlose Hornschollen, sogenannte „Geisterzellen" beim Plattenepithelkarzinom

Zerfallenes Blut, Makrophagen mit Zeichen der Erythrophagie bzw. Speicherung von Hämosiderin-pigment

Flimmerepithel: polyploide Flimmerepithelriesenzellen, paranukleäre Vakuolisierung des Zyto-plasmas

Hyperplastische Basalzellverbände sowie reaktive Kernveränderungen der Basalzellen

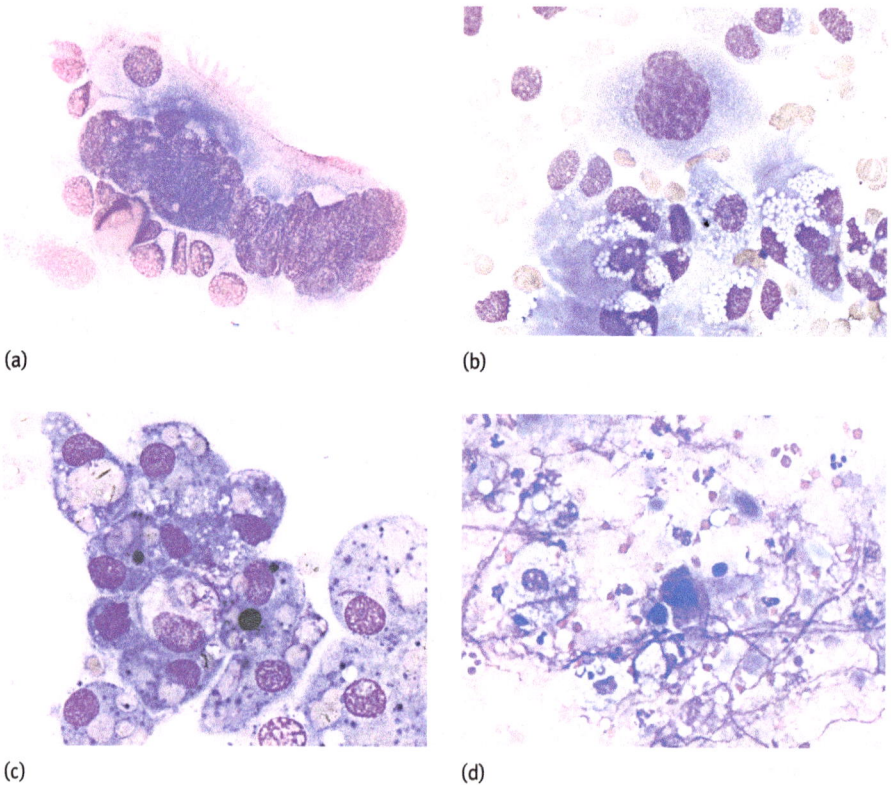

(a)

(b)

(c)

(d)

Abb. 4.1: **Zytologische Aspekte der Tumorrandreaktion.** (a) Monströse polyploide Flimmerepi-thelriesenzelle mit zahlreichen hyperchromatischen Kernen und unruhiger Chromatinstruktur. (b) Flimmerepithelien mit paranukleolärer Vakuolisierung des Zytoplasmas, daneben die Zelle eines unverhornten Plattenepithelkarzinoms. (c) Alveolarmakrophagen mit Speicherung von Erythrozyten und Erythrozytenfragmenten als Hinweis auf eine Einblutung. (d) Zellzerfallsbild mit Nachweis von amorphem Detritus und lipidnekrotischem Material.

4.1.3.2 Malignitätskriterien

Während die vorbeschriebene Tumordiathese als nicht spezifisch einzuordnen ist, gelten zytologische Malignitätskriterien als sehr spezifisch und bilden somit die eigentliche Grundlage der Diagnostik. Hierbei handelt es sich vorwiegend um morphologische Kernveränderungen als Folge der malignen Transformation durch irreversible Veränderungen des Genoms der jeweiligen Ursprungszelle. Im stufenweisen Verlauf der malignen Transformation erfahren die Ausgangszellen eine charakteristische Veränderung ihrer Morphologie. Entsprechend dem Grad der morphologischen Veränderungen (*Grading*) werden gut differenzierte G1-Tumoren, mäßig differenzierte G2-Tumoren bzw. schlecht differenzierte G3-Tumoren unterschieden, wobei G1-Tumoren eine große Ähnlichkeit und G3-Tumoren kaum eine Ähnlichkeit mehr mit dem Ausgangsgewebe zeigen. Tab. 4.4 gibt eine Übersicht über die wichtigsten Malignitätskriterien; korrespondierende zytologische Befunde sind in Abb. 4.2 ersichtlich. Für die zytologische Diagnostik ist die Anwendung der Malignitätskriterien tägliche Routine. Es ergeben sich jedoch nicht selten auch fragliche Befunde, insbesondere können reaktiv-hyperplastische Epithelveränderungen zu falsch-positiven Befunden führen. Typische Fallstricke in der Diagnostik von Lungentumoren werden im nachfolgenden Kap. 4.1.5 näher erläutert.

Tab. 4.4: Zytologische Malignitätskriterien.

Kernveränderungen
Anisokaryose, Kernpleomorphie (unterschiedliche Kerngröße und Kernbegrenzung)
Chromatinstruktur: grobschollig, retikulär, feingranulär
Hyperchromasie: verdichtetes Chromatin mit dunkler Anfärbung der Kerne
Prominente Nukleoli, nicht selten Aniso- und Poikilonukleolose
Zunahme des Kernvolumens: kernbetonte Verschiebung der Kern-Plasma-Relation
Vermehrt Mitosen, auch atypische Mitosen, z. B. tripolare Mitosen
Kernabsprengungen: versprengte Kernanteile im Zytoplasma
Kerneinschlüsse: Invagination von Zytoplasmaanteilen
Veränderungen des Zytoplasmas
Zytoplasmaausläufer: Mikrovilli
Differenzierung in Endo- und Ektoplasma
Zeichen der Verhornung
Phagozytose von Leukozyten; Zellkannibalismus (Zell-in-Zell-Phänomen)

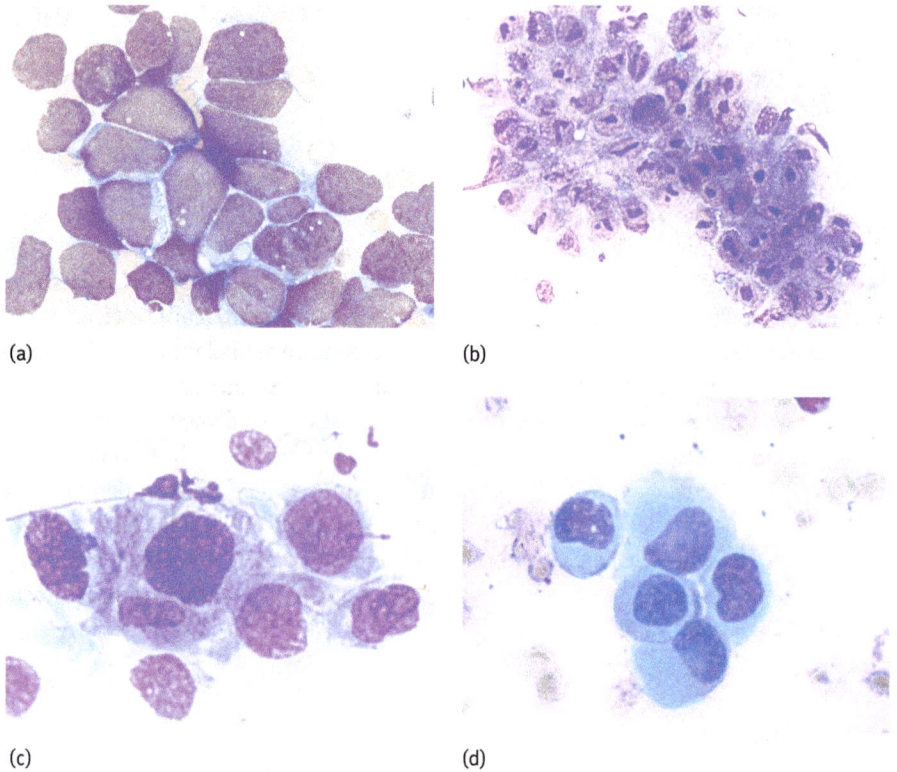

(a)

(b)

(c)

(d)

Abb. 4.2: Beispiele zytologischer Malignitätskriterien bei den Grundtypen primärer Lungenkarzinome mit Anisokaryose, Kernpleomorphie, feingranulärer bzw. kompakter Chromatinstruktur mit Darstellung von Chromozentren, Ausbildung von Nukleoli, kernbetonter Verschiebung der Kern-Plasma-
Relation. (a) Kleinzelliges Karzinom, (b) Adenokarzinom, (c) unverhorntes Plattenepithelkarzinom,
(d) verhorntes Plattenepithelkarzinom.

4.1.4 Immunzytochemische Zelldifferenzierung

Zur Diagnostik von Lungentumoren sind verschiedene adjuvante Methoden entwickelt worden, wobei die immunzytologische Zelldifferenzierung sicher die effektivste
wie verbreitetste Methode darstellt. Sie ist in jedem zytologischen Labor problemlos
durchzuführen und bedarf keines zusätzlichen apparativen Aufwandes (Übersichten:
[9],[10]).

Indem für die Immunzytologie in der Regel Nativmaterial zur Verfügung steht,
entfällt die für immunhistologische Untersuchungen notwendige Vorbehandlung des
zytologischen Materials. Die Indikationen für immunzytologische Untersuchungen
lassen sich wie folgt benennen:

– Diagnostik und Differenzierung von Lungentumoren
– Bestimmung der Histogenese eines unbekannten Primärtumors

–   Bestimmung prognostischer und prädiktiver Faktoren
–   Differenzierung und Malignitätsdiagnostik in mesothelialen Reizergüssen
–   Diagnostik von Mikrometastasen an einzelnen Tumorzellen (*Minimal residual diseases*)

Für die Diagnostik und Differenzierung von Lungentumoren sind immunzytologische Untersuchungen unerlässlich. Während noch vor einigen Jahren die diagnostische Festlegung auf ein kleinzelliges oder nicht-kleinzelliges Bronchialkarzinom als therapeutisch relevant eingeschätzt wurde, wird gegenwärtig eine Differenzierung der nicht kleinzelligen Bronchialkarzinome gefordert. Diese Tumordifferenzierung in Kombination mit molekularpathologischen Parametern bildet die Grundlage einer spezifischen Therapie (s. Kap. 8 „Molekularpathologie"). Während die üblichen Routinefärbungen, May-Grünwald-Giemsa- oder Papanicolaou-Färbung, allein der morphologischen Diagnostik dienen, erlaubt der Nachweis definierter Zellantigene den Hinweis auf einen Organbezug wie auch auf das biologische Verhalten des Tumors. Somit können primäre von metastatischen Lungentumoren in den meisten Fällen auch sicher abgegrenzt werden. Der immunzytologischen Reaktion liegen vier Teilreaktionen zu Grunde. In einer Primärreaktion bindet ein spezifischer monoklonaler Antikörper das entsprechende Zielantigen. Dieser primäre Antigen-Antikörper-Komplex bindet in einer Zweitreaktion mit einem Brückenantikörper an dem ein Enzym angelagert ist. Indem in einer vierten Reaktion (Indikatorreaktion) dieses Enzym mit einem chromogenen Substrat reagiert, wird das Zielantigen nachgewiesen. Als Indikatorenzym wird entweder die alkalische

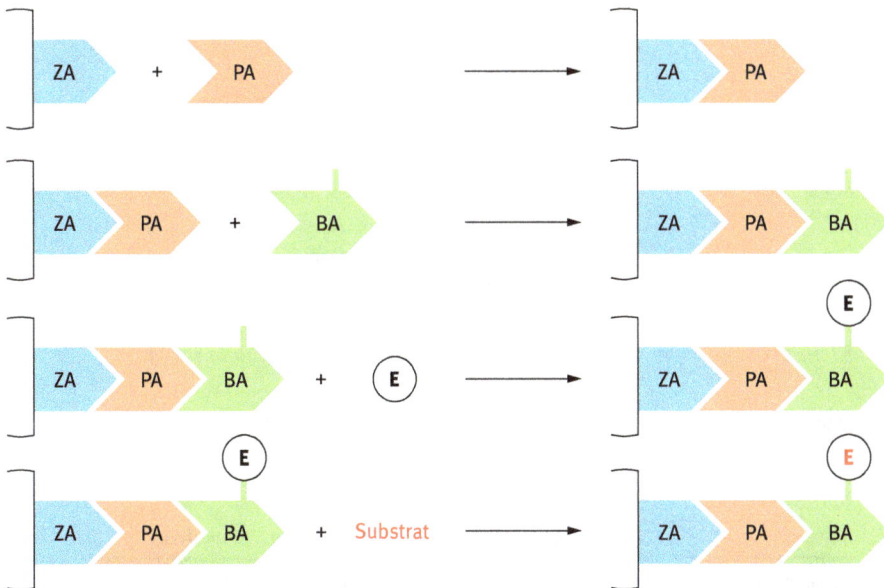

Abb. 4.3: Immunzytologischer Reaktionsablauf s. Text.

Phosphatase mit roter Anfärbung (APAAP- System: Alkalische Phosphatase-Anti-Alka-
lische-Phosphatase-Methode) oder die Peroxidase mit brauner Anfärbung (PAP-Sys-
tem: Peroxidase-Anti-Peroxidase-Methode) verwendet. Abb. 4.3 vermittelt den Ablauf
einer immunzytologischen Reaktion in vereinfachter Darstellung. Für primäre Lungentumoren ist eine Reihe von diagnostisch relevanten Antigenen bekannt; eine Auswahl
von Antigenen, einschließlich ihrer diagnostischen Bedeutung und ihrer zellulären
Lokalisation ist der Tab. 4.5 zu entnehmen. Nähere Angaben zur Sensitivität und Spezifität der verschiedenen Zellantigene zur Differenzierung der Lungentumoren werden
in den jeweiligen Spezialkapiteln näher erläutert.

Tab. 4.5: Diagnostisch relevante Antigene zur Differenzierung von Lungentumoren (Auswahl, Übersicht: [11],[12],[13]).

Antigene	Diagnostische Bedeutung (zelluläre Lokalisation)
Epitheliale Marker	
Zytokeratin AE1/AE3	Adenokarzinome und Plattenepithelkarzinome (Zytoplasma)
Zytokeratin 7	Adenokarzinome (Zytoplasma)
Zytokeratin 5/6	Plattenepithelkarzinome (Zytoplasma)
34ßE12	Plattenepithelkarzinome (Zytoplasma)
p40, p63	Plattenepithelkarzinome (Zellkern)
Surfactantprotein A (PE-10)	Typ-II-Alveolarepithelzellen, Clarazellen, Adenokarzinome (Zyto-plasma)
TTF-1 [1]	Adenokarzinome (Zellkern)
Napsin A	Adenokarzinome (Zytoplasma)
Neuroendokrine Marker	
Synaptophysin	Alle neuroendokrinen Tumoren (Zytoplasma)
Chromogranin A	Alle neuroendokrinen Tumoren (Zytoplasma)
CD56	Alle neuroendokrinen Tumoren (Zellmembran und Zytoplasma)
Ki 67 (MiB-1)	Marker der Tumorproliferation (Zellkern)
Mesenchymale Marker	
CD45 (*Leucocyte common antigen*)	Proliferate lymphatischen Ursprungs (Zytoplasma)
Vimentin	Alle mesenchymalen Tumoren (Zytoplasma)
Actin-SM	Glomustumor, Leiomyosarkome, MFH (Zytoplasma)
Desmin	Sarkome (Zytoplasma)
S-100	Neurogene und melanozytische Tumoren (Zytoplasma)

[1] Expression auch durch das kleinzellige Karzinom; MFH: Malignes fibröses Histiozytom

4.1.5 Pitfalls in der Tumordiagnostik

Die Lungenzytologie weist eine Reihe von Fallstricken auf, aus denen vor allem falsch-positive Befunde resultieren können [14],[15],[16],[17],[18],[19]. Von solchen falsch-positiven Befunden sind auch erfahrene Zytologen nicht sicher ausgeschlossen. So wurde bereits vor Jahren die Ansicht publiziert, dass kein zytologisches Labor vor einem falsch-positiven Befund geschützt ist [17]. Die Ursachen für *falsch-positive Befunde* liegen vor allem in reaktiven Kernveränderungen ortsständiger Epithelien wie auch in der Fehleinschätzung benigner Veränderungen. Derartige Veränderungen können verstärkt nachgewiesen werden bei entzündlichen Erkrankungen (chronische Bronchitis, Asthma bronchiale, Pneumonien, diffuser Alveolarschaden, fibrosierende Lungenerkrankungen, Infektionen), beim Lungeninfarkt sowie als Folge einer Chemo- oder Radiotherapie. *Falsch-negative Befunde* sind sicher häufiger als zumeist angegeben. Sie haben ihre Ursachen vor allem in der Materialgewinnung wie auch in der Materialbearbeitung. In einer größeren Metaanalyse an 11.922 transthorakalen Feinnadelaspiraten wird die Häufigkeit falsch-positiver Befunde mit 0,8 % angegeben, die Häufigkeit falsch-negativer Befunde ist hierbei jedoch mit 8 % beziffert [20]. Die häufigsten Ursachen falsch-positiver und falsch-negativer Befunde sind der nachfolgenden Tab. 4.6 und Tab. 4.7 zu entnehmen (s. a. [21]). Unberücksichtigt den hierbei mögliche Fehler in der Typisierung von Lungentumoren, diese werden in den nachfolgenden Spezialkapiteln ausführlich dargestellt.

Tab. 4.6: Ursachen falsch-positiver Befunde.

Morphologischer Befund	Mögliche falsch-positive Befunde
Reaktive Kernveränderungen des Flimmerepithels	Nichtkleinzellige Karzinome
Polyploide Flimmerepithelriesenzellen	Nichtkleinzellige Karzinome
Basalzellhyperplasie (Regeneration)	Kleinzelliges Bronchialkarzinom
Becherzellhyperplasie	Muzinöses Adenokarzinom
Creola-bodies	Nichtkleinzellige Karzinome
Therapieassoziierte Epithelveränderungen	Nichtkleinzellige Karzinome, Dysplasien
Plattenepithelmetaplasie	Plattenepithelkarzinom, Dysplasien
Typ-II-Pneumozyten	Adenokarzinom vom lepidischen Typ
Degenerative Nacktkerne	Nichtkleinzellige Karzinome
Proliferierende Makrophagen	Adenokarzinom
Virustransformierte Epithelien	Nichtkleinzellige Karzinome
Mesotheliale Reaktionsformen in Feinnadelaspiraten	Nichtkleinzellige Karzinome
Lymphknotenanteile in Feinnadelaspiraten	Maligne Lymphome

Tab. 4.7: Ursachen falsch-negativer Befunde.

Falsche Methoden der Materialentnahme
Gewinnung inadäquaten, zellarmen Untersuchungsmaterials
Mangelhafte Ausstrichqualität, z. B. Quetschartefakte, blutüberlagerte Ausstriche, Zellüberlagerungen
Mangelnde Qualität der Färbetechnik
Fehleinschätzung gut differenzierter Tumorzellverbände als benigne Proliferate

4.1.6 Diagnostische Sensitivität und Spezifität

Zur Treffsicherheit der zytologischen Tumordiagnostik sind einige Metaanalysen publiziert, die eine jeweils respektable Sensitivität und Spezifität belegen [19],[20],[22],[23],[24]. Zudem wurde in einer Studie an 231 Patienten eine diagnostische Konkordanz zwischen Zytologie und Histologie von 97,4 % mitgeteilt, wobei zytologische und histologische Untersuchungsmaterialien zeitgleich gewonnen wurden [25]. Die Treffsicherheit der Zytologie zeigt jedoch eine signifikante Abhängigkeit von der Art der Materialgewinnung (Tab. 4.8 [26]). So hat die Sputumuntersuchung für die zytologische Diagnostik gegenwärtig eine eher geringere Bedeutung. Für die routinemäßige Sputumuntersuchung wird eine Sensitivität von lediglich 36 % bei einer Spezifität von 99,6 % mitgeteilt [27], während jedoch an mehrfachen Sputumuntersuchungen akzeptable Werte für die Sensitivität und Spezifität von 85,4 % bzw. 99,5 % erzielt wurden [28]. Die Treffsicherheit der Sputumzytologie zeigt erwartungsgemäß auch eine Abhängigkeit von der Tumorlokalisation. Für zentrale Tumoren ergibt sich eine Sensitivität von 77 %, während diese bei peripheren Tumoren lediglich 47 % beträgt [20]. Ähnliche Ergebnisse liefert auch die Untersuchung von Bronchialsekreten, an denen für zentral lokalisierte Tumoren die Sensitivität mit 79 % und für periphere Tumoren mit 45 % publiziert wurden [29]. Für Untersuchungen von Sputum und Bronchialsekreten wurde in größeren Studien die Rate falsch-positiver Befunde zwischen 0,4 und 4,6 % angegeben [30]. Von allen möglichen Untersuchungsmaterialien zeigen EBUS-gesteuerte wie auch transthorakale Feinnadelpunktate eine ausgezeichnete Sensitivität und Spezifität. Tab. 4.9 fasst die Ergebnisse von zwei größeren Metaanalysen transthorakaler Feinnadelaspirate zusammen. Ausführliche Angaben zum Stellenwert EBUS-gesteuerter Feinnadelpunktionen sind dem Kap. 1 zu entnehmen.

Tab. 4.8: Diagnostische Sensitivität bei verschiedenen Untersuchungsmaterialien (Patienten mit Bronchialkarzinomen; Werte aus [26]).

Untersuchungsmaterialien	Anzahl der Patients	Sensitivität
Bronchialsekrete	4.349	32,5 %
Bronchusbürstungen	2.231	79,2 %
Feinnadelaspirate	1.237	71,1 %
Imprintzytologien	2.718	89,9 %
Transthorakale Feinnadelaspirate	792	99,1 %

Tab. 4.9: Metaanalysen an transthorakalen Feinnadelaspiraten.

	Zarbo et al., 1992 [22]	Wakely & Ashfaq, 2012 [20][1]
Anzahl der Feinnadelaspirate	5.264	11.922
Sensitivität	99 %	89 %
Spezifität	96 %	96 %
Positiver Vorhersagewert	99 %	98 %
Negativer Vorhersagewert	70 %	70 %
Rate falsch-positiver Befunde	0,8 %	0,8 %
Rate falsch-negativer Befunde	8 %	8 %

[1] Daten des „College of American Pathologists", zitiert nach [20].

4.2 Tumorartige Läsionen und benigne Tumoren

Tumorartige Läsionen umfassen Raumforderungen, die sich ätiologisch fast aus-schließlich aus chronischem Entzündungsgeschehen ableiten. Sie verhalten sich klinisch zumeist unauffällig und treten demzufolge eher als Zufallsbefunde bei Routineuntersuchungen in Erscheinung. Während die meisten Tumoren der Lunge als maligne gelten, sind eher wenige Tumoren als benigne charakterisiert und zeigen demzufolge auch kein invasives Wachstum. Ähnlich den tumorartigen Läsionen sind auch benigne Tumoren eher selten und werden wie diese zumeist als Zufallsbefund diagnostiziert. Eine Übersicht über die geläufigsten benignen Tumoren und tumor-artigen Läsionen ist der Tab. 4.10 zu entnehmen.

Tab. 4.10: Benigne Tumoren und tumorartige Läsionen (Auswahl, Übersichten: [31],[32],[33],[34]).

Benigne Tumoren	Tumorartige Läsionen
Papillome (plattenepitheliale und glanduläre Papillome)	Inflammatorischer Pseudotumor
Alveoläres Adenom	Noduläre lymphoide Hyperplasie
Sklerosierendes Hämangiom	Bronchialer inflammatorischer Polyp
Chondrohamartom	Sarkoidose [1]
Muzinöses Zystadenom	Tuberkulose [1]
Reifes Teratom	Fremdkörpergranulome [1]
Lipome	Herdförmige Verkalkungen
Chondrome	Bronchogene Zysten
Granularzelltumoren	Endometriose

[1] s. Kap. 3.5

4.2.1 Inflammatorischer Pseudotumor

Der inflammatorische Pseudotumor (Synonyme: inflammatorischer myofibroblastischer Tumor, Plasmazellgranulom, inflammatorische myofibrohistiozytische Proliferation, Plasmazell-Histiozytom-Komplex, inflammatorisches Fibrosarkom und andere [31],[35]) bezeichnet eine seltene Läsion mit weitestgehend unklarer Ätiologie, wofür auch die Anhäufung der verschiedenen Synonyme spricht. Gegenwärtig wird neben dem Begriff des inflammatorischen Pseudotumors auch der des inflammatorischen myofibroblastischen Tumors angewendet. Der inflammatorische Pseudotumor der Lunge wurde 1939 erstmals durch von Brunn bei einem Kind beschrieben. Das mittlere Durchschnittsalter der Patienten beträgt 47 Jahre, wobei das Alter der meisten Erkrankten unter 40 Jahren beträgt [35]. Die Größe inflammatorischer Pseudotumoren ist sehr unterschiedlich und variiert von 0,5–36 cm. In der Bildgebung imponieren inflammatorische Pseudotumoren als scharf begrenzte, solitäre Tumoren, die vorwiegend in den Unterlappen lokalisiert sind. Ätiologisch werden unter anderem ein Autoimmunmechanismus, Infektionen oder die Konsolidierung einer organisierenden Pneumonie diskutiert. Histologisch imponiert der IPT durch eine Ansammlung von Histiozyten, Plasmazellen und Myofibroblasten in unterschiedlicher Häufigkeit [32],[35]. Entsprechend der Zellverteilung in inflammatorischen Pseudotumoren werden drei Typen unterschieden [35],[36]:
- Plasmazellulärer Typ mit wenig Histiozyten (Plasmazell-Granulom)
- Mischtyp mit gleicher Häufigkeit von Histiozyten, Plasmazellen und Myofibroblasten
- Histiozytärer Typ mit dominierenden Histiozyten

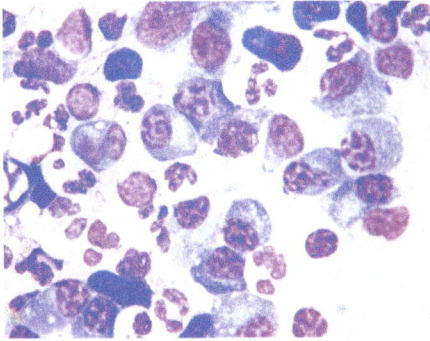

(a)

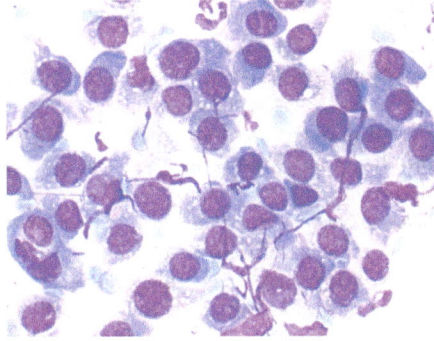

(b)

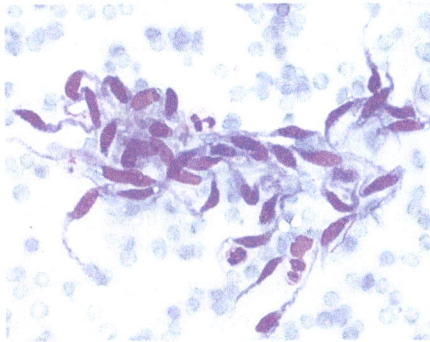

Abb. 4.4: Inflammatorischer Pseudotumor. (a) Typischer Befund einer gemischtzelligen Entzündung mit plasmazellulärer Dominanz, am oberen Bildrand zwei Fibroblasten mit plumpen Kernen und prominenten Nukleoli. (b) Proliferierende Makrophagen mit leicht vergrößerten Kernen und mäßig verschobener Kern-Plasma-Relation. (c) Gruppe spindelförmiger Fibrozyten.

(c)

Durch zytogenetische Untersuchungen an inflammatorischen Pseudotumoren konnten genetische Abweichungen für ALK und p80, die auf dem Chromosom 2p23 lokalisiert sind, nachgewiesen werden; vereinbar mit einer neoplastischen Variante inflammatorischer Pseudotumoren [37]. Gestützt wird diese These auch durch den Nachweis klonaler Translokationen der Chromosomen 1 und 2 [38].

In den Feinnadelaspiraten imponiert zumeist das Nebeneinander von Lymphozyten, Plasmazellen und Histiozyten, ein Befund, der in der Literatur immer wieder mitgeteilt wird und als Hinweis auf einen inflammatorischen Pseudotumor gilt [39],[40],[41],[42]. Charakteristisch sind ebenfalls eingestreute Myofibroblasten, die zum Teil abnorme Kernveränderungen aufweisen und als Zellen eines malignen Tumors fehlgedeutet werden können. Diagnostische Hinweiskriterien für inflammatorische Pseudotumoren sind der Tab. 4.11 zu entnehmen; zytologische Befunde sind in der Abb. 4.4 ersichtlich. Bei Verdacht auf einen inflammatorischen Pseudotumor ist in jedem Fall die histologische Klärung indiziert.

Tab. 4.11: Zytologische Befunde bei inflammatorischem Pseudotumor (s. a. [39],[40],[41]).

Entzündungszellreaktion: meist gemischtzellige Reaktion mit Nachweis von reifen Lymphozyten, Plasmazellen, eosinophilen Granulozyten, vereinzelte Mastzellen
Fibro-histiozytäre Reaktion: Anhäufung von Histiozyten mit teils polygonaler Begrenzung und aktivierten Kernen, mitunter in pseudoadenoider Anordnung, daneben auch reichlich weißschaumige Histiozyten.
Myofibroblasten von spindelzelliger bis plumper Gestalt, Zellkerne mit feingranulärem Chromatin und Ausbildung von Nukleoli.
Begleitreaktion: Nicht selten eingestreute pneumozytäre Reaktionsformen wie auch mehrkernige Riesenzellen vom Langhans-Typ oder Fremdkörperriesenzellen.
Differentialdiagnosen: Bei histiozytärer Reaktion: Infektion, granulomatöse Entzündung, postinflammatorische Konsolidierung.
Bei plasmazellulärer Reaktion: plasmazelluläre Neoplasie. Bei Reaktion von Myofibroblasten: mesenchymaler Tumor

4.2.2 Hamartom

Hamartome (Chondrohamartome) bezeichnen Mischtumoren, bestehend aus mesenchymalen und epithelialen Anteilen (eingeschlossenes respiratorisches Epithel). Chondrome umfassen rein mesenchymale Tumoren mit chondroider, metachromatischer Matrix bei Fehlen einer epithelialen Komponente. Unter allen benignen Lungentumoren werden Hamartome mit etwa 75 % weitaus am häufigsten diagnostiziert [34]. Pathogenetisch wurde lange Zeit eine Malformation angenommen, jedoch gilt auf Grund des Nachweises von Rekombinationen zwischen den Chromosomen 6p21 und 14q24 eine neoplastische Transformation als sehr wahrscheinlich. Hamartome können in jedem Alter entstehen, jedoch wird eine Häufung in der sechsten Dekade beobachtet. In der Bildgebung stellen sie sich als scharf abgrenzbare Läsionen dar, die eine Größe von etwa 1 bis 9 cm erreichen. Die meisten Hamartome sind peripher lokalisiert, lediglich 20 % entstehen endobronchial. Auch auf Grund der vorzugsweise peripheren Lokalisation hat sich die zytologische Diagnostik des Hamartoms an transthorakalen Feinnadelaspiraten als vielversprechend erwiesen [34],[43],[44],[45], [46],[47],[48]. In Korrelation zur Histologie kommen in den Feinnadelaspiraten reichlich fibromyxoides Material mit spindelig ausgezogenen Zellkernen sowie epitheliale Anteile zur Darstellung, wobei der epitheliale Anteil recht variabel erscheinen kann. Eine Zusammenfassung der diagnostischen Kriterien ist der Tab. 4.12 zu entnehmen. In den allermeisten Fällen bereitet die Diagnostik kaum Schwierigkeiten, da die charakteristische Mischung aus mesenchymalen und epithelialen Tumoranteilen bereits als sicherer Hinweis auf ein Hamartom gilt. Indem das fibromyxoide Material S 100 exprimiert, ergibt sich somit ein weiterer diagnostischer Baustein. Zytologische Befunde sind in der Abb. 4.5 ersichtlich. Auch sollte der charakteristische bildgebende Befund in die Diagnostik einbezogen werden, wobei neben einem scharf abgrenz-

(a)

(b)

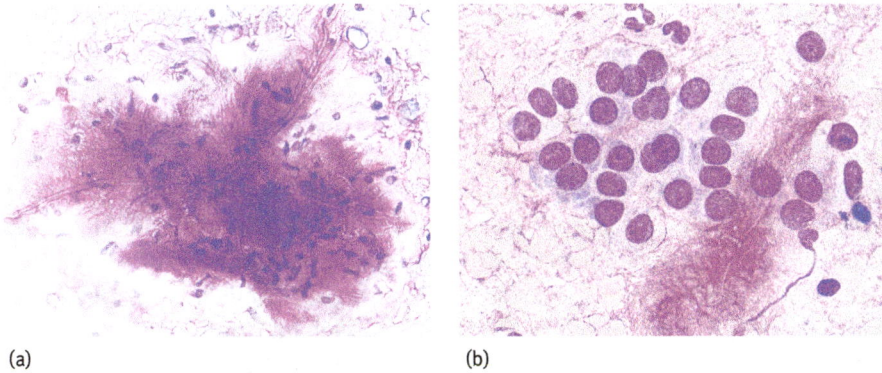

Abb. 4.5: **Hamartom.** (a) Mesenchymaler Anteil mit elongierten spindelförmigen Kernen und meta-chromatischer, fibromyxoider Matrix. (b) Polygonale Epithelien mit monomorphen, rund-ovalen Kernen ohne Nachweis von Atypien bei grau-granuliertem Zytoplasma.

Tab. 4.12: Zytologische Kriterien des Hamartoms (s. a. [49],[50],[51],[52]).

Mesenchymaler Anteil: fibromyxoides Material mit metachromatischem Stroma in der MGG-Färbung, vereinzelt hyaliner Knorpel, spindel- oder sternförmige Zellkerne mit feingranulärem Chromatin
Epithelialer Anteil: sehr variabel, neben kubischen respiratorischen Epithelien, auch schleimbildende Bronchusepithelien, uniforme Zellkerne, nicht selten auch reaktive Kernveränderungen
Begleitreaktion: Fehlen von Nekrosen, mitunter eingestreute Fettgewebsanteile, Nachweis von Kalkkonkrement, Makrophagen, häufig Hinweise auf Einblutungen
Diagnostische Fallstricke: Reaktive Kernveränderungen des epithelialen Anteils: Verwechslung mit einem Adenokarzinom, kleinzelligen Bronchialkarzinom oder Karzinoid, schleimbildende Epithelien: Verwechslung mit einem muzinösen Adenokarzinom
Differentialdiagnosen: Mesenchymale Tumoren, Adenokarzinome, kleinzelliges Karzinom, Karzinoide

---

baren Tumor in vielen Fällen auch gesprenkelte Kalkherde mit Popcornmuster als typisch gelten. Wenngleich die Diagnostik des Hamartoms in der Regel unproblematisch ist, so können doch Veränderungen des epithelialen Anteils zu Fehldiagnosen führen [49],[50],[51],[52], wobei schleimbildendes Epithel wie auch reaktive Kernveränderungen häufige Ursachen darstellen (s. a. Tab. 4.12).

4.2.3 Plattenepithelpapillom

Papillome bezeichnen epitheliale Neoplasien mit zumeist exophytischem Wachstum. Entsprechend der WHO-Nomenklatur werden Papillome in Plattenepithelpapillome, glanduläre Papillome und gemischte Papillome unterschieden, wobei Plattenepithelpapillome am häufigsten vorkommen [32],[53],[54]. Plattenepithelpapillome können solitär oder multipel als Papillomatose auftreten. Sie entstehen in allen Altersgruppen, insbesondere auch bei Kindern als Papillomatose. Sie sind vorwiegend im Bereich der oberen Atemwege (Larynx, Trachea, Bronchien) lokalisiert. Als ätiologische Faktoren gelten sowohl das Rauchverhalten, als auch eine Infektion mit dem humanen Papillomavirus (HPV) als gesichert. So konnte bei etwa 50 % der Patienten eine HPV-Infektion nachgewiesen werden [55], wobei neben den HPV-Typen 16 und 18 vor allem die HPV-Typen 6 und 11 nachgewiesen werden konnten. Der Nachweis der HPV-Typen 16 und 18 ist mit einem erhöhten Risiko der malignen Transformation belegt [54],[56]. Das nicht minder häufige Vorkommen von Plattenepithelpapillomen im Kindesalter wird auf eine HPV-Infektion durch die Mutter zurückgeführt. Plattenepithelpapillome können ein endobronchiales, exophytisches oder invertiertes Wachstum aufweisen, weswegen Bronchusbürstungen und Feinnadelaspirate als sichere Methoden zur Materialgewinnung gelten. Der Tumor zeigt einen typischen Aufbau aus hyperplastischem Plattenepithel mit hyperchromatischen Kernen ohne nennenswerte Atypien; doppelkernige Epithelien sind nicht selten. Mitunter können auch Koilozyten (Zellen mit großem peripherem Halo um virustransformierte Kerne) als Folge einer HPV-Infektion nachgewiesen werden. In den meist mäßig zellreichen zytologischen Präparaten finden sich Plattenepithelien mit leichten oder seltener auch mäßigen Atypien [53],[54],[57],[58]. Insbesondere bei verhornenden dysplastischen Epithelien kann die Abgrenzung zu einem Plattenepithelkarzinom problematisch sein, sodass adjuvante Methoden zur Klärung beitragen müssen. Hierbei ist der immunzytologische Nachweis der Expression von p63 wie auch des Proliferationsmarkers Ki67 hilfreich [56]. Tab. 4.13 fasst zytologische Kriterien des Plattenepithelpapilloms zusammen; korrespondierende zytologische Befunde sind in der Abb. 4.6 ersichtlich.

Tab. 4.13: Zytologische Kriterien des Plattenepithelpapilloms

---

Zellverbände: Papilläre wie auch flächige plattenepitheliale Verbände, eingestreute Einzelzellen ohne Hinweis auf Atypien.
Einzelzellen: mäßige Hyperchromasie der Kerne, mitunter Doppelkernigkeit, jedoch kein Nachweis nennenswerter Kernatypien; einzelne Plattenepithelien mit Atypien: Hyperchromasie, vergröbertes Chromatin und Kernentrundungen, nicht selten Nachweis von Plattenepithelien mit charakteristischem perinukleärem Hof (Koilozyten) als Hinweis auf eine HPV-Infektion[1], meerblaues Zytoplasma als Ausdruck der Verhornung, unverhornte Epithelien mit grau-opakem Zytoplasma.
Begleitreaktionen: nicht selten Nachweis einer neutrophilen Entzündungsreaktion, amorpher Detritus, Bronchusepithelien mit reaktiven Kernveränderungen.
Differentialdiagnosen: Plattenepithelkarzinom, Metaplasie bei chronisch-entzündlichen Prozessen.

---

[1] Koilozyten kommen in der Papanicolaou-Färbung besonders gut zur Darstellung; Bei Nachweis von Koilozyten sollte nach Möglichkeit immer eine HPV-Bestimmung erfolgen.

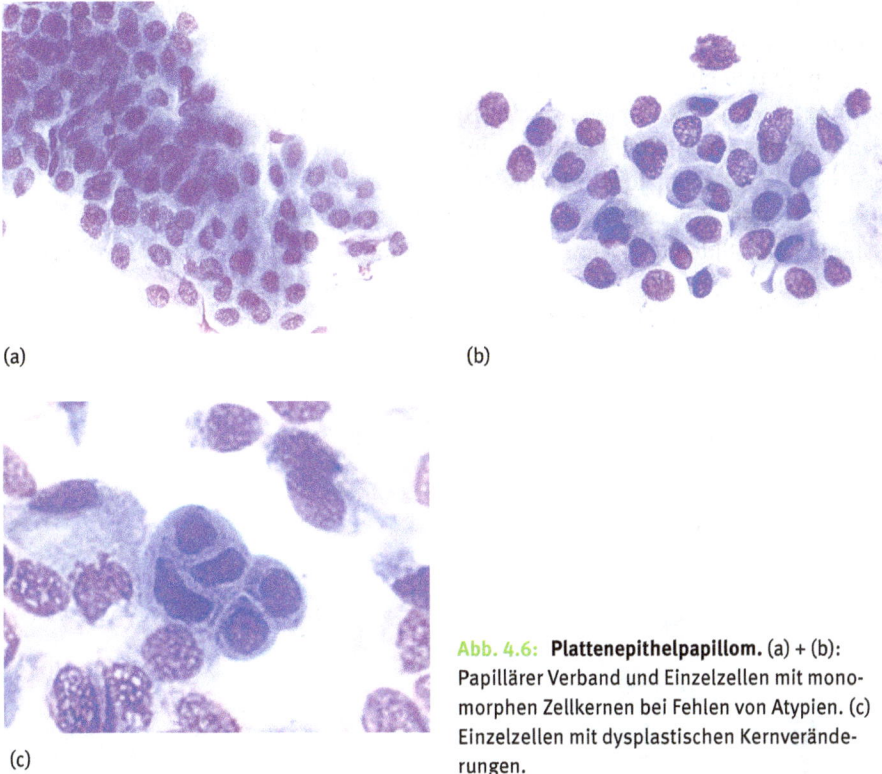

(a)

(b)

(c)

Abb. 4.6: **Plattenepithelpapillom.** (a) + (b): Papillärer Verband und Einzelzellen mit monomorphen Zellkernen bei Fehlen von Atypien. (c) Einzelzellen mit dysplastischen Kernveränderungen.

4.2.4 Epitheloides Hämangioendotheliom

Das epitheloide Hämangioendotheliom (Syn.: intravaskulärer bronchioloalveolärer Tumor) zählt zu den vaskulären Tumoren und hat seinen Ursprung im Gefäßendothel. Es handelt sich um einen sehr seltenen Tumor mit intermediär-malignem Charakter [59],[60],[61], der demzufolge zwischen Hämangiom und Angiosarkom eingeordnet wird. Der Tumor tritt in allen Altersgruppen auf, wobei die Hälfte der Patienten unter 40 Jahre ist. Mit einer Häufigkeit von etwa 80 % sind Frauen deutlich öfter betroffen. In der Histologie weist der Tumor eine Hyalinisierung mit Nachweis von myxoidem Stroma sowie locker eingestreuten Tumorzellen auf. Die Tumorzellen zeigen runde, vesikuläre Zellkerne mit zumeist feingranulärem Chromatin und kleinen verdeckten Nukleoli; Mitosen sind selten. Als typischer Befund gilt der häufige Nachweis von Pseudosiegelringzellen. Hierbei handelt es sich um Endothelzellen mit intrazytoplasmatischen Kapillarlumina, die leicht mit einem schleimbildenden Adenokarzinom verwechselt werden können. In den Kapillarlumina sind mitunter vereinzelte Erythrozyten nachweisbar. Im Randbereich des Tumors finden sich häufig reaktive Pneumozyten mit z. T. abnormen Kernveränderungen, die ebenfalls als Zellen eines

Adenokarzinoms fehlgedeutet werden können [60]. Das epitheloide Hämangioendotheliom exprimiert vaskuläre Marker, während epitheliale Marker nicht exprimiert werden. In seltenen Fällen verursachen epitheloide Hämangioendotheliome Erussbildungen, wobei die Abgrenzung des Tumors von Adenokarzinomen oder epitheloiden Mesotheliomen ohne Immunzytologie nicht möglich ist [62],[63],[64]. Trotz der Seltenheit des epitheloiden Hämangioendothelioms sind einige Kasuistiken in Feinnadelaspiraten, Bronchusbürstungen und im Ergussmaterial publiziert worden [62],[65],[66],[67],[68],[69],[70]. Die hier erhobenen Befunde zeigen eine deutliche Korrelation zum histologischen Bild des epitheloiden Hämangioendothelioms. Tab. 4.14 fasst die wichtigsten zytologischen Kriterien zusammen; zytologische Befunde sind in der Abb. 4.7 ersichtlich.

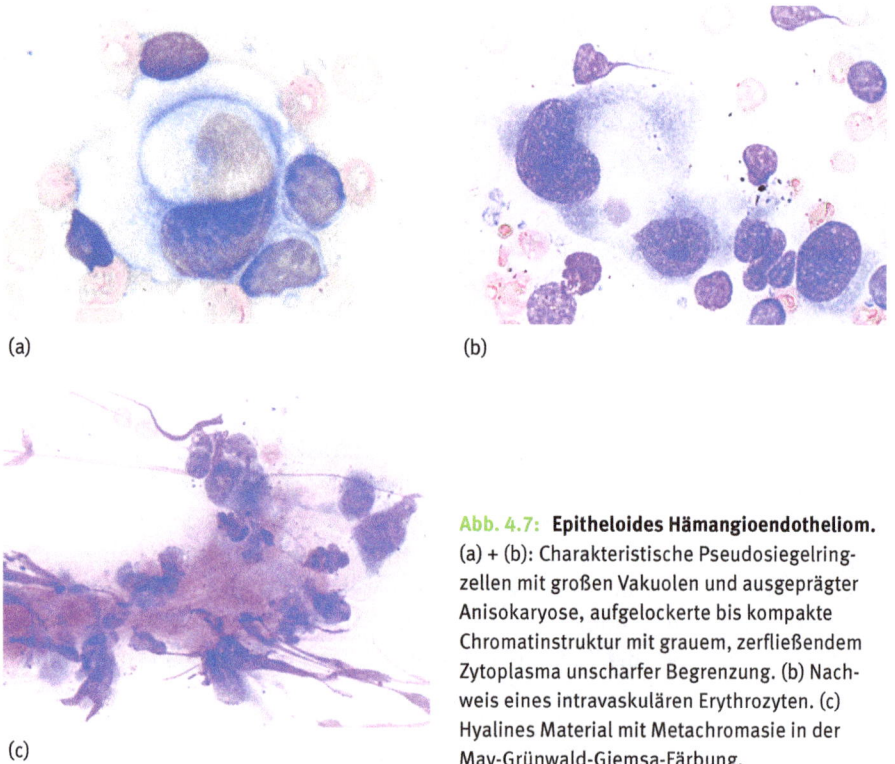

(a)

(b)

(c)

Abb. 4.7: **Epitheloides Hämangioendotheliom.** (a) + (b): Charakteristische Pseudosiegelringzellen mit großen Vakuolen und ausgeprägter Anisokaryose, aufgelockerte bis kompakte Chromatinstruktur mit grauem, zerfließendem Zytoplasma unscharfer Begrenzung. (b) Nachweis eines intravaskulären Erythrozyten. (c) Hyalines Material mit Metachromasie in der May-Grünwald-Giemsa-Färbung.

Tab. 4.14: Zytologische Kriterien des epitheloiden Hämangioendothelioms (s. a. [65],[66],[67],[68],[69],[70]).

Zellkerne: vorwiegend runde bis ovaläre Kerne mit exzentrischer Lagerung, deutliche Anisokaryosen, mitunter auch lobulierte Kerne, feingranuläres, kompaktes Chromatin, häufige Doppelkernigkeit, sehr vereinzelte Mitosen
Zytoplasma: grau-granuliert, Nachweis von Vakuolen (Kapillarlumina), die Erythrozyten enthalten können
Kern-Plasma-Relation: kernverschoben
Zellverbände: Einzelzellen mit charakteristischen Vakuolen (Pseudosiegelringzellen)
Besonderheiten: eingestreutes Hyalin mit Metachromasie in der MGG-Färbung
Immunzytologie: CD 34 +, CD 31 +, Faktor VIII +, FL-1 [1] +; epitheliale und mesotheliale Marker: negativ
Differentialdiagnosen: Hämangiome, Sarkome, Melanome, Adenokarzinome, epitheloide Mesotheliome

---

[1] Friend leukemia integration 1 transcription factor

4.3 Maligne Lungentumoren

4.3.1 Epitheliale Tumoren

4.3.1.1 Präneoplastische Läsionen

Die Pathogenese der Lungentumoren hat ihr morphologisches Substrat in den Bronchien, Bronchioli sowie den Alveoli, aus denen sich das kleinzellige Bronchialkarzinom, die heterogene Gruppe der nichtkleinzelligen Karzinome mit Plattenepithelkarzinomen, Adenokarzinomen, großzelligen Karzinomen sowie neuroendokrinen Tumoren ableiten. Für Lungentumoren sind verschiedene präneoplastische Veränderungen beschrieben worden, die unter anderem plattenepitheliale Dysplasien, die atypische adenomatöse Hyperplasie und die diffuse neuroendokrine Hyperplasie umfassen [71],[72],[73],[74]. Für das kleinzellige Bronchialkarzinom konnte eine Präneoplasie bislang nicht belegt werden. Tab. 4.15 gibt einen Überblick über Präneoplasien der Lunge. Nicht selten werden präneoplastische Läsionen in bioptischen Materialien als Randreaktion invasiver Lungenkarzinome nachgewiesen [75], ein Befund, der auch in zytologischen Untersuchungsmaterialien erhoben werden kann. So sind z. B. dysplastische Epithelien, Verbände einer adenomatösen Hyperplasie, Zylinderzelldysplasien oder Becherzellhyperplasien als Randreaktionen invasiver Tumoren in der zytologischen Routine keine Seltenheit.

Tab. 4.15: Epitheliale Präneoplasien (s. a. [71],[72],[73],[74]).

Präneoplasien	Karzinomtyp
Plattenepitheldysplasien, Carcinoma in situ	Plattenepithelkarzinom
Atypische adenomatöse Hyperplasie, Adenocarcinoma in situ [1]	Bronchioloalveolarzellkarzinom [3]
Bronchioläre Zylinderzelldysplasie	Adenokarzinom, solide differenziert
Atypische Goblet-Zell-Hyperplasie	Muzinöses Adenokarzinom
Diffuse Hyperplasie neuroendokriner Zellen, Tumorlets, (DIPNECH) [2]	Karzinoide

[1] Eine Unterscheidung beider Läsionen ist zytologisch nicht möglich. [2] DIPNECH: *Diffuse Idiopathic Pulmonary Neuroendocrine Cell Hyperplasia*; [3] Adenokarzinom mit lepidischem Wachstum

4.3.1.1.1 Plattenepitheliale Dysplasien, Carcinoma in situ

Die Entwicklung des bronchialen Plattenepithelkarzinoms verläuft stufenweise über metaplastisch-dysplastische Epithelveränderungen (Metaplasie-Dysplasie-Karzinom-Sequenz), an deren Anfang die chronische Exposition kanzerogener Noxen mit bronchitischen Epithelveränderungen steht. Bei weiter bestehender Exposition kanzerogener Noxen entwickeln sich aus dem metaplastischen Epithel dysplastische Epithelien, die letztendlich zur Aufhebung der normalen Schichtung des Epithels führt, dem sogenannten Carcinoma in situ [74],[76],[77]. Über den zeitlichen Ablauf der Entwicklung des Plattenepithelkarzinoms gibt es nur vage Vermutungen. So wird für die Entstehung einer Dysplasie aus metaplastischem Epithel ein Zeitraum von etwa 3–4 Jahre veranschlagt, wobei die Entwicklung zum Carcinoma in situ einen Zeitraum von etwa 6–24 Monaten umfasst [78]. Grundsätzlich gilt, dass sich mit zunehmender Progredienz der Zeitraum in der Entwicklung höherwertiger Dysplasien verkürzt. Die Differenzierung dysplastischer Epithelien in verschiedene Schweregrade ist durch die nachfolgenden zytologischen Kriterien möglich [79]:
– Zellgröße, Kernmorphologie und Chromatinstruktur
– Beschaffenheit des Zytoplasmas
– Kern-Plasma-Relation

Die alleinige zytologische Differenzierung der verschiedenen Dysplasien unterschiedlichen Schweregrades ist mitunter schwierig, sodass der Nachweis dysplastischer Veränderungen der histologischen Sicherung bedarf. Da die Progredienz dysplastischer Veränderungen durch molekulare und zytogenetische Veränderungen begleitet wird, ergeben sich hieraus auch adjuvante Methoden zur Dignitätsklärung [76],[80],[81]. Der Wegfall karzinogener Noxen kann eine Regression dysplastischen Epithels bewirken, jedoch werden schwere Dysplasien als bleibende Veränderungen mit einem Entartungsrisiko von 70 % eingestuft [77]. Tab. 4.16 gibt eine Übersicht über die Stufenfolge der Metaplasie-Dysplasie-Karzinom-Sequenz des Bronchialepithels nebst

Tab. 4.16: Entwicklungsstufen des bronchialen Plattenepithelkarzinoms.

	Morphologische Kriterien
Regelrechtes Epithel	s. Kap. 2
Basalzellhyperplasie	Basalzellverbände mit vergrößerten Kernen, Nachweis von Anisokaryosen ohne Atypien
Plattenepithelmetaplasie	einzelne Zellen oder Verbände runder, mittelgroßer Plattenepithelien mit zentraler Kernlagerung, Kerne mit granulärem wie kompaktem Chromatin, kein Nachweis von Nukleoli, geringe Verschiebung der Kern-Plasma-Relation[1], grau-blaues, dichtes Zytoplasma
Leichte Dysplasie [2]	kleinere bis mittelgroße Zellen mit polygonaler Begrenzung, Kernvergrößerungen, grobes, verdichtetes Chromatin, mäßige Verschiebung der Kern-Plasma-Relation, Zytoplasma grau-opak
Mäßige Dysplasien [2]	mittelgroße Zellen mit hyperchromatischen, unregelmäßig begrenzten Kernen, unruhige Chromatinstruktur mit Nachweis von Chromozentren, stärker verschobene Kern-Plasma-Relation als bei Zellen einer leichten Dysplasie
Schwere Dysplasien [2]	kleinere rundliche Zellen mit hyperchromatischen Kernen, ausgeprägte Anisokaryose und Kernpleomorphie, verdichtetes Chromatin, unregelmäßige Kernbegrenzungen, deutliche Verschiebung der Kern-Plasma-Relation, mitunter geschwänztes Zytoplasma („Kaulquappenzellen"), nicht selten Zellkannibalismus
Carcinoma in situ [2]	größere Zellen einer schweren Dysplasie mit stark verschobener Kern-Plasma-Relation, kompaktes Chromatin, Hyperchromasie, unreifes Zytoplasma ohne Verhornungstendenz, mitunter Differenzierung in Ekto- und Endoplasma, Basophilie sowie leichte Eosinophilie des Zytoplasmas [3]
Invasives Karzinom	s. Kap. 4.3.1.2.1

[1] unreife Metaplasien mit deutlich stärker verschobener Kern-Plasma-Relation! [2] nach [79]; [3] Die Differenzierung zwischen Carcinoma in situ und invasivem Karzinom ist am ehesten an der Ausreifung des Zytoplasmas möglich [79].

zytologischen Kriterien; korrespondierende Befunde sind in der Abb. 4.8 ersichtlich. Das Carcinoma in situ ist morphologisch vom invasiven Karzinom nicht sicher zu unterscheiden. Als wichtiges Unterscheidungskriterium des Carcinoma in situ vom invasiven Plattenepithelkarzinom gilt das Fehlen von nekrotischem Material; Tumornekrosen sind für das invasive Karzinom charakteristisch. Die zytologische Diagnose eines Carcinoma in situ gilt als ein sehr seltener Befund [79], jedoch sind in situ-Karzinome als Randreaktion invasiver Karzinome wahrscheinlich keine Seltenheit.

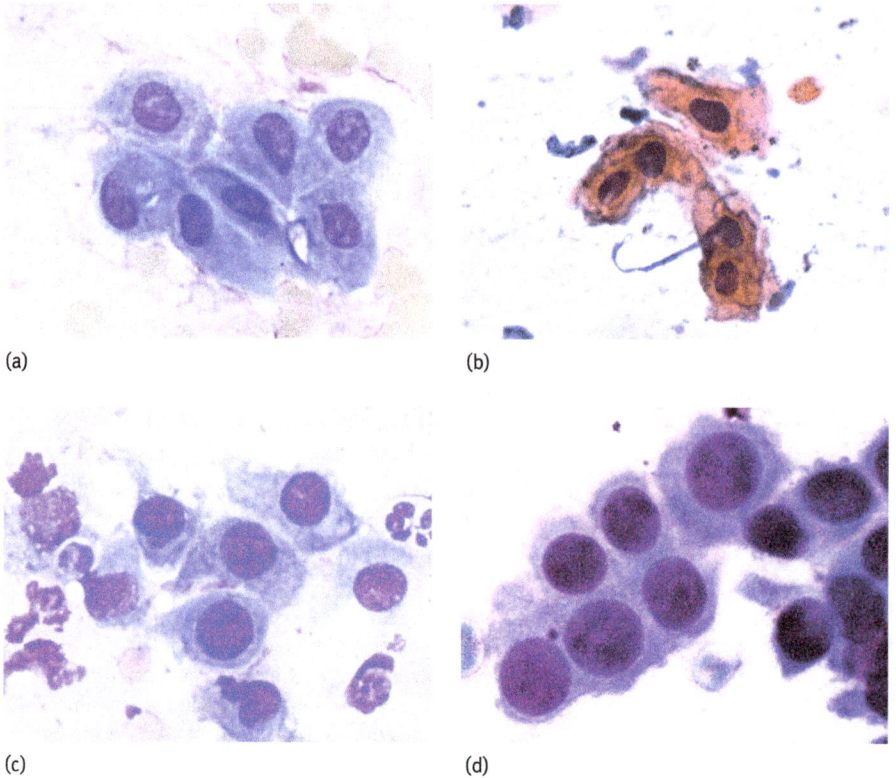

(a)

(b)

(c)

(d)

Abb. 4.8: **Plattenepitheliale Dysplasien und Carcinoma in situ.** (a) + (b): Leichte Dysplasien mit gering verschobener Kern-Plasma-Relation und kompaktem Chromatin, (b) Papanicolaou-Färbung. (c) Mäßige bis schwere Dysplasie mit hyperchromatischen Kernen und kernbetonter Kern-Plasma-Relation. (d) Carcinoma in situ mit hyperchromatischen Kernen, stark verschobener Kern-Plasma-Relation sowie grau-granuliertem Zytoplasma mit eosinophiler Tingierung; im Unterschied zum invasiven Karzinom erscheint das Zytoplasma nicht ausgereift. (Abb. (d) aus [260]).

4.3.1.1.2 Atypische adenomatöse Hyperplasie

Die atypische adenomatöse Hyperplasie (frühere Bezeichnungen u. a.: bronchioloalveoläres Adenom, atypische bronchioloalveoläre Hyperplasie, alveoläre intraepitheliale Neoplasie, Alveolarepithel-Hyperplasie) bezeichnet eine Hyperplasie des Alveolarepithels ohne Nachweis nennenswerter Kernatypien. Die atypische adenomatöse Hyperplasie ist durch kleine, bis 5 mm messende Läsionen gekennzeichnet, die solitär wie auch multifokal auftreten und als Präkanzerose des nicht muzinösen Bronchioloalveolarzellkarzinoms gelten [72],[74],[83]. Wie eine Literaturstudie ergab, lässt sich die Prävalenz der atypischen adenomatöse Hyperplasie als Zusatzbefund aller invasiver nichtkleinzelliger Lungenkarzinome mit 9–21 % beziffern, wobei die Werte für Adenokarzinome 16–35 %, für Plattenepithelkarzinome 3–11 %, für großzellige

Karzinome 10–25 % und für metastatische Tumoren 4–10 % betragen [83]. Die atypische adenomatöse Hyperplasie ist in der zytologischen Routine kein seltener Befund, jedoch ist die sichere Diagnose zytologisch nicht möglich. Aus diesem Grund ist in der Literatur bisher auch nur sporadisch berichtet worden [82],[84],[85],[86],[87],[88]. Ursächlich hierfür ist vor allem die überlappende zytomorphologische Ähnlichkeit zwischen der atypischen adenomatösen Hyperplasie, dem Adenocarcinoma in situ und dem Bronchioloalveolarzellkarzinom. Ebenso ist die morphologische Abgrenzung der atypischen adenomatösen Hyperplasie von reaktiv-hyperplastischen Pneumozyten häufig nicht möglich. Aus den Zellbildern können jedoch diagnostische Hinweise abgeleitet werden, aus denen sich die Indikation zur histologischen Sicherung ergibt. In den Ausstrichpräparaten imponieren zumeist kleinere, flächige Verbände von Typ-II-Pneumozyten mit leicht vergrößerten, rund-ovalen Kernen, die immer wieder Einschlüsse von Surfactantprotein erkennen lassen. Die Abgrenzung der atypischen alveolären Hyperplasie von malignen Läsionen ist zytologisch nicht möglich; eine Zunahme von Atypien gilt jedoch als Hinweis auf eine maligne Transformation. Ein weiteres Kriterium ist die Größe der betreffenden Läsionen und die Häufigkeit atypischer Zellen. Einige zytologische Hinweise auf eine atypische adenomatöse Hyperplasie sind der Tab. 4.17 zu entnehmen; Zytologische Befunde einer atypischen adenomatöse Hyperplasie sind in der Abb. 4.9 ersichtlich. Die atypische adenomatöse Hyperplasie exprimiert Zytokeratine, TTF-1 und die Surfactantproteine A und B und ist somit allein immunzytologisch nicht vom Adenocarcinoma in situ und dem Bronchioloalveolarzellkarzinom zu unterscheiden.

Tab. 4.17: Zytologische Befunde bei atypischer adenomatöser Hyperplasie. [1]

Zellkerne: rund-ovaläre wie auch spindelige Kerne mit gleichmäßig verteiltem und teils aufgelockertem Chromatin, nicht selten Doppelkernigkeit, stets Nachweis von intranukleären Einschlüssen von Zytoplasma (Surfactant)
Zytoplasma: grau-granuliert mit eosinophiler Tingierung
Kern-Plasma-Relation: kernbetont bis ausgewogen
Zellverbände: flächige wie auch papilläre Verbände, Einzelzellen
Besonderheiten: multiple Läsionen < 5 mm in der Bildgebung bzw. Resektat
Immunzytologie: EMA +, TTF-1 +, Surfactantproteine A und B +, Vimentin + bei spindeligen Zellformen
Differentialdiagnose: reaktive Typ-II-Pneumozyten, Adenokarzinom vom lepidischen Typ, Adenokarzinome

---

[1] Die Diagnose einer atypischen adenomatösen Hyperplasie ist allein zytologisch nicht zu stellen. Bei entsprechendem Verdacht ist immer die histologische Klärung indiziert!

(a)

(b)

(c)

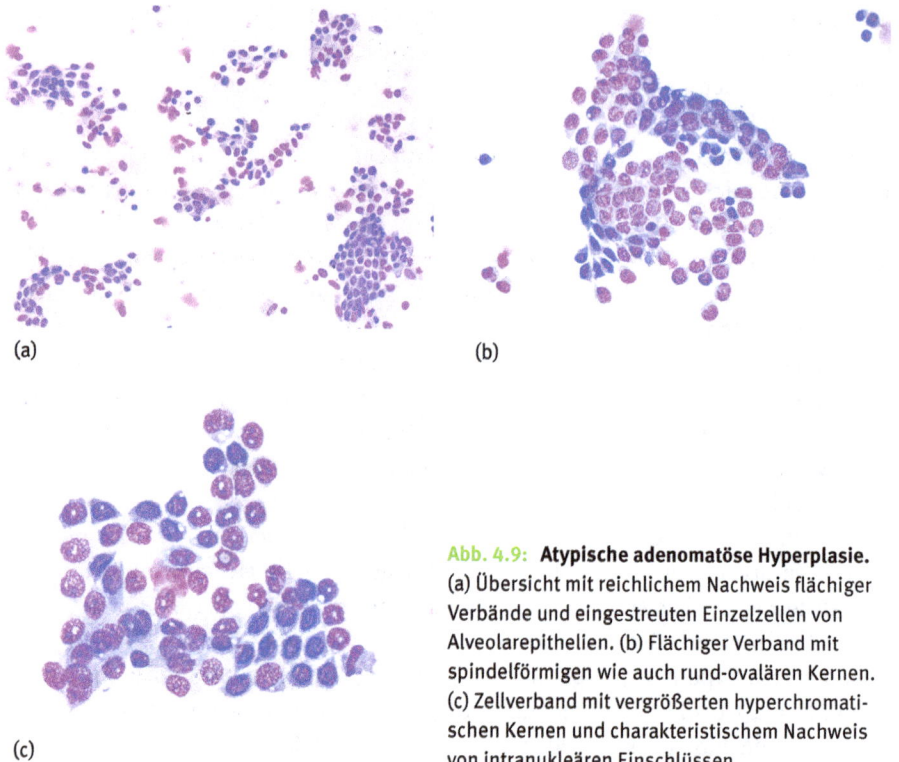

Abb. 4.9: Atypische adenomatöse Hyperplasie.
(a) Übersicht mit reichlichem Nachweis flächiger Verbände und eingestreuten Einzelzellen von Alveolarepithelien. (b) Flächiger Verband mit spindelförmigen wie auch rund-ovalären Kernen. (c) Zellverband mit vergrößerten hyperchromatischen Kernen und charakteristischem Nachweis von intranukleären Einschlüssen.

4.3.1.1.3 Tumorlets, DIPNECH

Tumorlets bezeichnen periphere, bis 5 mm messende, benigne Läsionen hyperplastischer neuroendokriner Zellen, die von den Kulchitsky-Zellen ausgehen und gehäuft bei Frauen auftreten [89]. Kulchitsky-Zellen sind im bronchiolären wie auch bronchialen Epithel in kleinen Gruppen von 4–10 Zellen angesiedelt. Zu den hyperplastischen neuroendokrinen Zellen zählt zudem die diffuse idiopathische neuroendokrine Zellhyperplasie (DIPNECH), die den Tumorlets ähnelt, jedoch zytologisch von diesen nicht zu unterscheiden ist. Zellen der Tumorlets sind identisch mit Zellen des typischen Karzinoids, sodass die zytologische Diagnostik, unter Einbeziehung der Klinik wie auch immunzytologischer Zusatzuntersuchungen, möglich ist [90],[91]. Zytologisch imponieren Tumorlets durch uniforme, rund-ovale bis spindelige Zellen mit zentral gelagerten Kernen und mäßig viel Zytoplasma, Das Chromatin zeigt das typische Salz- und Pfeffer-Muster. Tumorlets exprimieren Zytokeratine und die typischen neuroendokrinen Marker Synaptophysin, Chromogranin sowie die neuronenspezifische Enolase (NSE). Es sind auch Tumorlets beschrieben worden, die deutliche Atypien zeigen [91], sodass hier die immunzytologische Bestimmung des Ki67-Index zwingend geboten ist.

4.3.1.1.4 Screeningmethoden zum Nachweis von Präkanzerosen

Während um 1900 primäre Lungenkarzinome noch als seltene Erkrankungen galten, zählt das Lungenkarzinom gegenwärtig zu den häufigsten krebsbedingten Todesursachen überhaupt. In Deutschland wird die Zahl der Neuerkrankungen für das Jahr 2016 auf 55.300 geschätzt [92]. Die Prognose bei primärem Lungenkarzinom ist nach wie vor ungünstig und mit einer hohen Letalität belegt, weswegen der Diagnostik therapierbarer Frühformen eine entscheidende Bedeutung zukommt. Daher wurden verschiedene Methoden etabliert, die bronchoskopische, bildgebende Verfahren, zytologische Untersuchungen sowie molekularpathologische und zytogenetische Testsysteme umfassen. In der Anfangsphase wurden Screeninguntersuchungen ausschließlich am Sputum durchgeführt, was in der unproblematischen Materialgewinnung wie auch der einfachen Materialbearbeitung begründet ist. Plattenepitheliale Dysplasien waren bereits mit den Anfängen der Sputumzytologie im letzten Drittel des 19. Jahrhunderts in den Fokus der Kliniker geraten. In den nachfolgenden Jahrzehnte wurde die Sputumzytologie ausgebaut und bestimmte somit auch das Arbeitsfeld des Zytologen in der Ära vor Einführung endoskopischer Methoden [93]. Wenngleich die Sputumzytologie durch endoskopische Entnahmetechniken weitestgehend verdrängt wurde, ist sie als Screeningmethode bei Risikogruppen über Jahrzehnte in Anwendung geblieben, wobei neben normalem Sputum auch zunehmend induziertes Sputum eingesetzt wurde. Als sehr effektiv gilt die Mehrfachuntersuchung von Sputum an Paraffin-eingebetteten Schnitten [28]. Mit dieser Methode konnte an 4.297 Sputumproben bei 1.889 Patienten eine diagnostische Sensitivität von 85,4 % bei einer Spezifität von 99,5 % erreicht werden, wobei jeweils drei verschiedene Sputumproben untersucht wurden. Im Gegensatz dazu stehen Publikationen, in denen der Sputumzytologie eine vergleichbar geringe Sensitivität bescheinigt wird (z. B. [27]). Solche Mitteilungen sollten kritisch hinterfragt werden. Gegenwärtig erfährt die Sputumzytologie als Screeningmethode eine regelrechte Renaissance, was in der Anwendung molekularer und zytogenetischer Methoden begründet ist [76],[80],[81],[94],[95],[96]. Als Favorit im Screening gilt jedoch seit etwa 20 Jahren die Untersuchung mittels Niedrigdosis-Spiralcomputertomographie (LDCT), die eine hohe Detektionsrate aufweist. So konnte Im Rahmen des *Early Lung Cancer Project* (ELCAP) in zwei Untersuchungen mit insgesamt 30.000 Probanden bei 484 Probanden (1,6 %) ein Lungenkarzinom diagnostiziert werden, wovon 412 der Lungenkarzinome das Stadium I aufwiesen [97]. Eine ausführliche Darstellung des Methodenspektrums würde den Rahmen dieses Kapitels sprengen, sodass auf weiterführende Literaturquellen verwiesen wird [98],[99],[100],[101],[102],[103].

4.3.1.2 Nicht-kleinzellige Lungenkarzinome (NSCLC)

Während noch vor wenigen Jahren der Befund eines kleinzelligen Bronchialkarzinoms (SCLC) oder nicht-kleinzelligen Bronchialkarzinoms (NSCLC) dem klinischen Anspruch durchaus entsprach, besteht nunmehr die Forderung der Kliniker nach der

Differenzierung nicht-kleinzelliger Lungenkarzinome. Ursächlich für die Differenzierung zwischen Adenokarzinomen und Plattenepithelkarzinomen sind die verschiedenen Therapierichtlinien für beide Entitäten, die aus den jeweils unterschiedlichen genetischen Aberrationen resultieren. Diese neue diagnostische Konzeption bedeutet auch für die zytologische Diagnostik einen Paradigmenwechsel dahingehend, dass zur Tumordifferenzierung nicht nur morphologische Kriterien, sondern auch der immunzytologische Nachweis diagnostisch relevanter Antigene für bestimmte Fragestellungen unumgänglich ist [11],[12],[13],[104],[105],[106],[107],[108],[109],[110],[111],[112] [113],[114]. Allerdings gelingt die rein morphologische Differenzierung in Adenokarzinom und Plattenepithelkarzinom in 93 % der Fälle [115].

Bezüglich der Häufigkeit primärer Lungenkarzinome zeichnet sich in den letzten Jahrzehnten eine deutliche Verschiebung innerhalb der vier großen Gruppen (Adenokarzinome, Plattenepithelkarzinome, kleinzelliges Karzinom, großzellige Karzinome) zugunsten der Adenokarzinome ab. Tab. 4.18 fasst die relative Häufigkeit der Haupttypen primärer Lungenkarzinome zusammen. Neben der unterschiedlichen Häufigkeit der nicht-kleinzelligen Lungenkarzinome sind auch die Unterschiede im Wachstumsverhalten (Tumorverdopplungszeit) der einzelnen Tumortypen von praktischem Interesse für den Krankheitsverlauf (Tab. 4.19). Die Differenzierung zwischen kleinzelligen und nicht-kleinzelligen Lungenkarzinomen ist in der Regel unproblematisch, kann allerdings bei nekrotisierenden Tumoren und kleinzellig differenzierten nichtkleinzelligen Lungenkarzinomen diagnostische Probleme bereiten. Morphologische Differenzierungskriterien zwischen kleinzelligem Karzinom und nichtkleinzelligen Lungenkarzinomen sind der Tab. 4.20 zu entnehmen; diagnostische Kriterien der einzelnen Entitäten werden in den nachfolgenden Kapiteln ausführlich dargestellt.

Tab. 4.18: Häufigkeitsverteilung der Haupttypen primärer Lungenkarzinome.

Histologische Typen	Hartung, 1972 [116]	Ali & Yang, 2012 [117]
Adenokarzinom	15 %	50 %
Plattenepithelkarzinom	36 %	20 %
Kleinzelliges Karzinom	21 %	13 %
Großzelliges Karzinom	8 %	9–10 %

Tab. 4.19: Tumorverdoppelungszeiten primärer Lungenkarzinome (Werte aus [118]).

Tumortyp	Tumorverdopplungszeit in Tagen
Adenokarzinom	160
Plattenepithelkarzinom	88
Großzelliges Karzinom	86
Kleinzelliges Karzinom	29

Tab. 4.20: Differenzierung zwischen kleinzelligen und nicht-kleinzelligen Lungenkarzinomen.

	Kleinzelliges Karzinom	Nicht-kleinzellige Karzinome
Zellkern	homogenes, feingranuläres Chromatin ohne Chromozentren, keine sichtbaren Nukleoli [1], typische Moulding-Lagerung, häufig Chromatinschlieren durch Vulnerabilität der Kerne	unruhiges, aufgelockertes Chromatin, häufig prominente Nukleoli, fehlende Moulding-Lagerung, nur selten Nachweis von Chromatinschlieren bei erhaltenen Kernformen
Kern-Plasma-Relation	stets kernbetont (Anaplasie)	kernverschoben, selten Anaplasie [2]
Zytoplasma	sehr wenig basophiles Zytoplasma	mehr Zytoplasma als beim SCLC

[1] verdämmernde Kerne mit aufgelockertem Chromatin können himmelblaue Nukleoli aufweisen, Verwechslungsmöglichkeit mit einem Adenokarzinom! [2] Ausnahmen: Plattenepithelkarzinom, basalzelldifferenziert; Großzelliges Karzinom, anaplastischer Typ.

Nicht selten stellt sich im Rahmen einer Verlaufskontrolle die Frage nach einem Tumorrezidiv, wobei besonders nach Radio- und Chemotherapie auf therapiebedingte Veränderungen ortsständiger Epithelien zu achten ist. Therapieassoziierte Zellveränderungen können am Bronchial- und Alveolarepithel festgestellt werden, wobei die Veränderungen an Kern und Zytoplasma so stark ausgeprägt sein können, dass sich nicht selten der Verdacht auf ein Tumorrezidiv ergibt. Charakteristisch sind metaplastisch-regenerative Epitheldifferenzierungen, reaktive Epithelveränderungen mit z. T. pseudomalignem Aspekt sowie Hinweise auf Zellzerfall. Häufig finden sich auch Hinweise auf eine Begleitentzündung. Eine Übersicht über therapieassoziierte Veränderungen sind der Tab. 4.21 zu entnehmen; zytologische Befunde sind in der Abb. 4.10 ersichtlich.

Tab. 4.21: Auswahl therapieassoziierter Zellveränderungen.

Hyperplasie: Flimmerepithelhyperplasie mit Verlust der Zilien, Becherzellhyperplasie, hyperplastische Pneumozyten
Kernveränderungen: deutliche Kernvergrößerungen bei Wahrung der Kern-Plasma-Relation, markante reaktive Kernveränderungen, zerfallenes Chromatin, Mehrkernigkeit, mitunter Nachweis von zytoplasmatischen Kerneinschlüssen
Zytoplasmaveränderungen: Volumenzunahme, Amphophilie, Ausbildung von Endo- und Ektoplasma, häufig vakuolige Degeneration, Zytolysen

(a)

(b)

(c)

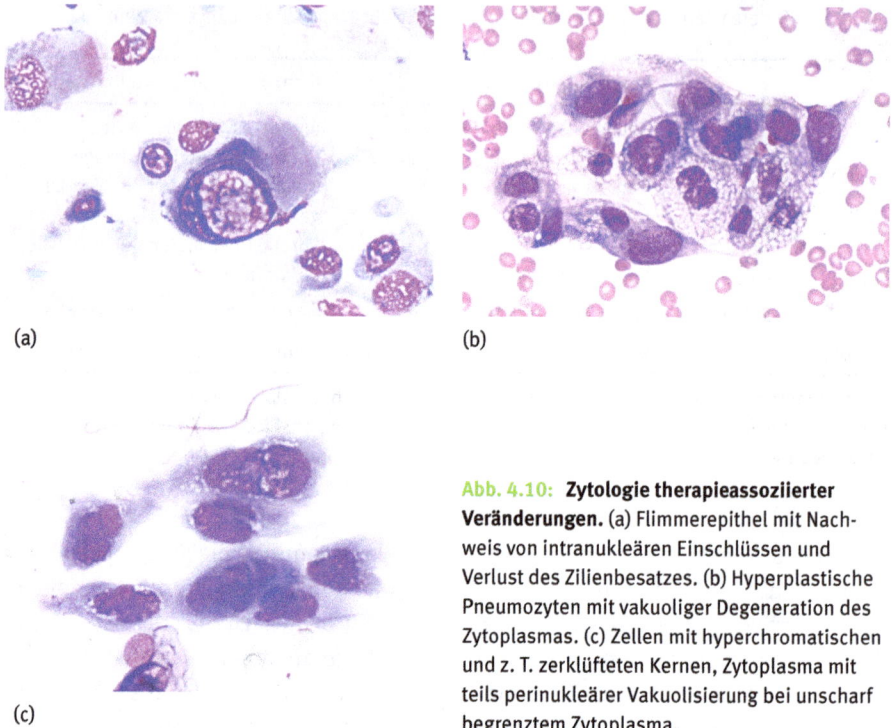

Abb. 4.10: Zytologie therapieassoziierter Veränderungen. (a) Flimmerepithel mit Nachweis von intranukleären Einschlüssen und Verlust des Zilienbesatzes. (b) Hyperplastische Pneumozyten mit vakuoliger Degeneration des Zytoplasmas. (c) Zellen mit hyperchromatischen und z. T. zerklüfteten Kernen, Zytoplasma mit teils perinukleärer Vakuolisierung bei unscharf begrenztem Zytoplasma.

4.3.1.2.1 Plattenepithelkarzinom

Das Plattenepithelkarzinom bezeichnet einen malignen epithelialen Tumor, der aus atypischen Plattenepithelien aufgebaut ist, wobei die Histogenese über die Metaplasie-Dysplasie-Karzinom-Sequenz als gesichert gilt [76],[119]. Das Plattenepithelkarzinom ist als das zweithäufigste Lungenkarzinom registriert. Ätiologisch besteht eine gesicherte Assoziation zum Zigarettenkonsum, über 90 % der Patienten zeigen eine Raucheranamnese. Als weitere ätiologische Faktoren gelten Passivrauchen, Alkoholkonsum, Umweltnoxen, berufliche Toxine sowie eine genetische Disposition. Das bevorzugte Alter der Patienten liegt zwischen 68 und 70 Jahren; Männer sind häufiger betroffen als Frauen. In etwa zwei Dritteln der Fälle ist das Plattenepithelkarzinom zentral in den Haupt- und Segmentbronchien lokalisiert, weswegen hierbei die Materialgewinnung zumeist auch unproblematisch verläuft. Etwa ein Drittel der Plattenepithelkarzinome entsteht in den peripheren Atemwegen. Plattenepithelkarzinome zeigen endobronchiales oder invasives Wachstum, wobei das endobronchiale Wachstum nicht selten eine bronchiale Obstruktion mit Veränderungen an den distalen Atemwegen hervorruft, vor allem Sekretretention, Bronchopneumonien, Hämoptysen, Bronchiektasen oder Atelektasen. Nicht selten verursachen Plattenepithelkarzinome granulomatöse Reaktionen mit Epitheloidzellen und Epitheloidriesenzellen, sodass leicht der Verdacht auf eine infektiöse Ätiologie, z. B. Aspergillose, entsteht. Eine nicht unübliche Kavernenbildung durch das Plattenepithelkarzinom mit begrenzendem, metaplastischem

Epithel kann den Verdacht eines entzündlichen Geschehens noch verstärken. In der Histologie zeigen Plattenepithelkarzinome unterschiedliche Wachstumsmuster; die häufig polygonalen Zellen imponieren durch Kernatypien, Verhornungszeichen sowie durch charakteristische Interzellularbrücken. Histologisch werden neben einer papillären Variante mit guter Prognose auch kleinzellige und basaloide Varianten mit jeweils schlechter Prognose unterschieden [120].

Zytomorphologisch imponiert das Plattenepithelkarzinom durch atypische Plattenepithelien in breiter Variabilität. Neben Gewebsfragmenten finden sich häufig auch einzelne Tumorzellen. Der Nachweis von Kernatypien sowie der Hinweis auf eine zytoplasmatische Verhornung sind sichere zytodiagnostische Kriterien. Da

Tab. 4.22: Morphologische Kriterien des Plattenepithelkarzinoms.

Gut bis mäßig differenziertes Plattenepithelkarzinom

Zellkerne: Anisokaryose, ausgeprägte Kernpleomorphie mit Kernentrundungen, Hyperchromasie, zentrale Kernlagerung; verhornender, gut differenzierter Typ mit pyknotischen Kernen und ausgeprägter Formvarianz („Kaulquappenzellen", Schlangenzellen), selten Nukleoli; mäßig differenzierte Karzinome mit großen, vorwiegend runden bis ovalären Kernen, Nachweis prominenter Nukleoli mit Aniso- und Poikilonukleolose.

Zytoplasma: verdichtet bis grau-opak beim unverhornten Typ; verhornter Typ mit meerblauem (May-Grünwald-Giemsa-Färbung) bzw. lachsrotem (Papanicolaou-Färbung) Zytoplasma sowie Nachweis von Hornkugeln.

Kern-Plasma-Relation: gering bis mäßig kernverschoben (gut differenzierter Typ) kernbetont verschoben (mäßig differenzierter Typ).

Zellverbände: kleinere, eher flächige Verbände, gehäuft Einzelzellen.

Besonderheiten: Anhäufung von nekrotischem Material, kernlose Hornschollen („Geisterzellen"), häufig neutrophile Granulozyten bei poststenotischer Entzündung.

Immunzytologie:[1] CK 5/6 +, p40 +, p63 +, 34βE12 +.

Differentialdiagnosen: Metastasierendes Plattenepithelkarzinom (Mundhöhle, Speicheldrüsen, Ösophagus), Adenokarzinom, dysplastisches Epithel, Carcinoma in situ, Urothelkarzinom, Metaplasieverbände.

Schlecht differenziertes Plattenepithelkarzinom [1]

Zellkerne: Kerne mit aufgelockertem Chromatin, Chromozentren, prominenten Nukleoli mit Aniso- und Poikilonukleolose.

Zytoplasma: basophiles bis grau-opakes Zytoplasma, mitunter einzelne Zellen mit Zeichen der Verhornung.

Kern-Plasma-Relation: ausgesprochen kernbetont (Anaplasie).

Zellverbände: kleine bis mittelgroße flächige Verbände (*sheets*), reichlich eingestreute, kleinere Einzelzellen.

Besonderheiten: entzündlicher Hintergrund mit Zeichen des Zellzerfalls

Immunzytologie: CK 5/6 +, p40 +, p63 +, 34βE12 +.

Differentialdiagnosen: kleinzelliges Bronchialkarzinom, Urothelkarzinom, Metastasierendes Plattenepithelkarzinom (Mundhöhle, Speicheldrüsen, Ösophagus), Adenokarzinom, dysplastisches Epithel, Carcinoma in situ.

---

[1] s. a. [26],[106],[108],[111],[113],[121],[122]; [b] umfasst Plattenepithelkarzinome vom kleinzelligen und basaloiden Typ.

die meisten Plattenepithelkarzinome auf den unverhornten Typ entfallen, nur etwa 10–15 % der Plattenepithelkarzinome zeigen eine Verhornung, sollte die Diagnose eines fraglichen unverhornten Karzinoms stets immunzytologisch bestätigt werden. Tab. 4.22 fasst die wichtigsten morphologischen Kriterien für Plattenepithelkarzinome zusammen [26],[106],[108],[111],[113],[121],[122]; zytologische Befunde sind in der Abb. 4.11 ersichtlich.

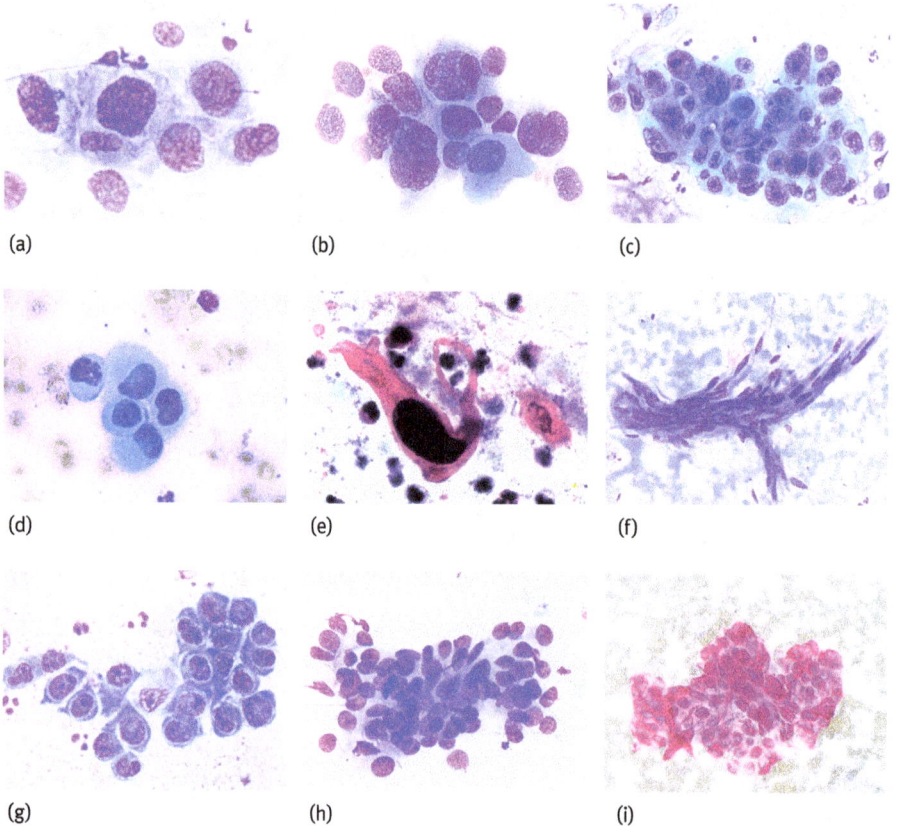

(a) (b) (c)

(d) (e) (f)

(g) (h) (i)

Abb. 4.11: Plattenepithelkarzinom. (a) Unverhorntes Plattenepithelkarzinom mit pleomorphen Tumorzellen in plattenepithelialer Differenzierung. (b) Partiell verhorntes Plattenepithelkarzinom. (c) bis (e): Tumorzellen mit Zeichen der Verhornung ([c] + [d]: meerblaues Zytoplasma in der May-Grünwald-Giemsa-Färbung; [e] Lachsrotes Zytoplasma in der Papanicolaou-Färbung). (e) Typische Tadpole-Zelle („Kaulquappenzelle") mit geschwänztem Zytoplasma. (f) Spindelförmig differenziertes Plattenepithelkarzinom mit schlangenförmigen Zellen und zartem Zytoplasma. (g) Basaloides Plattenepithelkarzinom mit kleinen, anaplastischen Tumorzellen, basophilem Zytoplasma und Ausbildung von Nukleoli. (h) + (i): Kleinzelliges Plattenepithelkarzinom mit kleinen Tumorzellen in teils papillär anmutenden, dichten Verbänden, die ohne Immunzytologie leicht fehlgedeutet werden können. (i) Expression von CK 5/6. (Abb. (b) und (e) aus [260])

Die bedeutendste Differentialdiagnose zum Plattenepithelkarzinom ist das Adenokarzinom, deren sicherer Ausschluss auch die Grundlage für eine gezielte Therapie (Target-Therapie) bildet. Schwierigkeiten bereiten zumeist undifferenzierte Adenokarzinome wie auch die Zuordnung einzelner Tumorzellen. Morphologische Kriterien sowie diagnostisch relevante Antigene zur Differenzierung zwischen Plattenepithelkarzinomen und Adenokarzinomen sind der Tab. 4.23 zu entnehmen [4],[11],[104], [105],[106],[107],[108],[109],[111],[112],[123]. Die diagnostische Genauigkeit für die Differenzierung zwischen Adeno- und Plattenepithelkarzinom wird in der Literatur immerhin mit 78,4–98,7 % (Median: 91,7) beziffert [124].

Für die Diagnostik des Plattenepithelkarzinoms ergeben sich einige Fallstricke, deren Kenntnis vor Fehldiagnosen schützt. Diese umfassen vorwiegend atypische Metaplasien als Randreaktion entzündlicher Prozesse, reaktive Basalzellverbände sowie therapieassoziierte Zellveränderungen.

Tab. 4.23: Differenzierung zwischen Plattenepithelkarzinom und Adenokarzinom (verändert nach [106],[108],[109]).

	Adenokarzinom	Plattenepithelkarzinom
Zellkerne	rund-oval, gelappt, häufig eher Normochromasie	Pleomorphe Kerne mit bizarrer Begrenzung, dichtes Chromatin, Hyperchromasie
Nukleoli	prominente Makronukleoli mit Aniso- und Poikilonukleolose	Nukleoli nur beim unverhornten Typ
Kerneinschlüsse	nachweisbar	fehlend
Zytoplasma	unscharf begrenzt, vakuolisiert, mitunter intrazytoplasmatische Neutrophile, Schleimvakuolen	deutlich begrenzt, dicht, grau-opak, keratinisiert, kein Nachweis von intrazytoplasmatischen Neutrophilen, Fehlen von Schleimvakuolen[1]
Zellmembran	schlecht ausgebildet	deutlich ausgebildet
Zellverbände	glandulär, azinär, papillär, teils dreidimensionale Verbände	solide, trabekulär, kein Hinweis auf dreidimensionale Verbände
Begleitreaktion	Zelldebris, wenig Nekrose	reichlich Nekrose
Diagnostisch relevante Antigene	CK 5/6 +, p40 +, p63 +	CK 7 +, TTF-1 +, Napsin A +

[1] Ausnahme: Mukoepidermoidkarzinom

4.3.1.2.2 Adenokarzinom

Adenokarzinome werden zu den häufigsten Lungenkarzinomen gezählt, wobei weltweit eine ansteigende Tendenz beobachtet werden kann (s. a. Tab. 4.18). Am häufigsten wird das Adenokarzinom in den asiatischen Ländern, z. B. Japan, registriert. Adenokarzinome umfassen drüsige Karzinome mit breit gefächerter Morphologie.

Ätiologisch gilt auch beim Adenokarzinom der Zigarettenkonsum als Hauptursache. Darüber hinaus spielen Passivrauchen, Alkoholkonsum, Umweltnoxen, berufliche Toxine sowie eine genetische Disposition eine Rolle. Adenokarzinome entstehen vorwiegend peripher; etwa ein Drittel entwickelt sich auch zentral. Während sich die peripheren Adenokarzinome von den Typ-II-Pneumozyten sowie den bronchiolären Clara-Zellen ableiten, haben zentrale Adenokarzinome ihren Ursprung unter anderem auch in hyperplastischen Goblet-Zellen und speziellen bronchiolären Epithelproliferaten, die 2003 als *bronchiolar columnar cell dysplasia* erstmals beschrieben wurden [125],[126].

Konventionelle Adenokarzinome

In den letzten Jahren hat die Klassifikation der Adenokarzinome einige grundlegende Änderungen erfahren, wobei komplexe morphologische Kriterien mit molekularpathologischen Erkenntnissen kombiniert sind [127]. Die vorausgegangenen WHO-Klassifikationen aus den Jahren 1967, 1981 und 1999 basierten vorwiegend auf der Beurteilung von Resektionspräparaten. Da gegenwärtig die meisten Adenokarzinome durch Biopsie und Zytologie diagnostiziert werden, wurde eine interdisziplinäre Klassifikation durch die IASLC (*International Association for the Study of Lung Cancer*), ATS (*American Thoracic Society*) und ERS (*European Respiratory Society*) vorgeschlagen, die dieser Tatsache Rechnung trägt [3],[4]. Während für die Differenzierung zwischen nichtkleinzelligen und kleinzelligen Lungenkarzinomen eine morphologische Färbung völlig ausreichend war, setzt die interdisziplinäre Klassifikation verstärkt auch auf immunzytologische Untersuchungen.

Die neue Klassifikation ersetzt den Begriff „bronchioloalveolär" durch den Terminus „lepidisch" (schuppenartig), wobei lepidisch wachsende Lungentumoren sowohl präinvasive Läsionen (atypische adenomatöse Hyperplasie, Adenocarcinoma in situ) wie auch invasive Adenokarzinome (vormals: Bronchioloalveolarzellkarzinom) umfassen. Neben dem lepidischen Wachstumsmuster berücksichtigt die neue Klassifikation auch azinäre, papilläre, mikropapilläre und solide Wachstumsmuster sowie einige seltenere Varianten. Weitaus am häufigsten werden Adenokarzinome vom soliden oder azinären Subtyp nachgewiesen.

Die Subklassifikation der Adenokarzinome am zytologischen Material oder Zellblock ist schwierig, wenngleich erste Ansätze zur zytologischen Differenzierung in der neueren Literatur publiziert wurden [128],[129],[130],[131],[132],[133]. Andererseits sind morphologische Aspekte der einzelnen Subtypen auch am zytologischen Material erkennbar, z. B. sind azinäre oder papilläre Differenzierungen keine Seltenheit und sollten auch im Befundtext Erwähnung finden. Histologische Aspekte der Subtypen der Adenokarzinome sind der Tab. 4.24 zu entnehmen. Ungeachtet dessen weisen etwa 90 % der Adenokarzinome eine gemischte Differenzierung auf und sind somit nicht nur einem Subtyp zuzuordnen. Hauptaufgabe der zytologischen Diagnostik ist die gesicherte Diagnose des pulmonalen Adenokarzinoms, da sich hieraus

Tab. 4.24: Leitmerkmale der Subtypen pulmonaler Adenokarzinome.

Subtyp	Hallmarks
Lepidisches Wachstum (9 %)	Pneumozytäre Proliferate entlang der Alveolarsepten, Hinweise auf invasives Wachstum: Größe der Läsion > 5 mm; Nachweis von desmoplastischem Stroma
Azinäres Wachstum (42 %)	Drüsige Verbände, meist mit zentralem Lumen, muzinös oder nicht muzinös
Papilläres Wachstum (4,4 %)	Papilläre Verbände glandulärer Zellen mit zentralem gefäßführendem fibrovaskulärem Stroma
Mikropapilläres Wachstum (5,9 %)	Papilläre Verbände glandulärer Zellen ohne Nachweis von zentralem fibrovaskulärem Stroma, nicht selten Psammomkörperchen
Solides Wachstum (38 %)	Flächige Verbände polygonaler Tumorzellen, häufig Nachweis von Muzin

entscheidende, therapierelevante Konsequenzen ergeben. Dies trifft insbesondere auf die zytologische Abgrenzung des Plattenepithelkarzinoms zu, der wichtigsten Differentialdiagnose des Adenokarzinoms überhaupt. Neben der gezielten Anwendung morphologischer Kriterien sind nicht selten immunzytologische Untersuchungen (Adenokarzinom: CK7, TTF-1, Napsin A; Plattenepithelkarzinom: CK5/6, p63) unumgänglich. Diagnostische Kriterien für Adenokarzinome der Lunge sind der Tab. 4.25 zu entnehmen; zytologische Befunde konventioneller Adenokarzinome sind in der Abb. 4.12 ersichtlich. Die Diagnostik des Bronchioloalveolarzellkarzinoms ist allein zytologisch nicht zu stellen, da den diagnostischen Kriterien der IASLC/ATS/ERS-Klassifikation zytologisch nicht entsprochen werden kann. So sollte z. B. bei suspekten Zellverbänden mit „bronchiolo-alveolärem" (lepidischem) Aspekt eine histologische Klärung erfolgen, da differentialdiagnostisch sowohl an eine atypische adenomatöse Hyperplasie (s. a. Kap. 3.1), ein Adenocarcinoma in situ, ein minimal invasives Adenokarzinom oder ein invasives Adenokarzinom mit lepidischem Wachstum gedacht werden muss. Tab. 4.26 gibt einen Überblick über die Klassifikation von Tumoren mit lepidischem Wachstum; der zytologische Befund eines lepidischen Adenokarzinoms ist in der Abb. 4.13 ersichtlich. In einer Untersuchung an 222 Adenokarzinomen mit lepidischem Wachstum konnte dieser histologisch gesicherten Diagnose zytologisch in lediglich 12 % entsprochen werden; 66 % wurden als Adenokarzinome und 12 % als undifferenzierte Karzinome diagnostiziert [134].

Die Empfehlungen zum Tumorgrading durch die IASLC/ATS/ERS-Klassifikation basieren hauptsächlich auf der Kernmorphologie, dem Mitoseindex wie auch dem Nachweis atypischer (triploider) Mitosen. Dieses Kerngrading zeigt eine gute Reproduzierbarkeit und hat somit eine prognostische Bedeutung [137]. Für das zytologische Grading wurde ein analoges System vorgeschlagen, das mit dem histologischen

Tab. 4.25: Morphologische Kriterien des Adenokarzinoms (s. a. [26],[11],[13],[135],[136]).

Morphologische Kriterien von Adenokarzinomen der Lunge
Zellkerne: sehr variabel, neben rund-ovalen Kernen ohne Kernpolymorphie mit eher feinem Chromatin (gut differenziert); Kerne mit ausgeprägter Anisokaryose und Kernpleomorphie und betont unruhigem Chromatin (mäßig bis schlecht differenziert); häufig prominente Nukleoli, bei schlecht differenzierten Adenokarzinomen zumeist Aniso- und Poikilonukleolose, doppelkernige Tumorzellen bevorzugt beim lepidischen Typ.
Zytoplasma: gräulich granuliert, nicht selten eosinophil tingiert, häufig unscharfe Zellgrenzen, vereinzelter Nachweis von Schleimvakuolen, vakuolige Degeneration (PAS- oder Muzinfärbung zum Ausschluss von Schleim).
Kern-Plasma-Relation: sehr variabel, sowohl kernbetont wie auch unauffällig bei zumeist exzentrischer Kernlagerung.
Zellverbände: zumeist azinäre, glanduläre oder papilläre Verbände sowie flächige Gewebsfragmente (*sheets*), besonders beim lepidischen Typ, schlecht differenzierte Adenokarzinome mit Dissoziationsneigung und Anhäufung von Einzelzellen.
Besonderheiten: Präparate meist zellreich mit typischer Tumorrandreaktion, häufig desmoplastisches Stroma, mitunter Psammomkörperchen.
Immunzytologie:[1] TTF-1 + (75–80 %), Napsin A + (monoklonal: 58–91 %, polyklonal: 81 %), CK 7 + (95 %).
Differentialdiagnose: Plattenepithelkarzinom (häufigste DD!) reaktiv-hyperplastisches Bronchusepithel, atypische adenomatöse Hyperplasie, Adenokarzinome anderer Organe (u. a. Kolon, Schilddrüse, Mamma).

[1] Adenokarzinome mit lepidischem Muster exprimieren auch die Surfactant-Proteine A + B.

Tab. 4.26: Läsionen mit lepidischem Wachstum.

Prä-invasive Läsionen / In situ-Läsionen [1]	Invasive Läsionen / Non-in-situ-Läsionen
Atypische adenomatöse Hyperplasie	Minimal invasives Adenokarzinom [3]
Adenocarcinoma in situ [2]	Lepidisch prädominantes Adenokarzinom [4]
	Invasives muzinöses Adenokarzinom [5]

[1] s. Kap. 4.3.1.1; [2] vormals: Bronchioloalveolarzellkarzinom; [3] Histologisch definiertes Adenokarzinom; [4] nicht muzinöses Bronchioloalveolarzellkarzinom; [5] muzinöses Bronchioloalveolarzellkarzinom.

Grading korreliert und ebenfalls eine prognostische Aussage erlaubt [138]. Hierzu wurden folgende zytologische Kriterien bewertet: Präparatehintergund, Zellverbände, Einzelzellen, Tumorriesenzellen, Kerngröße, Kernbegrenzung, Chromatinstruktur und Kerneinschlüsse. Für das zytologische Grading waren vor allem Kerngröße, Kernbegrenzung und die Chromatinstruktur relevant. Der jeweils erhobene morphologische Befund wird einem Punktesystem zugeordnet, aus dem ein Score ermittelt werden kann. Aus diesem Score lassen sich reproduzierbar sowohl Grading als auch

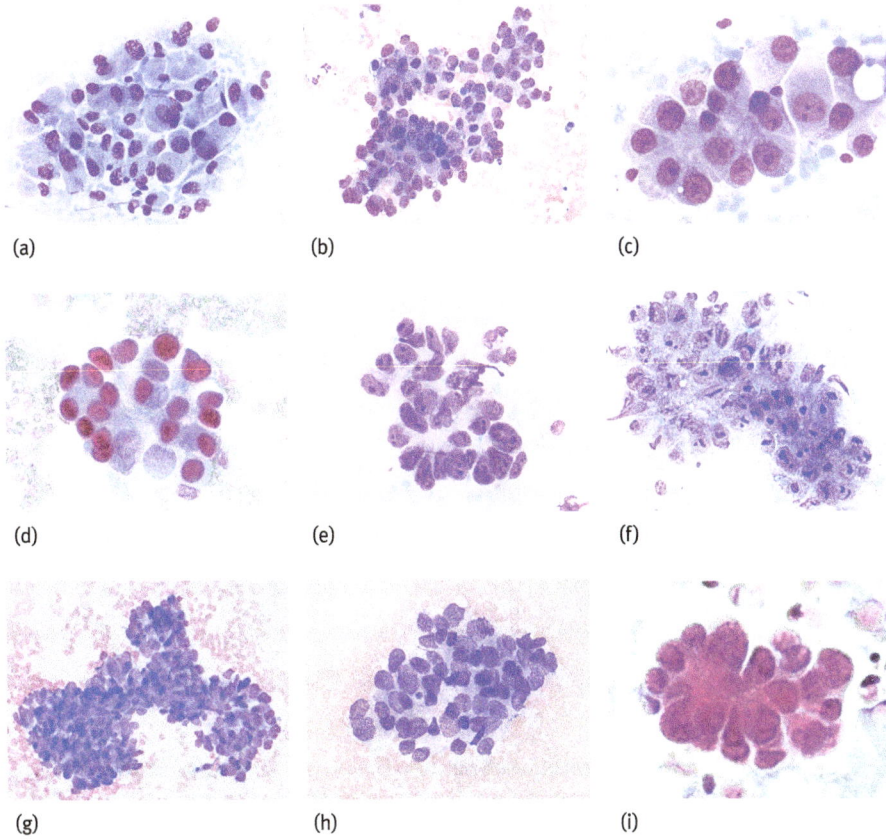

(a)   (b)   (c)

(d)   (e)   (f)

(g)   (h)   (i)

Abb. 4.12: Konventionelle Adenokarzinome. (a) Dissolute Einzelzellen mit exzentrischer Kernlagerung und mäßiger Verschiebung der Kern-Plasma-Relation. (b), (c), (e) und (f): Drüsige Zellverbände mit teils azinärem Aspekt, Nachweis von Nukleoli und exzentrischer Kernlagerung. (d) Kernexpression von TTF-1. (e) und (f): Schlecht differenzierte Adenokarzinome mit deutlicher Zunahme
von Kernatypien und teils pleomorphen Nukleoli (f), s. a. Tab. 4.27. (g) und (h): Mikropapillärer Typ
mit papillär verzweigten Verbänden bei Fehlen anhaftenden fibrovaskulären Stromas. (i): Papillär
differenziertes Adenokarzinom (Papanicolaou-Färbung).

Tab. 4.27: Zytologische Kriterien für das Grading von Adenokarzinomen (nach [138]).

Zytologische Kriterien	Mikroskopischer Befund	Zugeordnete Punkte
Kerngröße [1]	klein: Kernfläche < 5 Lymphozyten	0
	groß: Kernfläche > 5 Lymphozyten	2
Kernbegrenzung	glatt	0
	unregelmäßig, gewunden	1
Chromatinstruktur [2]	feines Chromatin	0
	granuläres, grobes Chromatin	2

[1] Objektiv 20x; [2] Objektiv 40x

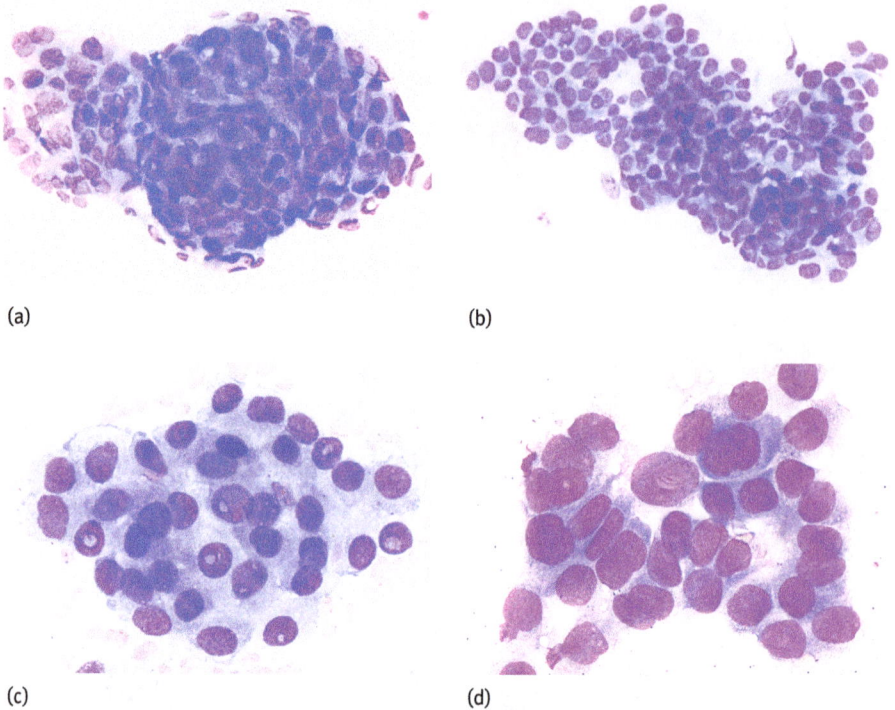

(a)

(b)

(c)

(d)

Abb. 4.13: **Adenokarzinom mit lepidischem Wachstumsmuster.** (a) + (b): Papillär anmutende wie auch flächige Tumorverbände mit Nachweis von Kernatypien und doppelkernigen Tumorzellen ([c] und [d]) und grau-granuliertem Zytoplasma. (c) Nachweis von intranukleären Einschlüssen.

eine Prognose ableiten. Ein Score von 0 entspricht somit dem Fehlen von Risikofaktoren (Low Grade), während ein Score von 5 das Vorhandensein von Risikofaktoren belegt (High Grade) und mit einer schlechten Prognose verbunden ist. Eine Übersicht über das zytologische Grading-System ist in der Tab. 4.27 ersichtlich.

Seltene Adenokarzinome

Neben den Subtypen des konventionellen Adenokarzinoms sind einige seltenere Adenokarzinome beschrieben worden, die auch in der zytologischen Routine als „Exoten" vereinzelt vorkommen können. Durch ihre abweichende Morphologie sind immunzytologische Zusatzuntersuchungen in den meisten Fällen zwingend geboten.

Das **invasive muzinöse Adenokarzinom** [4], [13],[87],[135],[139],[140],[141] entspricht dem bisherigen muzinösen Bronchioloalveolarzellkarzinom, einer selteneren Entität, die, wie alle muzinösen Adenokarzinome der Lunge (Abb. 4.14), mit einer schlechten Prognose behaftet ist. Die Kernmorphologie ähnelt denen der nicht muzinösen Adenokarzinome lepidischen Wachstums; neben kompaktem Chromatin

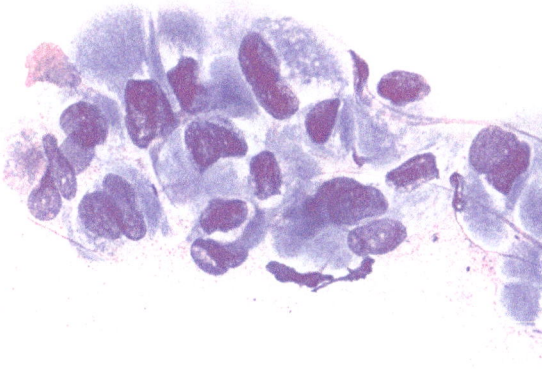

Abb. 4.14: Invasives muzinöses Adenokarzinom. Tumorzellen mit basalständigen Kernen und supranukleärem Schleim sowie doppelkernige Tumorzellen.

imponieren Tumorzellen gehäuft mit Doppelkernigkeit. Das über den basalständigen Kernen lokalisierte Zytoplasma zeigt eine charakteristische Anhäufung von Schleim bei über 70 % der Tumorzellen. In der Immunzytologie exprimieren die Tumorzellen CK7 (94,7 %), während TTF-1 nur vereinzelt exprimiert wird; CDX2 und CK20 können fokal exprimiert werden. Der zytologische Befund eines invasiven muzinösen Adenokarzinoms ist in der Abb. 4.14 ersichtlich.

Das **kolloide Adenokarzinom** [4],[87],[13],[135],[139],[140],[141] entspricht dem bisherigen konventionellen muzinösen Adenokarzinom, das durch eine ausgeprägte Schleimbildung imponiert. Nicht selten können Tumorzellen durch den überlagernden Schleim nur schwer aufgefunden werden, sodass in Einzelfällen die Diagnose auch bei repräsentativem Untersuchungsmaterial nicht gestellt werden kann. In den zytologischen Präparaten finden sich zumeist sehr vereinzelte kleinere Zellverbände ohne markante Kernatypien bei Hyperchromasie, eingebettet in einen Schleimsee. Das vormals muzinöse Zystadenokarzinom wird nunmehr ebenfalls als ein kolloides Adenokarzinom klassifiziert. Desgleichen wird das als Siegelringzellkarzinom klassifizierte Adenokarzinom, 1989 erstmals als eigene Entität beschrieben [142], dem kolloiden Adenokarzinom zugerechnet. Diese Entität ist rein morphologisch von Siegelringzellkarzinomen anderer Organe, vor allem vom Magenkarzinom (diffuser Typ nach Lauren), nicht zu unterscheiden, sodass eine immunzytologische Bestätigung notwendig ist [143]. Kolloide Adenokarzinome exprimieren CK7, TTF-1, Napsin A und Surfactantprotein A. Zytologische Befunde kolloider Adenokarzinome sind in der Abb. 4.15 ersichtlich.

Das **enterische Adenokarzinom** bezeichnet ein sehr seltenes Adenokarzinom vom intestinalen Typ mit vorzugsweise peripherer Lokalisation, das morphologisch wie immunzytologisch von einem metastasierenden kolorektalen Karzinom nicht zu unterscheiden ist. Zytologisch imponieren die Tumorverbände durch eine charakteristische palisadenartige Anordnung der Zellkerne. In Übereinstimmung mit dem Kolonkarzinom exprimiert das enterische Adenokarzinom auch CK20, CDX-2 und

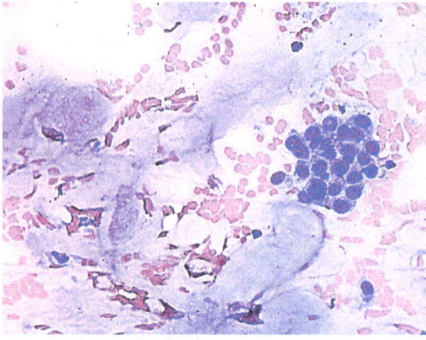

(a)

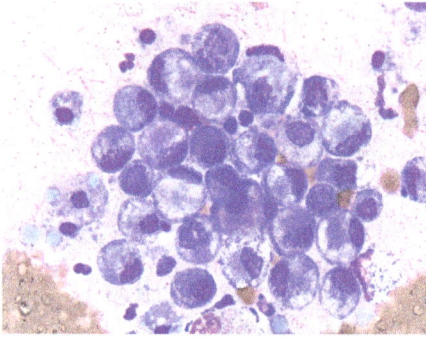

(b)

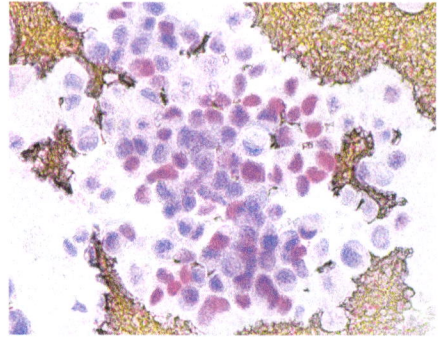

(c)

Abb. 4.15: Kolloides Adenokarzinom. (a) Einzelner Tumorverband mit signifikanter Anhäufung von Schleim, der den gesamten Präparatehintergrund bestimmt. Mitunter ist durch Schleimüberlagerung der Nachweis von Tumorzellen kaum zu erbringen. (b) + (c): Siegelringzellvariante des kolloiden Adenokarzinoms, Anhäufung von schleimbildenden Tumorzellen mit randständiger Kernlagerung, vergleichbar dem Magenkarzinom vom diffusen Typ. Durch Expression von TTF-1 (c) kann ein metastasierendes Magenkarzinom ausgeschlossen werden.

MUC-1 [135],[140]. Die Diagnosesicherung sollte daher vor allem auch durch die Klinik erfolgen.

Das **fetale Adenokarzinom** [140],[144],[145],[146],[147],[148] wird neueren Untersuchungen zu Folge als Variante des pulmonalen Blastoms klassifiziert. Es handelt sich um einen entodermalen Tumor, der sich von fetalem Lungengewebe ableitet. Neben gut differenzierten sind auch schlecht differenzierte Tumoren bekannt, wobei letztere einen aggressiven Verlauf zeigen. In den letzten Jahren sind einige Arbeiten zur Zytodiagnostik des fetalen Adenokarzinoms publiziert [145],[146],[147],[148] und diagnostische Kriterien vorgeschlagen worden. In den meist mäßig zellreichen Präparaten imponieren gehäuft kohäsive Aggregate mit flächigem wie auch azinärem Aspekt. Zumeist kommen nur wenige Zellen mit erhaltenem Zytoplasma zur Darstellung. Die runden Zellkerne zeigen ein homogenes, feines Chromatin; Nukleoli sind zumeist nicht erkennbar. Mitosen sind selten. Als charakteristisch gelten subnukleäre Vakuolen, die nur in der MGG-Färbung zur Darstellung kommen und als Hinweis auf einen glykogenreichen Tumor gedeutet werden. In den Azini findet sich nicht selten tigroides (glykogenhaltiges) Material, vergleichbar mit anderen glykogenreichen Tumoren. Das Zytoplasma erscheint leicht basophil bis granuliert. Die Kern-Plasma-Relation ist mäßig kernverschoben. Mit Nachweis vergrößerter und pleomorpher Kerne, prominenter Nukleoli sowie vermehrten Mitosen ist das schlecht differenzierte fetale Adenokarzinom deutlich unterschieden. Fetale Adenokarzinome exprimieren CK7, TTF-1 und neuroendokrine Marker, wie Chromogranin und/oder Synaptophysin [145].

Das **klarzellige Adenokarzinom** [13],[141] bezeichnet eine glykogenreiche Variante des pulmonalen Adenokarzinoms und ist durch einen Mindestanteil von 50 % hellzelligen Tumorzellen definiert [149]. Auf Grund der ähnlichen Morphologie mit anderen glykogenhaltigen Karzinomen, vor allem mit dem hellzelligen Nierenzellkarzinom, ergibt sich die diagnostische Priorität in der gesicherten Abgrenzung von anderen klarzelligen Karzinomen. Durch immunhistochemische Untersuchungen konnte nachgewiesen werden, dass klarzellige Lungenkarzinome recht heterogen sind. So sind plattenepitheliale, glanduläre und undifferenzierte Typen beschrieben worden.

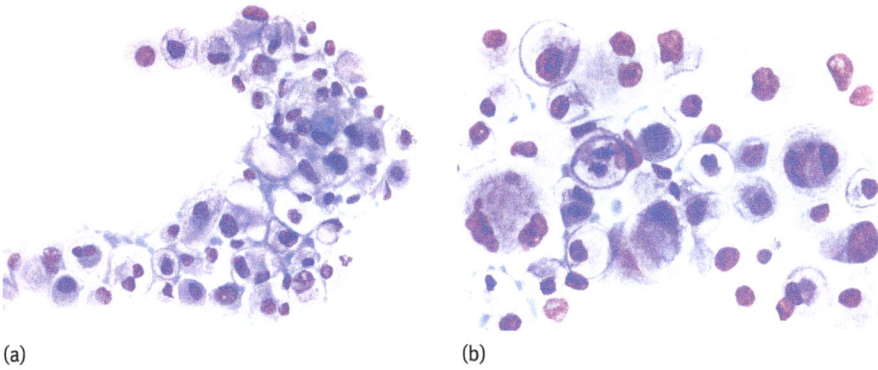

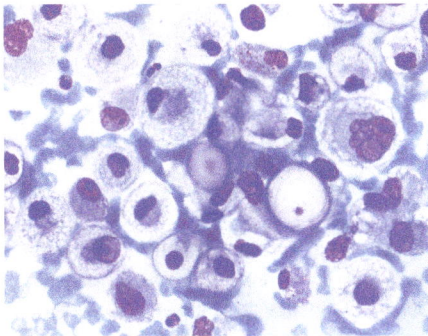

(a)

(b)

(c)

Abb. 4.16: **Hellzelliges Adenokarzinom.** (a–c) Vorwiegend dissolute Tumorzellen mit hellem Zytoplasma, Kernatypien und exzentrischer Kernlagerung, vereinzelte doppel- und mehrkernige Tumorzellen, kaum Nachweis von Zellverbänden.

Aus diesem Grund wurde 2011 das klarzellige Adenokarzinom als eigene Entität klassifiziert, da es morphologisch wie auch immunzytologisch einem pulmonalen Adenokarzinom entspricht [150]. Die Tumorzellen enthalten reichlich helles Zytoplasma, das aus glykogenhaltigen Vakuolen besteht. Schleimvakuolen sind keine Seltenheit. Die exzentrisch gelagerten Kerne zeigen eine deutliche Anisokaryose, Kernpleomorphie und Hyperchromasie. In der Papanicolaou-Färbung kommen prominente Nukleoli zur Darstellung. Klarzellige Adenokarzinome exprimieren TTF-1 und CK7 und sind auf Grund des zytoplasmatischen Glykogens PAS-positiv. Zytologische Befunde sind in der Abb. 4.16 ersichtlich.

Als außergewöhnlich selten gilt das **hepatoide Adenokarzinom** der Lunge. Hepatoide Adenokarzinome bezeichnen extrahepatische Adenokarzinome, die vorzugsweise im Magen (63 %), aber auch im Ovar (10 %), Lunge (5 %), Gallenblase (4 %), Pankreas (4 %) wie auch im Uterus (4 %) entstehen können [151]. Morphologisch ähnelt diese Variante des Adenokarzinoms dem hepatozellulären Karzinom, sodass zunächst immer an eine entsprechende Metastase gedacht werden muss. Hepatoide

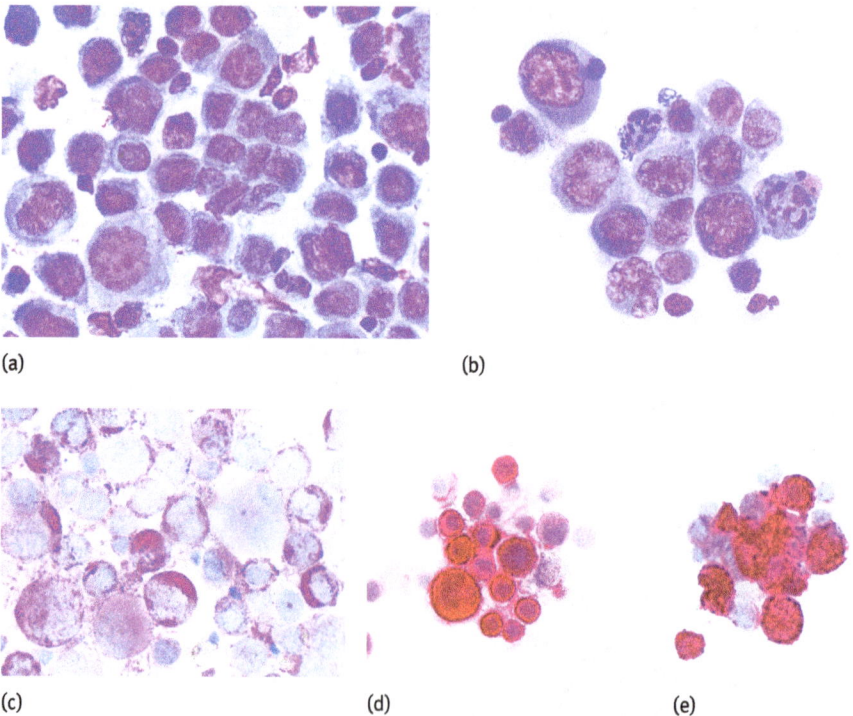

(a)

(b)

(c)

(d)

(e)

Abb. 4.17: **Hepatoides Adenokarzinom.** (a) + (b): Seltener Fall eines hepatoiden Adenokarzinoms im Pleuraerguss mit zahlreichen pleomorphen, anaplastischen Tumorzellen mit hepatoidem Aspekt; ausgeprägte Kernatypien mit grobscholligem Chromatin und ausgeprägter Kernpleomorphie bei schmalem, basophilem bis grau-granuliertem Zytoplasma mit PAS-Positivität (c). (d) Expression von BerEp-4. (e) Expression von α_1-Fetoprotein (AFP).

Adenokarzinome der Lunge exprimieren hepatozelluläre Marker wie α-Fetoprotein (AFP), HePar-1, CK18, CK8 sowie zytoplasmatisch auch TTF-1. Abweichend vom Antigenspektrum des hepatozellulären Karzinoms werden auch CK7, CK19 und MOC 31 sowie auch BerEp-4 exprimiert [152],[153],[154]. Der zytologische Befund eines hepatoiden Adenokarzinoms der Lunge im Pleuraergussmaterial ist in der Abb. 4.17 ersichtlich.

4.3.1.2.3 Großzellige Karzinome

Großzellige Karzinome umfassen etwa 9–10 % aller Lungenkarzinome. Es handelt sich um nicht-kleinzellige, undifferenzierte Karzinome, denen eine eindeutige plattenepitheliale oder glanduläre Differenzierung fehlt. Daher beruht die Diagnostik großzelliger Karzinome auf einem Ausschlussverfahren, auch als „Papierkorbdiagnostik" bezeichnet. Entsprechend den Festlegungen der WHO [3] sollte die Diagnostik vorzugsweise am Resektat erfolgen. Ungeachtet dessen sind seit Jahren zytologische Kriterien bekannt, welche auch mit einem großzelligen Karzinom vereinbar sind; jedoch ist bei entsprechendem Verdacht immer eine histologische Klärung indiziert [121],[122],[155]. Zum Ausschluss eines Adenokarzinoms bzw. eines nicht verhornenden Plattenepithelkarzinoms sollten stets immunzytologische Untersuchungen einbezogen werden. Im zytologischen Untersuchungsmaterial imponieren großzellige Karzinome häufig durch einzelne Tumorzellen mit ausgeprägten Kernatypien; neben Anisokaryose, Kernpleomorphie, Hyperchromasie mit kompaktem Chromatin und Ausbildung von Chromozentren und prominenten Nukleoli sind monströse Kernfiguren mit Kernabsprengungen keine Seltenheit [122],[155],[156]. Eine glanduläre oder plattenepitheliale Differenzierung ist nicht erkennbar; auch liefern immunzytologische Untersuchungen keine diagnostisch relevanten Zusatzinformationen. Entsprechend der WHO-Klassifikation 2015 und den Empfehlungen der IASLC/ATS/ ERS [4],[130] sollten derartige Befunde im zytologischen Untersuchungsmaterial als NSCLC-NOS (*not otherwise specified*) ausgewiesen werden. Zytologische Befunde

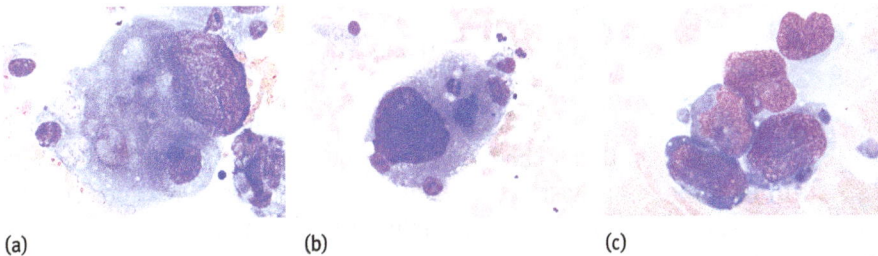

(a) (b) (c)

Abb. 4.18: Großzelliges Karzinom (NSCLC-NOS). (a) + (b): Undifferenzierte Tumorzellen mit markanter Pleomorphie ohne sichere Zuordnungsmöglichkeit; neben monströsen Kernen mit kompakter Chromatinstrukur auch Nachweis von Kernabsprengungen (b). (c) Großzelliges Karzinom vom anaplastischen Typ mit pleomorphen Kernen und Plasmabasophilie, leicht verwechselbar mit einem malignen Lymphom.

Tab. 4.28: Varianten großzelliger Karzinome.

Basaloides Karzinom [155],[157],[158] [1]
Anaplastisches Karzinom vom Basalzelltyp mit palisadenartiger Kernanordnung in der Peripherie, kompakte Chromatinstruktur, Hyperchromasie, mitunter Moulding-Lagerung, nicht selten Chromatinschlieren, kleine Nukleoli, sehr schmales Zytoplasma, gehäuft nekrotisches Material, Expression von CK 14, p63, fokal p40 +, neuroendokrine Marker + (20 %)

Lymphoepitheliomähnliches Karzinom [159],[160]
Kohäsive Verbände histiozytenartiger Tumorzellen mit mäßig pleomorphen, vesikulären Kernen, prominente Nukleoli, Nachweis zahlreicher B- Lymphozyten, Expression von CK 7 und CK 13/14

Klarzelliges Karzinom [161]
Tumorzellen mit hellem, glykogenreichem Zytoplasma und eosinophilen Einschlüssen, Kerne mit feingranulärem Chromatin und prominenten Nukleoli. Expression von CK 7 und CK 19-9, keine Expression von Napsin A, TTF-1, CK 20 und neuroendokrinen Markern [2]

Großzelliges Karzinom, rhabdoider Phänotyp [162],[163] [1, 3]
Sehr pleomorphe, polygonale, einzelne Tumorzellen mit teils bizarrem Aspekt, Riesenkerne mit markanten Atypien, unruhiges Chromatin, prominente Nukleoli, Zytoplasma mit vereinzelten eosinophilen Globuli;
≥ 10 % rhabdoide Tumorzellen gelten als diagnoseweisend; Expression von Vimentin, Pan-CK, vereinzelt CK 7; TTF-1 und CK 20 werden nicht exprimiert

Großzelliges neuroendokrines Karzinom (s. Kap. 4.3.1.3.3)

---

[1] Karzinom mit schlechter Prognose; [2] Klarzellige Adenokarzinome exprimieren CK 7, TTF-1 und Napsin A; [3] rhabdoide Tumorzellen ähneln denen eines Rhabdomyosarkoms, Anzahl der rhabdoiden Tumorzellen hat eine prognostische Bedeutung.

großzelliger Karzinome sind in der Abb. 4.18 ersichtlich. Für das großzellige Karzinom sind einige Varianten beschrieben worden; eine Übersicht über morphologische Kriterien dieser Varianten ist der Tab. 4.28 zu entnehmen. Bei Verdacht auf eine dieser Varianten ergibt sich die Verbindlichkeit der histologischen Klärung.

4.3.1.2.4 Sarkomatoide Karzinome

Sarkomatoide Karzinome zählen mit einer Häufigkeit bis 1,3 % aller Lungenkarzinome zu den seltenen, nicht-kleinzelligen Karzinomen, die neben einer epithelialen auch eine sarkomatoide Komponente aufweisen [122],[164],[165],[166],[167]. Das Alter der Patienten beträgt im Durchschnitt 60 Jahre, wobei Männer wesentlich häufiger als Frauen erkranken. Es handelt sich um sehr aggressive Tumoren mit einer äußerst schlechten Prognose [168]. Sarkomatoide Karzinome können gesichert nur am Tumorresektat diagnostiziert werden, dennoch sind einige zytologische Kriterien publiziert worden, die auch Hinweise auf diese seltenen Tumoren erlauben [122],[166],[167],[169], [170],[171],[172],[173],[174],[175],[176],[177],[178]. Entsprechend der WHO-Klassifikation 2015 werden fünf verschiedene Subtypen unterschieden, die sich durch die jeweiligen epithelialen und sarkomatoiden Tumoranteile unterscheiden, so das pleomorphe Karzinom, Spindelzellkarzinom, Karzinosarkom, Riesenzellkarzinom sowie das pulmonale Blastom [4].

Das **Pleomorphe Karzinom** [122],[164],[165],[166],[167],[168],[169],[171],[175] imponiert durch maligne, pleomorphe spindelige Zellen, Tumorriesenzellen sowie durch Anteile eines Adeno- oder Plattenepithelkarzinoms. In den spindeligen Zellen kommt eine unruhige Chromatinstruktur mit Ausbildung prominenter Nukleoli zur Darstellung; auch können vermehrt Mitosen nachgewiesen werden. Eine Anhäufung von nekrotischem Material sowie eingestreutes myxoides Stroma gelten ebenfalls als charakteristisch. Die spindelzelligen Anteile exprimieren EMA, während Anteile eines Plattenepithelkarzinoms p63 und 34ßE12 und die Anteile eines Adenokarzinoms TTF-1 oder Napsin A exprimieren [165].

Das **Spindelzellkarzinom** [122],[164],[165],[166],[167],[168],[171],[175],[176] bezeichnet ein nicht-kleinzelliges Lungenkarzinom, das ausschließlich aus diskohäsiven, spindelförmigen Tumorzellen aufgebaut ist. Die Tumorzellen zeigen eine ausgeprägte Pleomorphie mit gehäuftem Nachweis atypischer Mitosen. Häufig sind die Tumorzellen bipolar ausgerichtet, jedoch können immer auch unipolare epitheloide Tumorzellen mit Doppelkernigkeit nachgewiesen werden, die den Hinweis auf eine epitheliale Neoplasie erlauben. Auch fehlt das für Sarkome charakteristische metachromatische Stroma. Spindelzellkarzinome exprimieren vereinzelt CK7, CK18, Vimentin sowie p53; nicht exprimiert werden CK5/6, CK20, EMA, TTF-1 sowie alle neuroendokrinen Marker [176].

Karzinosarkome [122],[164],[165],[166],[167],[168],[171],[177],[178] sind biphasische maligne Tumore, die aus einem epithelialen Anteil und einer Sarkomkomponente bestehen. Der epitheliale Anteil wird zumeist von einem unverhornten Plattenepithelkarzinom oder Adenokarzinom bestimmt, während der Sarkomanteil von einem Rhabdomyosarkom, Osteosarkom oder Chondrosarkom gebildet wird. Nicht selten überwiegt der Sarkomanteil, sodass fälschlicherweise ein primäres Sarkom diagnostiziert wird. Die Sarkomzellen imponieren zumeist durch eine ausgeprägte Pleomorphie. Bei kompakter Chromatinstruktur können Chromozentren nachgewiesen werden; pleomorphe Nukleoli sind keine Seltenheit. Anhaftendes myxoides Stroma gilt ebenfalls als charakteristisch. Tumorzellen des epithelialen Anteils exprimieren Zytokeratine sowie TTF-1 bei Adenokarzinomen und p63 bei Plattenepithelkarzinomen. Der mesenchymale Anteil exprimiert Vimentin und, in Abhängigkeit vom Sarkomtyp, S 100 beim Chondrosarkom sowie Actin, Desmin oder Myoglobin beim Rhabdomyosarkom. Abb. 4.19 zeigt den zytologischen Befund eines Karzinosarkoms.

Das **Riesenzellkarzinom** [122],[164],[165],[166],[167],[169],[170],[172],[173],[174] beschreibt einen sehr aggressiven Tumor, der aus einkernigen, doppelkernigen und mehrkernigen Riesenzellen aufgebaut ist. Anteile eines nicht-kleinzelligen Lungenkarzinoms sind nicht nachweisbar. Die unregelmäßig begrenzten Kerne imponieren durch eine grobe Chromatinstruktur und Ausbildung von prominenten Nukleoli. Nicht selten finden sich atypische Mitosen. Das Zytoplasma erscheint grau-granuliert; eine vakuolige Veränderung ist ebenfalls typisch. Bei häufig begleitender neu-

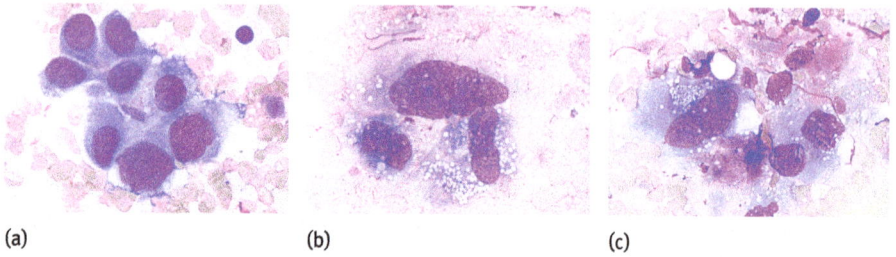

(a)   (b)   (c)

Abb. 4.19: **Karzinosarkom.** (a) Zellverband eines Plattenepithelkarzinoms. (b) + (c): Sarkomanteil mit plump-ovalären, pleomorphen Kernen mit prominenten Nukleoli, grau-opakem, vakuolisiertem Zytoplasma unscharfer Begrenzung. (c) Nachweis von anhaftendem metachromatischem, myxoidem Stroma.

trophiler Entzündungsreaktion sind auch zytoplasmatische Einschlüsse von Neutrophilen (Emperipolesis) keine Seltenheit. In den meist zellreichen Ausstrichen können fast ausschließlich Einzelzellen nachgewiesen werden. Der Tumor exprimiert CK7, während CK20, TTF-1, p63 und neuroendokrine Marker nicht exprimiert werden [168].

Das **Pulmonale Blastom** [122],[164],[165],[166],[167] ist ein seltener Tumor, der sich aus Anteilen eines fetalen Adenokarzinoms und blastomähnlichen Stromazellen in drüsiger Anordnung aufbaut. Zur Morphologie des fetalen Adenokarzinoms s. Kap. 4.3.1.2.2. Die blastemartigen Stromazellen besitzen kleine, ovaläre Kerne und sind in ein myxoides Stroma eingebettet; in ihrer glandulären Morphologie ähneln sie durchaus einem Wilms-Tumor. Die Anteile des fetalen Adenokarzinoms exprimieren TTF-1 sowie GATA-6, einen Transkriptionsfaktor fetaler Lungenepithelien, während die Blastomzellen TTF-1, CEA, Surfactant sowie EMA exprimieren.

Als Differentialdiagnosen sarkomatoider Karzinome kommen benigne und maligne mesenchymale Tumoren, nichtkleinzellige Lungenkarzinome, neuroendokrine Tumoren, Mesotheliome, kleinzellige Karzinome sowie das großzellige Lungenkarzinom mit rhabdoidem Phänotyp in Betracht.

4.3.1.2.5 Adenosquamöses Karzinom

Das adenosquamöse Karzinom bezeichnet ein Mischkarzinom, bestehend aus mindestens 10 % Anteilen eines Adenokarzinoms oder eines Plattenepithelkarzinoms. Ein Adenokarzinom mit weniger als 10 % plattenepithelialer Karzinomanteile wird als Adenokarzinom klassifiziert, dementsprechend wird ein Plattenepithelkarzinom mit weniger als 10 % adenoiden Karzinomanteilen als Plattenepithelkarzinom klassifiziert [3]. Adenosquamöse Karzinome sind zu etwa 90 % peripher lokalisiert und haben insgesamt eine schlechtere Prognose als die jeweiligen Tumorkomponenten allein. Der klinische Verlauf ähnelt dem des Adenokarzinoms. Das adenosquamöse Karzinom kommt in zwei Formen vor. Mischkarzinome lassen sowohl Anteile eines Plattenepithelkarzinoms als auch Anteile eines Adenokarzinoms nebeneinander

(a)

(b)

(c)

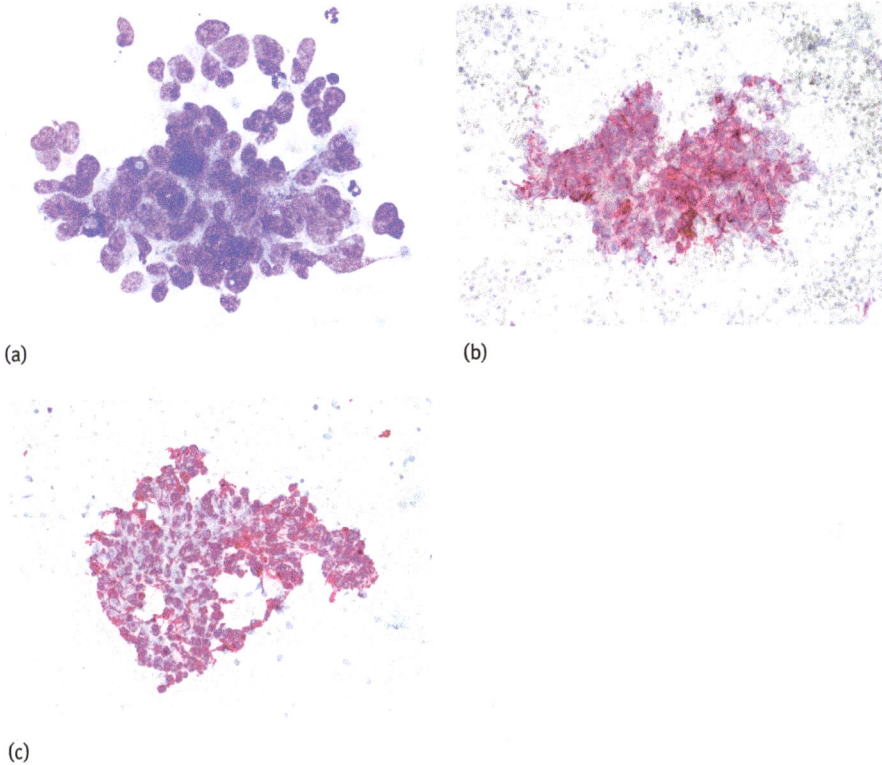

Abb. 4.20: **Adenosquamöses Karzinom.** (a) Pleomorpher Tumorverband mit gemischtzelligem Aspekt, neben adenoiden auch plattenepitheliale Differenzierungen; Koexpression von Zytokeratin 7 (b) und Zytokeratin 5/6 (c).

erkennen [179],[180],[181]. Adenosquamöse Karzinome, die durch Fusion gebildet werden, weisen Tumorverbände mit gemischtzelligem Aspekt auf. Adenosquamöse Karzinome exprimieren die für Adenokarzinome und Plattenepithelkarzinome charakteristischen Antigene, TTF-1 und CK7 beziehungsweise CK5/6 und p63 [166],[180],[181]. Differentialdiagnostisch kommen vor allem das Mukoepidermoidkarzinom sowie Plattenepithel – oder Adenokarzinome in Betracht. Der zytologische Befund eines adenosquamösen Karzinoms ist in der Abb. 4.20 ersichtlich.

4.3.1.3 Neuroendokrine Tumoren

Neuroendokrine Tumoren umfassen epitheliale Neoplasien mit neuroendokriner Differenzierung, die einige morphologische, immunzytologische und molekularpathologische Eigenschaften teilen. Ihre Häufigkeit wird mit 20–25 % aller Lungentumoren beziffert, wobei weltweit eine ansteigende Inzidenz beobachtet wird. Die Erstbeschreibung eines neuroendokrinen Tumors verdanken wir Siegfried Oberndorfer, der

1904 ein Karzinoid im Dünndarm nachwies [182]. Die Mehrzahl der neuroendokrinen Tumoren ist funktionell aktiv und produziert Hormone; etwa ein Drittel ist hormonell inaktiv. Die ektopische Hormonbildung kann eine Reihe verschiedener paraneoplastischer Syndrome hervorrufen, wobei kleinzellige und großzellige neuroendokrine Karzinome adreonocorticotropes Hormon (ACTH), antidiuretisches Hormon (ADH), Parathormon (PTH), humanes Choriongonadotropin (HCG), β-Endorphin und melanozyten-stimulierendes Hormon (α-MSH) produzieren. Serotonin wird vorwiegend durch Karzinoide gebildet [183]. Entsprechend der WHO-Klassifikation [3] werden neuroendokrine Tumoren in vier Entitäten mit sehr unterschiedlicher maligner Potenz eingeteilt. Eine Übersicht über die Klassifikation neuroendokriner Lungentumoren ist der Tab. 4.29 zu entnehmen (Übersichten: [184],[185],[186],[187],[188]). Kleinzellige Karzinome und großzellige neuroendokrine Karzinome werden nicht selten in Kombination mit einem Adeno- oder Plattenepithelkarzinom diagnostiziert. Auch können amphikrine Karzinome nachgewiesen werden, also Adenokarzinome oder Plattenepithelkarzinome, die eine neuroendokrine Differenzierung aufweisen.

Die Histogenese neuroendokriner Tumoren hat höchstwahrscheinlich in den neuroendokrinen Kulchitsky-Zellen der bronchialen Mukosa ihren Ursprung, aus dem sich die sogenannten Tumorlets sowie die diffuse idiopathische neuroendokrine Zellhyperplasie (DIPNECH) ableitet ([184],[185],[189], s. a. Kap. 4.3.1.1.3). Sowohl Tumorlets als auch die diffuse idiopathische neuroendokrine Zellhyperplasie gelten als Präneoplasien, vor allem für die Histogenese der Karzinoide; eine Präneoplasie für das kleinzellige Karzinom wie auch für das großzellige neuroendokrine Karzinom konnte bisher nicht sicher nachgewiesen werden.

Neuroendokrinen Tumoren sind eine neuroendokrine Morphologie, ein definiertes Spektrum neuroendokriner Antigene sowie ultrastrukturelle Eigenschaften gemeinsam [184],[185],[186],[187],[189],[190],[191]. Die neuroendokrine Morphologie umfasst den Nachweis organoider Nester mit trabekulärem Muster, die Bildung von Rosetten sowie eine palisadenartige Anordnung der Kerne. Diese Kriterien, die sich auf histologische Befunde beziehen, sind auch am zytologischen Material nachvollziehbar. Allerdings ist die Bestimmung der mitotischen Aktivität am zytologischen Material nicht möglich, sodass hierfür der Ki67-Index herangezogen werden muss.

Tab. 4.29: Klassifikation neuroendokriner Tumoren.

Neuroendokriner Tumor	Häufigkeit [1]	Differenzierungsgrad	5-Jahres-ÜLR [2]
Typisches Karzinoid	1–2 %	G1	92–100 %
Atypisches Karzinoid	0,1–0,2 %	G2	61–88 %
Großzelliges neuroendokrines Karzinom	3 %	G3	16–57 %
Kleinzelliges Karzinom	15–20 %	G3	2–5 %

[1] bezogen auf alle Lungentumoren; [2] Werte aus [184]

Der Nachweis neurosekretorischer Granula mit charakteristischer Eosinophilie des Zytoplasmas in der MGG-Färbung zählt gleichermaßen zum Aspekt der neuroendokrinen Morphologie. Das morphologische Äquivalent hierzu ist der ultrastrukturelle Nachweis membrangebundener dichter Granula [82],[191].

4.3.1.3.1 Typisches und atypisches Karzinoid

Mit einer Häufigkeit von 1–2 % aller Lungentumoren zählen Karzinoide zu den seltenen Tumoren. Ursprünglich bereits 1904 im Dünndarm beschrieben, konnte Hamperl 1937 Gemeinsamkeiten zwischen intestinalem und bronchialem Karzinoid definieren. Durch die Bildung teils adenoid anmutender Zellverbände wurden Karzinoide früher auch als „Bronchusadenome" bezeichnet. Karzinoide umfassen maligne Tumoren, die u. a. in Leber, Lunge oder regionale Lymphknoten metastasieren (Übersichten: [184],[185],[186],[187],[188],[189]). Die überwiegende Mehrzahl der Karzinoide entsteht zentral, etwa 15 % sind peripher lokalisiert. Die meisten Karzinoide produzieren Hormone, vor allem Serotonin, nur etwa 15 % sind hormoninaktiv. Auf Grund unterschiedlicher morphologischer Kriterien wie auch bei Unterschieden im biologischen Verhalten und beim klinischen Verlauf wurde das atypische vom typischen Karzinoid abgegrenzt [192]. Tab. 4.30 stellt Unterschiede zwischen typischem und atypischem Karzinoid gegenüber. Risikofaktoren für die Entstehung der Karzinoide bestehen, im Gegensatz zum kleinzelligen und großzelligen neuroendokrinen Karzinom, nicht. Während kleinzellige und großzellige neuroendokrine Karzinome einen deutlichen Bezug zum Zigarettenkonsum aufweisen, kann diese Bedeutung nur zu einem geringeren Prozentsatz für Karzinoide bestätigt werden [189].

Das **typische Karzinoid** [190],[193],[194],[195],[196],[197],[198],[199],[200],[201] bezeichnet einen gut differenzierten neuroendokrinen Tumor geringerer maligner Potenz, der eher bei jüngeren Patienten auftritt. Das Durchschnittsalter der Patienten liegt bei etwa 50 Jahren. Eine Beziehung zum Zigarettenkonsum lässt sich bei etwa 30 % der Patienten nachweisen [198]. Histologisch imponiert das typische Karzinoid durch

Tab. 4.30: Unterschiede zwischen typischem und atypischem Karzinoid (s. a. [184],[186],[187],[188],[189]).

Typisches Karzinoid	Atypisches Karzinoid
Größe ≤ 2 cm	Größe ≥ 4 cm
Tumor glatt begrenzt	Tumor unregelmäßig begrenzt
Lokalisation oft zentral	Lokalisation oft peripher
kein Hinweis auf Nekrosen	häufig Nachweis von Nekrosen
Ki67 ≤ 2 %; 1 Mitose/10 HPF	Ki67 < 20 %; 2–10 Mitosen / 10 HPF
wenig aggressiver Tumor	zumeist aggressive Verläufe
kaum Metastasierung in regionale Lymphknoten	häufig Metastasierung in regionale Lymphknoten

ein neuroendokrines Wachstumsmuster mit trabekulärem, rosettenartigem wie auch palisadenartigem Aspekt. Adäquat anmutende Verbände können nicht selten auch in Feinnadelaspiraten registriert werden. Die rund-ovalen oder spindeligen Kerne der zumeist blande erscheinenden Tumorzellen zeigen das typische Salz-und-Pfeffer-Chromatin; mitunter kommen kleine Nukleolen zur Darstellung. Des Weiteren ist eine eosinophile Granulation des Zytoplasmas charakteristisch. Die Kernlagerung ist häufig exzentrisch, wodurch die kleinen, monomorphen Tumorzellen einen plasmazytoiden Aspekt erhalten. Karzinoide sind hypervaskularisierte Tumoren, weswegen der Nachweis von reichlich Gefäßkapillären als ein wichtiges diagnostisches Kriterium gilt. Die wichtigsten diagnostischen Kriterien typischer Karzinoide sind der Tab. 4.31 zu entnehmen; zytologische Befunde sind in der Abb. 4.21 ersichtlich.

Das **atypische Karzinoid** [186], [190],[192],[194],[195],[196],[198],[200],[201] wurde bereits 1972 vom typischen Karzinoid abgegrenzt [192], da es sowohl morphologisch, klinisch wie auch vom biologischen Verhalten Unterschiede aufweist (Tab. 4.30). Die morphologischen Unterschiede liegen vor allem in der Zunahme von Kernatypien wie auch in einer gesteigerten Proliferationsaktivität. Letztere schlägt sich in einem erhöhten Mitoseindex wie auch in einer verstärkten Expression von Ki67 nieder. Die Ermittlung des Mitoseindex gilt als diagnostischer Standard zur Differenzierung zwischen typischem und atypischem Karzinoid und ist naturgemäß nur an der Biopsie

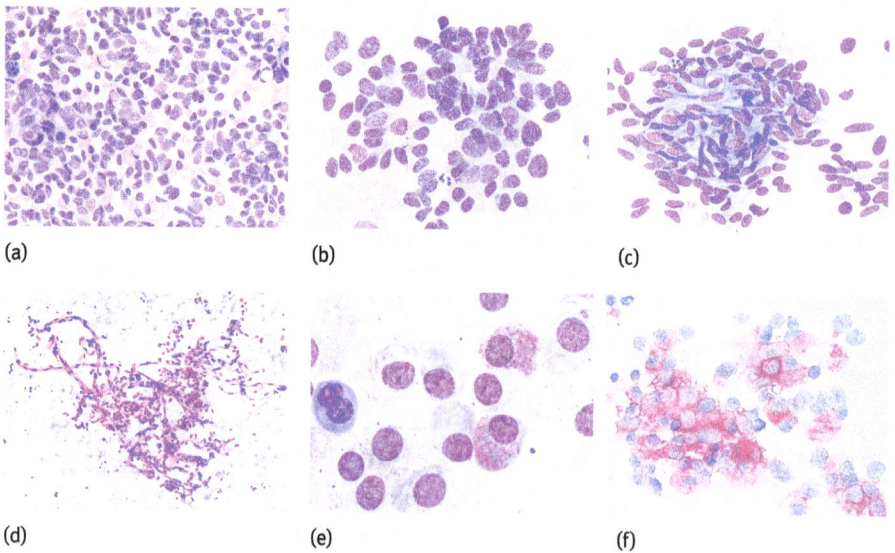

(a) (b) (c)

(d) (e) (f)

Abb. 4.21: Typisches Karzinoid. (a), (b) und (e): Tumorzellen mit rund-ovalären Kernen, charakteristischem Salz-und-Pfeffer-Chromatin sowie deutlicher eosinophiler Granulation (e) des häufig zerfließenden Zytoplasmas. (b) Hinweis auf Rosettenbildungen. (f) Zytoplasmatische Expression von Synaptophysin. (c) Typisches Karzinoid vom spindelzelligen Typ mit ausschließlich elongierten Zellkernen. (d) Anhäufung knäuelartig verschlungener Gefäßkapillaren, charakteristisch für hypervaskularisierte Karzinoide.

praktikabel. Somit beruht die zytologische Diagnostik des atypischen Karzinoids auf morphologischen Kriterien sowie der Abschätzung der Proliferationsaktivität durch die Ki67-Expression. Neben der gesteigerten Proliferation ist auch der Nachweis nekrotischen Materials diagnostisch relevant. Diagnostische Kriterien des atypischen Karzinoids sowie morphologische Unterschiede zum typischen Karzinoid sind in der Tab. 4.31 zusammengestellt; korrespondierende zytologische Befunde sind in der

Tab. 4.31: Diagnostische Kriterien des typischen und atypischen Karzinoids (s. a. [11],[186],[187], [190],[192],[194],[195],[196],[197],[198],[199],[200])

Typisches Karzinoid	Atypisches Karzinoid
Zellkerne rund-oval bis spindelig (spindelzelliger Typ), eher geringe Anisokaryose und Kernpleomorphie, fein-granuläres „Salz-und-Pfeffer-Chromatin", mitunter kleine zarte Nukleoli	**Zellkerne** s. typisches Karzinoid jedoch Zunahme der Kernatypien mit Anisokaryose und Kernpleomorphie, Hyperchromasie, prominente Nukleoli, selten auch Moulding-Lagerung [1]
Zytoplasma grau-granuliert, fast immer Nachweis einer eosinophilen Granulation (neurosekretorische Granula) [2], unscharfe Zellbegrenzung, zerfließendes Zytoplasma	**Zytoplasma** s. typisches Karzinoid
Kern-Plasma-Relation: Gering bis mäßig kernverschoben	**Kern-Plasma-Relation:** Mäßig bis stärker kernverschoben
Zellverbände Lockere, kohäsive Zellverbände mit teils glandulär-azinärem Aspekt, zumeist aber monomorphe, kleine Einzelzellen (15–20 μm) mit plasmazytoidem Aspekt, ausgeprägte Dissoziationsneigung mit Anhäufung von Nacktkernen	**Zellverbände** Zellverbände wie beim typischen Karzinoid mit ausgeprägter Dissoziationsneigung, zahlreichen Nacktkernen, Einzelzellen sind in der Regel größer als beim typischen Karzinoid oder kleinzelligen Karzinom
Besonderheiten meist zellreiches Material, Fehlen von nekrotischem Material (klarer Präparatehintergrund), Nachweis verzweigter Gefäßkapillaren, kaum Mitosen [3]	**Besonderheiten** s. typisches Karzinoid jedoch häufiger Nachweis nekrotischen Materials, vermehrt Mitosen [3]
Immunzytologie CD56 +, Syn +, Chrom +, NSE +, keine Expression von TTF-1, Ki67 ≤ 2 %	**Immunzytologie** CD56 +, Syn, Chrom +, NSE +, TTF-1 + (etwa 50 % der Fälle), Ki67 < 20 %
Differentialdiagnosen Adenokarzinome, Glomustumor, Tumorlets, kleinzelliges Karzinom, atypisches Karzinoid	**Differentialdiagnosen** kleinzelliges Karzinom!, Adenokarzinome, typisches Karzinoid, Großzelliges neuroendokrines Karzinom

[1] Verwechslung mit einem SCLC möglich! [2] Ölimmersion !; [3] Die Bestimmung des Mitoseindex kann nur an der Biopsie erfolgen; Syn: Synaptophysin, Chrom: Chromogranin A; NSE: Neuronenspezifische Enolase.

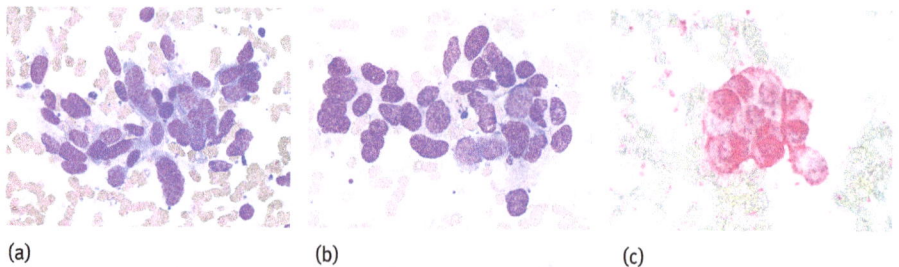

(a)   (b)   (c)

Abb. 4.22: **Atypisches Karzinoid.** (a) + (b): Tumorzellen mit ausgeprägterer Pleomorphie als beim typischen Karzinoid, plump-ovaläre bis rundliche Kerne mit Salz-und-Pfeffer-Chromatin, grau-granuliertes bis basophiles Zytoplasma. (c) Expression von CD56.

Abb. 4.22 ersichtlich. Die wichtigste Differentialdiagnose des atypischen Karzinoids ist das kleinzellige Karzinom. Indem das atypische Karzinoid eine geringere Pleomorphie und Moulding-Lagerung aufweist und der Nachweis von Ausstrichartefakten fehlt, ist eine Abgrenzung vom kleinzelligen Karzinom möglich.

4.3.1.3.2 Kleinzelliges Bronchialkarzinom

Das kleinzellige Bronchialkarzinom, erstmals 1926 beschrieben [202], bezeichnet einen hoch malignen neuroendokrinen Tumor, der mit einer denkbar schlechten Prognose behaftet ist. Als wichtigster ätiologischer Faktor gilt der Zigarettenkonsum. Das durchschnittliche Erkrankungsalter liegt bei 55–65 Jahren, Männer erkranken deutlich häufiger als Frauen. Kleinzellige Karzinome können reichlich Hormone bilden und somit paraneoplastische Syndrome (Hyponatriämie, Hyperkalziämie, Cushing-Syndrom) verursachen.

Eine gesicherte Präneoplasie ist für das kleinzellige Karzinom bislang nicht bekannt. Die meisten kleinzelligen Karzinome sind zentral lokalisiert, lediglich etwa 10 % entstehen in den peripheren Atemwegen. Charakteristisch ist die frühe Metastasierung in mediastinale Lymphknoten, sodass in der Bildgebung nicht selten der Verdacht auf ein Lymphom oder Lymphknotengranulom wie bei aktiver Sarkoidose geäußert wird. Histologisch imponiert das kleinzellige Karzinom durch flächige Verbände anaplastischer Zellen mit rund-ovalen bis spindeligen, haferkornähnlichen Kernen (*oat cell-Typ*), die durch Septen voneinander abgegrenzt sind [184],[185],[187],[203]. Die Untergliederung des kleinzelligen Karzinoms in einen intermediären Typ mit größeren Zellkernen und etwas mehr Zytoplasma wird in der gegenwärtigen Klassifikation nicht mehr berücksichtigt [3]. Der Nachweis herdförmiger Nekrosen gilt als pathognomisch. Ähnlich gestaltet sich der zytologische Befund [186],[190],[199],[201],[204],[205],[206]. Neben zahlreichen anaplastischen Tumorzellen kommt zumeist reichlich nekrotisches Material zur Darstellung. Die Vulnerabilität der Zellkerne bewirkt eine Anhäufung von ausgezogenem Chromatin in Form von Chromatinschlieren, die als pathognomisch gelten. Ebenfalls charakteristisch ist die Moulding-Lagerung der Zellen. Die Anhäufung von Mitosen kann auch im zytologischen Material beobachtet werden. Tab. 4.32 fasst die wichtigsten diagnostischen Kriterien für das kleinzellige Karzinom zusammen; zytologische Befunde sind in der Abb. 4.23 ersichtlich. Wenngleich das kleinzellige Karzinom diagnostisch in der Regel kaum Probleme bereitet, sollten bestätigende immunzytologische Untersuchungen

Tab. 4.32: Diagnostische Kriterien des kleinzelligen Karzinoms (s. a. [11],[184],[186],[190],[199], [201],[204],[205]).

Zellkerne: rund-ovale Kerne mit Anisokaryose und Kernpleomorphie, feingranuläre, helle Chromatinstruktur, kein Nachweis von Nukleoli, typische Moulding-Lagerung der Kerne, zahlreiche lädierte Kerne in Form von Chromatinschlieren, vermehrte Mitosen
Zytoplasma: sehr schmales, basophiles Zytoplasma
Kern-Plasma-Relation: maximal kernverschoben (Anaplasie)
Zellverbände: mittelgroße Aggregate ohne definierte Struktur, häufig dissoziierte Nacktkerne
Besonderheiten: in der Regel zellreiches Material, fast immer Nachweis von Chromatinschlieren sowie Moulding-Lagerung der Kerne, reichlicher Nachweis nekrotischen Materials
Immunzytologie: CD56 +, TTF-1 + (90 %), Synaptophysin +, Chromogranin A + (schwach), Ki67 + (> 50 %)
Differentialdiagnose: Karzinoide, großzelliges neuroendokrines Karzinom, Lymphome, Merkelzellkarzinom, Ewing-Sarkom, schlecht differenzierte Adeno- oder Plattenepithelkarzinome

---

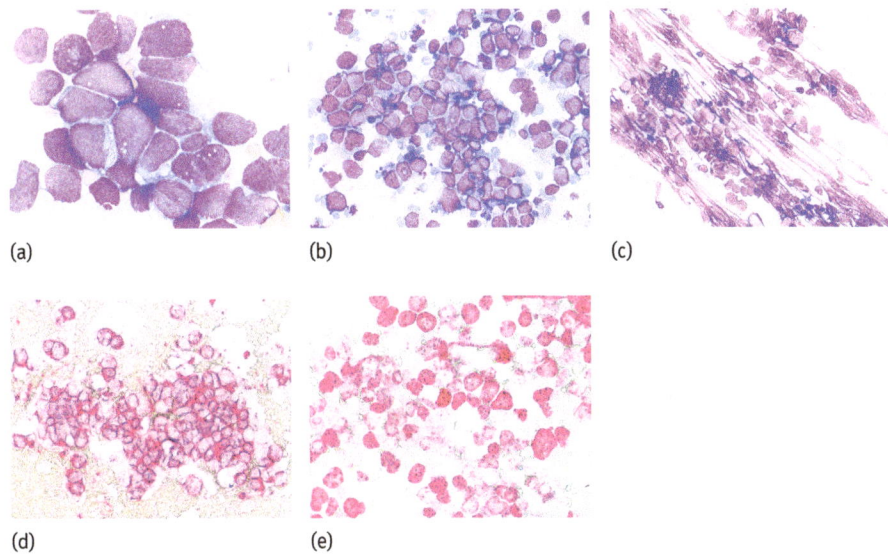

(a) (b) (c)

(d) (e)

Abb. 4.23: Kleinzelliges Karzinom. (a) + (b): Anaplastische Tumorzellen mit feingranulärem Chromatin und sehr schmalem grau-basophilem Zytoplasma bei Fehlen von Nukleoli. (a) Tumorzellen in sogenannter Moulding-Lagerung. (c) Vulnerabilität der Tumorzellen mit Nachweis von ausgezogenem Chromatin (Chromatinschlieren). (d) Expression von CD56 durch Zellmembran und Zytoplasma. (e) Signifikante Expression von Ki67 durch die Zellkerne (~85 %).

nicht fehlen. Als diagnostisch relevante Antigene gelten vor allem CD56, Chromogranine und Synaptophysin. Insbesondere zur Abgrenzung von Karzinoiden wie auch vom großzelligen neuroendokrinen Karzinom ist die Bestimmung des Ki67-Index die Methode der Wahl, zumal die Expression dieses Kernantigens beim kleinzelligen Karzinom signifikant am höchsten ist. Über die Abgrenzung des kleinzelligen Karzinoms vom großzelligen neuroendokrinen Karzinom siehe nachfolgendes Kapitel.

4.3.1.3.3 Großzelliges neuroendokrines Karzinom

Das großzellige neuroendokrine Karzinom, 1991 erstmals als eigene Entität beschrieben [207], wird mit dem kleinzelligen Karzinom zu den High grade-Tumoren (G3) gezählt (s. Tab. 4.29). Eine definierte Präneoplasie konnte bislang nicht gesichert werden. Die Häufigkeit großzelliger neuroendokriner Karzinome wird mit 2–3 % aller Lungentumoren beziffert. Auch für das großzellig-neuroendokrine Karzinom gilt der Zigarettenkonsum als wichtigster ätiologischer Faktor. Das Durchschnittsalter der Patienten beträgt etwa 60 Jahre; Männer erkranken deutlich häufiger als Frauen. Großzellige neuroendokrine Tumoren sind zu etwa 80 % peripher lokalisiert.

In der Histologie finden sich organoide Nester mit Ausbildung trabekulärer Verbände, Rosetten wie auch einer palisadenartigen Anordnung der Kerne in der Peripherie von Verbänden [184],[185],[189],[208]. 2002 wurden fünf histologische Kriterien für die Diagnostik des großzelligen neuroendokrinen Karzinoms publiziert [208], die, wenn auch begrenzt, auf die zytologische Diagnostik angewendet werden können:
1. Neuroendokrine Architektur (organoide Nester mit trabekulären Verbänden, Rosetten und palisadenartiger Anordnung der Kerne)
2. Nichtkleinzellige Morphologie (größere Kerne mit vesikulärem Chromatin, prominenten Nukleoli, mäßig bis reichlich Zytoplasma)
3. Erhöhte Mitosenrate (> 10/mm^2)
4. Nachweis von Nekrosen
5. Expression zumindest eines neuroendokrinen Antigens

Ähnlich gestaltet sich auch der zytologische Befund [186],[190],[199],[201],[204], [209],[210],[211],[212],[213]. In den mäßig zellreichen bis zellreichen Präparaten kommen flächige wie auch dreidimensionale Zellverbände zur Darstellung. Neben kugeligen Verbänden sind rosettenartige Zellgruppen sowie eine palisadenartige Lagerung der Zellkerne im Randbereich der Zellverbände charakteristisch. Diagnostische Kriterien sind der Tab. 4.33 zu entnehmen; zytologische Befunde sind in der Abb. 4.24 ersichtlich. Differentialdiagnostisch kommen vor allem das kleinzellige Karzinom wie auch schlecht differenzierte Adenokarzinome in Betracht, da großzellige neuroendokrine Karzinome sowohl morphologische Aspekte eines schlecht differenzierten Adenokarzinoms als auch eines kleinzelligen Karzinoms aufweisen können. Unter Zugrundelegung definierter morphologischer Kriterien ist eine sichere Abgrenzung

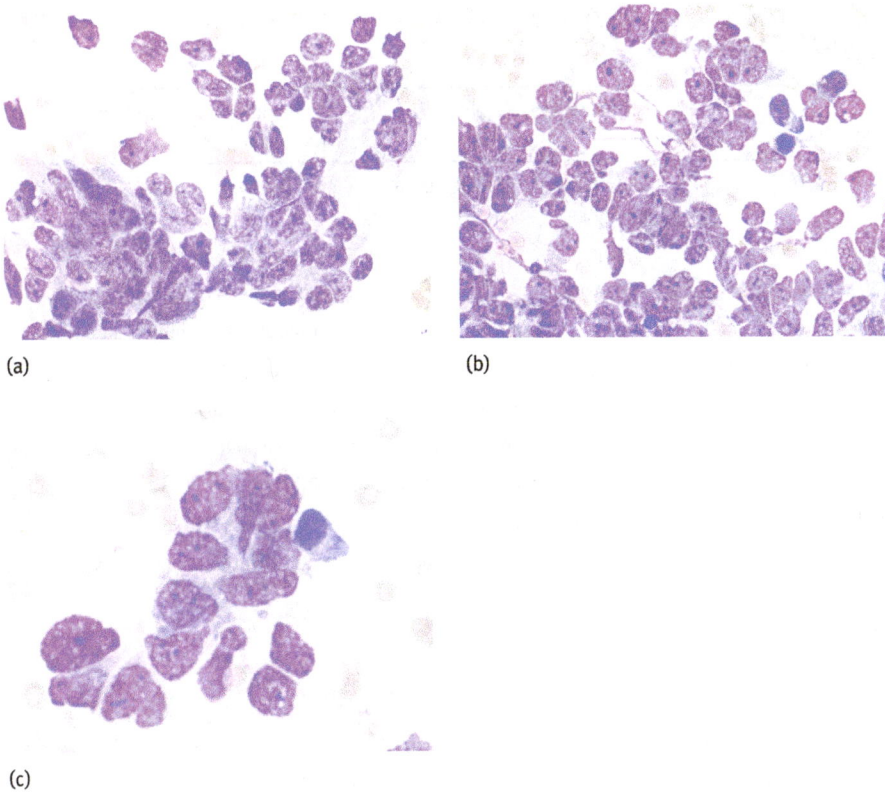

(a)

(b)

(c)

Abb. 4.24: Großzelliges neuroendokrines Karzinom. (a) + (b): Pleomorphe Tumorzellen mit rund-ovalen Kernen in unregelmäßiger Begrenzung, unruhige Chromatinstruktur mit Ausbildung von Chromozentren, Nachweis von Nukleoli. (c) Rosettenartiger Verband mit angedeuteter Moulding-Lagerung der Kerne.

Tab. 4.33: Diagnostische Kriterien des großzelligen neuroendokrinen Karzinoms. [1]

Zellkerne: rund-ovale wie auch entrundete Kerne, ausgeprägte Kernpleomorphie, Hyperchromasie, grob-granuläres wie auch kompaktes Chromatin, Nachweis von Nukleoli, mitunter auch prominente Nukleoli, mitunter Moulding-Lagerung sowie palisadenartige Anordnung der Kerne
Zytoplasma: mäßig bis reichliches, grau-granuliertes Zytoplasma, meist schlecht erhalten
Kern-Plasma-Relation: kernbetont verschoben, jedoch variabel
Zellverbände: Anhäufung von Einzelzellen, vereinzelte kohäsive Zellgruppen, aber auch flächige Verbände (*sheets*) sowie dreidimensionale, glandulär anmutende Verbände mit Ausbildung von Rosetten
Besonderheiten: meist zellreiches Material, Zellen mit dem Aspekt eines kleinzelligen Karzinoms sowie Zellen und Zellverbände mit adenoidem Aspekt, vereinzelter Nachweis einer Moulding-Lagerung
Immunzytologie: CD56 +, Synaptophysin und Chromogranin A + (70 %), TTF-1 (50 %), Ki67 immer > 20 % [2]
Differentialdiagnose : kleinzelliges Karzinom, atypisches Karzinoid, schlecht differenzierte Adenokarzinome, Plattenepithelkarzinom.

---

[1] s. a. [186],[190],[199],[201],[204],[209],[210],[211],[212],[213]; [2] Literaturrecherche: [185].

Tab. 4.34: Kleinzelliges Karzinom und großzelliges neuroendokrines Karzinom (s. a. [214],[215],[216]).

	Kleinzelliges Karzinom	Großzelliges neuroendokrines Karzinom
Zellgröße [1]	klein bis mittelgroß (< 3 Lymphozyten)	groß (> 3 Lymphozyten)
Kernpleomorphie	mäßig	ausgeprägt
Chromatinstruktur	feingranulär	grob, aufgelockert
Nukleoli	nicht nachweisbar	vorhanden, auch prominente Nukleoli
Moulding der Kerne	ausgeprägt	mäßig ausgebildet
Chromatinschlieren	reichlich vorhanden	vereinzelt nachweisbar
Zytoplasma	wenig, schmaler Zytoplasmasaum	mäßig bis reichlich vorhanden
Kern-Plasma-Relation	stark kernbetont (Anaplasie)	mäßig bis stärker kernbetont
Zellverbände	fehlen, zumeist Einzelzellen	organoide Verbände, Rosetten
Nekrotisches Material	reichlich vorhanden	reichlich vorhanden

[1] bezogen auf die Fläche von Lymphozyten.

des großzelligen neuroendokrinen vom kleinzelligen Karzinom jedoch in den allermeisten Fällen auch möglich. Eine Zusammenstellung von Kriterien zur Differenzierung zwischen kleinzelligem Karzinom und großzelligem neuroendokrinen Karzinom ist der Tab. 4.34 zu entnehmen. Als weitere Differentialdiagnose gilt das unverhornte Plattenepithelkarzinom, das durch die Expression von p40 oder p63 vom großzelligen neuroendokrinen Karzinom sicher abgegrenzt werden kann. Neuroendokrine Marker sind hier weniger angebracht, da diese vereinzelt, z. B. CD56, auch von Plattenepithelkarzinomen exprimiert werden können.

4.3.1.3.4 Seltene Karzinome neuroendokriner Differenzierung

Kombinierte neuroendokrine Karzinome
Das kleinzellige Karzinom wie auch das großzellige neuroendokrine Karzinom können kombiniert mit Anteilen eines oder mehrerer nicht-kleinzelliger Karzinome vorkommen, zumeist handelt es sich um Adeno- oder Plattenepithelkarzinome und selten auch um sarkomatoide Karzinome [184],[185]. Entsprechend den diagnostischen Empfehlungen der WHO sollte der nicht-kleinzellige Anteil zumindest 10 % betragen [191]. Für die Histogenese kombinierter Karzinome wird unter anderem eine pluripotente Stammzelle als Ausgang postuliert.

Für das kombinierte kleinzellige Karzinom wurde eine Häufigkeit bis zu 30 % ermittelt, sodass nur etwa 70 % der kleinzelligen Karzinome eine reine Differenzierung aufweisen [184],[185]. Die prognostische Bedeutung ist nach wie vor nicht sicher geklärt. Allerdings gibt es Hinweise, dass die Chemotherapie beim kombinierten kleinzelligen Karzinom eine geringere Sensitivität aufweist, verglichen mit dem reinen kleinzelligen Karzinom [185]. In der zytologischen Routine ist der Nachweis eines kombinierten kleinzelligen Karzinoms durchaus keine Seltenheit. Der zytologische Befund eines kombinierten kleinzelligen Karzinoms mit einem Adenokarzinom ist im Kap. 7.5.2.1.1 ersichtlich.

Nicht kleinzellige Karzinome mit neuroendokriner Differenzierung
Hierbei handelt es sich um nicht-kleinzellige Karzinome, die neuroendokrine Antigene exprimieren; ihre Häufigkeit wird mit 10–20 % der nicht-kleinzelligen Karzinome angegeben. Histologisch werden sie als nicht kleinzellige Karzinome mit neuroendokriner Differenzierung klassifiziert [82],[184],[217]. Als nicht-kleinzelliger Anteil kommen Adenokarzinome, Plattenepithelkarzinome oder großzellige Karzinome in Betracht. Elektronenmikroskopisch können dichte, membrangebundene neurosekretorische Granula nachgewiesen werden [82]. Die klinische Bedeutung nicht-kleinzelliger Karzinome mit neuroendokriner Differenzierung wird kontrovers diskutiert [184]. Sehr selten zeigen nicht-kleinzellige Karzinome eine neuroendokrine Morphologie ohne Expression neuroendokriner Marker. Diese Karzinome weisen eine schlechtere Prognose auf, verglichen mit einem großzelligen neuroendokrinen Karzinom [184],[191] und werden derzeit als nicht-kleinzellige Karzinome mit neuroendokriner Morphologie klassifiziert.

4.3.1.4 Tracheobronchiale Tumoren vom Speicheldrüsentyp
Tracheobronchiale Tumoren vom Speicheldrüsentyp umfassen sehr seltene benigne und maligne Tumoren, die in den seromukösen Drüsen der Trachea oder Bronchien entstehen. Ihre Häufigkeit wird mit 0,1–0,2 % aller Lungenkarzinome angegeben [218]. Im Gegensatz zu anderen Lungentumoren besteht keine Beziehung zum Zigarettenkonsum, auch sind die betroffenen Patienten deutlich jünger. Eine Übersicht über benigne und maligne Tumoren vom Speicheldrüsentyp ist der Tab. 4.35 zu entnehmen. Von den Tumoren des Speicheldrüsentyps werden das adenoid-zystische Karzinom und das Mukoepidermoidkarzinom am häufigsten registriert, wobei die Häufigkeit des adenoid-zystischen Karzinoms mit 46,5 % und des Mukoepidermoidkarzinoms mit 32,3 %, bezogen auf alle Tumoren vom Speicheldrüsentyp, beziffert ist [219].

Morphologisch besteht zwischen tracheobronchialen Tumoren und Tumoren der Speicheldrüsen kein Unterschied. Bei Verdacht auf einen der sehr seltenen benignen tracheobronchialen Tumoren oder des Azinuszellkarzinoms sei auch auf Speialliteratur zur Zytomorphologie der Speicheldrüsen verwiesen [220],[221].

Tab. 4.35: Benigne und maligne Tumoren vom Speicheldrüsentyp.

Benigne Tumoren [1]	Maligne Tumoren
Pleomorphes Adenom	Adenoid-zystisches Karzinom
Onkozytom	Mukoepidermoidkarzinom
Speicheldrüsenadenom	Epithelial-myoepitheliales Karzinom
	Azinuszellkarzinom [1]

[1] Benigne Tumoren wie auch das Azinuszellkarzinom sind ausgesprochene Raritäten und werden im Text nicht näher beschrieben (s. a. [220],[221])

4.3.1.4.1 Adenoid-zystisches Karzinom

Das adenoid-zystische Karzinom ist der häufigste maligne Tumor der submukösen tracheobronchialen Drüsen, der vorzugsweise zentral lokalisiert ist, nur etwa 10 % der Tumoren zeigen eine periphere Lokalisation. Bei gleicher Geschlechtsverteilung liegt das Alter der Patienten zwischen 30 und 40 Jahre, eine ätiologische Beziehung zum Zigarettenkonsum ist nicht bekannt. Der Tumor erreicht eine Größe von 1–4 cm. Histologisch finden sich cribriforme, tubuläre und solide Tumorverbände mit Anhäufung zystischer Strukturen mit muzinähnlichem Material, das aus Matrixproteinen der Basalmembran besteht. Die kuboidalen Tumorzellen imponieren durch eher blande, rund-ovale Kerne und schmales Zytoplasma [218],[222]. Im zytologischen Ausstrichmaterial kann ein korrespondierender Befund erhoben werden. Sehr charakteristisch, und das Zellbild prägend, ist der Nachweis des häufig kugelförmigen, metachromatischen Basalmembranmaterials mit anhaftenden Tumorverbänden [120],[218],[219], [223],[224],[225],[226],[227],[228],[229],[230]. Die Tumorverbände zeigen zumeist eine adenoid-papilläre Lagerung. Nicht selten werden sie durch anhaftendes Basalmembranmaterial überlagert. Entsprechend der Histogenese besteht das adenoid-zystische Karzinom aus duktalen und myoepithelialen Anteilen. Während der duktale Anteil

Tab. 4.36: Diagnostische Kriterien des adenoid-zystischen Karzinoms (s. a. [120],[218],[219],[223], [224],[225],[226],[227],[228],[229],[230],[231]).

Zellkerne: relativ monomorphe, rund-ovale Kerne mit Hyperchromasie, geringe Kernvarianzen, aufgelockerte Chromatinstruktur
Zytoplasma: hell bis grau-granuliert
Kern-Plasma-Relation: mäßig bis deutlich kernverschoben
Zellverbände: drüsige Verbände wie auch tubuläre Strukturen, die zumeist dem metachromatischen Basalmembranmaterial anhaften
Besonderheiten: In der Regel charakteristisches Zellbild durch den Nachweis von häufig kugeligem Basalmembranmaterial mit Metachromasie in der May-Grünwald-Färbung
Immunzytologie: duktaler Anteil: Pan-CK +, CK 7 +, p63 +, CK 5/6-, CD 117; myoepithelialer Anteil: Aktin-SM +, Vimentin +, S-100 +
Differentialdiagnose: Adenoid-zystisches Karzinom der Speicheldrüse, Adenokarzinome

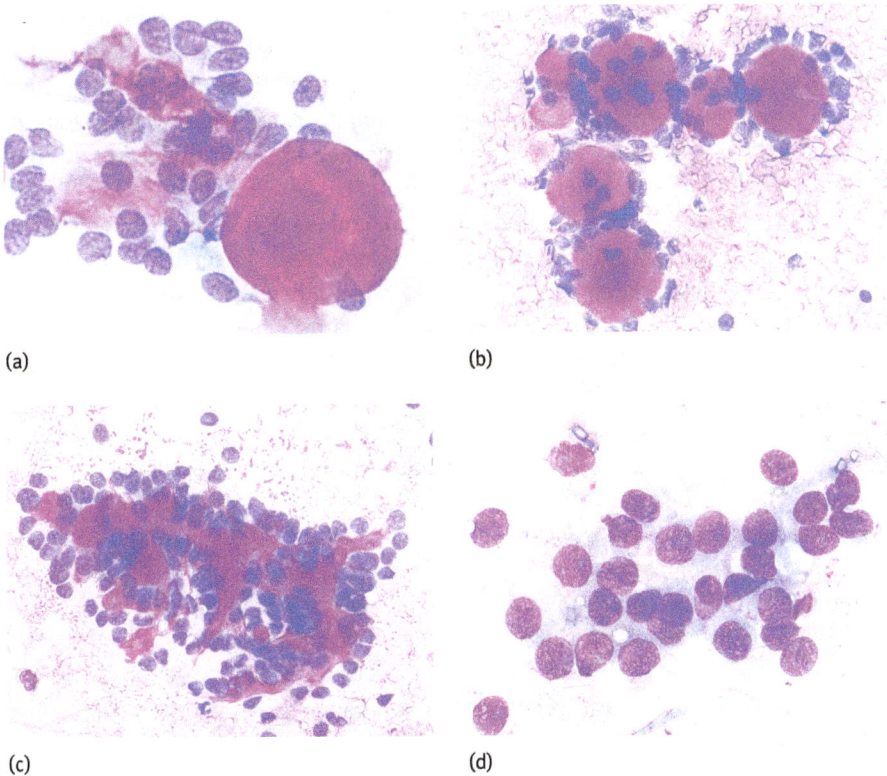

(a)

(b)

(c)

(d)

Abb. 4.25: Adenoid-zystisches Karzinom. (a–c) Zellbild mit Nachweis von metachromatischem Basalmembranmaterial in kugeliger Form mit anhaftenden Tumorzellen ohne nennenswerte Atypien. (d) Gruppe von Tumorzellen mit monomorphen Kernen bei kompakter Chromatinstruktur und blaugrauem Zytoplasma.

Zytokeratine exprimiert, wird durch den myoepithelialen Anteil Vimentin, Actin, Calponin, S 100 und p63 exprimiert [222]. Diagnostische Kriterien sind der Tab. 4.36 zu entnehmen; zytologische Befunde sind in der Abb. 4.25 ersichtlich.

4.3.1.4.2 Mukoepidermoidkarzinom

Das Mukoepidermoidkarzinom ist mit einer geschätzten Häufigkeit < 0,2 % aller Lungentumoren ein ausgesprochen seltener Tumor. Er tritt gehäuft bei jüngeren Patienten auf, wobei Männer und Frauen gleichermaßen betroffen sind. Die Hälfte der Patienten ist unter 30 Jahre alt [120]. Auch beim Mukoepidermoidkarzinom ist eine Beziehung zum Zigarettenkonsum nicht belegt. Der Tumor erreicht eine durchschnittliche Größe bis etwa 2 cm und ist vorzugsweise zentral lokalisiert. Mukoepidermoidkarzinome imponieren durch plattenepithelial differenzierte Tumorzellen mit Ausbildung von Interzellularbrücken bei gleichzeitigem Nachweis schleimbildender Epithelien. Das

Mukoepidermoidkarzinom wird in einen Low grade-Typ niedriger und in einen High grade-Typ hoher maligner Potenz unterteilt. High grade-Tumoren imponieren in der Histologie mit ausgeprägten Kernatypien, einer erhöhten Mitosefrequenz sowie dem Nachweis von Nekrosen. Low grade-Tumoren sind aus glandulären und mikrozystischen Anteilen aufgebaut, denen nennenswerte Kernatypien fehlen. Desgleichen fehlen Hinweise auf eine erhöhte Mitosefrequenz sowie auf Nekrosen [120]. In der Literatur wird über die Zytologie des Mukoepidermoidkarzinoms nur sporadisch berichtet [120],[219],[229],[230],[232],[233],[234]. Diagnostisch relevant ist der gleichzeitige Nachweis von Plattenepithelien und schleimbildenden Epithelien wie auch der Nachweis von Plattenepithelien mit intrazellulärer Schleimbildung [229],[234]. Insbesondere Low grade-Tumoren können auf Grund ihrer eher blanden Morphologie Schwierigkeiten bereiten, da eine Verwechslung mit reaktiven Bronchialepithelien bzw. Gobletzellen leicht möglich ist [223]. Der Nachweis von Kerneinschlüssen bei Low grade-Tumoren wurde als weiteres diagnostisches Kriterium beschrieben, ebenso eine hellzellige Differenzierung [222],[232]. High grade-Tumoren sind als maligne Tumoren leicht erkennbar, jedoch von adenosquamösen Karzinomen, der wichtigsten Differentialdiagnose, mitunter nur schwer abzugrenzen. Einige diagnostische Kriterien für das Mukoepidermoidkarzinom sind der Tab. 4.37 zu entnehmen; ein korrespondierender zytologischer Befund ist in der Abb. 4.26 ersichtlich.

Tab. 4.37: Diagnostische Kriterien des Mukoepidermoidkarzinoms (s. a. [120],[219],[223],[229], [230],[231],[232],[233],[234]).

Zellkerne: Low grade-Typ: Zellkerne mit eher monomorphen Kernen ohne Nachweis von Atypien; High grade-Typ: Nachweis ausgeprägter Kernatypien mit markanter Anisokaryose und Kernpleomorphie, Hyperchromasie, unruhige Chromatinstruktur mit Ausbildung von Chromozentren, prominente Nukleoli

Zytoplasma: Low grade-Typ: Plattenepithelien mit grau-opakem Zytoplasma (keine Verhornung!), daneben Epithelien mit intrazellulärer Schleimbildung und randständiger Kernlagerung [1]; High grade-Typ: Plattenepithelien mit Plasmabasophilie, nicht selten Vakuolisierung des Zytoplasmas, Plattenepithelien mit Nachweis intrazellulärer Schleimkugeln [1]

Kern-Plasma-Relation: Low grade-Typ mit ausgewogener, High grade-Typ mit deutlich verschobener Kern-Plasma-Relation

Zellverbände: plattenepitheliale Verbände sowie schleimbildende Epithelien, gehäuft auch adenosquamöse Strukturen sowie hellzellige Anteile

Besonderheiten: reichlich Detritus und Schleim, schaumige Makrophagen, Low grade-Typ: häufig nur mäßig zellreich; High grade-Typ: meist zellreiche Aspirate

Immunzytologie: CK 7 +, CK 8/18 +, CK 5/6 +, p63 und p40 +

Differentialdiagnose: metastatisches Mukoepidermoidkarzinom, Plattenepithelkarzinom, Adenosquamöses Karzinom

---

[1] Diese Zellen werden in der Literatur auch als „Mukozyten" bezeichnet.

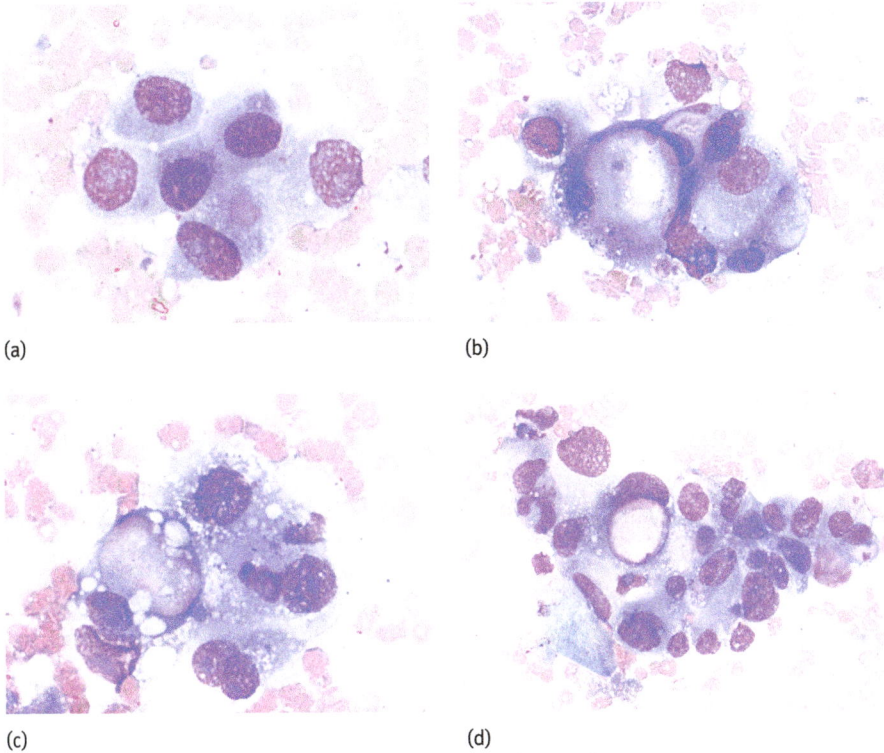

(a)

(b)

(c)

(d)

Abb. 4.26: **Mukoepidermoidkarzinom, High grade (Lymphknoten-FNA).** (a) Tumorzellen in platten-epithelialer Differenzierung mit angedeuteter Schleimbildung. (b) Tumorzellen mit intrazellulärer Schleimbildung (Siegelringzellaspekt). (c) + (d): Plattenepithelien mit intrazellulärer Schleimbildung in Form charakteristischer Schleimkugeln, sogenannte „Mukozyten".

4.3.2 Nicht epitheliale Tumoren

Zu den nicht epithelialen Tumoren werden, entsprechend der WHO-Klassifikation 2015, mesenchymale Tumoren, lympho-histiozytische Tumoren sowie Tumoren ektopischen Ursprungs gezählt [3]. Es handelt sich ausschließlich um seltene Tumoren, die aber auch im zytologischen Untersuchungsmaterial sporadisch anfallen können. Schwierigkeiten ergeben sich sowohl in der Zuordnung zu einem Tumortyp wie auch im Ausschluss eines metastatischen Tumors, sodass in jedem Fall eine immunzytologische Differenzierung wie auch die klinische Hintergrundinformation unerlässlich ist; auch ist bei allen hinweisenden Befunden die histologische Sicherung indiziert. Ausgewählte mesenchymale und lympho-histiozytische Tumoren sind der Tab. 4.38 zu entnehmen. Hierbei sind Tumoren ektopischen Ursprungs nicht berücksichtigt. Diese umfassen Keimzelltumoren, Melanome, pulmonale Thymome und Meningiome.

Tab. 4.38: Mesenchymale und lympho-histiozytische Tumoren (Auswahl).

Mesenchymale Tumoren	
Chondrome, Hamartome	s. Kap. 4.2.2
Perivaskuläre epitheloidzellige Tumoren (*Clear cell „sugar" tumor*, PEComa)	s. Text
Inflammatorischer myofibroblastischer Tumor	s. Text
Epitheloides Hämangioendotheliom	s. Kap. 4.2.4
Pleuropulmonale Blastome	s. Kap. 4.3.1.2.4
Sarkome (u. a. Angiosarkome, Leiomyosarkome, Chondrosarkome, Osteosarkome)	s. Text
Lympho-histiozytische Tumoren	
MALT-Lymphom	s. Kap. 6.3.1.1.1
Diffuses großzelliges B-Zell-Lymphom	s. Kap. 6.3.1.1.1
Pulmonale Langerhans-Zell-Histiozytose	s. Kap. 3.6.2.11

Im Vergleich mit Lungenkarzinomen ist über die nicht epithelialen Tumoren im bisherigen zytologischen Schrifttum eher sporadisch berichtet worden [26], [219], [235], [236], [237], [238], was vorwiegend in der Seltenheit und nicht nur in der komplizierten Morphologie dieser Tumoren begründet ist. In den meisten Fällen ist eine Unterscheidung maligner mesenchymaler Neoplasien von Karzinomen durchaus möglich. Allgemeine morphologische Kriterien mesenchymaler Neoplasien sind der Tab. 4.39 zu entnehmen. Unter Zugrundelegung von fünf verschiedenen Zelltypen wurde die Möglichkeit einer zytologischen Klassifikation mesenchymaler Tumoren publiziert, mit deren Hilfe eine erste diagnostische Orientierung möglich ist [239]; eine Übersicht ist der Tab. 4.40 zu entnehmen.

Benigne mesenchymale Neoplasien sind in der Regel schwieriger zu diagnostizieren, da sie durch eine mitunter blande Morphologie leicht übersehen werden bzw. als Proliferate eines entzündlichen Geschehens fehlgedeutet werden können. Nachfolgend wird die zytologische Diagnostik ausgewählter mesenchymaler Lungentumoren näher erläutert. Metastasen mesenchymaler Neoplasien sind weitaus häufiger; eine Auswahl metastatischer Tumoren wird im Kap. 5 näher erläutert.

Perivaskuläre epitheloidzellige Tumoren bezeichnen seltene mesenchymale Neoplasien, die sich von perivaskulären epitheloiden Zellen ableiten. In den letzten Jahren wurden diese Tumoren neu definiert und von anderen perivaskulären Tumoren abgegrenzt. Es handelt sich in den meisten Fällen um benigne Tumoren, jedoch sind auch maligne und intermediäre Formen beschrieben worden. Der inflammatorische myofibroblastische Tumor wird den intermediären Formen zugezählt. Perivaskuläre epitheloidzellige Tumoren imponieren durch ein helles Zytoplasma, das auf einem hohen Glykogengehalt beruht und daher auch als *„sugar tumor"* bezeichnet

Tab. 4.39: Allgemeine Eigenschaften maligner mesenchymaler Tumoren

Zellkerne: benigne oder gut differenzierte Tumoren mit häufig spindeligen wie auch rund-ovalen Kernen ohne nennenswerte Kernatypien
schlecht differenzierte Tumoren mit ausgeprägter Pleomorphie plump-ovaler bis spindeliger Kerne, nicht selten monströse Kernfiguren mit Nachweis von Kernabsprengungen und Nachweis von Kernbrücken; verdichtetes, unruhiges wie auch scholliges Chromatin, häufig prominente wie pleomorphe Nukleoli
Zytoplasma: grau-granuliertes wie auch basophiles Zytoplasma, nicht selten Nachweis einer eosinophilen Granulation
Zellverbände: häufig Einzelzellen mit unscharfer Begrenzung des häufig zipflig ausgezogenen Zytoplasmas
Besonderheiten: fast immer Nachweis von anhaftendem myxoidem Stroma mit Metachromasie in der May-Grünwald-Giemsa-Färbung [1]

[1] Der Nachweis anhaftenden myxoiden Stromas gilt als wichtiges Merkmal zur Abgrenzung von Karzinomen.

Tab. 4.40: Vorherrschender Zelltyp bei mesenchymalen Tumoren (nach [239]).

Zelltyp	Mesenchymale Tumoren (Auswahl)
Spindelzell-Typ	Benignes fibröses Histiozytom, Neurofibrom, Leiomyosarkom (Low grade), Peripherer Nervenscheidentumor (Low grade)
Myxoider Zelltyp	Myxoides Leiomyosarkom, Myxoides Liposarkom, Malignes fibröses Histiozytom, Fibromyxosarkom
Pleomorpher Zelltyp	Pleomorphes Liposarkom, Pleomorphes Leiomyosarkom, Pleomorpher maligner Nervenscheidentumor, Pleomorphes Osteosarkom
Epitheloider Zelltyp	Rhabdoide Tumoren, Epitheloide Leiomyome und Leiomyosarkome, Epitheloide Angiosarkome, Epitheloides Klarzellsarkom
kleiner rundzelliger, ovalärer Typ	Ewing-Sarkom

wird. In den letzten Jahren sind einige Publikationen zur Zytomorphologie perivaskulärer epitheloidzelliger Tumoren erschienen [219],[240],[241],[242],[243],[244]. Danach kommen vor klarem Hintergrund kohäsive Gruppen von blanden epitheloiden (polygonalen) bis spindeligen Tumorzellen zur Darstellung. Das helle Zytoplasma zeigt neben einer feinen Vakuolisierung auch eine zarte Granulation. Die ovalären bis elongierten Zellkerne weisen ein fein granuläres Chromatin auf. Kernatypien sind nicht nachweisbar, ebenso fehlen Nukleolen. Perivaskuläre epitheloidzellige Tumoren exprimieren HMB45, Melan A, S 100, CD 34 bei fehlender Expression von Pan-Zytokeratin und EMA [245]. Der hohe Glykogengehalt der Zellen bewirkt eine positive PAS-Reaktion.

Primäre pulmonale Sarkome zählen zu den sehr seltenen Lungentumoren; ihre Häufigkeit wird mit < 1 % aller Lungentumoren beziffert. Die meisten Sarkome der Lungen entsprechen Metastasen anderer Organe, vor allem aus dem weiblichen Genitale [237],[246],[247]. So wird der Anteil metastatischer Sarkome mit 85 % beziffert [237]. Zu den häufigen primären Sarkomen der Lunge werden Leiomyosarkome, Angiosarkome, Fibrosarkome und Synovialsarkome gezählt. Sarkome sind morphologisch ausgesprochen vielgestalt, was in den jeweils unterschiedlichen Ausgangsgeweben begründet ist (Übersicht [237],[238],[248],[249]). Die Primärdiagnose eines Sarkoms ist allein zytologisch nicht möglich, jedoch ist eine weitere Differenzierung durch ein Antigenpanel möglich. Dies gilt insbesondere bei einem metastasierenden Sarkom mit bekanntem histologischem Vorbefund. Insgesamt überraschen die zufriedenstellenden Angaben zur Sensitivität und Spezifität in der zytologischen Diagnostik von Weichteiltumoren [250]. So wird u. a. in einer groß angelegten Studie an 1.114 Feinnadelaspiraten für die Diagnostik aller Weichteil- und Knochentumoren eine Sensitivität von 96 % bei einer Spezifität von 98 % publiziert [251].

Das **Synovialsarkom** [252],[253],[254],[255] bezeichnet einen aggressiven Tumor mit schlechter Prognose, der auch bei jüngeren Patienten vorkommt. Mit einer geschätzten Häufigkeit < 1 % aller Lungentumoren gilt das Synovialsarkom als ein seltener Tumor. Histologisch werden ein monophasischer Typ mit epitheloiden oder spindelförmigen Tumorzellen und ein Mischtyp, der beide Differenzierungen aufweist, unterschieden. Zumeist kommt jedoch der spindelförmige Typ mit dem typischen „Fischgrätenmuster" vor; der seltenere epitheliale Typ imponiert durch epitheliale runde Tumorzellen. In den fast immer zellreichen zytologischen Präparaten finden sich zahlreiche Gruppen und verzweigte Tumorverbände spindeliger Zellen mit hyperchromatischen Kernen und eher blandem Chromatin; Nukleoli sind nicht nachweisbar. Die spindeligen Tumorzellen besitzen eher wenig Zytoplasma mit unscharfer Begrenzung. Epitheliale Tumorzellen können flächige wie auch pseudoglanduläre wie rosettenartige Verbände bilden und sind charakterisiert durch vesikuläre Kerne mit teils markanten Atypien. Das mäßige bis reichliche Zytoplasma zeigt eine deutliche Begrenzung. Zudem finden sich gehäuft Mitosen wie auch nekrotisches Material. Charakteristisch ist der Nachweis von anhaftenden Gefäßkapillaren. Myxoides Stroma kann nur vereinzelt nachgewiesen werden. In den meisten Fällen kommen vermehrt Mastzellen zur Darstellung. Synovialsarkome exprimieren fokal Zytokeratine (AE1/AE3, CAM5.2 und CK 19), EMA, Bcl-2, CD 99 und TLE1; der spindelzellige Anteil exprimiert Vimentin [248]. Differentialdiagnostisch kommen metastasierende Synovialsarkome, ein solitärer fibröser Tumor oder ein maligner Nervenscheidentumor in Betracht.

Leiomyosarkome [256],[257],[258],[259] der Lunge entsprechen zum Großteil Metastasen anderer Organe, während primäre Leiomyosarkome mit einer Häufigkeit < 1 % aller Lungentumoren als sehr seltene Tumoren gelten. Histologisch kommen spindelige Tumorzellen zu Darstellung, die breite Faszikel bilden. Es wird zwischen 3 Typen unterschieden: Low grade; Intermediate grade und High grade.

Diese Unterscheidung beruht vorwiegend auf der Ausprägung von Atypien und der Mitosefrequenz. Die zytologischen Befunde sind entsprechend, jedoch ist die Mitosefrequenz am zytologischen Material nicht zu ermitteln. Die spindeligen Tumorzellen der Low grade-Tumoren weisen elongierte sowie auch rund-ovale Zellkerne mit grob-granulärem Chromatin auf. Kernatypien sind variabel und nicht sonderlich ausgeprägt. Charakteristisch sind keulenartige Zellkerne mit einem abgestumpften Ende, die fast immer nachweisbar sind. Mehrkernige Riesenzellen mit deutlichen Atypien sind ebenfalls keine Seltenheit. Die Zellen in den Verbänden zeigen die typische parallele Anordnung. Das schmale, unscharf begrenzte Zytoplasma ist meist grau-granuliert. Charakteristisch ist der Nachweis von myxoidem Stromaanteilen mit deutlicher Metachromasie in der May-Grünwald-Giemsa-Färbung. Tumorzellen der High grade-Tumoren fallen bereits auf den ersten Blick durch große spindelige,

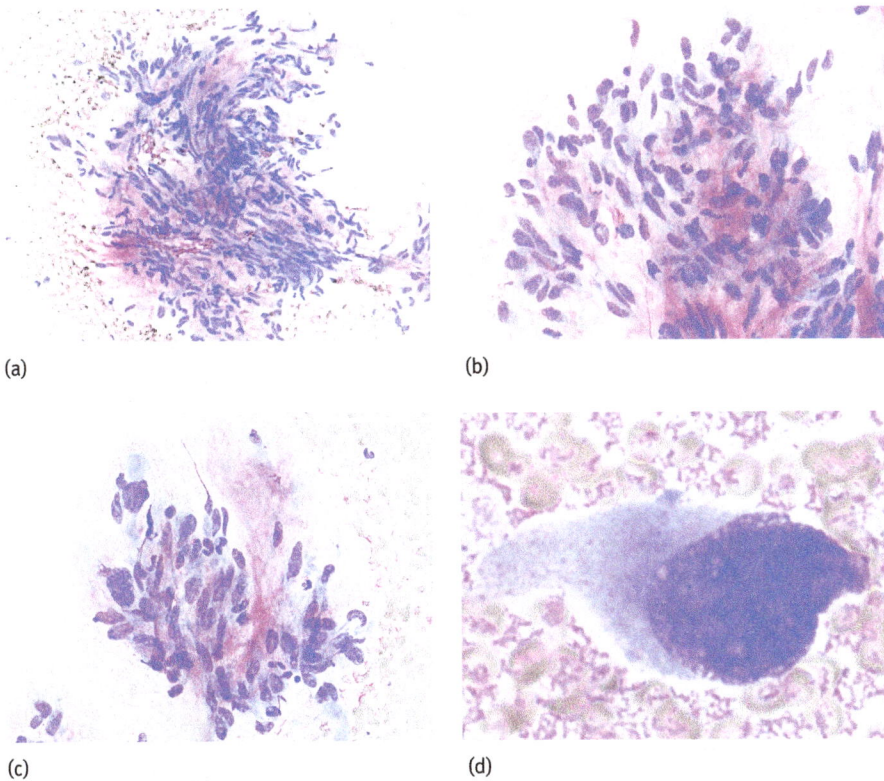

Abb. 4.27: Pulmonales Leiomyosarkom, High grade. (a) Übersicht über einen Tumorverband mit typischer faszikelartiger Anordnung der Tumorzellen. (b) + (c): Detaildarstellung von pleomorphen Tumorzellen mit ausgeprägten Kernatypien, keulenartigen Kernenden sowie Tumorriesenzellen (d und e); reichlicher Nachweis von myxoidem Stroma mit Metachromasie in der May-Grünwald-Giemsa-Färbung. In der Histologie (Dr. Wiesinger, Regensburg) exprimiert der Tumor Vimentin, Desmin und Actin-SM; der Ki67-Index wurde mit 80 % bestimmt.

ovaläre und doppelkernige Zellen wie auch durch Riesenzellen auf. Die Kerne besitzen ein grobes, verdichtetes Chromatin sowie nicht selten intranukleäre Einschlüsse. Vermehrte Mitosen können auch im zytologischen Material nachgewiesen werden. Das Zytoplasma erscheint grau-granuliert sowie eosinophil tingiert. Anhaftendes wie auch eingestreutes myxoides Stroma prägt ebenfalls das Zellbild. Leiomyosarkome exprimieren Desmin, Caldesmon, Actin-SM, Vimentin und Anti-HHF-35 [248]. Differentialdiagnostisch kommen Leiomyome, maligne Nervenscheidentumoren, maligne fibröse Histiozytome sowie Synovialsarkome (monophasischer Typ) in Betracht. Der zytologische Befund eines pulmonalen Leiomyosarkoms vom High grade-Typ ist in der Abb. 4.27 ersichtlich.

Literatur

[1]   Langhans Th. Primärer Krebs der Trachea und der Bronchien. Virchows Archiv 1873:53.

[2]   Hampeln P. Über einen Fall von primärem Lungen-Pleura-Carcinom. St. Petersburger Med Wochenschr. 1887;12:137.

[3]   Travis WD, Brambilla E, Nicholson AG, et al. The 2015 World Health Organization Classification of lung tumors. Impact of genetic, clinical and radiologic advances since the 2004 classification. J Thorac Oncol. 2015;10:1243-1260.

[4]   Travis WD, Brambilla E, Noguchi M, et al. Diagnosis of lung cancer in small biopsies and cytology. Implications of the 2011 International Association for the Study of Lung Cancer/ American Thoracic Society/European Respiratory Society Classification. Arch Pathol Lab Med. 2013;137:668-684.

[5]   Krasnik M, Vilmann P, Larsen SS, Jacobsen GK. Preliminary experience with a new method of endoscopic transbronchial real time ultrasound guided biopsy for diagnosis of mediastinal and hilar lesions. Thorax. 2003;58:1083-1086.

[6]   Monaco SE, Khalbuss WE, Pantanowitz L (Hrsg.). Endobronchial Ultrasound-Guided Transbronchial Needle Aspiration (EBUS-TBNA). A Practical Approach. Karger 2014.

[7]   Van der Laan PA, Wang HH, Majid A, Folch E. Endobronchial ultrasound-guided transbronchial needle aspiration (EBUS-TBNA): an overview and update for the cytopathologist. Cancer Cytopathol. 2014;122:561-576.

[8]   Lopes Cardozo P. Atlas of Clinical Cytology. Edition Medizin (Amsterdam) 1975.

[9]   Hastka J. Immunzytologie. Schattauer, 1997.

[10] Chu P, Weiss L (Hrsg.) Modern Immunohistochemistry. Cambridge University Press, 2th Ed.2009.

[11] Zhang K, Deng H, Cagle PT. Utility of immunohistochemistry in the diagnosis of pleuropulmonary and mediastinal cancers. A review and update. Arch Pathol Lab Med. 2014;138:1611-1628.

[12] Jagirdar J. Application of immunohistochemistry to the diagnosis of primary and metastatic carcinoma to the lung. Arch Pathol Lab Med. 2008;132:384-396.

[13] Zhang J, Yang GCH. Adenocarcinoma. In: Lung and Mediastinum Cytohistology. (Hrsg. Ali SZ, Yang GCH), Cambridge University Press 2012:122-144.

[14] Idowu MO, Powers CN. Lung cancer cytology: potential pitfalls and mimics. Int J Clin Exp Pathol. 2010;3:367-385.

[15] Saad RS, Silverman JF. Respiratory cytology: differential diagnosis and pitfalls. Diagn Cytopathol. 2010;38:297-307.

[16]   Crapanzano JP, Zakowski MF. Diagnostic dilemmas in pulmonary cytology. Cancer ytopathol. 2001;93:364-375.

[17]   Policarpio-Nicolas MLC, Wick RM. False-positive interpretations in respiratory cytopathology: exemplary cases and literature review. Diagn Cytopatho.l 2008;36.13-19.

[18]   Lucas E, Sahoo S. Mimickers of lung carcinoma in cytology and small biopsy specimens. In: Diagnosing non-small cell carcinoma in small biopsy and cytology. (Hrsg. Moreira AL, Saqui A), Springer 2016:197-224.

[19]   Saqi A, Vazquez MF. Fine-needle aspiration cytology of benign and malignant tumors of the lung. In: Principle & Practice of Lung Cancer. The Official Reference Text of the IASLC (Hrsg. Pass HI, Carbone DP, Johnson DH, et al.) 4th Ed., Wolters Kluwer/ Lippincott Williams & Wilkins, 2010,

[20]   Wakely PE, Ashfaq R. Introduction to lung cytopathology and small tissue biopsy. In: Lung and Mediastinum Cytohistology (Hrsg. Ali SZ, Yang GCH), Cambridge University Press 2012:1-20.

[21]   Butnor KJ. Avoiding underdiagnosis, overdiagnosis, and misdiagnosis of lung carcinoma. Arch Pathol Lab Med. 2008;132:1118-1132.

[22]   Zarbo RJ, Feneglio-Preiser CM. Interinstitutional database for comparison of performance in lung fine needle aspiration cytology. A college of American q-probe study of 5264 cases with histologic correlation. Arch Pathol Lab Med. 1992;116:463-470.

[23]   Schreiber G, McCrory DC: Performance characteristics of different modalities for diagnosis of suspected lung cancer: summary of publishes evidence. Chest. 2003;123 (Suppl.1):115-128.

[24]   Rivera NP, Mehta AC, Wahidi MM. Establishing the diagnosis of lung cancer. Diagnosis and management of lung cancer, 3 rd ed: American College of Chest Physicians evidence-based clinical practice guidelines. Chest. 2013;143:142S-165S.

[25]   Sackett MK, Salomao DR, Donovan JL, Yi ES, Aubry MC: Diagnostic concordance of histologic lung cancer type between bronchial biopsy and cytology specimens taken during the same bronchoscopic procedure. Arch Pathol Lab Med. 2010;134:1504-1512.

[26]   Pokieser L, Bernhardt K, Kreuzer A, Schalleschak J. Klinische Zytologie der Lunge und Pleura. Handbuch und Farbatlas. Springer Vienna, 2001

[27]   Gledhill A, Bates C, Henderson D, Da Costa P, Thomas G. Sputum cytology: a limited role. J Clin Pathol. 1997;50:566-568.

[28]   Böcking A, Biesterfeld S, Chatelain R, Gien-Gerlach G, Esser E. Diagnosis of bronchial carcinoma on paraffin-embedded sputum. Sensitivity and specificity of an alternative to routine cytology. Acta Cytol. 1992;36:37-47.

[29]   Atay Z, Brandt HJ. Ergebnisse zytologischer Untersuchungen des Bronchialsekrets bei Lungentumoren im Verhältnis zum Tumorstadium (TNM-System). Dtsch Med Wochenschr. 1975;100:1269-1274.

[30]   Bubendorf L, Feichter GE, Obermann EC, Dalquen P. Respirationstrakt. In: Zytopathologie. Reihe „Pathologie", Hrsg. Von Klöppel G, Kreipe HH, und Remmele W), Springer, 2011,257-299.

[31]   Yi E, Aubry MC. Pulmonary pseudoneoplasms. Arch Pathol Lab Med. 2010;134:417-426.

[32]   Borczuk AC. Benign tumors and tumorlike conditions of the lung. Arch Pathol Lab Med. 2008;132:1133-1148.

[33]   Borczuk AC. Neoplastic and nonneoplastic benign mass Lesions of the lung. Arch Pathol Lab Med. 2012;136:1227-1233.

[34]   Yang GCH. Benign lung tumors and tumor-like lesions. In: Lung and Mediastinum Cytohistology. (Hrsg. Ali SZ, Yang GCH.), Cambridge University Press, 2012:80-99.

[35]   Popper H. Inflammatory pseudotumor (IPT) or inflammatory myofibroblastic tumor (IMT). In: Popper H. Pathology of Lung Disease. Morphology, Pathogenesis, Etiology. Springer 2017:483-485.

[36] Matsubara O, Tan-Liu NS, Kenney RM, Mark EJ. Inflammatory pseudotumors of the lung: progression from organizing pneumonia to fibrous histiocytoma or to plasma cell granuloma in 32 cases. Hum Pathol. 1988;19:807-814.

[37] Coffin CM, Patel A, Perkins S, et al. ALK1 and p80 expression and chromosomal rearrangements involving 2p23 in inflammatory myofibroblastic tumor. Mod Pathol. 2001;14:569-76.

[38] Snyder CS, Dell'Aquila M, Haghighi P, et al. Clonal changes in inflammatory pseudotumor of the lung. A case report. Cancer. 1995;76:1545-1549.

[39] Thunnissen FB, Arends JW, Buchholtz RT, ten Velde G. Fine needle aspiration cytology of inflammatory pseudotumor of the lung (plasma cell granuloma). Report of four cases. Acta Cytol. 1989;33:917-921.

[40] Fulciniti F, Vetrani A, Cozzolino I, et al. Fine-needle cytology of inflammatory myofibroblastic tumor of the lung. Report of a case. Pathologica. 2004;96:430-432.

[41] Hosler GA, Steinberg DM, Sheth S, et al. Inflammatory pseudo-tumors: a diagnostic dilemma in cytopathology. Diagn Cytopathol. 2004;31:267-270.

[42] MacHicao CN, Sorensen K, Abdul-Karim FW, Somrak PM. Transthoracic needle aspiration biopsy in inflammatory pseudotumors of the lung. Diagn Cytopathol. 1989;5:400-403.

[43] Azua BJ, Azua RJ, Ortego J, Perez Cacho MJ. Cytologic features of pulmonary hamartoma. Report of a case diagnosed by fine needle aspiration cytology. Acta Cytol. 2001;45:267-270.

[44] Wiatrowska BA, Yazdi HM, Matziner FR, MacDonald LL. Fine needel aspiration biopsy of pulmonary hamartomas. Radiologic, cytologic and immunocytochemical study in 15 cases. Acta Cytol 1995;39:1167-1174.

[45] Dunbar F, Leiman G. The aspiration cytology of pulmonary hamartomas. Diagn Cytopathol. 1989;5:174-180.

[46] Saqi A, Shaham D, Scognamiglio T, et al. Incidence and cytological features of pulmonary hamartomas indeterminate on CT scan. Cytopathology. 2008;19:185-191.

[47] Wood B, Swarbrick N, Frost F. Diagnosis of pulmonary hamartoma by fine needle biopsy. Acta Cytol. 2008;52:412-417.

[48] Ruchita T, Amajit B, Divyesh M, Raje N, Ashim D. Pulmonary hamartoma, a rare benign tumor of the lung-case series. Asian J Med Sci. 2014;5:112-115.

[49] Torkian B, Kanthan R, Burbridge B. Diagnostic pitfalls in fine needle aspiration of solitary pulmonary nodules: two cases with radio-cytohistological correlation. BMC Pulmonary Medicine. 2003;3:2.

[50] Hughes H, Young NA, Wilbur DC, Renshaw AA, Mody DR. Fine-needle aspiration of pulmonary hamartoma. A common source of false-positive diagnoses in the College of American Pathologists Interlaboratory Comparison Program in Nongynecologic Cytology. Arch Pathol Lab Med. 2005;129:19-22.

[51] Kishore M, Gupta P, Preeti, Deepak D. Pulmonary hamartoma mimicking malignancy: a cytopathologiocal diagnosis. J Clin Diagn Res. 2016 Nov; 10(11):ED06-ED07. Doi: 10.7860/JCDR/2016/22597.8844.

[52] Jin MS, Ha HJ, Baek HJ, Lee JC, Koh JS. Adenomatous hamartoma of lung mimicking benign mucinous tumor in fine needle aspiration biopsy: a case report. Acta Cytol. 2008;52:357-360.

[53] Melamed MR. Tumors of the lung: conventional cytology and aspiration biopsy. In: Koss' Diagnostic Cytology and its Histopathologic Bases. (Ed. Koss LG, Melamed MR.) 5th Ed. Vol. 1, Lippincott, Williams & Wilkins 2006:643-712.

[54] Lang TE, Khalbuss WE, Monaco SE, Pantanowitz L. Solitary tracheobronchial papilloma: cytomorphology and ancillary studies with histologic correlation. Cytojournal: 2011,8:6, doi: 10.4103/1742-6413.772896.

[55] Flieder DB, Koss MN, Nicholson A, et al. Solitary pulmonary papillomas in adults: a clinico-pathologic and in situ hybridization study of 14 cases combined with 27 cases in the literature. Am J Surg Pathol. 1998;22:1328-42.

[56] Popper H. Papilloma in adult and childhood. In: Popper H. Pathology of Lung Disease. Morphologie, Pathogenesis, Etiology. Springer 2017:361-369.

[57] Roglic M, Jukic S, Damjanov I. Cytology of the solitary papilloma of the bronchus. Acta Cytol. 1975;19:11-13.

[58] Weingarten J. Cytologic and histologic findings in a case of tracheobronchial papillomatosis. Acta Cytol. 1981;25:167-170.

[59] Einsfelder B, Kuhnen C. Epitheloides Hämangioendotheliom der Lunge (IVBAT). Klinisch-pathologische und immunhistochemische Analyse von 11 Fällen. Pathologe. 2006;27:106-115.

[60] Popper H. Vascular tumors. In: Popper H. Pathology of Lung Disease. Morphology, Pathogenesis, Etiology. Springer 2017:503-524.

[61] Cavalcanti de Albuquerque AKA, De Olivero Romano S, Eisenberg ALA. Epithelioid hemangioendothelioma: 15 years at the National Cancer Institute. Literature review. J Bras Patol Med Lab. 2013;49:119-125.

[62] Buggage RR, Soudi N, Olson JL, Busseniers AE. Epithelioid hemangioendothelioma of the lung: pleural effusion cytology, ultrastructure, and brief literature review. Diagn Cytopathol. 1995;13:54-60.

[63] Jang KS, Han HX, Park MH. Composite epithelioid hemangioendothelioma in pleural effusion mimicking metastatic adenocarcinoma: cytologic and immunocytochemical findings. Korean J Cytopathol. 2003;14:36-41.

[64] Ryu HS, Lee SS, Choi HS, Baek H, Koh JS. A case of pulmonary malignant epithelioid hemangioendothelioma misdiagnosed as adenocarcinoma by fine needle aspiration cytology. Diagn Cytopathol. 2011;39:801-807.

[65] Chen Y, Chen JQ, Katz RL. Epitheloid hemangioendothelioma: a study of 14 cytopathology cases. J Amer Soc Cytopathol. 2015;4:148-159.

[66] Carretero A, Elmberger PG, Sköld CM, Collins BT. Pulmonary epithelioid hemangioendothelioma: report of a case with fine needle aspiration biopsy. Acta Cytol. 2006;50:455-459.

[67] Han KM, Kim DH, Myong NH. Fine needle aspiration cytology of pulmonary epithelioid hemangioendothelioma with prominent hyaline degeneration. A case report. Korean J Pathol. 2010;44:554-557.

[68] Kumar RP, Smith DA, Hilton CJ, Parums DV. A case of epithelioid haemangioendothelioma (EHE) of the lung with bronchial brushing cytology. Cytopathology. 1999;10:132-136.

[69] Mhoyan A, Weidner N, Shabaik A. Epithelioid hemangioendothelioma of the lung diagnosed by transesophageal endoscopic ultrasound-guided fine needle aspiration: a case report. Acta Cytol. 2004;48:555-559.

[70] Lin O, Moreira AL. Epitheloid hemangioendothelioma. In: Lung and Mediastinum Cytohistology. (Hrsg. Ali SZ, Yang GCH.), Cambridge University Press,2012:219-220.

[71] Kerr KM. Pulmonary preinvasive neoplasia. Clin Pathol. 2001;54:257-271.

[72] Dacic S. Pulmonary preneoplasia. Arch Pathol Lab Med. 2008;132:1073-1078.

[73] Travis WD, Brambilla E, Müller-Hermelink HK, Harris CC. Preinvasive epithelial lesions. In: Pathology and Genetics of Tumours of the Lung, Pleura,Thymus and Heart. Ed by Travis WD, Brambilla E, Müller-Hermelink HK, Harris CC. IARC Press, Lyon 2004:68-77.

[74] Kerr KM. Pulmonary pre-invasive disease. In : Spencer's Pathology of the Lung. (Hrsg. Hasleton P, Flieder DB.) Cambridge University Press 2013:889-944.

[75] Ruffini E, Bongiovanni M, Cavallo A, et al. The significance of associated pre-invasive lesions in patients resected for primary lung neoplasms. Europ J Cardiothoracis Surg. 2004;26:1655-172.

[76]   Franklin WA, Wistuba II, Geisinger K, et al. Squamous dysplasia and carcinoma in situ. In: Pathology and Genetics of Tumours of the Lung, Pleura, Thymus and Heart. Ed by Travis WD, Brambilla E, Müller-Hermelink HK, Harris CC. IARC Press, Lyon 2004:68-72.

[77]   Fisseler-Eckhoff A. Bronchialschleimhautveränderungen im Vorfeld der Tumorrealisation. In: Fisseler-Eckhoff. Stromareaktionen in bronchialen Präneoplasien und Lungentumoren. Morphologie und klinische Relevanz. Springer 1998:17-36.

[78]   Müller KM, Gonzales S. Präneoplasien und Frühkarzinom der Lunge. Histogenetische Aspekte des Bronchialkarzinoms. Pneumologie. 1991;45:971-976.

[79]   Topalidis T, Atay Z. Zytologische Diagnose der Vorstufen des Bronchialkarzinoms. In: Interventionelle und diagnostische Bronchologie. Hrsg. Waßermann K. Dustri-Verlag 2000:184-202.

[80]   Marek W, Muti A, Khanavkar B, Nakhosteen JA. Lungenkrebsvorsorge mittels automatisierter Sputumzytometrie (ASC). In: Interventionelle und diagnostische Bronchologie. Hrsg. Waßermann K. Dustri-Verlag 2000:203-218.

[81]   Pankiewicz W, Minarowski L, Niklinska W, et al. Immunohistochemical markers of cancerogenesis in the lung. Fol Histochem Cytobiol. 2007;45:65-74.

[82]   Sheppard MN, Thurlow MP, Dewar A. Amphicrine differentiation in bronchioloalveolar cell carcinoma. Ultrastructural Pathol. 1994;18:437-441.

[83]   Kerr KM, Fraire AE, Pugatch B, et al. Atypical adenomatous hyperplasia. In: Pathology and Genetics of Tumours of the Lung, Pleura, Thymus and Heart. Ed by Travis WD, Brambilla E, Müller-Hermelink HK, Harris CC. IARC Press, Lyon 2004:73-75.

[84]   Vazquez MF, Koizumi JH, Henschke CH, Yankelevitz DF. Reliability of cytologic diagnosis of early lung cancer. Cancer Cytopathol. 2007;111:252-258.

[85]   Midi A, Cubuk R, Yener AN, Örki A, Arman B. Coexistence of atypical adenomatous hyperplasia and hamartoma of the lung. Turk J Pathol. 2010;26:249-252.

[86]   Chandan VS, Truong LD, Khurana KK. The utility of B 72.3, carcinoembryonic antigen, and Leu M-1 in cell blocks. An adjunct to fine-needle aspiration diagnosis of bronchioloalveolar carcinoma of the lung. Cancer Cytopathol. 2005;105:246-252.

[87]   Zhang J, Yang GCH. Adenocarcinoma. In: Lung and Mediastinum Cytohistology. (Hrsg. Ali SZ, Yang GCH.) Cambridge University Press 2012:122-144.

[88]   Kerr KM, Mody DR, Fraire AE. Preinvasive disease. In: Atlas of Neoplastic Pulmonary Disease. Pathology, Cytology, Endoscopy and Radiology. (Hrsg. Fraire AE, Cagle PT, Irwin RS, et al.) Springer 2010:129-135.

[89]   Fisseler-Eckhoff A. Neuroendocrine tumors of the lung. Cancers. 2012;4:777-798.

[90]   Armbruster C, Bernhardt K, Setinek U. Pulmonary tumorlet: a case report of a diagnostic pitfall in cytology. Acta Cytol. 2008;52:223-227.

[91]   Satoh Y, Fujiyama J, Ueno M, Ishikawa Y. High cellular atypia in a pulmonary tumorlet. Report of a case with cytologic findings. Acta Cytologica. 2000;44:242-246.

[92]   Robert Koch-Institut [Hrsg.] und die Gesellschaft der epidemiologischen Krebsregister in Deutschland e. V. [Hrsg.] Krebs in Deutschland 2011/2012. 10. Ausgabe, Berlin 2015. www.gekid.de

[93]   Finlayson R. The vicissitudes of sputum cytology. Med Hist. 1958;2:24-35.

[94]   Hubers AJ, Prinsen CFM, Sozzi G, Witte BI, Thunnissen E. Molecular sputum analysis for the diagnosis of lung cancer. Brit J Cancer. 2013;109:530-537.

[95]   Gruber A, Greif J, Rona R, et al. Computerized analysis of cytology and fluorescence in situ hybridization (FISH) in induced sputum for lung cancer detection. Cancer Cytopathol. 2010;118:269-277.

[96]   Konno S, Morishita Y, Fukasawa M, et al. Anthracotic index and DNA methylation status of sputum contents can be used for identifying the population at risk of lung carcinoma. Cancer Cytopathol. 2004;102:348-354.

[97] Häußinger K, Gamarra F, Hautmann H, Geserich W. Das frühe Lungenkarzinom: neue Di-
      agnoseverfahren-Screening. In: Tumoren der Lunge und des Mediastinums. Empfehlungen zur
      Diagnostik, Therapie und Nachsorge. (Hrsg. Huber RM), W. Zuckschwerdt Verlag, 8 Auflage
      2009:76-81.

[98] Henschke CI, Yankelevitz DF, Miettinen OS. Screening for lung cancer. In: Principles Practice of
      Lung Cancer. The Official Reference Text of the IASLC. (Hrsg. Pass HI, Carbone DP, Johnson DH,
      et al.) Lippincott Williams & Wilkins, 4th Ed. 2010:225-232.

[99] Sharma D, Newman TG, Aronow WS. Lung cancer screening: history, current perspectives, and
      future directions. Arch Med Sci. 2015 Oct 12;11(5):1033-43, DOI: 10.5114/aoms.2015.54859

[100] Detterbeck FC, Mazzone PJ, Naidich DP, Bach PB. Screening for Lung Cancer. Diagnosis and
      Management of Lung Cancer, 3 rd ed: American College of Chest Physicians Evidence-Based
      Clinical Practice Guidelines. Chest. 2013;143:e78-e92.

[101] Kanodra NM, Silvestri GA, Tanner NT. Screening and early detection efforts in lung cancer.
      Chest. 2015;121:1347-1356.

[102] Mc Williams A, Lam S. Early detection of lung cancer using bronchoscopy. In: Principles
      Practice of Lung Cancer. The Official Reference Text of the IASLC. (Hrsg. Pass HI, Carbone DP,
      Johnson DH, et al.) Lippincott Williams & Wilkins, 4th Ed. 2010:257-264.

[103] Spivack SD, Rom W. Evolving early detection modalities in lung cancer screening. In: Principles
      Practice of Lung Cancer. The Official Reference Text of the IASLC. (Hrsg. Pass HI, Carbone DP,
      Johnson DH, et al.) Lippincott Williams & Wilkins, 4th Ed. 2010:265-273.

[104] Nonaka D. Ancillary immunhistochemical techniques for the subclassification on non-small
      cell cancer. In: Diagnosing Non-small Cell Carcinoma in Small Biopsy and Cytology. (Hrsg.
      Moreira AL, Saqui A), Springer 2016:77-95.

[105] Moreira AL, Saqi A. (Hrsg.). Diagnosing Non-small Cell Carcinoma in Small Biopsy and
      Cytology. Springer 2016.

[106] Nizzoli R, Tiseo M, Gelsomino F, et al. Accuracy of fine needle aspiration cytology in the pa-
      thological typing of non-small cell lung cancer. J Thorac Oncol. 2011;6:489-493.

[107] Kimbrell HZ, Gustafson KS, Huang M, Ehya H. Subclassification of non-small cell cancer by
      cytologic sampling: a logical approach with selective use of immunochemistry. Acta Cytol.
      2012;56:419-424.

[108] Sturgis CD, Nassar DL, D'Antonio JA, Raab SS. Cytologic features useful for distinguishing
      small cell from non-small cell carcinoma in bronchial brush and wash specimens. Am J Clin
      Pathol. 2000;114:197-202.

[109] Dhameja N, Goyal H, Singhal A, Singh UB. Cytology of lung carcinomas with subtyping of non-
      small cell lung carcinoma (NSCLC). Intern J Science Res. 2016;5:1940-1945.

[110] Navani N, Brown JM, Nankivell M, et al. Suitability of endobronchial ultrasound-guided trans-
      bronchial needle aspiration specimens for subtyping and genotyping of non-small cell lung
      cancer. Am J Respir Crit Care Med. 2012;185:1316-1322.

[111] Sigel CS, Moreira AL, Travis WD, et al. Subtyping of non-small cell lung carcinoma. A compa-
      rison of small biopsy and cytology specimens. J Thorac Oncol. 2011;6:1849-1856.

[112] Kapila K, Al-Ayadhy B, Francis IM, George SS, Al-Jassar A. Subclassification of pulmonary
      non-small cell lung carcinoma in fine needle aspirates using a limited immunohistochemistry
      panel. J Cytol. 2013;30:223-225.

[113] Da Cunha SG, Lai SW, Saieg MA, et al. Cytohistologic agreement in pathologic subtyping of
      non small cell lung carcinoma: review of 602 fine needle aspirates with follow-up surgical
      specimens over a nine year period and analysis of factors underlying failure to subtype. Lung
      Cancer. 2012;77:501-506.

[114] Ebrahimi M, Auger M, Jung S, Fraser RS. Diagnostic concordance of non–small cell lung carcinoma subtypes between biopsy and cytology specimens obtained during the same procedure. Cancer Cytopathol. 2016;124:737-743.

[115] Rekhtman N, Brandt SM, Sigel CS, et al. Suitability of thoracic cytology for new therapeutic paradigms in non-small cell lung carcinoma: high accuracy of tumor subtyping and feasibility of EGFR and KRAS molecular testing. J Thorac Oncol. 2011;6:451-458.

[116] Hartung W, Schoppmann W. Die Lungenbiopsie. Pneumologie. 1972;147:229.

[117] Ali SZ, Grace GCH. Lung and Mediastinum Cytohistology. Cambridge University Press 2012.

[118] Thomas C, Gebert G, von Wichert P, Pankow W, Joseph K. (Hrsg.) Grundlagen der klinischen Medizin. Bd. 3. Atmungsorgane. Schattauer, 1996.

[119] Hammar SP, Brambilla C, Pugatch B, et al. Squamous cell carcinoma. In: Pathology and Genetics of Tumours of the Lung, Pleura, Thymus and Heart. Ed. by Travis WD, Brambilla E, Müller-Hermelink HK, Harris CC. IARC Press, Lyon 2004:25-30.

[120] Flieder DB, Ehya H, Patchefsky AS. Tumors and tumor-like conditions of the lung. In: Silverbergs's Principles and Practice of Surgical Pathology and Cytopathology. (Hrsg. Wick MR, LiVolsi VA, Pfeifer JD, et al.) 2015, 5th Ed., Vol.2:1334-1426.

[121] Crapanzano JP, Loukeris K, Borczuk AC, Saqi A. Cytological, histological, and immunohistochemical findings of pulmonary carcinomas with basaloid features. Diagn Cytopathol. 2011;39:92-100.

[122] Erozan YS, Yang GCH. Squamous, large cell, and sacomatoid carcinomas. In: Lung and Mediastinum Cytohistology. (Hrsg. Ali SZ, Yang GCH), Cambridge University Press 2012:100-121.

[123] Gurda GT, Zhang L, Wang Y, et al. Utility of five commonly used immunohistochemical markers TTF-1, Napsin A, CK7, CK5/6 and P63 in primary and metastatic adenocarcinoma and squamous cell carcinoma of the lung: a retrospective study of 246 fine needle aspiration cases. Clin Transl Med. 2015;4:16. DOI 10.1186/s40169-015-0057-2.

[124] Zakowski MF, Rekhtman N, Auger M, et al. Morphologic accuracy in differentiating primary lung adenocarcinoma from squamous cell carcinoma in cytology specimens. Arch Pathol Lab Med. 2016;140:1116-1120.

[125] Ullman R, Bongiovanni M, Halbwedl I, et al. Bronchiolar columnar cell dysplasia – Genetic analysis of a novel pre-neoplastic lesion of peripheral lung. Virchows Archiv. 2003;442:429-436.

[126] Popper H. Bronchiolar columnar cell dysplasia. In: Popper H. Pathology of Lung Disease. Morphology, Pathogenesis, Etiology. Springer 2017:485-388.

[127] Petersen I. Adenokarzinome der Lunge – die neue Klassifikation. Zentralbl Chir. 2013;138:16-24.

[128] Rodriguez EF, Dacic S, Pantanowitz L, Khalbuss WE, Monaco SE. Cytopathology of pulmonary adenocarcinoma with a single histological pattern using the proposed International Association for the Study of Lung Cancer/American Thoracic Society/European Respiratory Society (IASLC/ATS/ERS) classification. Cancer Cytopathol. 2015;123:306-317.

[129] Moreira AL. Subtyping of pulmonary adenocarcinoma in cytologic specimens. The next challenge. Cancer Cytopathol. 2013, DOI: 10.1002/cncy.21313.

[130] Zakowski MF. Cytology nomenclature and 2015 World Health Organization classification of lung cancer. Cancer Cytopathol. 2016;124(2):81-8, DOI: 10.1002/cncy.21628.

[131] Rudomina DE, Lin O, Moreira AL. Cytologic diagnosis of pulmonary adenocarcinoma with micropapillary pattern: Does it correlate with the histologic findings? Diagn Cytopathol. 2009;37:333-339.

[132] Hoshi R, Tsuzuku M, Horai T, Ishikawa Y, Satoh Y. Micropapillary clusters in early-stage lung adenocarcinomas. A distinct cytologic sign of significantly poor diagnosis. Cancer. 2004;102:81-86.

[133] Duncan LD, Jacob S, Atkinson S. Fine needle aspiration findings of micropapillary carcinoma in the lung. A case report. Acta Cytol. 2007;51:605-608.

[134] Raz DJ, Zell JA, Karnezis AN, et al. Misclassification of bronchioloalveolar carcinoma with cytologic diagnosis of lung cancer. J Thorac Oncol. 2006;1:943-948.

[135] Field AS. Adenocarcinoma of lung. In: Practical Cytopathology. A Diagnostic Approach to Fine Needle Aspiration Biopsy. (Hrsg. Field AS, Zarka MA.), Elsevier 2017:360-367.

[136] Flieder DB, Borczuk AC, Noguchi M. Adenocarcinoma of the lung. In: Spencer's Pathology of the Lung (Hrsg. Hasleton P, Flieder DB), Sixth Ed. Cambridge University Press, 2013,Vol 2,1043-1092.

[137] Nakazato Y, Minami Y, Kobayashi H, et al. Nuclear grading of primary pulmonary adenocarcinomas. Correlation between nuclear size and prognosis. Cancer Cytopathol. 2010;116:2011-2019.

[138] Sigel CS, Rudomina DE, Sima CS, Rekhtman N, et al. Predicting pulmonary adenocarcinoma outcome based on a cytology grading system. Cancer Cytopathology. 2012;120:35-43.

[139] Lau SK, Desrochers MJ, Luthringer DJ. Expression of thyroid transcription factor-1, cytokeratin 7, and cytokeratin 20 in bronchioloalveolar carcinomas: An immunohistochemical evaluation of 67 cases. Mod Pathol. 2002;15:538-542.

[140] Popper H. Adenocarcinoma variants. In: Popper H. Pathology of Lung Disease. Morphology, Pathogenesis, Etiology. Springer 2017:415-421.

[141] Colby TV, Noguchi M, Henschke C. et al. Adenocarcinoma. In: Pathology and Genetics of Tumours of the Lung, Pleura, Thymus and Heart. Ed. by Travis WD, Brambilla E, Müller-Hermelink HK, Harris CC. IARC Press, Lyon 2004:35-44.

[142] Kish JK, Roy JY, Ayala AG, McMurtrey MJ. Primary mucinous adenocarcinoma of the lung with signet-ring cells: a histochemical comparison with signet-ring cell carcinomas of other sites. Hum Pathol. 1989;20:1097-1102.

[143] Merchant SH, Amin MB, Tamboli P, et al. Primary signet-ring cell carcinoma of lung: immunohistochemical study and comparison with non-pulmonary signet-ring cell carcinomas. Am J Surg Pathol. 2001;25:1515-1519.

[144] Nakatani Y, Kitamura H, Inayama Y, et al. Pulmonary adenocarcinomas of the fetal lung type: a clinicopathologic study indicating differences in histology, epidemiology, and natural history of low-grade and high-grade forms. Am J Surg Pathol. 1998;22:399-411.

[145] Geisinger KR, Travis WD, Perkins LA, Zakowski MF. Aspiration cytomorphology of fetal adenocarcinoma of the lung. Am J Clin Pathol. 2010;134:894-902.

[146] Nguyen GK. Fine needle aspiration cytology of well differentiated fetal adenocarcinoma (endodermal tumor) of the lung. Acta Cytol. 2001;45:478-481.

[147] Odashiro DN, Nguyen GK. Pulmonary well-differentiated fetal adenocarcinoma diagnosed by bronchial brush and immunocytochemistry. Diagn Cytopathol. 2006;34:308-310.

[148] Aleong JC, Calaminici M, Sheaff M. The cytology of pulmonary well-differentiated foetal adenocarcinoma . Cytopathol. 2006;17:155-156.

[149] Katzenstein AL, Prioleau PG, Askin FB. The histologic spectrum and significance of clear change in lung carcinoma. Cancer. 1980;45:943-947.

[150] Travis WD, Brambilla E, Noguchi M, et al. International Association for the Study of Lung Cancer/American Thoracic Society/European Respiratory Society International Multidisciplinary Classification of Lung Adenocarcinoma. J Thorac Oncol. 2011;6:244-285.

[151] Metzgeroth G, Ströbel P, Bumbusch T, Reiter A, Hastka J. Hepatoid adenocarcinoma-review of the literature illustrated by a rare case originating in the peritoneal cavity. Onkologie. 2010;33:263-269.

[152] Hanninger DM, Kloecker GH, Bousamra M, Nowacki MR, Slone MP. Hepatoid adenocarcinoma of the lung: report of five cases and review of the literature. Modern Pathol. 2014;27:535-542.

[153] Che YQ, Wang S, Luo Y, Wang JB, Wang LH. Hepatoid adenocarcinoma of the lung: Presenting mediastinal metastasis without transfer to the liver. Oncol Letters. 2014;8:105-110.

[154] Valle L, Thomas J, Kim C, et al. Hepatoid adenocarcinoma of the lung metastasizing to the tonsil. Molec Clin Oncol. 2017;6:705-707.

[155] Field AS. Large cell "undifferentiated" carcinoma. In: Practical Cytopathology. A Diagnostic Approach to Fine Needle Aspiration Biopsy. (Hrsg. Field AS, Zarka MA.), Elsevier 2017:370-372.

[156] De May RM. Large cell carcinoma. In: The Art & Science of Cytopathology. 2nd Ed. Vol 3, ASCP Press Chicago 2012:1186-1188.

[157] Kim MJ, Ha Sy, Kim NR, et al. Aspiration cytology features of pulmonary basaloid carcinoma. Cytopathol. 2009;20:336-339.

[158] Crapanzano JP, Loukeris K, Borczuk AC, Saqi A. Cytological, histological, and immuno-histo-chemical findings of pulmonary carcinomas with basaloid features. Diagn Cytopathol. 2011,39:92-100.

[159] Chow LT, Chow WH, Tszi WM, Chan SK, Lee JCK. Fine-needle aspiration cytologic diagnosis of lymphoepithelioma-like carcinoma of lung. Report of two cases with immunohistochemical study. Am J Clin Pathol. 1995;103:33-40.

[160] Popper H. Lymphoepithelioma-like carcinoma. In: Popper H. Pathology of Lung Disease. Morphology, Pathogenesis, Etiology. Springer 2017:449-452.

[161] Hayashi T, Haba R, Kushida Y, Kadota K, Katsuki N, Miyai Y, Bando K, Shibuya S, Matsunaga T, Yokomise H. Cytopathologic findings and differential diagnostic considerations of primary clear cell carcinoma of the lung. Diagn Cytopathol. 2013;41:550-554.

[162] Bahadur S, Pujani M, Jetley S, Khetrapal S, Raina PK. Large cell lung carcinoma with rhabdoid phenotype: Report of a rare entity presenting with chest wall involvement. J Canc Res Ther. 2015;11:657.

[163] Tamboli P, Toprani TH, Amin MB, et al. Carcinoma of lung with rhabdoid features. Hum Pathol 2004;35:8-13.

[164] B. Corrin, Chang YL, Rossi G, et al. Sarcomatoid Carcinoma. In: Pathology and Genetics of Tumours of the Lung, Pleura, Thymus and Heart. Ed. by Travis WD, Brambilla E, Müller-Hermelink HK, Harris CC. IARC Press, Lyon 2004:53-58.

[165] Travis WD. Sarcomatoid neoplasms of the lung and pleura. Arch Patho Lab Med. 2010;134: 1645-1685.

[166] Kini SR. Uncommon malignant neoplasms. In: Kini RS.: Color Atlas of Pulmonary Cytopathology. Springer 2002:130-132.

[167] De May RM. Sarcomatoid carcinomas. In: The Art & Science of Cytopathology. 2nd Ed. Vol 3, ASCP Press Chicago 2012:1194-1197.

[168] Roesela C, Terjung S, Weinreich G, et al. Sarcomatoid carcinoma of the lung: a rare histological subtype of non-small cell lung cancer with a poor prognosis even at earlier tumor stage. Interact Cardio Vasc Thorac Surg. 2017;24:407-413.

[169] Hiroshima K, Dosaka-Akita H, Usuda K, et al. Cytological characteristics of pulmonary pleomorphic and giant cell carcinomas. Acta Cytol. 2011;55:173-179.

[170] Laforga JB. Giant cell carcinoma of the lung: report of a case with cytohistologic and clinical correlation. Acta Cytol. 1999;43:263-267.

[171] Vaidya GN, Shah R, Dhamoon A. Pulmonary sarcomatoid carcinoma presenting as a necrotizing cavitary lung lesion: diagnostic dilemma. J Community Supportive Oncol. 2017;15:103-105.

[172] Alasio TM,Sun W, Yang GCH. Giant cell carcinoma of the lung impact of diagnosis and review of cytological features. Diagn Cytopathol. 2007;35:555-559.

[173] Vasundhara M. Giant Cell Carcinoma lung-importance of cytology in diagnosis. Ind J Appl Res. 2015;5:743-744.

[174] Oncale M, Kimbrell HZ, Barnhill M. Antemortem diagnosis of likely giant cell carcinoma of the lung by pleural fluid cytology evaluation. Ochsner J. 2015;15:196-199.

[175] Choi HS, Seol H, Heo IY, et al. Fine-needle aspiration cytology of pleomorphic carcinomas of the lung. Kor J Pathol. 2012;46:576-582.

[176] Terada T. Spindle cell carcinoma of the lung: frequency, clinical features, and immunohistochemical studies of three cases. Respir Med CME. 2010;3:241-245.

[177] TakedaS, Nanjo S, Nakamoto K, Imachi T, Yamamoto S. Carcinosarcoma of the lung. Report of a case and review of the literature. Respir. 1994;61:113-116.

[178] IshizukaT, Yoshitake J, Yamada T, et al. Diagnosis of a case of pulmonary carcinosarcoma by detection of rhabdomyosarcoma cells in sputum. Acta Cytol. 1988;32:658-662.

[179] Popper H. Adenosquamous carcinoma. In: Popper H. Pathology of Lung Disease. Morphology, Pathogenesis, Etiology. Springer 2017:452.

[180] De May RM. Adenosquamous carcinoma. In: The Art & Science of Cytopathology. 2nd Ed. Vol 3, ASCP Press Chicago 2012:1193-1195.

[181] Brambilla E, Travis WD. Adenosquamous carcinoma. In: Pathology and Genetics of Tumours of the Lung, Pleura, Thymus and Heart. Ed. by Travis WD, Brambilla E, Müller-Hermelink HK, Harris CC. IARC Press, Lyon 2004:51-52.

[182] Oberndorfer S. Karzinoide Tumoren des Dünndarmes. Frankf Zeitschr Pathol. 1907;1:426-429.

[183] Lamerz R, Huber RM. Paraneoplastische Syndrome. In: Tumoren der Lunge und des Mediastinums. (Hrsg. Huber RM), W. Zuckschwerdt Verlag München 2017:62-68.

[184] Fisseler-Eckhoff A, Demes M. Neuroendocrine tumors of the lung. Cancers. 2012;4:777-798.

[185] Rekhtman N. Neuroendocrine tumors of the lung. An update. Arch Pathol Lab Med. 2010;134:1628-1638.

[186] Kini S. Pulmonary neuroendocrine tumors. in: Kini S. Cytopathology of Neuroendocrine Neoplasia. Color Atlas and Text. Lippincott Williams & Wilkins 2013:29-84.

[187] Popper H. Neuroendocrine Carcinomas. In: Popper H. Pathology of Lung Disease. Morphology, Pathogenesis, Etiology. Springer 2017:429-448.

[188] Kosmidis. The spectrum of carcinoid tumors. in: Principles & Practice of Lung Cancer. The Official Reference Text of the IASLC (Hrsg. Pass H, Carbone DP, Johnson DH, et al.), Lipincott Williams & Wilkins 2010:971-979.

[189] Gustafsson BI, Kidd M, Chan A, Malfertheiner MV, Modlin IM. Bronchopulmonary neuroendocrine tumors. Cancer. 2008;113:5-21.

[190] Siddiqui MT. Neuroendocrine neoplasms. In: Lung and Mediastinum Cytohistology. (Hrsg. Ali SZ, Grace GCH.) Cambridge University Press 2012:145-167.

[191] Travis WD. The concept of neuroendocrine tumors. in: In: Pathology and Genetics of Tumours of the Lung, Pleura, Thymus and Heart. Ed. by Travis WD, Brambilla E, Müller-Hermelink HK, Harris CC. IARC Press, Lyon 2004:19-25.

[192] Arrigoni MG, Woolner LB, Bernatz PE. Atypical carcinoid tumors of the lung. J Thorac Cardiovasc Surg. 1972;64:413-21.

[193] Renshaw AA Haja J, Lozano RL, Wilbur DC. Distinguishing carcinoid tumor from small cell carcinoma of the lung: correlating cytologic features and performance in the college of American Pathologists Non-Gynecologic Cytology Program. Arch Pathol Lab Med. 2005;129:614-618.

[194] Anderson C, Ludwig ME, O'Donnell M, Garcia N. Fine needle aspiration cytology of pulmonary carcinoid tumors. Acta Cytol. 1990;34:505-510.

[195] Kim K, Mah C, Dominquez J. Carcinoid tumors of the lung: cytological diagnosis in fine-needle aspirates. Diagn Cytopathol. 1986;2:343-346.

[196] Collins BT, Cramer HM. Fine needle aspiration cytology of carcinoid tumors. Acta Cytol. 1996;40:695-707.

[197] Mitchell ML, Parker FP. Capillaries. A cytologic feature of pulmonary carcinoid tumors. Acta Cytol. 1991;35:183-185.

[198] Stoll LM, Johnson MW, Burroughs F, Li QK. Cytologic diagnosis and differential diagnosis of lung carcinoid tumors – a retrospective study of 63 cases with histologic correlation. Cancer. 2010;118:457-467.

[199] Nicholson SA, Ryan MR. A review of cytologic findings in neuroendocrine carcinomas including carcinoid tumors with histologic correlation. Cancer. 2000;90:148-161.

[200] Bertino EM, Confer DB, Colonna JE, Ross P, Otterson GA. Pulmonary neuroendocrine/carcinoid Tumors. Cancer. 2009;115:4434-4441.

[201] French C. Respiratory tract. in: Cytology. Diagnostic Principles and Clinical Correlates. (Hrsg. Cibas ES, Ductaman BS.)3 rd Ed. Saunders Elsevier 2009:65-103.

[202] Bernard WG. The nature of „oat-celled sarcoma"of the mediastinum. J Pathol. 1926;29:241-244.

[203] Nicholson SA, Beasley MB, Brambilla A, et al. Small cell lung carcinoma (SCLC). A clinicopathologic study of 100 cases with surgical specimens. Am J Clin Pathol. 2002;26:1184-1197.

[204] De May RM. Neuroendocrine carcinomas. In: The Art & Science of Cytopathology. 2nd Ed. Vol 3, ASCP Press Chicago 2012:1188-1193.

[205] Renshaw AA, Voytek TM, Haja J, Wilbur DC. Distinguishing small cell carcinoma from non–small cell carcinoma of the lung. Correlating cytologic features and performance in the college of American Pathologists Non-Gynecologic Cytology Program. Arch Pathol Lab Med. 2005;129:619-623.

[206] Delgado PI, Jorda M, Ganjei-Azar P. Small cell carcinoma versus other lung malignancies. Diagnosis by fine-needle aspiration cytology. Cancer. 2000;90:279-285.

[207] Travis WD, Linnoila RI, Tsokos MG, et al. Neuroendocrine tumors of the lung with proposed criteria for large-cell neuroendocrine carcinoma. An ultrastructural, immunohistochemical, and flow cytometric study of 35 cases. Am J Surg Pathol. 1991;15(6):529-53.

[208] Travis WD. Pathology of lung cancer. Clin Chest Med. 2011;32:669-692.

[209] Kakinuma H, Mikami T, Iwabuchi K, et al. Diagnostic findings of bronchial brush cytology for pulmonary large cell neuroendocrine carcinomas. Comparison with poorly differentiated adenocarcinomas, squamous cell carcinomas, and small cell carcinomas. Cancer Cyxtopathol. 2003;99:247-254.

[210] Hiroshima K, Abe S, Ebihara Y, et al. Cytological characteristics of pulmonary large cell neuroendocrine carcinoma. Lung Cancer. 2005;48:331-337.

[211] Wiatrowska BA, Krol J, Zakowski MF. Large-cell neuroendocrine carcinoma of the lung: proposed criteria for cytological diagnosis. Diagn Cytopathol. 2001;24:58-64.

[212] Jimenez-Heffernan JA, Lopez-Ferrer P, Vicandi B, Marino A, Tejerina E, Viguer JM. Fine-needle aspiration cytology of large cell neuroendocrine carcinoma of the lung: a cytohistologic correlation study of 11 cases. CancerCytopathol. 2008;114:180-186.

[213] Marmor S, Koren R, Halpern M, Herbert M, Rath-Wolfson L. Transthoracic needle biopsy in the diagnosis of large-cell neuroendocrine carcinoma of the lung. Diagn Cytopathol. 2005;33:238-243.

[214] Yang YJ, Steele CT, Ou XL, Snyder KP, Kohman LJ. Diagnosis of high-grade pulmonary neuroendocrine carcinoma by fine-needle aspiration biopsy: nonsmall-cell or small-cell type? Diagn Cytopathol. 2001;25:292-300.

[215] Hoshi R, Furuta N, Horai T, et al. Discriminant model for cytologic distinction of large cell neuroendocrine carcinoma from small cell carcinoma of the lung. J Thorac Oncol. 2010;5:472-478.

[216] Travis WD. Update on small cell carcinoma and its differentiation from squamous cell carcinoma and other non-small cell carcinomas. Mod Pathol. 2012;25:18-30.

[217] Müller KM. Morphologische Diagnostik. In: Atlas und Lehrbuch der Bronchoskopie. Qualitäts-sicherung, Diagnostik und Therapie. (Hrsg. Nakhosteen JA, Niederle N, Zavala N.), Springer 1989:94-126.

[218] Dacic S, Gilbert S, Ocak I, Lacomis J. Salivary gland neoplasms of the lung. In: Spencer's Pathology of the Lung (Hrsg. Hasleton P, Flieder DB), Sixth Ed. Cambridge University Press, 2013,Vol 2:1127-1150.

[219] Tatsas AD, Ali SZ. Uncommon primary neoplasms. In: Lung and Mediastinum Cytohistology. (Hrsg. Ali SZ, Grace GCH.) Cambridge University Press 2012:168-187.

[220] Schubert J. Speicheldrüsen. in: Schubert J. Gastroenterologische Zytopathologie. De Gruyter Verlag 2016:45-74.

[221] Orell SR, Klijanienko J. Head and neck; salivary glands. in: Orell & Sterrett's Fine Needle Aspiration Cytology. 5th Ed., Churchill Linvingstone 2012:38-76.

[222] Popper H. Salivary gland-type carcinomas. In: Popper H. Pathology of Lung Disease. Mor-phology, Pathogenesis, Etiology. Springer 2017:455-461.

[223] Segletes LA, Steffee CH, Geisinger KR. Cytology of primary pulmonary mucoepidermoid and adenoid cystic carcinoma. A report of four cases. Acta Cytol. 1999;43:1091-1097.

[224] Nuwal P, Dixit R, Sharma S. Primary pulmonary adenoid cystic carcinoma diagnosed by trans-thoracic fine needle aspiration cytology. J Cytol. 2008;25:144-146.

[225] Chuah KL, Lim KH, Koh MS, Tan HW, Yap WM. Diagnosis of adenoid cystic carcinoma of the lung by bronchial brushing: a case report. Acta Cytol. 2007;51:563-566.

[226] Qui S, Nampoothiri MM, Zaharopoulos P, Logrono R. Primary pulmonary adenoid cystic carcinoma: report of a case diagnosed by fine-needle aspiration cytology. Diagn Cytopathol. 2004;30:51-56.

[227] Daneshbod Y, Modjitahedi E, Atefi S, Bedayat GR, Daneshbod K. Exfoliative cytologic findings of primary adenoid cystic carcinoma: a report of 2 cases with a review of the cytologic features. Acta Cytol. 2007;51:558-562.

[228] Özkara SK, Turan G. Fine needle aspiration cytopathology of primary solid adenoid cystic carcinoma of the lung. Acta Cytol. 2009;53:707-710.

[229] Nguyen GK. Cytology of bronchial gland carcinoma. Acta Cytol. 1988;32:235-239.

[230] Schalleschak J. Bronchusdrüsenkarzinome. In: Pokieser L, Bernhardt K, Kreuzer A, Schalle-schak J. Klinische Zytologie der Lunge und Pleura. Handbuch und Farbatlas. Springer Vienna, 2001:95-97.

[231] Nagao T, Sato E, Inoue R, et al. Immunohistochemical analysis of salivary gland tumors: ap-plication for surgical pathology practice. Acta Histochem Cytochem. 2012;45:269-282.

[232] Romagosa C, Morente V, Ramírez JF, et al. Intranuclear inclusions in fine needle aspirates of bronchial low grade mucoepidermoid carcinoma with clear cell change. Acta Cytol. 2002;46:57-60.

[233] De May RM. Salivary gland analog tumors. In: The Art & Science of Cytopathology. 2nd Ed. Vol 3, ASCP Press Chicago 2012:1197-1198.

[234] Brooks B, Baandrup U. Peripheral low grade mucoepidermoid carcinoma of the lung-needle aspiration cytodiagnosis and histology. Cytopathol. 1992;3:259-265.

[235] Hummel P, Cangiarella JF, Cohen JM, et al. Transthoracic fine-needle aspiration biopsy of pul-monary spindle cell and mesenchymal lesions. A study of 61 cases. Cancer. 2001;93:187-198.

[236] Biancosino C, Krüger M, Vollmer E, Welker L. Intraoperative fine needle aspirations – di-agnosis and typing of lung cancer in small biopsies: challenges and limitations. Diagn Pathol. 2016;11:59; DOI 10.1186/s13000-016-0510-6.

[237] Rodriguez C, Lale S, Monaco SE, Khalbuss WE, Pantanowitz L. Cytopathology of pulmonary sar-comas: a study of 40 cases with histologic comparison. J Amer Soc Cytopathol. 2013;2:56-57.

[238] Klijanienko J, Lagace R. (Hrsg.) Soft Tissue Tumors. A Multidisciplinary, Decisional Diagnostic Approach. John Wiley & Sons, 2011.

[239] Klijanienko J, Lagace L. Cytologic classification of soft tissue tumors based on the principal patterns. In: Soft Tissue Tumors. A Multidisciplinary, Decisional Diagnostic Approach (Hrsg. Klijanienko J, Lagace R.), John Wiley & Sons 2011:89-107.

[240] Chakrabarti A, Bandyopadhyay M, Purkayastha B. Malignant perivascular epitheloid cell tumour (PEComa) of the lung - a rare entity. Innov Surg Sci. 2017;2:39–42.

[241] Bishop JA, Rekhtman N, Chun J, Wakely PE, Ali SZ. Malignant Solitary Fibrous Tumor: Cytopathologic Findings and Differential Diagnosis. Cancer Cytopathol. 2010;118:83-89.

[242] Policarpio-Nicolas ML, Covell J, Bregman S, Atkins K. Fine needle aspiration cytology of clear cell „sugar" tumor (PEComa) of the lung: report of a case. Diagn Cytopathol. 2008;36:89-93.

[243] Kim H, Choi J, Lee H, Kim H. Sclerosing perivascular epithelioid cell tumor of the lung: a case report with cytologic findings. Pathol Transl Med. 2016;50:238-242.

[244] De May RM. Benign Clear cell "sugar" tumor (PEComa) In: The Art & Science of Cytopathology. 2nd Ed. Vol 3, ASCP Press Chicago 2012:1196.

[245] Suster S, Moran C. Clear cell sugar tumor (PEComa). In: Diagnostic Pathology: Thoracic. (Hrsg. Suster S, Moran C), Elsevier 2017:66-69.

[246] Crosby JH, Hooeg K, Hager B. Transthoracic fine needle aspiration of primary and metastatic sarcomas. Diagn Cytopathol. 1985;1:221-227.

[247] Kim K, Naylor B, Han IH. Fine needle aspiration cytology of sarcomas metastatic to the lung. Acta Cytol. 1986;30:688-694.

[248] Suster S, Moran C. Mesenchymal neoplasms. In: Diagnostic Pathology: Thoracic. (Hrsg. Suster S, Moran C), Elsevier 2017:216-257.

[249] Litzky LA. Pulmonary sarcomatous Tumors. Arch Pathol Lab Med. 2008;132(7):1104-17.

[250] Klijanienko J, Lagace R. Diagnostic accuracy of FNA in soft tissue tumors. in: Soft Tissue Tumors. A Multidisciplinary, Decisional Diagnostic Approach. (Hrsg. Klijanienko J, Lagace R.), John Wiley Sons 2011:107-110.

[251] Khalbuss WE, Teot LA, Monaco SE. Diagnostic accuracy and limitations of fine-needle aspiration cytology of bone tissue lesions: a review of 1114 cases with cytohistological correlation. Cancer. 2009:24-32.

[252] Pyden AD, Lin X. Synovial sarcoma presenting as a lung mass and diagnosed by cytology. Diagn. Cytopathol. 2016;44:434-437.

[253] Klijanienko J, Caillaud JM, Lagace R, Vielh P. Cytohistologic correlations in 56 synovial sarcomas in 36 patients: The Institut Curie experience.Diagn Cytopathol 2002;27:96-102.

[254] Nuwal P, Dixit R, Shah NS, Samaria A. Primary monophasic synovial sarcoma lung with brain metastasis diagnosed on transthoracic FNA: Report of a case with literature review. Lung India 2012;29:384-387.

[255] Sijua AN, Bhubaneswar P. A rare primary synovial sarcoma of lung-case report with literature review. J Nurs Health Sci. 2016;3:15-17.

[256] Yamaguchi T, Imamura Y, Nakayama K, et al. Primary pulmonary leiomyosarcoma. Report of a case diagnosed by fine needle aspiration cytology. Acta Cytol. 2002;46:912-916.

[257] Klijanienko J, Caillaud JM, Lagace R, Vielh P. Fine-needle aspiration of leiomyosarcoma: A correlative cytohistopathological study of 96 tumors in 68 patients. Diagn Cytopathol. 2003;28:119-125.

[258] Odashiro AN, Odashiro L, Nguyen GK. Primary lung leiomyosarcoma detected by bronchoscopy cytology. Diagn Cytopathol. 2005;33:220-222.

[259] Fleshman R, Mayerson J, Wakely PE. Fine-needle aspiration of high-grade sarcomas. A report of 107 cases. Cancer Cyopathol. 2007;111:491-498.

[260] Schubert J. Leitfaden der Zytopathologie für Internisten. Karger Verlag 2014.

Weiterführende Literatur

Ali SZ, Grace GHC (Hrsg.). Lung and Mediastinum Cytohistology. Cambridge University Press 2012.

Chu P, Weiss L (Hrsg.) Modern Immunohistochemistry. Cambridge University Press, 2th Ed.2009.

Field AS, Zarka MA. Practical Cytopathology. A Diagnostic Approach to Fine Needle Aspiration Biopsy. Elsevier 2017.

Kini SR. Cytopathology of Neuroendocrine Neoplasia. Lippincott Williams & Wilkins, 2013.

Kini SR. Color Atlas of Pulmonary Cytopathology. Springer 2002.

Moreira AL, Saqi A. (Hrsg.). Diagnosing Non-small Cell Carcinoma in Small Biopsy and Cytology. Springer 2016.

Pokieser L, Bernhardt K, Kreuzer A, Schalleschak J. Klinische Zytologie der Lunge und Pleura. Handbuch und Farbatlas. Springer Vienna, 2001.

Schubert J. Leitfaden der Zytopathologie für Internisten. Karger Verlag 2014.

Travis WD, Brambilla E, Müller-Hermelink HK, Harris CC. (Hrsg.). Pathology and Genetics of Tumours of the Lung, Pleura, Thymus and Heart. IARC Press, Lyon 2004.

Travis WD, Brambilla E, Noguchi M, et al. Diagnosis of lung cancer in small biopsies and cytology. Implications of the 2011 International Association for the Study of Lung Cancer/American Thoracic Society/European Respiratory Society Classification. Arch Pathol Lab Med. 2013;137:668-684.

Wick MR, LiVolsi VA, Pfeifer JD, Stelow EB, Wakeley PE. (Hrsg.) Silverberg's Principles and Practice of Surgical Pathology and Cytopathology. Vol. 2, Cambridge Press 2015.

VandenBussche CJ, Johnson JE, Cowan M, Wakeley PE, Ali S. Atlas of Pulmonary Cytopathology with histopathologic correlation. DemosMEDICAL 2017.

5 Metastatische Tumoren der Lunge

Jürgen Schubert

Lungenmetastasen sind nicht selten und umfassen Tumoren fast aller Organe in jeweils unterschiedlicher Häufigkeit. Sie können durchaus diagnostische Probleme bereiten, sodass zur Bestätigung eines metastatischen Tumors in den meisten Fällen eine immunzytologische Sicherung erforderlich ist [1],[2],[3],[4],[6],[7]. Für die Diagnostik metastatischer Tumoren ebenso wichtig und unerlässlich sind korrekte Angaben zum bekannten Primärtumor. Die meisten metastatischen Tumoren entfallen auf Karzinome und zu einem wesentlich geringeren Prozentsatz auf mesenchymale Tumoren, vor allem auf Sarkome. Die häufigsten metastatischen Tumoren sind in der Tab. 5.1 aufgeführt. Metastatische Tumoren imponieren in der Bildgebung nicht selten durch ein typisches Wachstumsmuster, das Rückschlüsse auf Metastasierungswege erlaubt und somit auch als ein möglicher Hinweis auf den Primärtumor gilt. Tab. 5.2 führt typische Wachstumsmuster nebst ausgewählten assoziierten metastatischen Tumoren auf.

Tab. 5.1: Häufige und seltenere metastatische Lungentumoren.

Häufige metastatische Tumoren [1]	Seltenere metastatische Tumoren
Mammakarzinom (ca. 60 %)	Schilddrüsenkarzinom
Kolonkarzinom (20–40 %)	Nebennierenkarzinom
Magenkarzinom (20–40 %)	Prostatakarzinom
Pankreaskarzinom (20–40 %)	Zervixkarzinom
Nierenzellkarzinom (50–75 %)	Hodentumoren
Ovarialkarzinom (~ 30 %)	Undifferenziertes pleomorphes Sarkom (vormals: MFH)
	Sarkome

[1] Angabe der Häufigkeit aus [5], MFH: Malignes fibröses Histiozytom

Tab. 5.2: Die häufigsten Wachstumsmuster metastatischer Karzinome

Wachstumsmuster	Metastatische Karzinome
Multiple Knötchen	Mamma, Magen
Lymphangisch	Mamma, Magen, Pankreas, Prostata
Endobronchial	Kolon, Niere, Hoden
Interstitiell/alveolär (lepidisch)	Pankreatobiliäre Karzinome, Schilddrüse, Kolon, Mamma, Magen
Embolisch	Niere, Mamma, Magen, Leber

https://doi.org/10.1515/9783110523546-005

5.1 Epitheliale Tumoren

Wenngleich metastatische Karzinome morphologische Merkmale aufweisen können, die einen Hinweis auf den jeweiligen Primärtumor erlauben, so ist doch eine immunzytologische Bestätigung mittels eines spezifischen Antigenpanels in den meisten Fällen erforderlich. Unabhängig von spezifischen Antigenpanels erlaubt die Antigenkombination der Zytokeratine 7 und 20 bereits eine orientierende Zuordnung, sodass zur Bestätigung der Diagnose nur eine begrenzte Auswahl spezifischer Antigene erforderlich ist. Eine Übersicht ist der Tab. 5.3 zu entnehmen [7],[8]. Nachfolgend werden die geläufigsten metastatischen Karzinome in Kürze vorgestellt.

Tab. 5.3: Tumordifferenzierung durch die Zytokeratine 7 und 20 (nach [2],[8]).

CK7 + / CK20 +	CK7 – / CK20 +
Urothelkarzinom [1]	Kolorektales Karzinom
Pankreaskarzinom	Merkelzellkarzinom
Ovarialkarzinom, muzinös	
Magenkarzinom	
Cholangiozelluläres Karzinom	
CK7 – / CK20 –	**CK 7 + / CK20 –**
Hepatozelluläres Karzinom	Ovarialkarzinom, nicht muzinös
Prostatakarzinom	Endometriumkarzinom
Nierenzellkarzinom [2]	Mammakarzinom
Neuroendokrine Karzinome der Lunge	Lungenkarzinome [3]
Adrenokortikales Karzinom	Speicheldrüsentumoren
Keimzelltumoren	Mesotheliome [3]
Thymome	

[1] vereinzelt CK7 +/ CK20 –; [2] papilläres Nierenzellkarzinom CK7 +; [3] vereinzelt CK 20 +

5.1.1 Primäre Lungenkarzinome

Primäre Lungenkarzinome metastasieren intrathorakal wie auch extrathorakal in verschiedene Organe. Zu den am häufigsten befallenen Organen zählen mediastinale Lymphknoten, Leber, Lunge, Pleura, Skelettsystem, Zentralnervensystem und Nebennieren, wobei die jeweilige Metastasierung auch Beziehung zum Tumortyp aufweist. So konnte in einer aktuellen Studie an 17.431 Patienten belegt werden, dass kleinzellige Karzinome vorwiegend in die Leber (35 %) und das Zentralnervensystem (47 %) metastasieren, während Adenokarzinome gehäuft in das Skelettsystem (39 %) und

Tab. 5.4: Metastasierungsmuster primärer Lungenkarzinome (Werte aus [10]).

	Plattenepithel-Ca	Adeno-Ca	Großzelliges Ca	Kleinzelliges Ca
Hiläre /mediast. LK	77 %	80 %	84 %	96 %
Pleura	34 %	60 %	67 %	34 %
Thoraxwand	20 %	20 %	20 %	34 %
Leber	25 %	41 %	48 %	74 %
Nebennieren	23 %	50 %	59 %	55 %
Knochen	20 %	36 %	30 %	37 %
abdominale LK	10 %	23 %	30 %	52 %
ZNS	–	37 %	25 %	29 %

das respiratorische System (22 %) metastasieren [9]. Tab. 5.4 gibt einen Überblick über das Metastasierungsmuster der Haupttypen primärer Lungenkarzinome (Werte aus [10]). Metastasen aus Lymphknoten, Pleura und Nebennieren werden in den jeweiligen Kapiteln nachfolgend näher erläutert. Differentialdiagnostisch kommen stets metastatische Karzinome anderer Organe in Betracht, jedoch kann immunzytologisch in den meisten Fällen eine definitive Diagnose gestellt werden.

5.1.2 Mammakarzinom

Mit etwa 23 % aller malignen Tumorerkrankungen gilt das Mammakarzinom als der häufigste Tumor der Frauen weltweit. Auf Grund der vorwiegend lymphogenen Metastasierung findet es sich häufig in mediastinalen Lymphknoten, aber auch in der Lunge sowie sehr häufig in der Pleura. Die Häufigkeit pulmonaler Metastasen wird mit 60 % angegeben [5]. Es sind verschiedene Entitäten bekannt, die eine sehr unterschiedliche Häufigkeit aufweisen. Zu den häufigsten Entitäten werden das invasive Mammakarzinom NST mit 75 % und das invasive lobuläre Mammakarzinom mit 10 % gezählt. Zur zytologischen Diagnose des invasiven Mammakarzinoms NST sind 6 morphologische Kriterien publiziert worden, die Zellularität, Dyshäsion, Monomorphie, Anisonukleose, unregelmäßige Kernmembran sowie prominente Nukleoli umfassen [11]. Diagnostische Kriterien des invasiven Mammakarzinoms NST sind der Tab. 5.5 zu entnehmen (s. a. [12]); korrespondierende zytologische Befunde sind in der Abb. 5.1 ersichtlich. Die Unterscheidung zwischen invasivem Mammakarzinome NST und lobulärem Mammakarzinom kann mitunter schwierig sein. Im Gegensatz zum invasiven Mammakarzinom NST imponiert das invasive lobuläre Mammakarzinom durch signifikante Anhäufung von Einzelzellen; mitunter finden sich kleinere, azinär differenzierte Zellverbände. Die Bestimmung der Prognosemarker, Hormonrezeptoren und Her-2-Neu, kann problemlos auch am zytologischen Ausstrichmaterial durchgeführt werden. Weitere Informationen hierzu sind dem Kap. 7 zu entnehmen.

Tab. 5.5: Diagnostische Kriterien des invasiven Mammakarzinoms NST (s. a. [6],[7],[11],[12],[13],[14]).

Zellkerne: rund-ovaläre Kerne mit Anisokaryose und Kernpleomorphie, häufig nur geringe Hyperchromasie, kompakte Chromatinstruktur, mitunter Nachweis von Nukleoli; gut differenzierte Karzinome imponieren durch weitgehend kleinere, eher monomorphe Kerne

Zytoplasma: grau-granuliert, nicht selten auch eosinophil tingiert, mitunter Nachweis von Schleim, Lipiden oder Glykogen

Kern-Plasma-Relation: kernverschoben, eher ausgewogen oder nur gering verschoben bei gut differenzierten Karzinomen

Zellverbände: glanduläre wie auch flächige Verbände (*sheets*), dissoziierte Einzelzellen

Besonderheiten: häufiger Nachweis assoziierten Kalkkonkrements, gut differenzierte Karzinome können auf Grund der eher blanden Morphologie leicht übersehen werden

Immunzytologie: CK7 +, CK20 −, GCDFP-15 +/−, GATA-3, Mammaglobin +/−, Hormonrezeptoren +/−.

Differentialdiagnose: hauptsächlich primäre Adenokarzinome der Lunge [1]

---

[1] Die Expression von TTF-1 durch die meisten Adenokarzinome der Lunge ist hier klärend.

GCDFP-15: Gross cystic disease fluid protein-15, GATA-3: GATA-bindendes Protein 3

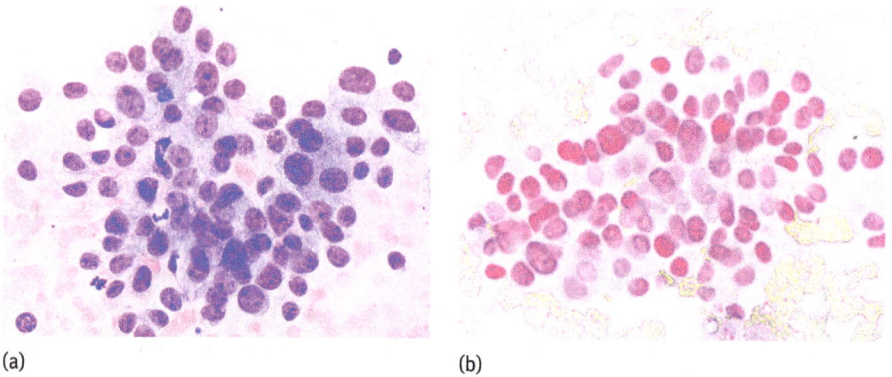

(a)　　　　　　　　　　　　　(b)

Abb. 5.1: Invasives duktales Mammakarzinom. (a) Adenoider Zellverband mit Dissoziationsneigung, Nachweis von Anisokaryose, Kernpleomorphie, unruhiger Chromatinstruktur und Ausbildung kleiner Nukleoli, hellgraues, granuliertes Zytoplasma. (b) Kernexpression des Östrogenrezeptors.

5.1.3 Kolonkarzinom

Das Kolonkarzinom ist der zweithäufigste Tumor der Frauen und der dritthäufigste der Männer; die Inzidenz wird mit 30–35 pro 100.000 Einwohner beziffert. Kolonkarzinome metastasieren bevorzugt auf hämatogenem Weg über die Pfortader und Leber in die Lunge. Die Häufigkeit des metastasierenden Kolonkarzinoms als solitärer Knoten wird bis zu 40 % angegeben [5]. Das Kolonkarzinom umfasst 8 Entitäten, von denen Adenokarzinome mit 85–90 % und muzinöse Adenokarzinome mit 5–10 % Häufigkeit beziffert sind. Das zytologische Bild ist geprägt durch adenoide Zellverbände mit charakteristischer, palisadenförmiger Anordnung der zylindrischen Tumorzellen. Zytologische Kriterien des Kolonkarzinoms sind in der Tab. 5.6 zusammengefasst; korrespondierende zytologische Befunde sind in der Abb. 5.2 ersichtlich.

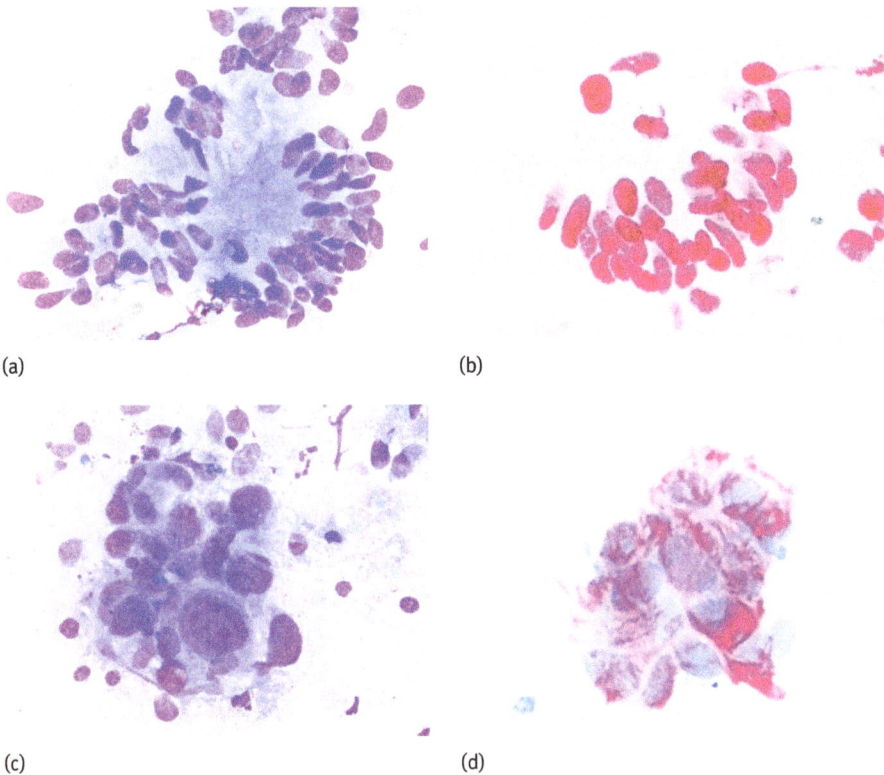

(a)

(b)

(c)

(d)

Abb. 5.2: **Kolonkarzinom.** (a) Drüsiger Zellverband mit typischer palisadenartiger Anordnung der Kerne. (b) Expression von CDX-2. (c) Schlecht differenziertes Kolonkarzinom mit markanten Kernatypien und Expression von CK20 (d).

Tab. 5.6: Diagnostische Kriterien des Kolonkarzinoms (s. a. [6],[7],[15],[16]).

Zellkerne: ovaläre, elongierte Kerne mit kompaktem und scholligem Chromatin, nicht selten Nachweis prominenter Nukleoli mit Aniso- und Poikilonukleolose
Zytoplasma: helles bis graues Zytoplasma, nicht selten granuliert, Anhäufung von Schleimvakuolen beim muzinösen Adenokarzinom
Kern-Plasma-Relation: kernverschoben
Zellverbände: adenoide Verbände mit azinärem Aspekt und Nachweis palisaden-artiger Anordnung der Zellen
Besonderheiten: zylindrische Einzelzellen, Tumorverbände mit palisadenartiger Anordnung der Kerne
Immunzytologie: CK20 +, CK7 -, CDX2 +, CEA +, MUC 1 +, MUC 3 +.
Differentialdiagnose: primäre Lungenkarzinome, Mammakarzinom, Magenkarzinom, Ovarialkarzinom

---

5.1.4 Nierenzellkarzinom

Nierenzellkarzinome metastasieren mit einer Häufigkeit bis 75 % in die Lunge; etwa 44 % der Patienten weisen bereits zum Zeitpunkt der Diagnosestellung pulmonale Metastasen auf [5]. Es sind sieben Subtypen bekannt, wobei das klarzellige mit 79 % und das papilläre Nierenzellkarzinom mit 10 % am häufigsten vorkommen [17]. Zur

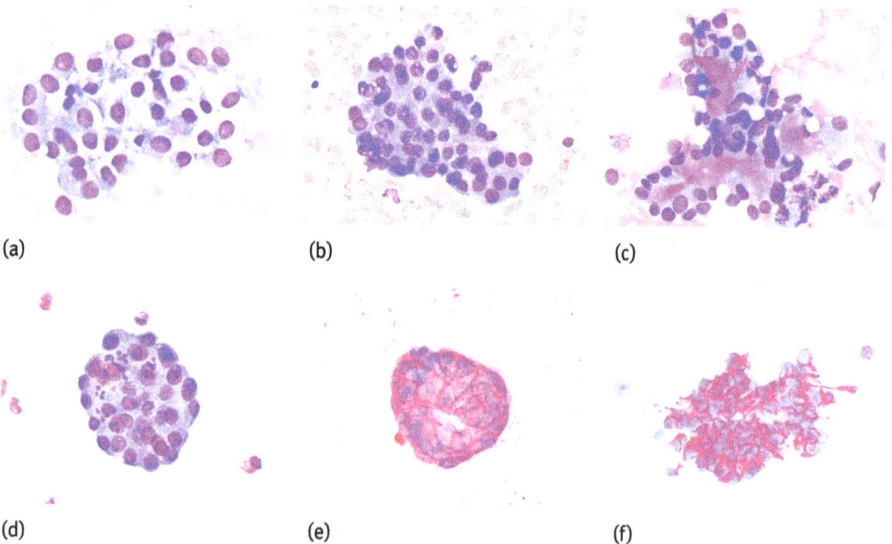

(a)   (b)   (c)

(d)   (e)   (f)

Abb. 5.3: Klarzelliges und papilläres Nierenzellkarzinom. (a) Klarzelliges Nierenzellkarzinom. Zellverband mit hyperchromatischen Kernen und ausschließlich hellem, teils facettiertem Zytoplasma. (b–f): Papilläres Nierenzellkarzinom: papillär-verzweigte wie auch kugelige Zellverbände mit zentralem myxoidem, metachromatischem Stroma. Expression von CD10 (e) und Vimentin (f).

Morphologie und Differentialzytologie der selteneren Subtypen sei auf die Speziallite-
ratur verwiesen [18],[19]. Das klarzellige Nierenzellkarzinom ist in den meisten Fällen
auf Grund der charakteristischen Morphologie leicht zu diagnostizieren, während
das papilläre Nierenzellkarzinom durchaus mit einem primären Lungenkarzinom
verwechselt werden kann. In jedem Fall ist die immunzytologische Bestätigung der
Diagnose ratsam. Diagnostische Kriterien für den klarzelligen und papillären Subtyp
sind der Tab. 5.7 zu entnehmen (s. a. [12]); korrespondierende zytologische Befunde
sind in der Abb. 5.3 ersichtlich.

Tab. 5.7: Diagnostische Kriterien des klarzelligen und papillären Nierenzellkarzinoms
(s. a. [5],[6],[7],[18],[19]).

Diagnostische Kriterien des klarzelligen Nierenzellkarzinoms

Zellkerne: runde Kerne mit geringer Anisokaryose und Kernpleomorphie, aufgelocker-
ter Chromatinstruktur, häufig Nukleoli: gut differenzierte mit kleinen und schlecht
differenzierte Tumoren mit großen Nukleoli, Kernlagerung immer exzentrisch
Zytoplasma: reichlich helles, z. T. vakuolisiertes Zytoplasma in scharfer Begrenzung,
häufig eosinophil tingiert, vereinzelte hyaline Globuli
Kern-Plasma-Relation: gering kernverschoben
Zellverbände: kleinere kohäsive wie auch flächige Verbände (*sheets*), nicht selten
anhaftende Gefäßkapillaren
Besonderheiten: häufig bluthaltige Ausstriche mit reichlich nekrotischem Material,
schaumige Makrophagen mit Blutpigment
Immunzytologie: RCCM +, CD10 +, Vimentin +, PAX8 +, CK7 -
Differentialdiagnose: bronchogene hellzellige Karzinome (CK7 +), hellzelliger „*sugar
tumor*" (HMB45 +)

Diagnostische Kriterien des papillären Nierenzellkarzinoms

Zellkerne: Typ I (low grade) mit kleinen, eher blanden Kernen, Typ II (high grade) mit
größeren pleomorphen Kernen und Nachweis von Nukleoli
Zytoplasma: reichlich grau-granuliertes Zytoplasma, nicht selten mit Nachweis von
Hämosiderinpigment
Kern-Plasma-Relation: Typ I: gering kernverschoben; Typ II: deutlich kernverschoben
Zellverbände: papilläre Zellverbände in teils baumartiger Verzweigung und charakte-
ristischer, zentraler fibrovaskulärer Achse
Besonderheiten: hyperzelluläre Ausstriche, Tumorverbände mit anhaftendem meta-
chromatischem Stroma, Anhäufung schaumiger Makrophagen mit phagozytiertem
Blutpigment
Immunzytologie: RCCM +, CD10 +, Vimentin +, CK7 +
Differentialdiagnose: primäre Lungenkarzinome mit papillärem Aspekt

---

[a] RCCM: renal cell carcinoma marker

5.1.5 Urothelkarzinom

Lungenmetastasen des Urothelkarzinoms gelten als nicht sehr häufig, jedoch liegen repräsentative Untersuchungen vor, nach denen etwa 37 % der Urothelkarzinome pulmonale Metastasen bilden. [20]. So ist es nicht verwunderlich, dass auch im zytologischen Schrifttum über metastatische Urothelkarzinome berichtet wird [21],[22],[23],[24]. Der zytologische Befund kann sehr unterschiedlich sein (s. a. [12]). So zählen flächige, glanduläre wie auch papilläre Verbände epithelialer Tumorzellen zum Zellbild. Neben spindeligen Tumorzellen kommen auch polygonale Tumorzellen mit häufig exzentrischem Kern zur Darstellung. Nicht selten findet sich eine Differenzierung des ansonsten grauen Zytoplasmas in Endo- und Ektoplasma. Die Kern-Plasma-Relation ist zumeist kernbetont verschoben. Diagnostisch relevant sind sogenannte „zerkariforme" Zellen, die vor allem bei gut differenzierten Urothelkarzinomen nachgewiesen werden können. Hierbei handelt es sich um bipolare Tumorzellen, die sich durch ein breites und ein schmalzipfliges Ende auszeichnen, weswegen

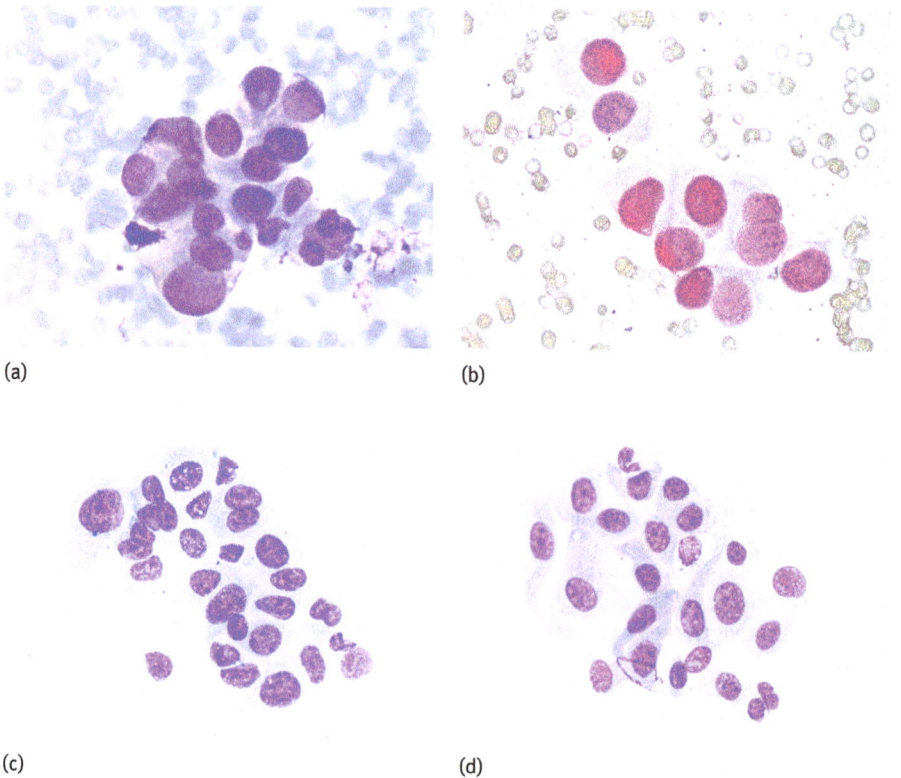

(a)　　　　　　　　　　　　　　　(b)

(c)　　　　　　　　　　　　　　　(d)

Abb. 5.4: Urothelkarzinom. (a) + (b): Schlecht differenziertes Urothelkarzinom mit deutlichen Kernatypien und Kernexpression von p63. (c) + (d): Lockere Zellverbände mit Dissoziationsneigung und eingestreuten zerkariformen Zellen (d) mit geschwänztem Zytoplasma.

sie auch den Tadpole-Zellen des bronchialen Plattenepithels ähneln, jedoch keine Keratinisierung aufweisen. Derartige Zellen sind auch an der Schichtung des Urothels beteiligt und werden demzufolge als Hinweis auf den urothelialen Ursprung der Tumorzellen eingeschätzt. Schlecht differenzierte Urothelkarzinome ähneln mitunter primären großzelligen Lungenkarzinomen, sodass hier eine alleinige morphologische Diagnostik nicht möglich ist. Urothelkarzinome exprimieren CK7, vereinzelt auch CK20, Uroplakin und p63 bei fehlender Expression von TTF-1 und CK 5/6, sodass in den meisten Fällen auch eine Abgrenzung von primären Lungenkarzinomen möglich ist. Der zytologische Befund eines Urothelkarzinoms ist in der Abb. 5.4 ersichtlich.

5.1.6 Magenkarzinom

Von den gastrointestinalen Karzinomen metastasieren vor allem Magenkarzinome und seltener auch Ösophaguskarzinome in die Lunge. Das Magenkarzinom kommt in zwei Subtypen vor; vom schleimbildenden Siegelringzellkarzinom (diffuser Typ nach Lauren) wird das Magenkarzinom vom intestinalen Typ nach Lauren abgegrenzt [25]. Der diffuse Typ bezeichnet ein schlecht differenziertes Karzinom ohne Nachweis von Drüsenstrukturen, während das gut differenzierte Magenkarzinom vom intestinalen Typ Drüsenstrukturen aufweist. Das Magenkarzinom vom diffusen Typ imponiert durch einzelne Tumorzellen mit randständiger Kernlagerung, bedingt durch intrazelluläre Schleimbildung (Siegelringzellaspekt). Das Magenkarzinom vom intestinalen Typ bildet Verbände mit tubulo-papillärem Aspekt und ist ohne genaue klinische Angaben allein morphologisch nicht zu diagnostizieren (s. a. [25]). Sowohl der diffuse wie auch der intestinale Typ des Magenkarzinoms exprimieren CK7, CK20 und CDX2. Der zytologische Befund eines Magenkarzinoms vom diffusen Typ ist in der Abb. 5.5 ersichtlich.

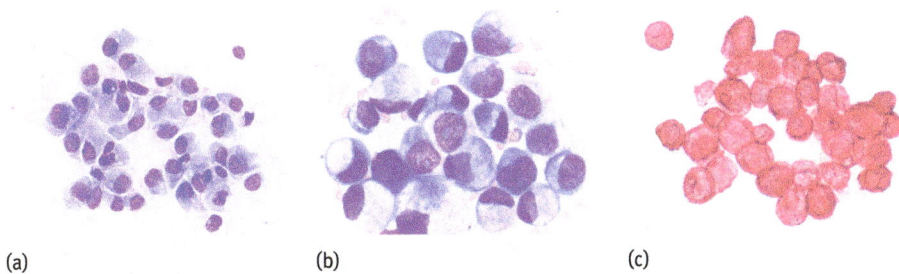

(a)   (b)   (c)

Abb. 5.5: **Magenkarzinom, diffuser Typ nach Lauren.** (a) + (b): Ausschließlich dissolute Tumorzellen mit exzentrischer Kernlagerung und intrazellulärer Schleimbildung (Siegelringaspekt). (c) Expression von CK7.

5.1.7 Seltenere metastatische Karzinome

Zu den selteneren Karzinomen, die auch pulmonal metastasieren können, zählen Larynxkarzinome, Hodenkarzinome und Pankreaskarzinome. Das **Larynxkarzinom** metastasiert relativ oft in die Lunge, jedoch wird es auf Grund seiner geringen Häufigkeit, etwa 1–2 % aller malignen Tumoren, als metastatischer Tumor eher selten diagnostiziert. Es handelt sich um verhornte oder unverhornte Plattenepithelkarzinome, die von primären Plattenepithelkarzinomen der Lunge nicht zu unterscheiden sind. Der zytologische Befund eines Larynxkarzinoms ist in der Abb. 5.6 ersichtlich. Von den Hodenkarzinomen gilt das **Seminom** als der häufigste Keimzelltumor. In den meist zellreichen Präparaten dominieren Einzelzellen und dissoziierte Nacktkerne mit zerfallenem weiß-schaumigem Zytoplasma. Die Kern-Plasma-Relation ist deutlich verschoben. Das Chromatin ist fein-granulär, häufig finden sich prominente Nukleoli. Das eher mäßige Zytoplasma ist basophil bis blau-grau und häufig vakuolig degeneriert (s. a. [12]). Seminome exprimieren PLAP und OCT 4 (*Octamer binding transcription factor 4*) bei fehlender Expression von AFP und β-HCG. Der zytologische Befund eines Seminoms ist in der Abb. 5.7 ersichtlich. Das **Prostatakarzinom** metastasiert vereinzelt in die Lunge. In einer größeren Studie an 1.589 Patienten konnte in 35 % eine hämatogene Metastasierung nachgewiesen werden, wovon wiederum 46 % in die Lunge metastasierten [26]. Etwa 90 % der Prostatakarzinome entfallen auf azinäre Adenokarzinome und sind morphologisch sehr variabel. Schwierigkeiten können sich bei gut differenzierten Karzinomen ergeben, während schlecht differenzierte kaum übersehen werden können. Ein bewährtes zytologisches Grading berücksichtigt 6 Kriterien: Kerngröße, Anisonukleose, Nukleolengröße, Variabilität der Nukleolengröße und Zellkohäsivität [27]. Gut differenzierte Karzinome imponieren durch typische Drüsenverbände, während schlecht differenzierte Karzinome ein markantes Dissoziationsverhalten aufweisen (s. a. [12]). Prostatakarzinome exprimieren PSA, PAP und P504S (α-Methylacyl-CoA-Racemase) bei fehlender Expression von CK7 und CK20. Der zytologische Befund des Prostatakarzinoms ist in der Abb. 5.8 ersichtlich.

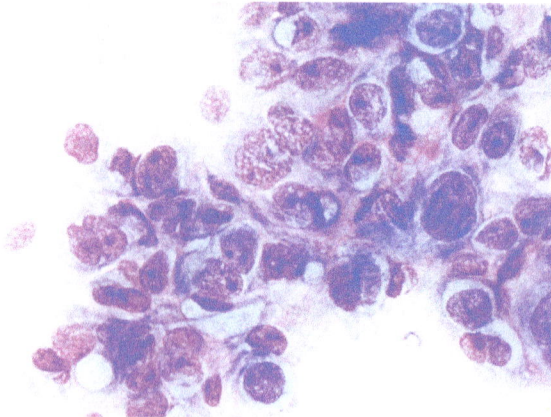

Abb. 5.6: Larynxkarzinom. Plattenepithelkarzinom mit ausgeprägten Kernatypien und meerblauem Zytoplasma als Zeichen der Verhornung. Larynxkarzinome sind von Plattenepithelkarzinomen der Lunge nicht zu unterscheiden.

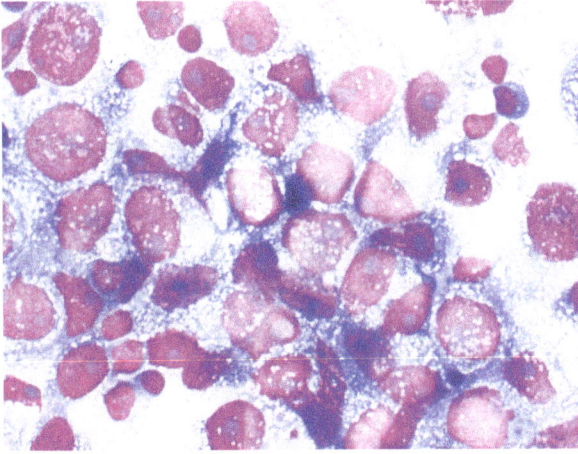

Abb. 5.7: Seminom. Ausschließlich Einzelzellen mit rund-ovalen vesikulären Kernen, feinem Chromatin und blassen, blauen Nukleoli bei vakuolisiertem Zytoplasma, welches auch den tigroiden Hintergrund bestimmt.

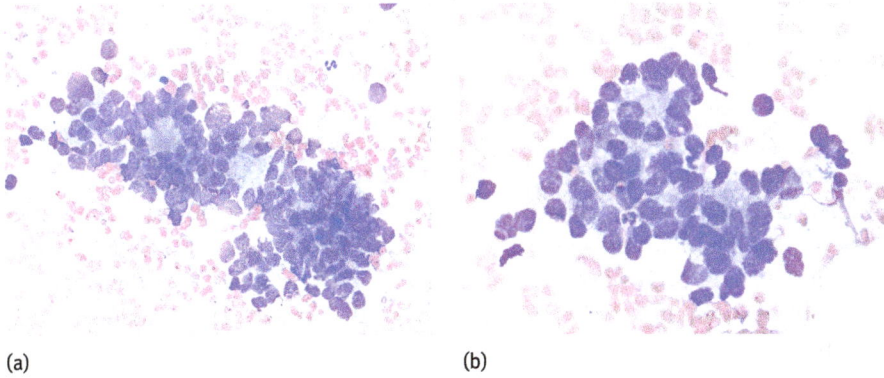

(a)

(b)

Abb. 5.8: Prostatakarzinom. Gut differenziertes Prostatakarzinom mit drüsigen Zellverbänden und Nachweis azinärer Strukturen, die der normalen Struktur der Prostata entsprechen.

5.2 Nicht epitheliale Tumoren

Zu den häufigeren nicht epithelialen Tumoren mit pulmonaler Metastasierung zählen unter anderem Sarkome, Melanome sowie maligne Lymphome. Einige Sarkome sowie das maligne Melanom werden nachfolgend näher erläutert. Zur Morphologie maligner Lymphome siehe auch Kap. 6.

5.2.1 Sarkome

Metastatische Sarkome der Lunge umfassen **osteogene Sarkome** (Chondrosarkome, Osteosarkom, Ewing-Sarkom), **Weichteilsarkome** (Angiosarkom, Fibrosarkom, Liposarkom, Synovialsarkom, undifferenziertes Sarkom, Klarzellsarkom), **myogene Sarkome** (Leiomyosarkom) sowie den neurogenen peripheren Nervenscheiden-Tumor. Am häufigsten metastasieren Sarkome des Uterus, vor allem das Leiomyosarkom und das endometriale Stromasarkom, in die Lunge. Allen Sarkomen gemeinsam ist der mesenchymale Aspekt der Tumorzellen, der sofort ins Auge fällt. Nähere Erläuterungen hierzu finden sich im Kap. 4.3.2 sowie in Tab. 4.39 und Tab. 4.40 desselben Kapitels.

Das **Leiomyosarkom des Uterus** gilt als häufigstes Sarkom des Uterus, das sich fast ausschließlich nach der Menopause entwickelt. Die Häufigkeit des Leiomyosarkoms wird mit 25–35 % aller Utersussarkome beziffert [28]. Zytologisch bestehen keine Unterschiede zum primären Leiomyosarkom der Lunge (Kap. 4.3.2 sowie Abb. 4.27). So zeigt auch das Leiomyosarkom des Uterus spindelige Tumorzellen mit Kernatypien sowie unregelmäßiges Chromatin. Die faszikelartige Lagerung der häufig zigarrenförmigen Kerne ist ein weiterer diagnostischer Hinweis [29]. Der zytologische Befund eines Leiomyosarkoms des Uterus ist in der Abb. 5.9 ersichtlich.

Im Gegensatz zum Leiomyosarkom zählt das **endometriale Stromasarkom** zu den selteneren Sarkomen, deren Häufigkeit mit etwa 10 % aller Sarkome des Uterus beziffert ist [28]. Es leitet sich von endometrialen Stromazellen ab und bietet somit das typische Bild eines mesenchymalen Tumors mit vorzugsweise spindeligen Tumorzellen. Histologisch wie auch klinisch wird zwischen einem gut differenzierten Low grade-Sarkom und einem undifferenzierten High grade-Sarkom unterschieden [30]. In der Literatur wurde zur Zytopathologie des endometrialen Stromasarkoms wiederholt berichtet [31],[32],[33]. Demnach zeigen spindelige Tumorzellen elongierte bis rund-ovale, hyperchromatische Kerne mit unruhiger Chromatinstruktur und unregelmäßig begrenztem Zytoplasma. Es finden sich zudem gehäuft Mitosen wie auch atypische Mitosen. Der Tumor exprimiert CD10, Östrogen- und Progesteronrezeptoren, Vimentin, SMA, Desmin bei fehlender Expression von Pan-Zytokeratin. Abb. 5.10

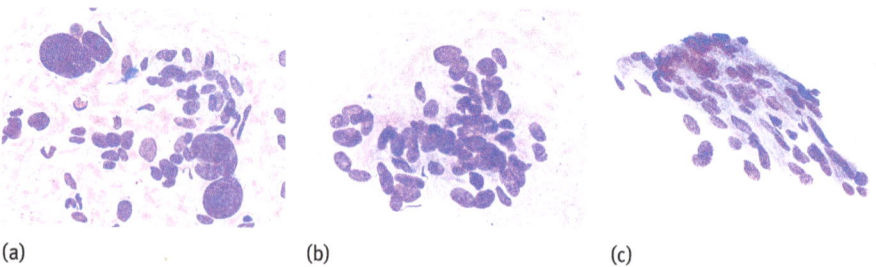

(a)   (b)   (c)

Abb. 5.9: **Leiomyosarkom des Uterus.** (a) + (b): Tumorzellen mit markanter Pleomorphie der spindeligen bis plump-ovalären Kernen. (c) spindelige Zellkerne in faszikelartiger Anordnung.

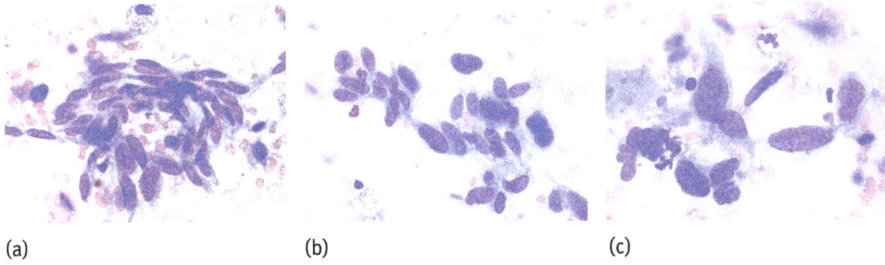

(a) (b) (c)

Abb. 5.10: Endometriales Stromasarkom. Pleomorphe Tumorzellen mit rund-ovalen bis spindeligen Kernen, grobem Chromatin und zerfließendem Zytoplasma.

zeigt den Befund eines endometrialen Stromasarkoms. Eine sichere morphologische Unterscheidung zwischen dem Leiomyosarkom des Uterus und dem endometrialen Stromasarkom ist kaum möglich. Eventuell kann die faszikelartige Anordnung der spindeligen Tumorzellen des Leiomyosarkoms den eher wirbelartig angeordneten Zellen des endometrialen Stromasarkoms als Hinweis gelten. Auch ist die Expression von Hormonrezeptoren durch endometriale Stromatumoren diagnostisch relevant.

Das **Ewing-Sarkom** bezeichnet einen hoch malignen, embryonalen Tumor, der sowohl in Knochen- wie auch Weichteilgeweben entsteht und sich von Resten der Neuralleiste ableitet. Betroffen sind vor allem Kinder und junge Erwachsene im Alter zwischen 10 und 30 Jahren, aber auch ältere Patienten. Da das Ewing-Sarkom, neben morphologischen Ähnlichkeiten, auch eine gemeinsame Translokation t(11;22)(q24/q12) mit dem primitiven neuroektodermalen Tumor aufweist, werden beide Tumoren zu einer Gruppe (Ewing-Sarkom/PNET) zusammengefasst. Das Ewing-Sarkom metastasiert zu einem Großteil in die Lunge, Thoraxwand oder Pleura. Der zytologische Befund weist einige typische Aspekte auf [34],[35],[36]. In den meist zellreichen Ausstrichen kommen reichlich dissoziierte Zellen, Zellverbände, reichlich Nacktkerne sowie eingestreute Mitosen zur Darstellung. Charakteristisch ist der Nachweis von zwei Zelltypen. Ein Zelltyp mit größeren Tumorzellen, rund-ovalen Kernen und blassem, sehr feingranuliertem Chromatin und eher hellem, häufig vakuolisiertem Zytoplasma zeigt nicht selten eine Moulding-Lagerung. Diese Zellen können mit einem kleinzelligen Bronchialkarzinom verwechselt werden. Daneben finden sich eingestreute kleine Tumorzellen mit kompaktem Chromatin und Chromozentren bei nur wenig grau-granuliertem Zytoplasma. Rosettenartige Zellgruppen ohne fibrilläres Zentrum sind fast immer nachweisbar. Das Ewing-Sarkom exprimiert CD99, FLI-1, NSE, Synaptophysin und Vimentin bei fehlender Expression von Pan-Zytokeratin, Aktin und Desmin. Der zytologische Befund eines Ewing-Sarkoms ist in der Abb. 5.11 ersichtlich.

Zur Gruppe der fibrohistiozytischen Tumoren zählt das **undifferenzierte pleomorphe Sarkom**, das bisher auch unter dem Begriff des malignes fibrösen Histiozytoms geführt wurde [37]. Das undifferenzierte pleomorphe Sarkom bezeichnet keinen einheitlichen Tumor, auch ist die Histogenese nicht sicher geklärt. Die län-

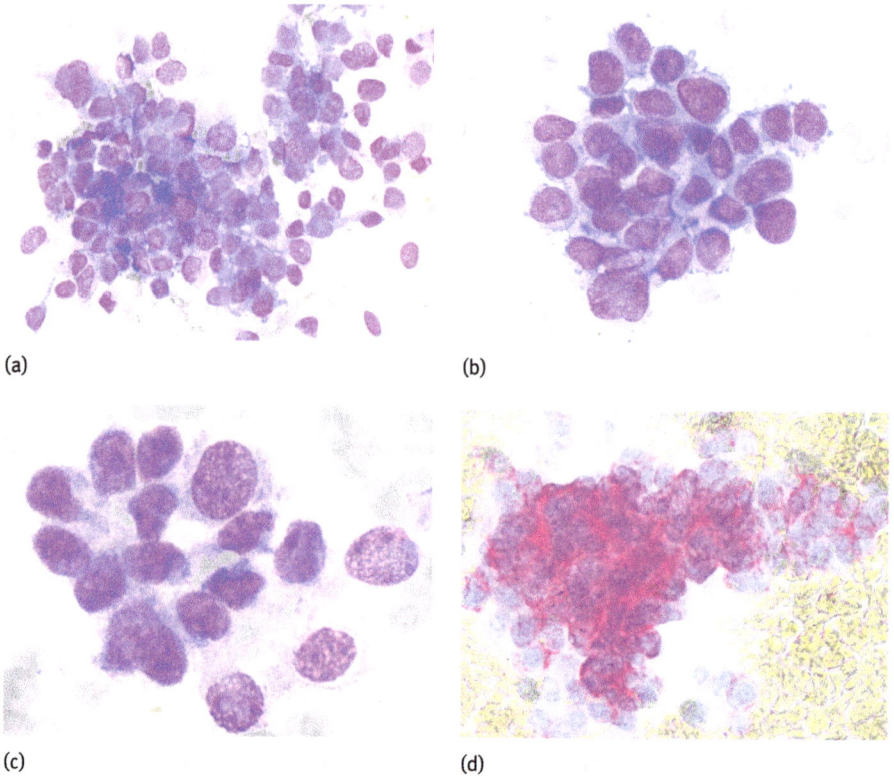

(a)

(b)

(c)

(d)

Abb. 5.11: Ewing-Sarkom. (a) Übersicht mit Nachweis kleiner, rundlicher Tumorzellen in lockeren Verbänden. (b) Tumorzellen mit eher blassen Kernen und feingranulärer Chromatinstruktur (mögliche Verwechslung mit einem kleinzelligen Bronchialkarzinom!). (c) Gruppe von Tumorzellen in rosettenartiger Anordnung mit aufgelockertem Chromatin und Chromozentren. (d) Membranexpression von CD99.

gere Zeit geltende Annahme eines histiozytären Ursprungs hat sich nicht bestätigt. Gegenwärtig wird die Histogenese des undifferenzierten pleomorphen Sarkoms über undifferenzierte oder entdifferenzierte Weichteilsarkome (Liposarkome, Leiomyosarkome) postuliert [38],[39]. Es sind verschiedene Varianten beschrieben worden (storiforme, myxoide, pleomorphe, riesenzellige und inflammatorische Variante), die sich morphologisch wie auch molekulargenetisch unterscheiden. Die pleomorphe Variante gilt als der häufigste Subtyp, gefolgt von der myxoiden Variante, die sich unter anderem durch den myxoiden Anteil wie auch durch die Ausprägung der Kernatypien unterscheiden. Undifferenzierte pleomorphe Sarkome entstehen vorwiegend in den Extremitäten und dem Peritoneum, als Primärtumor der Lunge sind sie vergleichsweise selten [40]. Als seltene metastatische Tumoren der Lunge fallen sie vereinzelt auch in der zytologischen Routine an. Das zytologische Bild ist durch den Nachweis mesenchymaler Tumorzellen mit zumeist markanter Pleomorphie gekennzeichnet [38],[41],[42]. Neben spindeligen Zellkernen kommen auch rund-oval bis plumpe Kerne zur Darstellung. Nicht selten finden sich monströse Kernfiguren mit Kernabsprengungen und Ausbildung von Kernbrücken. Das Zytoplasma erscheint granuliert, nicht selten eosinophil tingiert wie auch vakuolisiert. Der Nachweis von myxoidem Stromamaterial mit Metachromasie gehört in vielen Fällen ebenfalls zum Zellbild. Diagnostisch relevante Antigene sind für das undifferenzierte pleomorphe Sarkom bisher nicht beschrieben worden. Der Tumor exprimiert mitunter Vimentin, CD68, α_1-Antitrypsin, α_1-Chymotrypsin und Lysozym, wobei die Expression von CD68 als eher unspezifisch gilt. Der zytologische Befund eines undifferenzierten pleomorphen Sarkoms ist in der Abb. 5.12 ersichtlich. Zytologisch allein ist die Primärdiagnose des undifferenzierten pleomorphen Sarkoms nicht zu stellen. Bei ausreichender klinischer Information kann eine pulmonale Metastase jedoch auch zytologisch diagnostiziert werden [42].

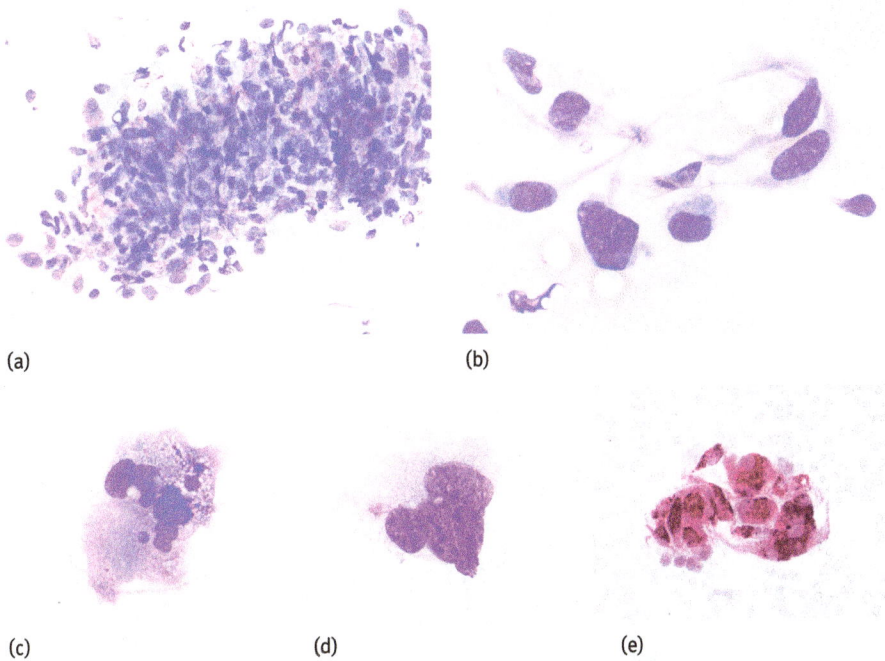

(a) (b) (c) (d) (e)

Abb. 5.12: **Undifferenziertes pleomorphes Sarkom (malignes fibröses Histiozytom).** (a) Verband spindeliger Tumorzellen mit metachromatischem, myxoidem Stroma. (b) + (c): Einzelzellen mit markanten Kernatypien und zerfließendem Zytoplasma unscharfer Begrenzung. (d) Expression von CD68.

5.2.2 Malignes Melanom

Das maligne Melanom zählt zu den häufigen Tumoren in Deutschland; für 2010 wurden über 19.000 Erkrankungen registriert. Darüber hinaus wird eine durchschnittliche jährliche Steigerung der Erkrankungen von 7 % veranschlagt [43]. Das maligne Melanom leitet sich von den Melanozyten der Haut (kutane Melanome) ab, weswegen die allermeisten Melanome in der Haut entstehen. Primäre Melanome der Schleimhäute (mukosale Melanome des Gastrointestinal- und Genitaltrakts wie auch der Lunge) dagegen sind selten. Das maligne Melanom metastasiert bis zu 70 % in die Lunge und in die Pleura. Der zytologische Befund imponiert durch Anhäufung einzelner Tumorzellen in den zumeist zellreichen Ausstrichen [44],[45],[46],[47]. Während melanotische Melanome durch das schwarz-braune Melaninpigment ins Auge fallen, kann das amelanotische Melanom durchaus Schwierigkeiten bereiten, sodass eine immunzytologische Bestätigung unumgänglich ist. Zytologische Kriterien und diagnostisch

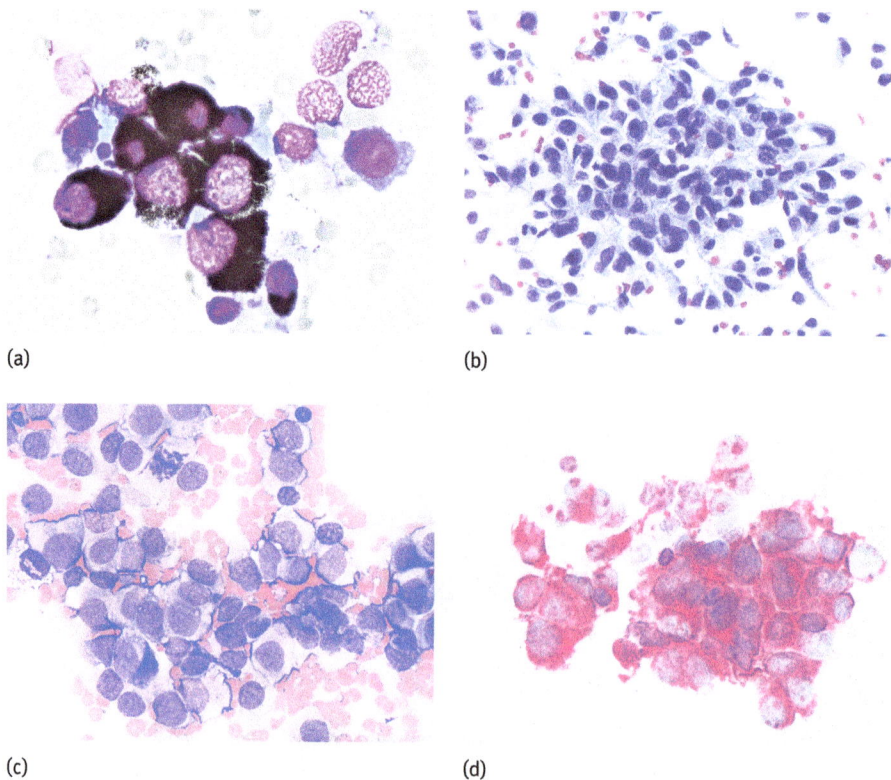

(a)   (b)

(c)   (d)

Abb. 5.13: Malignes Melanom. (a) Melanotisches Melanom mit kräftigem Nachweis von braunschwarzem Melanin. (b) Amelanotisches Melanom, spindelzellig differenziert (Papanicolaou-Färbung). (c) + (d): Amelanotisches Melanom mit rund-ovalen Kernen und hellgrauem Zytoplasma sowie zytoplasmatische Expression von Melan A (d).

relevante Antigene sind in der Tab. 5.8 zusammengefasst, zytologische Befunde sind in der Abb. 5.13 ersichtlich.

Tab. 5.8: Zytologische Kriterien des malignen Melanoms (s. a. [44],[45],[46],[47]).

Zellkerne: ausgeprägte Pleomorphie rund ovaler wie auch elongierter Kerne (spindelzelliger Typ), grobes und kompaktes Chromatin, häufig doppel- wie auch mehrkernige Zellen, nicht selten monströse Kernfiguren, Kerneinschlüsse, mitunter Makronukleoli
Zytoplasma: gut begrenztes Zytoplasma, melanotische Form: reichlich schwarz-braunes Melaninpigment; amelanotische Form: grau-opak bis leicht basophil und häufig eosinophil tingiert
Kern-Plasma-Relation: zumeist kernverschoben
Zellverbände: fast ausschließlich Einzelzellen bzw. kleinere kohäsive Zellgruppen
Besonderheiten: schlechte Beurteilbarkeit durch überlagertes Melaninpigment wie auch Melanophagen; amelanotische Melanome können ohne Immunzytologie leicht mit einem Karzinom verwechselt werden
Immunzytologie: Melan A +, HMB45 +, S 100 +, Pan-Zytokeratin -
Differentialdiagnose: Sarkome, metastatische Karzinome

Literaturangaben

[1]   Jagidar J. Application of immunohistochemistry to the diagnosis of primary and metastatic carcinoma to the lung. Arch Pathol Lab Med. 2008;132:384-396.

[2]   Mandavilli SR, Cartun RW: Role of ancillary studies. In: Lung and Mediastinum Cytohistology. (Hrsg. Ali SZ, Yang CH), Cambridge University Press 2012:258-278.

[3]   Schmitt F, Barocca H. Role of ancillary studies in fine-needle aspiration from selected tumors. Cancer. 2012;120:145-160.

[4]   Zhang K, Deng H, Cagle TP. Utility of immunohistochemistry in the diagnosis of pleuropulmonary and mediastinal cancers. A review and update. Arch Pathol Lab Med. 2014;138:1611-1628.

[5]   Murer B, Chilosi M, Hasleton P, Flieder DB. Metastasaes involving the lungs. In: Spencer's Pathology of the Lung. (Hrsg. Hasleton P, Flieder DB.), 6th Ed., Cambridge University Press, 2013:1375-1407.

[6]   Kini SR. Metastatic malignancy to the lung. In: Color Atlas of Pulmonary Cytopathology. (Hrsg. Kini SR.), Springer 2002:151-164

[7]   Owens C. Metastatic and secondary neoplasms. In: Lung and Mediastinum Cytohistology. (Hrsg. Ali SZ, Yang CH), Cambridge University Press 2012:188-201.

[8]   Elsheikh TM, Silverman JF. Differential diagnosis of metastatic tumors. In: Silverberg's Principles and Practice of Surgical Pathology and Cytopathology. (Hrsg. Wick MR, LiVolsi VA, Pfeifer JD, Stelow B, Wakely PE), Cambridge University Press 2015, 5th Ed.,255-290.

[9]   Riihimäki M, Hemminki A, Fallah M, et al. Metastatic sites and survival in lung cancer. Lung Cancer. 2014;86:78-84.

[10] Corrin B, Nicholson AG. Carcinoma of the lung. In: Pathology of the Lung. (Hrsg. Corrin B, Nicholson AG.) 2th Ed., Curchill Livingstone. 2006:527-582.

[11] Howell LP, Lin-Chang L. Cytomorphology of common malignant tumors of the breast. Clin Lab Med.2005;25:733-760.

[12] Schubert J. Leitfaden der Zytopathologie für Internisten. Karger 2014

[13] Schöndorf H. Die Aspirationszytologie der Brustdrüse. Schattauer GmbH 1985.

[14] Spieler P, Rössle M. Nongynecologic Cytopathology. Springer, 2012.

[15] Schubert J. Dünndarm und Kolorektum. In: Schubert J. Gastroenterologische Zytopathologie. De Gruyter Verlag 2016:116-129.

[16] Knight CS, Eloubeidi MA, Crowe R, et al. Utility of endoscopic ultrasound-guided fine-needle aspiration in the diagnosis and staging of colorectal carcinoma. Diagn Cytopathol. 2013;41:1031-1037.

[17] Kath R, Schlichter A, Höffken K, Heidenreich A, De Mulder PHM. Nierenzellkarzinom. In: Kompendium Internistische Onkologie. Standards in Diagnostik und Therapie. (HRsg. Schmoll HJ, Höffken K, Possinger K.), Springer 2006:4920-4976.

[18] Qian X. Kidney and adrenal glands. In: Atlas of Fine Needle Aspiration Cytology. (Hrsg. Domanski HA.), Springer 2014:347-370.

[19] Lew M, Foo WC, Roh MH. Diagnosis of metastatic renal cell carcinoma on fine-needle aspiration cytology. Arch Pathol Lab Med. 2014;138:1278-1285.

[20] Shinagare AB, Ramaiya NH, Jagannathan JP, et al. Metastatic pattern of bladder cancer: Correlation with the characteristics of the primary tumor. AJR. 2011;196:117-122.

[21] Kaur G, Bakshi P, Verma, K. Fine needle aspiration cytology of metastatic urothelial carcinoma: Study of seven cases with review of literature, J Cytol .2012;29:116-120.

[22] Dey P, Amir T, Jogai S, Al Jussar A. Fine-needle aspiration cytology of metastatic transitional cell carcinoma. Diagn Cytopathol. 2005;32:226-228.

[23] Vural CG, Yildiz K, Cabuk D, Akgül A. Transthoracic fine-needle aspiration cytology of non-invasive, low-grade urothelial carcinoma with lung metastasis: A case report with review of the literature. J Cytol. 2015;32:132-135.

[24] Powers CN, Elbadawi A. "Cercariform" cells: A clue to the cytodiagnosis of transitional cell origin of metastatic neoplasms? Diagn Cytopathol. 1995;13:15-21.

[25] Schubert J. Ösophagus und Magen. In: Schubert J. Gastroenterologische Zytopathologie. De Gruyter Verlag 2016:75-115.

[26] Bubendorf L, Schöpfer A, Wagner U, et al. Metastatic patterns of prostate cancer: an autopsy study of 1.589 patients. Hum Pathol. 2000;31:578-583.

[27] Böcking A: Reproduzierbares zytologisches Malignitätsgrading des Prostatakarzinoms. Aktuelle Urologie. 1981;12:278-282.

[28] Ackermann S, Meerpohl HG, Beckmann MW. Uterussarkom. In: Kompendium internistische Onkologie. (Hrsg. Schmoll HJ, Höffken K, Possinger K.) Springer 2006:4597-4615.

[29] Klijanienko J, Lagace R. Leiomyosarcoma. in: Soft Tissue Tumors. A Multidisciplinary, Decisional Diagnostic Approach. (Hrsg. Klijanienko J, Lagace R.), John Wiley Sons 2011:178-186.

[30] D'Angelo E, Prat J. Uterine sarcomas: A review. Gynecol Oncol.2009, doi: 10.1016/j.ygno. 2009. 09.023.

[31] Ngyen GK, Berendt RC. Aspiration biopsy cytology of metastatic endometrial stromal sarcoma and extragenital mixed mesodermal tumor. Diagn Cytopathol. 1986;2:256-260.

[32] Ginter PS, Pirog EC, Hoda RS. High grade endometrial stromal sarcoma on thinprep. Diagn Cytopathol. 2015;43:756-762.

[33] Liu K, Krigman HR, Coogan AC. Hyaline matrix material in high-grade endometrial stromal sarcoma diagnosed by fine-needle aspiration: case report. Diagn Cytopathol. 1997;16:151-155.

[34] Klijanienko J, Pierron G, Sastre-Garau X, Theocharis S. Value of Combined Cytology and Molecular Information in the Diagnosis of Soft Tissue Tumors. Cancer. 2015;123:141-151.

[35] Klijanienko J, Lagace R. Ewing sarcoma/peripheral neuroectodermal tumor. in: Soft Tissue Tumors. A Multidisciplinary, Decisional Diagnostic Approach. (Hrsg. Klijanienko J, Lagace R.), John Wiley Sons 2011:367-375.

[36] Guiter GE, Gamboni MM, Zakowski MF. The cytology of extraskeletal Ewing sarcoma. Cancer. 1999;87:141-148.

[37] Matushansky I, Charytonowicz E, Mills J, et al. MFH classification: differentiating undifferentiated pleomorphic sarcoma in the 21st century. Expert Rev Anticancer Ther. 2009;9:135-144.

[38] Klijanienko J, Lagace R. Malignant fibrous histiocytoma-storiform pattern. in: Soft Tissue Tumors. A Multidisciplinary, Decisional Diagnostic Approach. (Hrsg. Klijanienko J, Lagace R.), John Wiley Sons 2011:207-211.

[39] Katenkamp K, Katenkamp D. Weichgewebstumoren. Neue Gesichtspunkte zur Klassifikation und Diagnostik. Dtsch Ärztebl Int. 2009;106:632-636.

[40] Patel DP, Yogesh S, Gandhi YS, et al. Primary pulmonary malignant fibrous histiocytoma. Case Reports. Pulmonol. 2015, doi.org/10.1155/2015/381276.

[41] Berardo MB, Powers CN, Wakely PE, Almeida MO, Frable WJ. Fine-needle aspiration cytopathology of malignant fibrous histiocytoma. Cancer. 1997;81:228-237.

[42] Klijanienko J, Caillaud JM, Lagace R, Vielh P. Comparative fine needle aspiration and pathologic study of malignant fibrous histiocytoma. Cytodiagnostic features of 95 tumors in 71 patients. Diagn Cytopathol. 2003;29:320-326.

[43] Kleeberg UR, Keilholz U, Kaufmann R, Schmoll HJ. Melanom. In: Kompendium internistische Onkologie. (Hrsg. Schmoll HJ, Höffken K, Possinger K.) Springer 2006:5081-5120.

[44] Murali R, Doubrovsky A, Watson GF, et al. Diagnosis of metastatic melanoma by fine-needle biopsy. Analysis of 2,204 cases. Am J Clin Pathol. 2007;127:385-397.

[45] Lindsey KG, Ingram C, Bergeron J, Yang J. Cytological diagnosis of metastatic malignant melanoma by fine-needle aspiration biopsy. Semin Diagn Pathol. 2016;33:198-203.

[46] Piao Y, Guo M, Gong Y. Diagnostic challenges of metastatic spindle cell melanoma on fine-needle aspiration specimens. Diagn Cytopathol. 2008;114:94-101.

[47] Lai R, Redburn J, Nguyen GK. Cytodiagnosis of metastatic amelanotic melanomas by fine-needle aspiration biopsy. Adjunctival value of immunocytochemistry and electron microscopy. 1998;84:92-97.

Weiterführende Literatur

Kini SR. Metastatic malignancy to the lung. In: Color Atlas of Pulmonary Cytopathology. (Hrsg. Kini SR.), Springer 2002:151-164.

Owens C. Metastatic and secondary neoplasms. In: Lung and Mediastinum Cytohistology. (Hrsg. Ali SZ, Yang CH), Cambridge University Press 2012:188-201.

Pokieser L, Bernhardt K, Kreuzer A, Schalleschak J. Klinische Zytologie der Lunge und Pleura. Handbuch und Farbatlas. Springer 2001

Schubert J. Leitfaden der Zytopathologie für Internisten. Karger 2014

Vandenbussche CJ, Ali SZ, Cowan ML, Wakely PE, Johnson JE. Atlas of Pulmonary Cytopathology with Histopathologic Correlations. Demos Medical Pub 2017.

6 Lymphknotenzytologie

Jürgen Schubert

Die erste zytologische Beurteilung von Punktionsausstrichen eines Lymphknotens zur Malignitätsdiagnostik wurde 1912 von Hans Hirschfeld publiziert [1] und bezeichnet einen Meilenstein in der Geschichte der klinischen Zytologie. In den nachfolgenden Jahren und Jahrzehnten wurden die diagnostischen Möglichkeiten der Lymphknotenzytologie ständig erweitert. Die Lymphknotenzytologie dient als *First-Line*-Untersuchung zur Ursachenklärung unklarer Lymphadenopathien, zur Diagnostik spezifischer und unspezifischer Entzündungen, zur Diagnostik von Lymphomen sowie zum Nachweis von Lymphknotenmetastasen. Seit Einführung der EBUS-gesteuerten Feinnadelaspiration zur Materialgewinnung gilt die Lymphknotenzytologie als eine konkurrenzlose diagnostische Methode zum *Staging* nicht-kleinzelliger Lungenkarzinome. Tab. 6.1 fasst die Indikationen zur Lymphknoten-Feinnadelaspiration zusammen. Die Vorteile der Lymphknoten-Feinnadelaspiration liegen in der hohen diagnostischen Sensitivität und Spezifität, der schonenden und schnellen Materialgewinnung sowie in den niedrigen Kosten begründet. Da ein klinisch auffälliger Lymphknoten sehr verschiedene benigne wie auch maligne Erkrankungen reflektieren kann, gilt die Lymphknotenzytologie als eine schwierige diagnostische Disziplin. So ist es nicht verwunderlich, dass für die Lymphknotenzytologie auch einige *Pitfalls* beschrieben wurden, deren Beachtung vor Fehldiagnosen schützt. Neben morphologischen Fehleinschätzungen sind es vor allem unzureichende klinische Informationen, z. B. fehlende Angaben zur Lokalisation, Größe und Beschaffenheit der Lymphknoten sowie Ergebnisse relevanter Laboruntersuchungen (Infektionsserologie, Entzündungsparameter, Tumormarker), aber auch Fehler in der Materialgewinnung, die zu Fehldiagnosen führen können.

Ausgewählte *Pitfalls* in der Lymphknotenzytologie sind der Tab. 6.2 zu entnehmen. Die Sensitivität und Spezifität der Lymphknotenzytologie ist in der Literatur mit durchaus akzeptablen Werten belegt. Zudem konnte gezeigt werden, dass durch die Feinnadelaspiration des Lymphknotens in etwa 86 % eine Lymphknotenexzision vermieden werden kann [2].

Tab. 6.1: Indikationen zur Lymphknoten-Feinnadelaspiration.

Unklare bzw. suspekte Lymphadenopathie: Entzündlich-reaktiv, neoplastisch
V. a. infektiöse Lymphadenopathie: Virus- oder Pilzinfektionen, bakterielle Infektion (Tbc), Parasiten
Staging nicht-kleinzelliger Lungenkarzinome
V. a. einen malignen Lymphknoten: Lymphom, metastatischer Tumor
V. a. ein Lymphom bzw. Lymphomrezidiv
V. a. Transformation eines Low grade- in ein High grade-Lymphom

https://doi.org/10.1515/9783110523546-006

Tab. 6.2: *Pitfalls* in der Lymphknotenzytologie (Auswahl).

Zytologischer Befund	Mögliche Fehldeutungen
Nicht repräsentatives, zellarmes Material	Falsch-negativer Befund
Nekrotischer Lymphknoten	Falsch-positiver bzw. falsch-negativer Befund
Eingestreute Anteile eines low grade-Lymphoms	Falsch-negativer Befund
Hyperplastisch-reaktive Veränderungen	Malignes Lymphom
Malignes Lymphom	Follikuläre Hyperplasie
Anaplastische Karzinome [1]	Großzellige Lymphome
Großzellige Lymphome	Undifferenzierte, anaplastische Karzinome [1]
Amelanotisches Melanom	Malignes Lymphom, undifferenzierte Karzinome
Mikrometastasen	falsch-negativer Befund (Tumorzellen nicht nachweisbar)

[1] s. Abb. 6.21.

6.1 Zytologische Befunde regelrechter Lymphknoten

Lymphknoten messen durchschnittlich etwa 5–10 mm und sind von rund-ovaler bis bohnenförmiger Gestalt. Über ableitende Gefäße (Vasa efferentia) und zuleitende Gefäße (Vasa afferentia) sind sie dem Lymphgefäßsystem zwischengeschaltet und dienen der Filtration der Lymphe. Histologisch lässt der Lymphknoten eine Unterscheidung in Rinde (Cortex), Mark (Medulla) und Übergangszone (Paracortex) erkennen. Der Lymphknoten ist von einer bindegewebigen Kapsel umgeben, deren Ausläufer (Trabekel) in das Innere des Lymphknotens reichen und somit den Lymphknoten in verschiedene Sinus (Randsinus, Intermediärsinus, Zentralsinus) unterteilt. Die Lymphfollikel mit einer zentralen hellen und umschließenden dunklen Zone sind in der Rinde lokalisiert. Sie sind für die Reifung der B-Lymphozyten verantwortlich, während die T-Lymphozyten in der Übergangszone reifen. Ein Antigenkontakt führt zur Bildung von Keimzentren in den Lymphfollikeln, den sogenannten Sekundärfollikeln, mit vermehrten Lymphoblasten, Zentrozyten, kleinzelligen Lymphozyten und dendritischen Retikulumzellen. Lympho-histiozytäre Aggregate gelten ebenfalls als charakteristischer Befund follikulärer Proliferate. Im Paracortex sind große Immunoblasten, T-Vorläuferzellen, kleine kommaartige T-Lymphozyten und Plasmazellen angesiedelt. In den Sinus finden sich vorwiegend retikuläre Fasern, Makrophagen, Retikulumzellen, Mastzellen und Lymphozyten. Somit bietet sich in den Feinnadelaspiraten des regelrechten Lymphknotens ein typisches buntes Bild mit Nachweis lymphozytärer Proliferate aller Reifestufen, Zellen des retikuloendothelialen Systems sowie Zellen des Blutes, das den Lymphknoten durchströmt. Des Weiteren kommen in Feinnadelaspiraten regelmäßig, besonders gehäuft aber bei malignen Lymphomen, sogenannte *lymphoglandular bodies* als Reste lymphozytären Zytoplasmas, Gumprecht'sche Kernschatten (verdämmernde Kerne von Lymphozyten) sowie Chromatinschlieren lädierter Lymphozyten zur Darstellung. Zytologische Kriterien ortsüblicher Zellen des Lymphknotens sind der Tab. 6.3 zu entnehmen; die Histoarchitektur des regelrechten Lymphknotens wie auch korrespondierende zytologische Befunde sind in Abb. 6.1 und Abb. 6.2 ersichtlich.

Tab. 6.3: Ortsübliche Zellen des Lymphknotens (s. a. [3],[4]).

Reife B- und T-Lymphozyten
Kleine Lymphozyten mit rund-ovalen und mitunter gekerbten Kernen und schmalem Zytoplasmasaum

Zellen des Follikelzentrums
Lymphoblasten mit zentralem, grobretikulärem Kern und deutlichem Nukleolus, schmales, hellblaues Zytoplasma; Zentroblasten: zentrale Kernlagerung, helles, grobes Chromatin, Nukleoli, tief basophiles, schmales Zytoplasma; Zentrozyten: leiten sich von den Zentroblasten ab und imponieren durch gekerbte Kerne

Immunoblasten
Große blastäre Zellen (25–30 μm) mit großen, rund-ovalen Kernen, retikuläre bis kompakte Chromatinstruktur, prominente Nukleoli, tiefe Basophilie des Zytoplasmas

Plasmazellen, Plasmoblasten
Plasmazellen: rund-ovale Zellen (10–18 μm) mit exzentrischer Kernlagerung, aufgelockertes Chromatin mit typischer Radspeichenstruktur, Zytoplasma grau-bläulich, mitunter Nachweis von kristallinem Immunglobulin (*Russel bodies*)
Plasmoblasten: kleiner als Immunoblasten, zentrale Kernlagerung, im Verlauf der Reifung Kernverlagerung an den Rand, basophiles Zytoplasma, reifere Formen mit perinukleärer Aufhellung

Retikulumzellen
Interdigitierende Retikulumzellen: Zellen mit größeren, pleomorphen Kernen mit aufgelockertem Chromatin und kleinen Nukleoli; helles, zerfließendes Zytoplasma mit unscharfer Begrenzung, Vorkommen in parakortikalen und interfollikulären Zonen des Lymphknotens
Dendritische Retikulumzellen: Zellen mit rund-ovalen Kernen, aufgelockerte Chromatinstruktur, kleiner blauer Nukleolus, helles und unscharf begrenztes Zytoplasma, Vorkommen in Keimzentren und Primärfollikeln

Histiozyten, Makrophagen
Zellen mit rund-ovalen, nierenförmigen Kernen mit einem kleinen blauen Nukleolus, unterschiedliches, funktionsabhängig verändertes Zytoplasma, meist Nachweis einer deutlichen Granulation bzw. Vakuolisierung.
Kerntrümmermakrophagen („Sternhimmelzellen"): auffällig große Makrophagen mit Phagozytose von größeren grau-schwarzen Partikeln, Bestandteil von Keimzentren.

Kapsel   Parafollikuläre Zone

Randsinus   Sekundärfollikel

Intermediärsinus

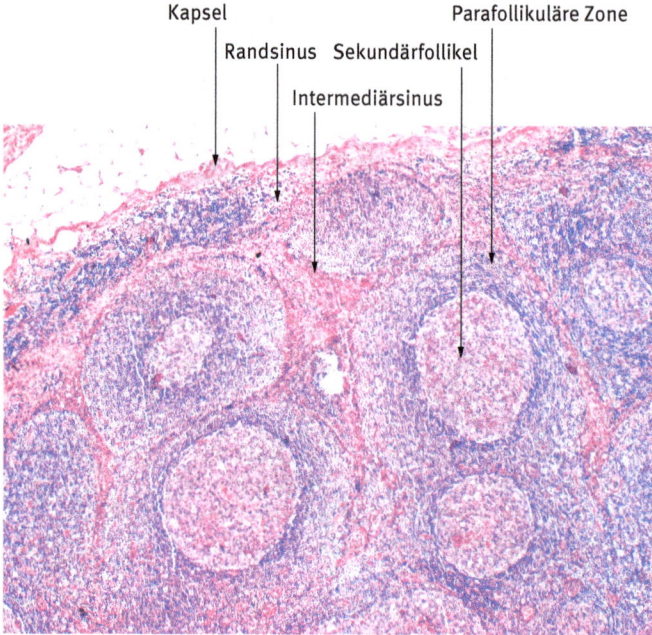

Abb. 6.1: Aufbau des regelrechten Lymphknotens. Histologisches Präparat eines Lymphknotens: Darstellung der Lymphfollikel mit hellem Keimzentrum (Sekundärfollikel) und dunklerer parafollikulärer Zone sowie Ausläufer der den Lymphknoten umgebenden bindegewebigen Kapsel, welche die Sinus des Lymphknotens begrenzen.

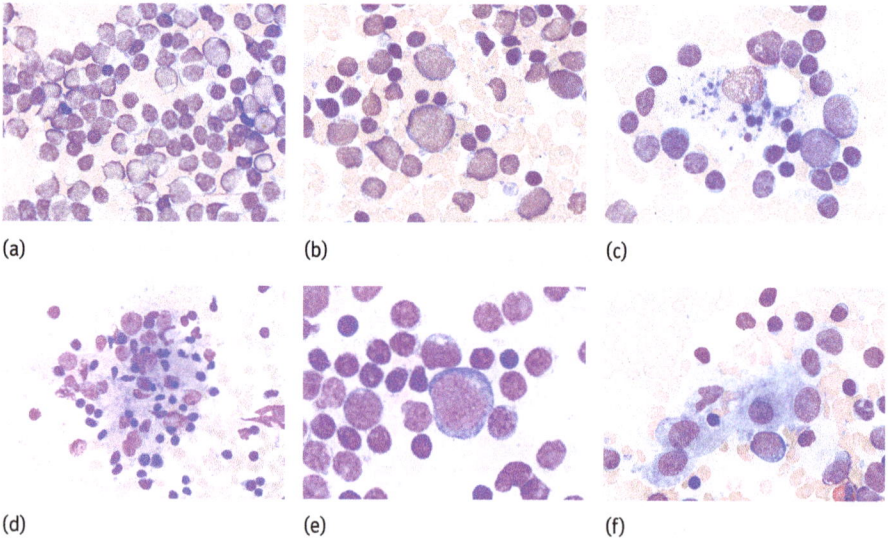

(a)

(b)

(c)

(d)

(e)

(f)

Abb. 6.2: Zytologische Befunde des regelrechten bzw. aktivierten Lymphknotens. (a) Unspezifische Hyperplasie: Buntes Bild, eingestreute Keimzentrumsblasten mit hellem Chromatin und schmalem Zytoplasma sowie vereinzelte Zentrozyten. (b) Keimzentrumsblasten mit deutlicher Polymorphie und vereinzelt eingestreuten Kommazellen (kleine T-Lymphozyten). (c) Kerntrümmermakrophage („Sternhimmelzelle") und Keimzentrumsblasten. (d) Lympho-histiozytische Aggregate als Bestandteil florider Keimzentren. (e) Großer Immunoblast mit unruhiger Chromatinstruktur und schmalem basophilem Zytoplasma. (f) Retikulumzellen mit charakteristischen zytoplasmatischen Ausläufern.

6.2 Zytologie benigner Veränderungen

6.2.1 Reaktiv-hyperplastische Lymphknotenreaktionen

Lymphadenopathien sind ein häufiger klinischer Befund, hinter dem sich in den meisten Fällen benigne Ursachen verbergen, wobei verschiedene Reaktionsmuster unterschieden werden können [5]: follikuläre, parakortikale, sinusoidale, nekrotisierende, granulomatöse und sklerosierende Lymphadenopathien sowie Lymphadenopathien durch Ablagerung interstitieller Substanzen. Tab. 6.4 listet die geläufigsten Reaktionsmuster nebst Auswahl möglicher Ursachen auf [5],[6].

Tab. 6.4: Reaktionsmuster bei Lymphadenopathien und deren Ursachen (Auswahl).

Follikuläre Reaktion	Parakortikale Reaktion	Sinusoidale Reaktion
Unspezifische Hyperplasie	Unspezifische Hyperplasie	Sinushistiozytose
Rheumatoide Arthritis	Epstein-Barr-Virus	Rosai-Dorfman-Syndrom
Sjögren-Syndrom	Cytomegalievirus	Hämophagozytisches Syndrom
Kimura-Erkrankung	Herpesvirus	
Toxoplasmose	Postvakzinal	Monozytoide B-Zell-Hyperplasie
HIV-assoziiert	Medikamenteninduziert	
Morbus Castleman	IgG4-bedingte Sklerose	M. Whipple

Die *follikuläre Hyperplasie* (Keimzentrumshyperplasie) ist durch Anhäufung von B-Zell-Proliferaten (kleinzellige Lymphozyten, Zentrozyten, Zentroblasten, Immunoblasten) gekennzeichnet. Mit Regelmäßigkeit können Kerntrümmermakrophagen, sogenannte „Sternhimmelzellen" nachgewiesen werden. Die Keimzentrumsblasten besitzen helles Chromatin und ein schmales helles Zytoplasma. Bei Anhäufung von Keimzentrumsblasten kann sich durchaus der Verdacht auf ein follikuläres Lymphom ergeben. Im Gegensatz zum follikulären Lymphom zeigen Keimzentrumsblasten jedoch keine Expression von bcl-2. Die *parakortikale Hyperplasie* (Hyperplasie der T-Zone) ist durch kleine Lymphozyten mit länglichen Kernen (Kommazellen), T-Vorläuferzellen sowie große Immunoblasten gekennzeichnet. Die Immunoblasten weisen ein kompaktes Chromatin sowie prominente Nukleoli und ein tief basophiles Zytoplasma auf. Bei Virusinfektionen imponieren Immunoblasten durch Anhäufung von typischen Reaktionsformen, sodass nicht selten der Verdacht auf ein hoch malignes Lymphom entsteht. Der zytologische Befund von viralen Reaktionsformen bei Epstein-Barr-Virus-Infektion ist in der Abb. 6.3 ersichtlich. Als häufigste *sinusoidale Reaktion* (Hyperplasie der Sinus) gilt die Sinushistiozytose. Diese beschreibt eine signifikante Anhäufung von Histiozyten auf Grund verschiedener Ursachen, so z. B. als Randreaktion einer Lymphadenitis oder eines Tumors. Unterschieden von der Sinushistiozytose ist die Anhäufung von Histiozyten beim Rosai-Dorfman-Syndrom, die mit einer lymphatischen Hyperplasie einhergeht und durch Lymphozytenphagozytose

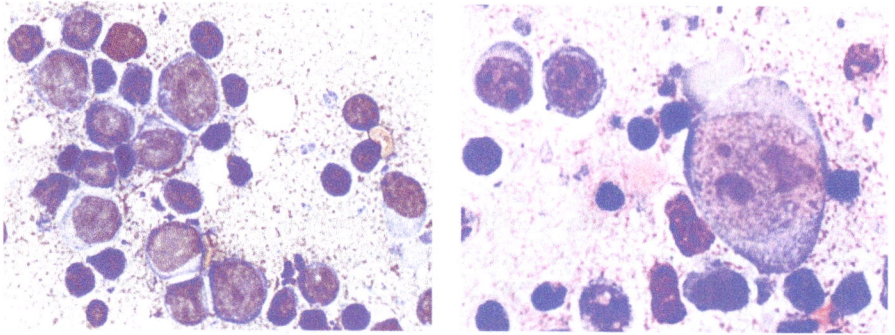

(a)

(b)

Abb. 6.3: Virale Reaktionsformen bei EBV-Infektion. Zellbild mit Anhäufung pleomorpher Immunoblasten mit markanten viralen Kernveränderungen, sodass eine Verwechslung mit einem hoch malignen Lymphom möglich ist.

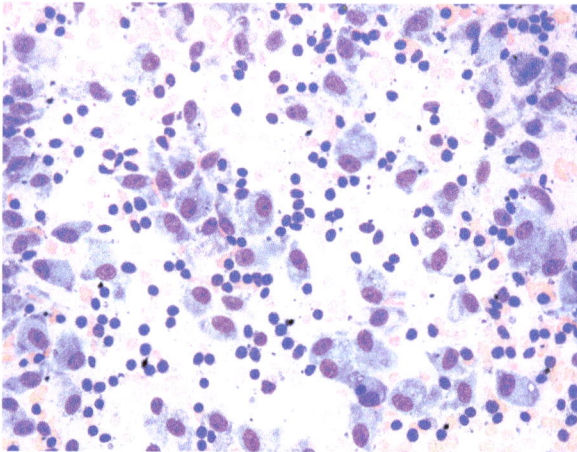

Abb. 6.4: Sinushistiozytose. Forcierte Reaktion regelrechter Histiozyten mit rund-ovalären Kernen und grau-granuliertem bei mitunter unscharf begrenztem Zytoplasma.

der Histiozyten (Emperipolese) charakterisiert ist [7],[8],[9]. Die fehlende Expression von CD1a der Histiozyten erlaubt die Abgrenzung einer Langerhans-Zell-Histiozytose (Histiozytosis X). Der zytologische Befund einer Sinushistiozytose ist in der Abb. 6.4 ersichtlich.

6.2.2 Eitrige Lymphadenitis

Neutrophile Granulozyten gelten in Feinnadelaspiraten regelrechter Lymphknoten als selten, ihre Häufigkeit wird unter 2 % beziffert [10]. Eine Anhäufung von neutrophilen Granulozyten ist dementsprechend mit einer eitrigen Lymphadenitis vereinbar. Eitri-

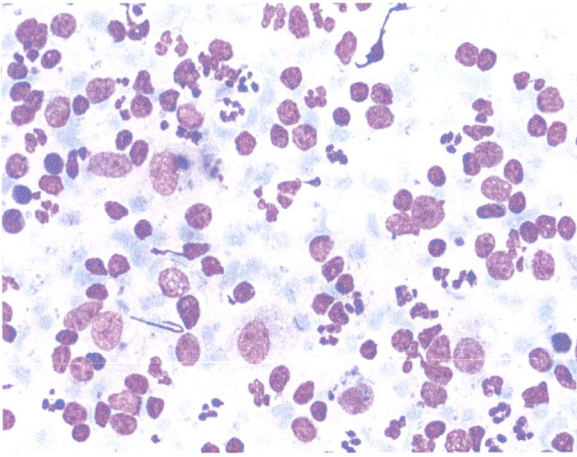

Abb. 6.5: Eitrige Lymphadenitis. Vor dem Hintergrund eines bunten Zellbildes kommt eine deutliche Reaktion neutrophiler Granulozyten zur Darstellung.

ge Lymphadenitiden entstehen in lymphatischen Abflussgebieten infektiöser Herde, unter anderem verursacht durch Gram-positive wie auch Gram-negative Bakterien, Pilze (Cryptococcus, Aspergillus, Pneumocystis) oder Actinomyces. Vereinzelt kann eine eitrige Lymphadenitis auch bei metastatischen Lymphknoten auftreten. Von einer akuten eitrigen Lymphadenitis wird eine Verlaufsform unterschieden, die mit der Bildung von Granulomen einhergeht. Das Zellbild bei *akuter eitriger Lymphadenitis* ist geprägt durch zahlreiche, gut erhaltene und einzeln liegende neutrophile Granulozyten, Histiozyten und eingestreute Lymphozyten vor dem Hintergrund von fibrinösem Exsudat. *Chronische eitrige Lymphadenitiden* zeichnen sich durch Zunahme verklumpter neutrophiler Granulozyten, fibrinoidem Material wie auch amorphem Detritus aus. Die eitrige Lymphadenitis mit Bildung von Granulomen tritt zumeist bei Pilzinfektionen, aber auch vereinzelt bei Infektionen durch Gram-negative oder Gram-positive Bakterien auf. Unabhängig von der mikrobiologischen Untersuchung können Spezialfärbungen, z. B. Gram-Färbung, Grocott-Methenamin-Silber-Färbung, PAS-Färbung, Ziehl-Neelsen-Färbung, zu einer schnellen orientierenden Diagnostik beitragen. Der zytologische Befund einer eitrigen Lymphadenitis ist in der Abb. 6.5 ersichtlich.

6.2.3 Granulomatöse Lymphknotenreaktionen

Granulomatöse Lymphknotenreaktionen sind nicht selten, ihre Ursachen jedoch breit gefächert. Neben nichtinfektiösen sind eine Reihe infektiöser Ursachen für die Entstehung von Granulomen bekannt (Tab. 6.5). In der zytologischen Routine werden am häufigsten Lymphknotengranulome bei der Sarkoidose, Tuberkulose sowie als Randreaktion eines Tumors (*sarkoid like lesion*) diagnostiziert. Die Differenzierung zwischen Sarkoidose und Tuberkulose ist in der Regel unproblematisch. In den

Tab. 6.5: Ätiologie von Lymphknotengranulomen (Auswahl).

Granulome nicht infektiöser Ätiologie	Granulome infektiöser Ätiologie
Sarkoidose (M. Boeck)	Mycobacterium tuberculosis
Fremdkörpergranulome (z. B. bei Silikose)	Atypische Mykobakterien
Berylliose	Leishmaniose
Hodgkin-Lymphome	Pilzinfektionen, u. a. Pneumocystis jirovecii
Non-Hodgkin-Lymphome	Toxoplasma gondii
Metastatische Tumoren	Bartonella henselae (Katzenkratzkrankheit)

Feinnadelaspiraten bei *Sarkoidose* kommt eine ausgeprägte epitheloidzellige Reaktion mit Nachweis von Epitheloidriesenzellen bei Fehlen von nekrotischem Material zur Darstellung [11],[12]. Charakteristisch ist auch der morphologische Befund der Granulome. Während bei der Sarkoidose die Kerne der Epitheloidzellen vorwiegend vesikulär („saftig") gestaltet sind, liegen bei der Tuberkulose eher „dürre" Kerne vor [3],[13],[14]. Die Diagnostik der Sarkoidose durch EBUS-TBNA ist mit einer hohen Sensitivität und Spezifität belegt, weitere Einzelheiten sind im Kap. 3.5.1 aufgeführt. Ein typischer zytologischer Befund nicht nekrotisierender Granulome ist in der Abb. 6.6 ersichtlich. Zytologische Befunde bei der *Tuberkulose* sind oft verbunden mit Zeichen des Zellzerfalls, sodass der Nachweis von Granulomen nicht immer gelingt und der Nachweis von Mykobakterien im Ausstrichmaterial die Diagnose stützt. Die dissoziierten Kerne der zumeist zerfallenen Granulome sind häufig von „dürrer" Gestalt [3]. Nähere Hinweise zur Diagnostik der Tuberkulose sind im Kap. 3.5.2 enthalten, der

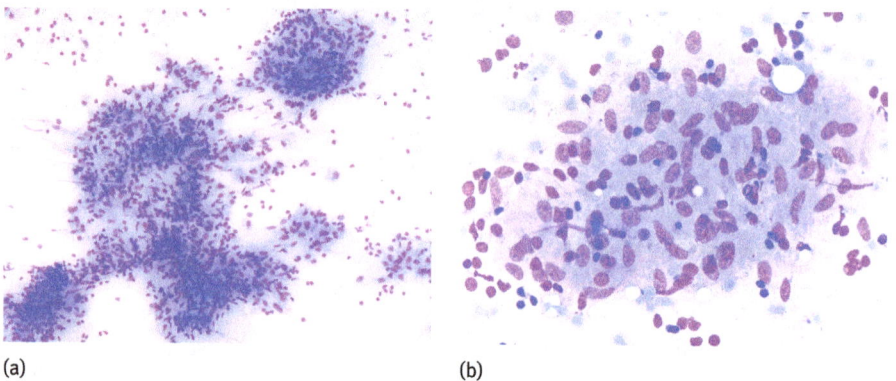

(a)   (b)

Abb. 6.6: Nicht nekrotisierende Granulome bei aktiver Sarkoidose. Epitheloidriesenzellen mit zahlreichen „saftigen" elongierten Zellkernen mit konfluierendem Zytoplasma bei völligem Fehlen nekrotischen Materials. (a) Übersicht, (b) Detailansicht.

zytologische Befund nekrotisierender Granulome im Lymphknoten ist in der Abb. 6.7 ersichtlich.

Granulombildungen bei Lymphknotenmetastasen verschiedener Karzinome wurden erstmals 1937 als sogenannte *sarkoid like lesion* beschrieben [3]. In einer größeren Studie wurde die Häufigkeit dieser sarkoid-ähnlichen Reaktionen bei Karzinompatienten mit 4,4 % beziffert [15], wobei eine Anhäufung epitheloidzelliger Reaktionen bei Plattenepithelkarzinomen beschrieben wurde [16]. Zudem gibt es Hinweise, dass eine *sarkoid like lesion* in nicht befallenen Lymphknoten vierfach häufiger nachzuweisen ist [17]. Offensichtlich wird die Bildung der epitheloidzelligen Reaktion durch erhöhtes Tumorantigen (*metastatic drainage phenomenon*) verursacht [16],[17]. Neben eingestreuten einzelnen Epitheloidzellen können stets auch Epitheloidriesenzellen

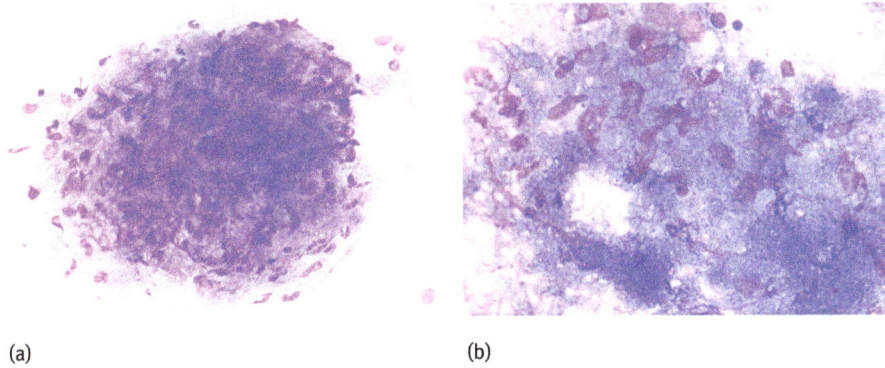

(a)　　　　　　　　　　　　　　　　　(b)

Abb. 6.7: **Granulome bei Tuberkulose.** Nekrotisierender Zellzerfall, ausschließlich zerfallene Epitheloidriesenzellen mit vorzugsweise „dürren" elongierten Zellkernen. (a) Übersicht, (b) Detailansicht.

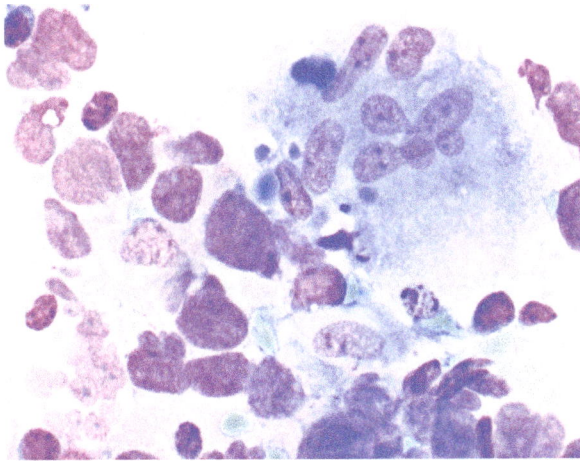

Abb. 6.8: **Sarkoid like lesion.** Epitheloidriesenzelle in der Randreaktion der Lymphknotenmetastase eines kleinzelligen Bronchialkarzinoms.

nachgewiesen werden. Der zytologische Befund einer *sarkoid like lesion* beim kleinzelligen Bronchialkarzinom ist in der Abb. 6.8 ersichtlich.

6.2.4 Nekrotische Lymphknotenveränderungen

Die Ursachen n*ekrotisierender Lymphknotenreaktionen* sind recht vielfältig und umfassen unter anderem metastatische Karzinome, Granulome, Infektionen oder hoch
maligne Lymphome. Tab. 6.6 fasst die häufigsten Ursachen zusammen. In den Ausstrichen kommt ein Zellzerfallsbild mit Anhäufung von amorphem Detritus und
Zelldebris zur Darstellung. Nicht immer ist auf Anhieb eine zelluläre Komponente
erkennbar, sodass die Ausstriche sorgfältig durchgemustert werden müssen, um Hinweise auf ein entzündliches oder malignes Geschehen zu erhalten (Abb. 6.9a). Bei
klinischem Verdacht auf eine Autoimmunopathie, z. B. rheumatoide Arthritis oder
Lupus erythematodes, sollte die Diagnostik durch serologische Parameter gestützt
werden. Ebenso ist bei Verdacht auf eine Tuberkulose immer eine Ziehl-Neelsen- oder
Rhodamin-Auramin-Färbung verpflichtend, besonders dann, wenn bei klinischem
Verdacht nekrotisierende Granulome nicht nachgewiesen werden konnten. Zytologische Befunde nekrotisierender Granulome bei der Tuberkulose sind in der Abb. 6.7
ersichtlich. In den Punktaten bei *zystischen Lymphknotenveränderungen* kommen
zumeist Zelldebris, Präzipitat, Cholesterinkristalle, weißschaumige Makrophagen
sowie eingestreute Lymphozyten in unterschiedlicher Zahl zur Darstellung [2]. In den
meisten Fällen liegen Pseudozysten vor, die vor allem durch metastatische Plattenepithelkarzinome verursacht werden [18],[19]. Pathogenetisch wird die Zystenbildung
hierbei durch Anhäufung von keratinisiertem Zelldebris mit nachfolgender Behin-
derung des Lymphabflusses diskutiert [18]. Der zytologische Befund eines zystischen
Lymphknotens ist in der Abb. 6.9b ersichtlich.

Tab. 6.6: Ursachen von Lymphknotennekrosen.

Benigne Ursachen	Maligne Ursachen
Systemischer Lupus erythematodes [1]	Non-Hodgkin-Lymphome
Rheumatoide Arthritis [1]	Metastatische Karzinome
Histiozytische Nekrose (Kikuchi-Lymphadenitis)	Hodgkin-Lymphom
Lymphknoteninfarkt	
Infektiös, vor allem bei Tuberkulose [2]	

[1] Bei Verdacht sind serologische Zusatzuntersuchungen von Nutzen; [2] Bei Verdacht sollte immer der Nachweis von Mykobakterien durch eine Ziehl-Neelsen-
oder Rhodamin-Auramin-Färbung angestrebt werden.

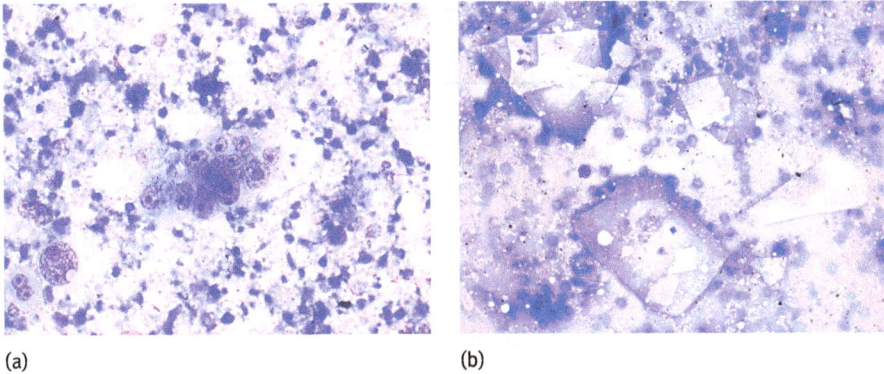

(a) (b)

Abb. 6.9: Nekrotisierende Lymphknotenreaktionen. (a) Zellzerfallsbild mit reichlichem Nachweis von Zelldebris und lipidnekrotischem Material sowie sehr spärlicher Nachweis von Anteilen eines bronchialen Adenokarzinoms (Bildzentrum). (b) Reichlicher Nachweis von Cholesterintafeln bei zystischem Lymphknoten.

6.3 Zytologie maligner Veränderungen

6.3.1 Maligne Lymphome

Maligne Lymphome bezeichnen lymphoproliferative Neoplasien, die durch maligne Transformation von B- oder T-Lymphozyten entstehen. Ihre Inzidenz ist für Europa mit 5 bis 15 Erkrankungen pro 100.000 Einwohner beziffert. Von allen malignen Lymphomen entfallen etwa 40 % auf Hodgkin- und 60 % auf Non-Hodgkin-Lymphome.

Die zytologische Diagnostik von Lymphomen gilt von jeher als schwierig, weswegen eine rein morphologische Diagnostik ohne Einbeziehung adjuvanter Methoden (u. a. Immunzytologie, Flow-Zytometrie, Zytogenetik) nicht möglich ist. Wenngleich durch erfahrene Arbeitsgruppen akzeptable Daten zur Sensitivität und Spezifität der Lymphomdiagnostik mitgeteilt wurden, sind doch auch kritische Stellungnahmen publiziert worden [20],[21],[22],[23]. Als wesentliche Einschränkung der zytologischen Lymphomdiagnostik gilt die fehlende histologische Architektur des Lymphknotens in den Feinnadelaspiraten. Weitere Einschränkungen ergeben sich aus der unzureichenden Gewinnung repräsentativen Untersuchungsmaterials. Voraussetzungen für eine effektive zytologische Lymphomdiagnostik lassen sich daher wie folgt zusammenfassen [24],[25]:

– Zytopathologe mit ausreichender Erfahrung in der Diagnostik und Klassifikation maligner Lymphome
– Gewinnung von zellreichem und repräsentativem Untersuchungsmaterial
– Einbeziehung von Immunzytologie, Flow-Zytometrie und Molekulargenetik
– Konsultation und Einholung einer Zweitmeinung

Tab. 6.7: Sensitivität und Spezifität der zytologischen Diagnostik von Lymphomen und metastatischen Tumoren.

Autoren	Tumoren	Sensitivität	Spezifität
Chih et al., 1990 [26]	Metastatische Tumoren	95 %	97 %
Prasad et al., 1996 [27]	Non Hodgkin-Lymphome	84 %	92 %
	Metastatische Tumoren	97 %	99 %
Meda et al., 2000 [28]	Non Hodgkin-Lymphome	85 %	85 %
Liu et al., 2001 [29] [1]	Non Hodgkin-Lymphome	89 %	100 %
Mourad et al., 2003 [30] [1]	Non Hodgkin-Lymphome	100 %	100 %
Zeppa et al., 2004 [31]	Non Hodgkin-Lymphome	92 %	100 %
Volmar et al., 2007 [32]	Non Hodgkin-Lymphome	66–100 %	58–100 %
	Hodgkin-Lymphome	48–86 %	98–100 %
	Metastatische Tumoren	91–98 %	95–99 %
Demurtas et al., 2010 [33] [1]	Non Hodgkin-Lymphome	97 %	94 %
Zeppa et al., 2010 [34] [1]	Non Hodgkin-Lymphome	95 %	99 %
Alam et al., 2011 [35]	Non Hodgkin-Lymphome	95 %	88 %
Attard et al., 2015 [36]	Metastatische Tumoren	88 %	100 %

[1] Feinnadelaspiration plus Durchflusszytometrie

Literaturdaten zur Sensitivität und Spezifität der zytologischen Lymphomdiagnostik sind der Tab. 6.7 zu entnehmen.

Bei der Wahl des Untersuchungsmaterials ist neben der Gewinnung von Feinnadelaspiraten auch die Verarbeitung von Feinnadelaspiraten in Form eines sogenannten Zellblocks gängige Praxis, wobei sich beide Methoden sinnvoll ergänzen [22]. Während in luftgetrockneten Feinnadelaspiraten mit nachfolgender May-Grünwald-Giemsa-Färbung die Morphologie der Lymphomzellen exzellent dargestellt wird (s. a. [3]!), sind Schnittpräparate aus Zellblöcken für sämtliche adjuvante Methoden einsetzbar [22]. Unabhängig vom morphologischen Befund und dessen immunzytologischer Bestätigung sollte eine zytologische Lymphomdiagnose, insbesondere bei Primärdiagnosen, bioptisch bestätigt werden. Hierfür sind Schnittpräparate aus Zellblöcken ebenfalls eine wertvolle Ergänzung. Der Nachweis eines Rezidivs oder der Transformation eines vorbekannten Lymphoms ist in der Regel ohne die histologische Bestätigung möglich. Auch kann durch die Kombination der morphologischen Diagnostik und der Flow-Zytometrie an Feinnadelaspiraten häufig eine zusätzliche histologische Diagnostik entfallen [37],[38].

In den gewöhnlich zellreichen Ausstrichpräparaten maligner Lymphome ergibt sich zumeist ein monotones Bild lymphatischer Proliferate mit gehäuftem Nachweis von *lymphoglandular bodies*. Das für einen regelrechten Lymphknoten typische „bunte Bild" ist weitestgehend aufgehoben. Abweichend hiervon sind zellarme Befunde

Tab. 6.8: Zellgrößen bei malignen Lymphomen (verändert nach [39]).

Kleine Zellen [1]	Mittelgroße Zellen [2]	Große Zellen [3]
Chronische Lymphatische Leukämie	Lymphoblastisches Lymphom	Diffuses großzelliges B-Zell-Lymphom
Lymphoplasmozytisches Lymphom	Burkitt-Lymphom	Follikuläres Lymphom Grad III
Marginalzonen-Lymphom	Mantelzell-Lymphom, blastoid	Großzelliges anaplastisches Lymphom
MALT-Lymphom		Angioimmunoblastisches T-Zell-Lymphom
Mantelzell-Lymphom		Hodgkin-Lymphom

[1] wenig größer als Lymphozyten; [2] deutlich größer als Lymphozyten; [3] mindestens doppelte Lymphozytengröße.

bei sklerosierenden Lymphomen, u. a. beim follikulären Lymphom oder Hodgkin-Lymphom. Für die Diagnostik von Lymphomen ist häufig die Zellgröße bereits ein erster Hinweis, der in vielen Fällen auch eine orientierende Zuordnung zu einem Lymphomtyp erlaubt (Tab. 6.8).

6.3.1.1 Non-Hodgkin-Lymphome
Non-Hodgkin-Lymphome haben ihren Ursprung in den verschiedenen Reifungsstufen der B- und T-Lymphozyten. Etwa 85–90 % der Non-Hodgkin-Lymphome haben ihren Ursprung in den B-Lymphozyten, lediglich 10–15 % leiten sich von T- oder NK-Zellen ab. Tab. 6.9 gibt eine vereinfachte Übersicht über die aktuelle WHO-Klassifikation der Non-Hodgkin-Lymphome [40],[41],[45].

6.3.1.1.1 B-Zell-Lymphome
B-Zell-Lymphome umfassen eine Reihe niedrig maligner wie auch hoch maligner Lymphome (Übersicht s. Tab. 6.9), wobei das follikuläre Lymphom und das diffuse großzellige B-Zell-Lymphom am häufigsten vorkommen. Zur Differenzierung der B-Zell-Lymphome sind spezifische Antigene bzw. Antigenkombinationen beschrieben worden, die unverzichtbarer Baustein der Lymphomdiagnostik sind. So erlaubt die Antigenkombination CD5 und CD10 bereits eine orientierende Zuordnung zu einem Lymphomtyp (Tab. 6.10); eine weitere Differenzierung erfolgt durch spezifische Antigene. Die Differenzierung zwischen niedrig malignen und hoch malignen Lymphomen ist durch die Bestimmung des Ki67-Index möglich. Eine Übersicht über die geläufigsten B-Zell-Lymphome mit Zusammenstellung wesentlicher diagnostischer Kriterien sowie diagnostisch relevanter Antigene ist der Tab. 6.11 zu entnehmen.

Tab. 6.9: WHO-Klassifikation von Non-Hodgkin-Lymphomen (Auswahl).

B-Zell-Lymphome	T-Zell-Lymphome
Vorstufen B-Zell-Lymphome	*Vorstufen T- und NK-Zell-Lymphome*
B-Lymphoblasten-Leukämie/-Lymphom	T-Lymphoblasten-Leukämie/-Lymphom
Reife B-Zell-Lymphome	*Reife T- und NK-Zell-Lymphome*
Chronische lymphatische Leukämie	Chronische lymphatische Leukämie
Prolymphozytische Leukämie	Prolymphozytische Leukämie
Lymphoplasmozytisches Lymphom	Hepatosplenisches T-Zell-Lymphom
Haarzell-Leukämie	Mycosis fungoides
Plasmazellmyelom	peripheres T-Zell-Lymphom
MALT-Lymphom	Angioimmunoblastisches T-Zell-Lymphom
Nodales Marginalzonen-Lymphom	Anaplastisches großzelliges T-Zell-Lymphom
Splenisches Marginalzonen-Lymphom	
Follikuläres Lymphom	
Mantelzell-Lymphom	
Diffuses großzelliges B-Zell-Lymphom	
Burkitt-Lymphom	

Tab. 6.10: Expression von CD5 und CD10 durch B-Zell-Lymphome. [1]

CD5 +, CD10 –	CD5 –, CD10 +	CD5 –, CD10 –
Chronische lymphatische Leukämie	Follikuläres Lymphom	Marginalzonen-Lymphom
Mantelzell-Lymphom	Diffuses großzelliges B-Zell-Lymphom	Lymphoplasmozytisches Lymphom
Diffuses großzelliges B-Zell-Lymphom	Burkitt-Lymphom	

[1] Folgende Abweichungen sind möglich: Diffuses großzelliges B-Zell-Lymphom, Mantelzell-Lymphom und Burkitt-Lymphom: CD5+ und CD10+; follikuläres Lymphom: CD5- und CD10-.

Tab. 6.11: Zytologische Kriterien ausgewählter B-Zell-Lymphome
(s. a. [2],[22],[39],[41],[42],[43],[44]).

B-Lymphoblastische Leukämie (Abb. 6.10)

Blastäre Tumorzellen unterschiedlicher Größe, runde bis irregulär begrenzte Kerne, kompakte homogene Chromatinstruktur, kleine Nukleoli, schmales blaues bis tief basophiles Zytoplasma, mitunter Nachweis von Pseudopodien, nicht selten azurophile Granula, gehäuft Mitosen
Differentialdiagnosen: T-Lymphoblastische Leukämie, akute Leukämien (AML), Neuroblastom, Ewing-Sarkom
Immunzytologie: CD19 +, CD79a +, CD10 +, TdT +, PAX5 +, CD20 -/ +, CD99 +

Chronische lymphatische Leukämie (Abb. 6.11)

Kleine Lymphozyten mit runden Kernen, aufgelockertem und verklumptem Chromatin, schmales Zytoplasma, vereinzelte Prolymphozyten, häufiger Nachweis Gumprecht'scher Kernschatten.
Differentialdiagnose: reaktive Lymphadenitis, chronische lymphatische Leukämie vom T-Zell-Typ, follikuläres Lymphom G1, lymphoplasmozytisches Lymphom, Marginalzonenlymphom, reaktive lymphatische Hyperplasie
Immunzytologie: CD 19 +, CD20 +, CD 23 +, CD 5 +, CD 79a +, PAX5 +, Ki67 < 10 %.

Mantelzell-Lymphom (zentrozytisches Lymphom) (Abb. 6.12)

Klassische Variante: mittelgroße Lymphomzellen mit deutlich gekerbten und gelappten Zellkernen, vorwiegend helles und feingranuläres Chromatin, diskrete Nukleoli, schmales hellgraues Zytoplasma
Blastäre Variante: große blastäre Zellen, gehäuft Mitosen
Differentialdiagnose: follikuläres Lymphom, Marginalzonen-Lymphom, reaktive lymphatische Hyperplasie
Immunzytologie: CD 5 +, CD79a +, CD20 +, CD43 +, Cyclin-D 1 +, bcl-2 +, CD10 -/ +, Ki67: 10–50 %, blastische Variante > 90 %.

Follikuläres Lymphom (zentrozytisch-zentroblastisches Lymphom) (Abb. 6.14)

Lymphomzellen mit zentroblastischem und zentrozytischem Aspekt, eingestreute Epitheloidzellen und Kerntrümmermakrophagen. *Neoplastische Zentrozyten:* runde, gekerbte Zellkerne, helles, aufgelockertes Chromatin, schmaler grauer Zytoplasmasaum. *Neoplastische Zentroblasten:* runde mittelgroße bis große Zellkerne mit retikulärem Chromatin, kleine Nukleoli nahe der Kernmembran. Grading des follikulären Lymphoms s. Tab. 6.12 bzw. Text.
Differentialdiagnose: reaktive follikuläre Hyperplasie, Mantelzell-Lymphom, diffuses großzelliges B-Zell-Lymphom.
Immunzytologie: CD19 +, CD20 +, CD10 +, bcl-2 +, bcl-6 +, Ki67-Index sehr variabel (5–70 %).

Lymphoplasmozytisches Lymphom

Kleinzellige Lymphozyten, lymphoplasmazytoide Zellen mit basophilem Zytoplasma, Plasmazellen, plasmazytoide Blasten, mitunter Nachweis intranukleärer PAS-positiver Strukturen (*Dutscher bodies*)
Differentialdiagnose: reaktive Lymphadenitis, chronische lymphatische Leukämie
Immunzytologie: CD 19 +, CD20 +, CD38 +, CD79a +, bcl-2 +, IgM +, CD5 und CD10 -, Ki67 < 5 %.

Tab. 6.11: (Fortsetzung) Zytologische Kriterien ausgewählter B-Zell-Lymphome (s. a. [2],[22],[39],[41],[42],[43],[44]).

Multiples Myelom (Abb. 6.15)

Zahlreiche Plasmazellen aller Reifestufen in typischer Morphologie, fast immer auch Nachweis von mehrkernigen Plasmazellen, reichlich blau-graues Zytoplasma mit perinukleärer Aufhellung, mitunter gespeichertes Immunglobulin (*Russell bodies*), unreife Myelome mit Anhäufung von Blasten können diagnostische Probleme bereiten (Immunzytologie!)
Immunzytologie: CD38 +, CD138 +, CD79a +, CD30 +, CD19 und CD20 -, (> 50 %), Ki67-Index variabel (5–80 %).

Burkitt-Lymphom

Blastäre Lymphomzellen mittlerer Größe und mäßiger Pleomorphie, grobscholliges Chromatin, kleine Nukleoli, häufig marginale Vakuolisierung des tief basophilen Zytoplasmas, gehäuft Mitosen, reichlich Makrophagen
Differentialdiagnose: Lymphoblastische T- oder B-Zell-Lymphome
Immunzytologie: CD10 +, CD19 +, CD20 +, CD79a +, CD5 -, bcl-6 +, Ki67-Index: 100 %

Diffuses großzelliges B-Zell-Lymphom (Abb. 6.13)

Ausgeprägte morphologische Variabilität, wobei 3 Typen unterschieden werden: zentroblastischer, immunoblastischer und anaplastischer Typ
Zentroblastischer Typ: atypische Zentroblasten mit hellem Zytoplasma und unregelmäßiger Kernbegrenzung, aufgelockertes Chromatin, 1–4 Nukleoli nahe der Kernmembran, helles bis basophiles Zytoplasma
Immunoblastischer Typ: Immunoblastische Tumorzellen mit großen und runden Kernen, grober Chromatinstruktur und scharf abgegrenztem basophilem Zytoplasma
Anaplastischer Typ: Große Tumorzellen, die rundlich, oval oder polygonal begrenzt erscheinen, sehr ausgeprägte Kernpolymorphie, prominente Nukleoli
Differentialdiagnose: follikuläres Lymphom Grad 3, Mantelzell-Lymphom (blastäre Variante), schlecht differenzierte Karzinome, Seminom
Immunzytologie: CD 19 +, CD20 +, CD79a +, PAX5 +, CD 10 + (zentroblastischer Typ), Ki67-Index: ca. 50 %.

Das **diffuse großzellige B-Zell-Lymphom** bezeichnet ein hoch malignes Lymphom, das sich von reifen B-Zellen ableitet und als das häufigste Lymphom gilt. Es kann auch durch Progression oder Transformation aus niedrig malignen Lymphomen, z. B. als Richter-Syndrom bei chronischer lymphatischer Leukämie, follikulärem Lymphom, Mantelzell-Lymphom, aber auch aus dem nodulär-lymphozytenreichen Hodgkin-Lymphom entstehen. Die Häufigkeit des diffusen großzelligen B-Zell-Lymphoms wird mit 37 % aller B-Zell-Lymphome beziffert [22]. Das diffuse großzellige B-Zell-Lymphom kommt in allen Altersklassen vor, jedoch mit einer Anhäufung bei älteren Patienten. Diffuse großzellige B-Zell-Lymphome sind eine heterogene Gruppe von Lymphomen, die sich in Klinik, Morphologie und Molekulargenetik unterscheiden. Als häufigere Subtypen gelten das T-Zell- und histiozytenreiche großzellige B-Zell-Lymphom, das primäre mediastinale großzellige B-Zell-Lymphom und das EBV-positive diffuse

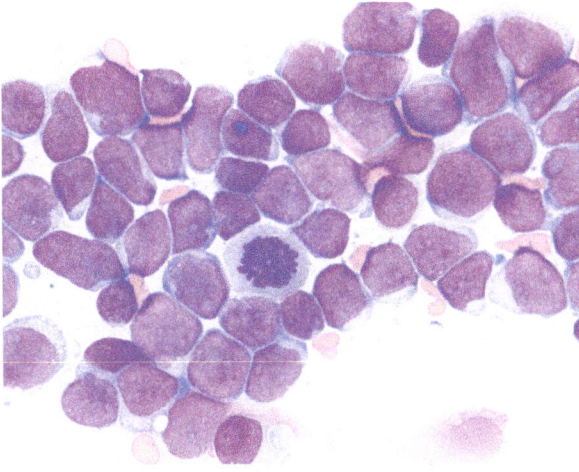

Abb. 6.10: B-Lymphoblastische Leukämie. Pleomorphe Blasten mit unregelmäßiger Kernbegrenzung und schmalem leicht basophilem Zytoplasma, im Bildzentrum eine Mitose.

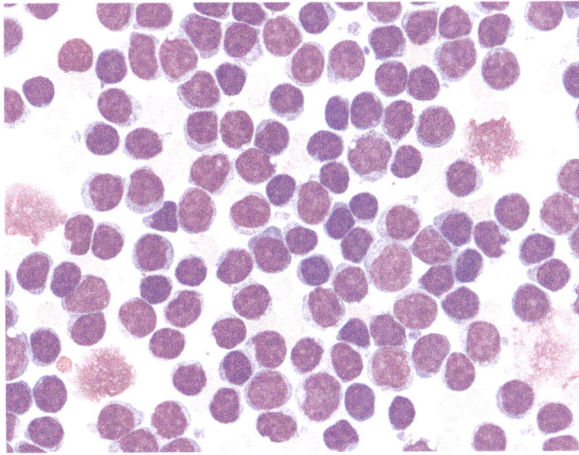

Abb. 6.11: Chronische lymphatische Leukämie. Lymphomzellen mit aufgelockertem und teils verklumptem Chromatin, vereinzelte Prolymphozyten sowie Gumprecht'sche Kernschatten.

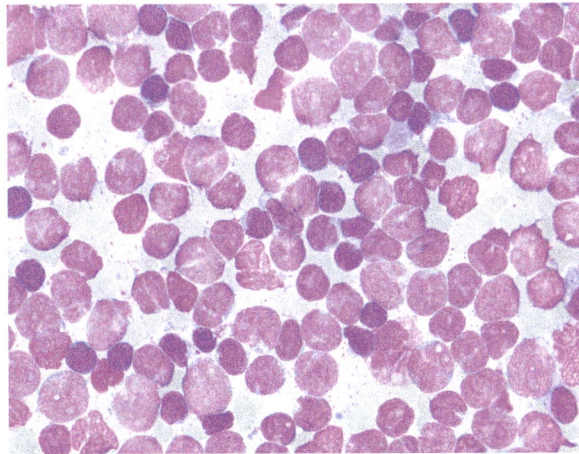

Abb. 6.12: Mantelzell-Lymphom (Zentrozytisches Lymphom), klassische Variante.

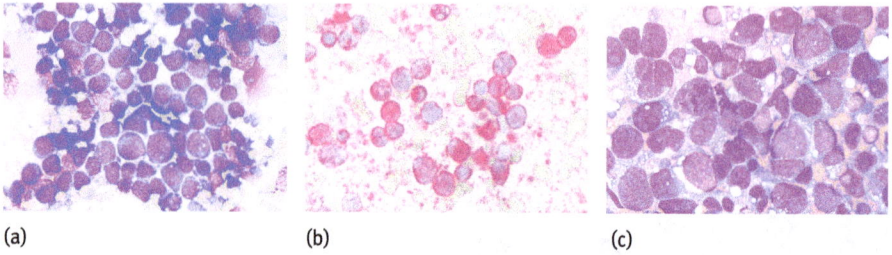

(a) (b) (c)

Abb. 6.13: Diffuses großzelliges B-Zell-Lymphom. (a) + (b): Zentroblastischer Typ mit zahlreichen polymorphen Lymphomzellen blastären Charakters und schmalem basophilem Zytoplasma sowie Expression von CD20 (b). (c) Immunoblastischer Typ mit deutlich größeren Lymphomzellen, ausgeprägter Pleomorphie und breiterem Zytoplasma.

großzellige B-Zell-Lymphom. Einige Subtypen entstehen in Folge einer HIV-Infektion, so der plasmablastische Subtyp und das primäre Erguss-Lymphom (Übersicht: [22]). In den Feinnadelaspiraten kommen zahlreiche größere, blastäre Lymphomzellen mit variabler Morphologie zur Darstellung, wobei zentroblastische, immunoblastische und anaplastische Differenzierungen unterschieden werden können. Diagnostische Kriterien und relevante Antigene sind der Tab. 6.11 zu entnehmen; korrespondierende zytologische Befunde sind in der Abb. 6.13 ersichtlich.

Follikuläre Lymphome haben ihren Ursprung in den B-Zellen der Keimzentren. Demzufolge kann zwischen kleineren Lymphomzellen mit gekerbten Kernen (zentrozytischer Aspekt) und größeren Lymphomzellen ohne gekerbte Kerne (zentroblastischer Aspekt) unterschieden werden, weswegen das follikuläre Lymphom in der früheren Klassifikation als zentroblastisch-zentrozytisches Lymphom (cb-cc-Lymphom) bezeichnet wurde. Das follikuläre Lymphom gilt als das zweithäufigste Non-Hodgkin-Lymphom, das vorwiegend bei älteren Patienten mit einem Durchschnittsalter zwischen 60 und 65 Jahren auftritt. Die aktuelle WHO-Klassifikation sieht eine Unterteilung in Grad 1, 2 und 3 vor, wobei die Grade 1 und 2 zu den niedrig malignen und Grad 3 zu den hoch malignen Lymphomen gerechnet werden [41]. In den gewöhnlich zellreichen Feinnadelaspiraten imponieren im Idealfall neoplastische Zentrozyten und Zentroblasten. Nicht selten jedoch können die Lymphomzellen ein breites Spektrum in der Zellgröße aufweisen. Auch ist der Nachweis von nicht neoplastischen kleinen Lymphozyten charakteristisch, sodass insgesamt der Eindruck einer follikulären Hyperplasie entstehen kann. Diagnostische Kriterien des follikulären Lymphoms sind in der Tab. 6.11 zusammengefasst, zytologische Befunde sind in der Abb. 6.14 ersichtlich.

Von entscheidender therapeutischer Relevanz ist das *Grading* follikulärer Lymphome, das auch als Achillesferse der zytologischen Lymphomdiagnostik gilt. Das histologische *Grading* erfolgt entsprechend der WHO [45] durch die Anzahl von Zentroblasten in 10 neoplastischen Follikeln, wobei das *Grading* wie folgt definiert ist: Grad 1: 0–5 Zentroblasten; Grad 2: 6–15 Zentroblasten; Grad 3: > 15 Zentroblasten.

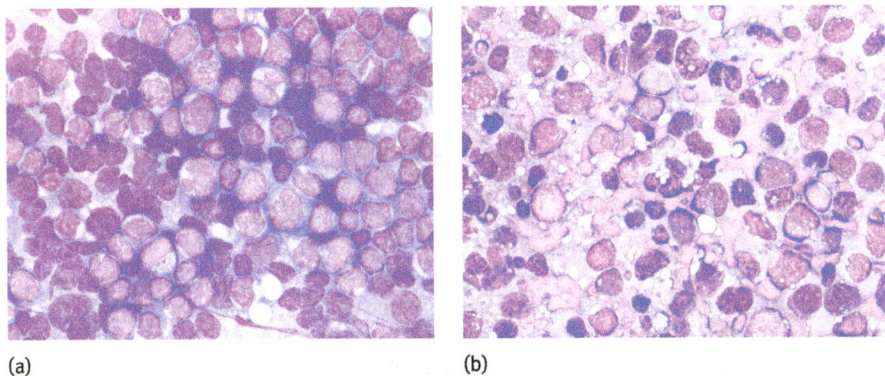

(a)

(b)

Abb. 6.14: Follikuläres Lymphom. (a) Dominierende neoplastische Zentrozyten und vereinzelt eingestreute Zentroblasten (Grad 1). (b) Ausschließlicher Nachweis zentroblastischer Lymphomzellen (Grad 3). Mittelgroße Lymphomzellen mit gelappten bzw. gekerbten Zellkernen bei hellem und feingranulärem Chromatin

Tab. 6.12: Zytologisches Grading des follikulären Lymphoms (Angabe des relativen Anteils an Zentroblasten).

Autoren	G1	G2	G3
Caraway & Katz, 2005 [46]	5,1–15,7 %	15,9–35,5 %	37,5–60,8 %
Skoog & Tani, 2009 [39]	< 15 %	15–30 %	> 30 %
Kocjan et al., 2013 [42]	< 5 %	6–15 %	> 15 %

Das hoch maligne follikuläre Lymphom Grad 3B zeigt solide flächige *Sheets* von Zentroblasten. Da das histologische *Grading* am zytologischen Untersuchungsmaterial nicht durchgeführt werden kann, wurden adaptierte Vorgehensweisen publiziert [39],[42],[44], die ebenfalls auf der prozentualen Angabe von Zentroblasten basieren (Tab. 6.12). Das zytologische *Grading* kann das histologische *Grading* nicht ersetzen, so sollte z. B. bei einem zytologisch ermittelten Grad 2 eine histologische Sicherung veranlasst werden.

Das **multiple Myelom** bezeichnet ein B-Zell-Lymphom mit monoklonaler Vermehrung von Plasmazellen. Die Einteilung des multiplen Myeloms erfolgt durch Angabe des jeweils gebildeten monoklonalen Immunglobulins und der dazugehörigen Leichtkette. Die meisten multiplen Myelome entwickeln sich im Knochenmark, extramedulläre multiple Myelome gelten als seltener. In den meisten Fällen handelt es sich um multiple Myelome vom IgG- und IgA-Typ. In den Ausstrichen finden sich meist rasenartig eingestreute Plasmazellen, gelegentlich auch verbandartige Plasmazellen mit pseudoepithelialem Aspekt. Bei gut differenzierten multiplen Myelomen ist die Diagnose leicht zu stellen, jedoch kann ein gering differenziertes multiples Myelom

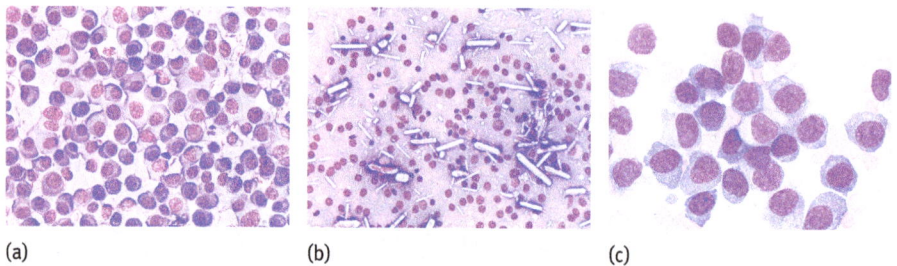

(a) (b) (c)

Abb. 6.15: Multiples Myelom. (a) Gut differenziertes Plasmozytom mit relativ monomorphen Tumor-zellen, an denen der plasmazelluläre Aspekt (exzentrische Kernlagerung, Radspeichenstruktur der Kerne) deutlich zu erkennen ist. (b) Dissoziierte Tumorzellen eines gut differenzierten Plasmozytoms mit reichlichem Nachweis von kristallinem Immunglobulin. (c) Schlecht differenziertes pleomorphes Plasmozytom mit markanten Kernatypien und fehlender Radspeichenstuktur der Kerne, der plasma-zelluläre Ursprung ist nicht sicher zu erkennen.

durchaus Schwierigkeiten bereiten. Diagnostische Kriterien wie auch diagnostisch relevante Antigene sind der Tab. 6.11 zu entnehmen, zytologische Befunde sind in der Abb. 6.15 ersichtlich.

MALT-Lymphome wurden 1994 als eigene Lymphomentität von den Marginal-zonen-Lymphomen abgegrenzt. Sie leiten sich vom Mukosa-assoziierten lymphati-schen Gewebe ab; als Synonym für die pulmonale Manifestation gilt die Bezeichnung BALT-Lymphom (BALT: Bronchus-assoziiertes lymphatisches Gewebe), die jedoch nicht mehr verwendet werden sollte. MALT-Lymphome bezeichnen niedrig maligne B-Zell-Lymphome, welche unter anderem auf der Grundlage chronischer Entzün-dungsprozesse, z. B. chronischer Infektionen oder Autoimmunerkrankungen (u. a. rheumatoide Arthritis, Sjögren-Syndrom) mit nachfolgender Hyperplasie des Bron-chus-assoziierten lymphatischen Gewebes entstehen [47]. Die Tumorzellen zeigen in 40 % Aneuploidie mit einer Trisomie 3 und 18 sowie in etwa 50 % die spezifische chromosomale Translokation t(11;18)(q21;q21) [48]. MALT-Lymphome können diffus oder lokalisiert über die Lunge verteilt sein, in 40 % werden auch die hilären Lymph-knoten befallen. Sie machen etwa 90 % aller primären Lymphome der Lunge aus. MALT-Lymphome zählen zu den niedrig malignen Lymphomen, können aber in ein diffuses großzelliges B-Zell-Lymphom transformieren. In den Feinnadelaspiraten kommen zentrozytenähnliche und monozytoide Lymphomzellen sowie Plasmazellen und plasmazytoide Zellen zur Darstellung. Ebenso zählen vereinzelte Immunoblasten und Zentroblasten zum Zellbild, auch sind Kerntrümmermakrophagen keine Selten-heit [39],[43],[49],[50],[51],[52]. Diagnostische Kriterien des MALT-Lymphoms sind der Tab. 6.13 zu entnehmen, zytologische Befunde sind in der Abb. 6.16 ersichtlich.

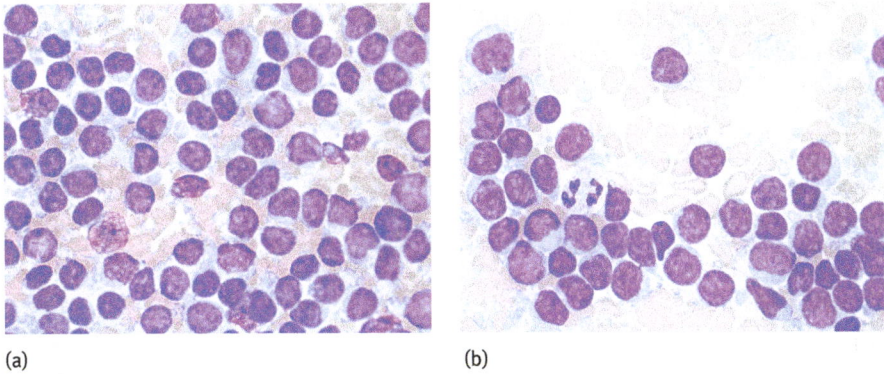

(a)   (b)

Abb. 6.16: **MALT-Lymphom.** (a) + (b): Mittelgroße Lymphomzellen mit aufgelockertem und teils verklumptem Chromatin, neben Tumorzellen mit zentrozytischem Aspekt auch Nachweis monozytoider Tumorzellen.

Tab. 6.13: Zytologische Kriterien des MALT-Lymphoms (Lymphom des mukosassoziierten lymphatischen Gewebes).

MALT-Lymphom: Diagnostische Kriterien, (Abb. 6.16)

Kleine bis mittelgroße lymphoide Tumorzellen in drei Differenzierungen:
Zentrozyten ähnelnde Zellen: mittelgroße Zellen mit gekerbten Zellkernen und aufgelockertem Chromatin, kein Nachweis von Nukleoli, reichlich Zytoplasma
Monozytoide Zellen: mittelgroße Zellen mit rund-ovalen Kernen, unruhiges Chromatin mit Nachweis von Chromozentren, reichlich helles Zytoplasma
Plasmazytoide Zellen, Plasmazellen
Daneben gehören kleine Lymphozyten, vereinzelte Immunoblasten, Kerntrümmermakrophagen sowie *lympho glandular bodies* zum Zellbild.
Differentialdiagnose: reaktive lymphatische Hyperplasie, lymphoplasmozytisches Lymphom, follikuläres Lymphom, Mantelzell-Lymphom
Immunzytologie: CD19 +, CD20 +, CD79a +, IgM +, CD5 -, CD10 -, CD 23 -, Cyclin D 1 -

---

6.3.1.1.2 T-Zell-Lymphome

Etwa 15–20 % der Non-Hodgkin-Lymphome werden den T-Zell-Lymphomen zugezählt. T-Zell-Lymphome leiten sich von T-Lymphozyten ab und weisen eine schlechtere Prognose auf als die B-Zell-Lymphome. Die NK-Zell-Lymphome haben ihren Ursprung in den NK-Zellen (*natural killer cells*; größere granuläre Lymphozyten) und exprimieren CD56 und CD2. Das periphere T-Zell-Lymphom und das anaplastische großzellige T-Zell-Lymphom gelten als die häufigsten T-Zell-Lymphome. Eine Übersicht über die geläufigsten T-Zell-Lymphome ist in der Tab. 6.9 aufgeführt. Zytologische Kriterien ausgewählter T-Zell-Lymphome sind der Tab. 6.14 zu entnehmen (s. a. [2],[39],[41],[42],[46],[53],[54],[55],[56],[57]), vereinzelte korrespondierende zytologische Befunde sind in den Abbildungen 6.17 und 6.18 ersichtlich.

Tab. 6.14: Zytologische Kriterien ausgewählter T-Zell-Lymphome (s. a. [2],[39],[41],[42],[46],[53],[54],[55],[56],[57]).

T-Lymphoblastische Leukämie

Große Ähnlichkeit mit Tumorzellen einer B-lymphoblastischen Leukämie, jedoch ausgeprägtere Kernatypien (gelappte und gekerbte Kerne), nur vereinzelte Nukleoli, etwas helleres, fragiles grau-blaues Zytoplasma
Differentialzytologie: B-Lymphoblastische Leukämie, akute Leukämien, Ewing-Sarkom, Neuroblastom
Immunzytologie: CD1a +, CD2 +, CD3 +, CD4 +, CD5 +, CD7 +, CD8 +, CD10 +, TdT +

Peripheres T-Zell-Lymphom

Lymphomzellen mit unterschiedlicher Größe (großzellige, mittelgroße und kleinzellige Variante) ausgeprägte Kernpolymorphie, unruhige Chromatinstruktur, Nachweis von Nukleoli, basophiles bis grau-blaues Zytoplasma, reichlich Mitosen, eingestreute eosinophile Granulozyten, Plasmazellen und Epitheloidzellen
Differentialdiagnose: reaktive Hyperplasie, andere T-Zell-Lymphome (angioimmunoblastisches Lymphom)
Immunzytologie: CD2 +, CD3 +, CD4 +, CD30 + (großzellige Variante), Ki67-Index variabel: 30–70 %

Anaplastisches großzelliges Lymphom (kutane und systemische Variante)

Zwei Differenzierungen:
1. großzelliger Typ: große, anaplastische, pleomorphe Tumorzellen, typisch sind mehrfach lobulierte Kerne in Ring- oder Hufeisenform, mehrere Nukleoli, grau-blaues und meist vakuolisiertes Zytoplasma, gehäuft Mitosen.
2. kleinzelliger Typ: mittelgroße Tumorzellen mit geringerer Anaplasie und etwas mehr Zytoplasma.
Differentialdiagnose: Hodgkin-Lymphom, andere anaplastische Lymphome, schlecht differenzierte Karzinome.
Immunzytologie: CD30 +, CD45 +, CD4 +, Ki67 > 70 %, ALK-positive Lymphome mit guter, ALK-negative Lymphome mit schlechterer Prognose.

Angioimmunoblastisches T-Zell-Lymphom

Kleine bis mittelgroße lymphoide Tumorzellen mit polymorphen Kernen und hellem bis kompaktem Chromatin, bläuliches bis vorwiegend helleres Zytoplasma, eingestreute follikuläre dendritische Zellen mit ovalen vesikulären Kernen, Plasmazellen, eosinophile Granulozyten und Epitheloidzellen.
Differentialzytologie: Reaktive Hyperplasie viraler Ätiologie, peripheres T-Zell-Lymphom, follikuläres Lymphom.
Immunzytologie: CD3 +, CD4 +, CD 8 +, CD10 +, PD-1 +, CXCL 13 +.

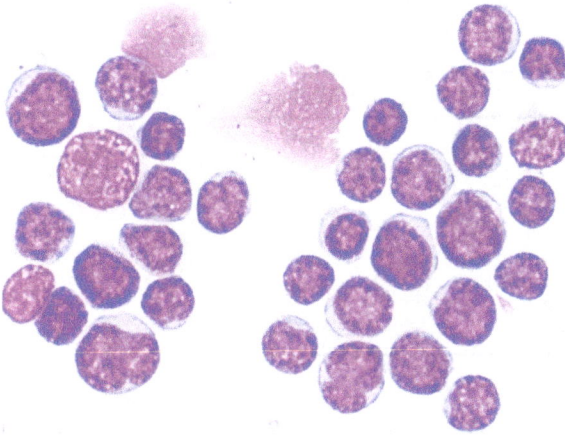

Abb. 6.17: T-Lymphoblastische Leukämie. Pleomorphe
Lymphomzellen mit markanten
Kernatypien (gekerbte und
gelappte Kerne) und schmalem
grauen bis basophilem Zytoplasma. Eine sichere Abgrenzung zur B-Lymphoblastischen
Leukämie ist durch Zunahme
der Kernatypien bzw. immunzytologisch möglich.

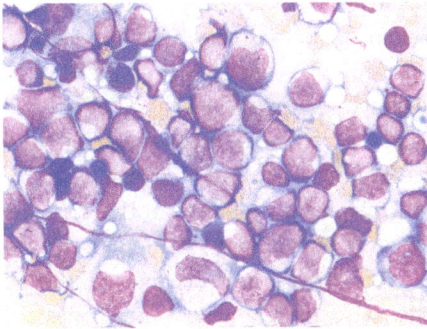

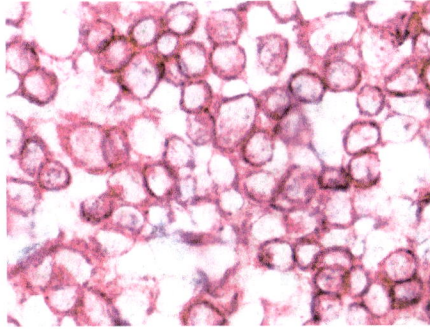

(a)   (b)

Abb. 6.18: **Angioimmunoblastisches T-Zell-Lymphom.** (a) Lymphomzellen mit pleomorphen Kernen, hellem Chromatin sowie grau-bläulichem Zytoplasma. (b) Kräftige Expression von CD 4.

6.3.1.2 Hodgkin-Lymphome

Unter dem Titel „*On the Morbid Appearances of the Absorbent Glands and Spleen*"
veröffentliche Thomas Hodgkin bereits 1832 die Erstbeschreibung des nach ihm be-
nannten Hodgkin-Lymphoms (Syn.: Morbus Hodgkin). Für Europa und die USA beträgt die Inzidenz 2–3 Erkrankungen pro 100.000 Einwohner mit einem Altersgipfel
der Erkrankungen um das 32. Lebensjahr [58]. Entsprechend der WHO-Klassifikation
wird das Hodgkin-Lymphom in verschiedene Haupt- und Untergruppen unterteilt. So
wird vom selteneren nodulär-lymphozytenreichen Hodgkin-Lymphom das klassische
Hodgkin-Lymphom abgetrennt, wobei Letzteres in vier verschiedene Untergruppen
untergliedert ist (Tab. 6.15). Die einzelnen vier Subtypen des klassischen Hodgkin-
Lymphoms sind, bei gleichem Immunphänotyp, morphologisch unterschieden, auch

Tab. 6.15: WHO-Klassifikation des Hodgkin-Lymphoms (Häufigkeitsangaben nach [58]).

Hodgkin-Lymphome	Häufigkeit
Nodulär-lymphozytenreiches Hodgkin-Lymphom	3–5 %
Klassisches Hodgkin-Lymphom	
Lymphozytenreicher Subtyp	3–5 %
Lymphozytenarmer Subtyp	0,8–1 %
Nodulär-sklerosierender Typ	60–65 %
Gemischtzelliger Subtyp	27 %

weisen sie unterschiedliche klinische Verläufe auf. Primäre Hodgkin-Lymphome der Lunge gelten als Rarität.

Histologisch wie auch zytologisch ist das klassische Hodgkin-Lymphom durch den Nachweis von großen neoplastischen Zellen vor dem Hintergrund von kleinen Lymphozyten, esosinophilen Granulozyten, neutrophilen Granulozyten, Histiozyten und vereinzelten Epitheloidzellen gekennzeichnet. Die neoplastischen Zellen sind einkernig (Hodgkin-Zellen) oder doppel- bis mehrkernig (Reed-Sternberg-Zellen) und imponieren durch Größe, Nachweis markanter Kernatypien und atypischen Makronukleoli. Wie in neuerer Zeit belegt werden konnte, leiten sich sowohl Hodgkin- als auch Reed-Sternberg-Zellen von reifen B-Zellen der Keimzentren ab. Ätiologisch wird unter anderem seit Jahren eine Infektion mit dem Epstein-Barr-Virus postuliert. So gelingt in 40–50 % der Fälle der EBV-Nachweis in Hodgkin-Zellen, auch besteht nach EBV-Infektion ein dreifach erhöhtes Risiko der Erkrankung an einem Hodgkin-Lymphom. Die Zellen des klassischen Hodgkin-Lymphoms exprimieren CD30 und CD15 bei fehlender Expression von CD 45 und CD20. Eine Differenzierung in die vier Subtypen des klassischen Hodgkin-Lymphoms ist zytologisch nicht sicher möglich [59],[60], jedoch erlaubt der zytologische Befund in vielen Fällen eine orientierende Zuordnung.

Das nodulär-lymphozytenreiche Hodgkin-Lymphom ist einem monoklonalen B-Zell-Lymphom zuzuordnen und tritt wesentlich seltener auf als das klassische Hodgkin-Lymphom. Das durchschnittliche Alter der zumeist männlichen Patienten liegt zwischen 30 und 50 Jahren. Etwa 3–5 % der nodulär-lymphozytenreichen Hodgkin-Lymphome transformieren im weiteren Verlauf in ein diffuses großzelliges B-Zell-Lymphom. Die neoplastischen Zellen des nodulär-lymphozytenreichen Hodgkin-Lymphoms unterscheiden sich morphologisch wie immunphänotypisch vom klassischen Hodgkin-Lymphom. So finden sich vor dem Hintergrund zahlreicher kleiner Lymphozyten mehrkernige und lobulierte Tumorzellen, die auch als „Popcorn-Zellen" oder als LH-Zellen (lymphozytisch-histiozytische Zellen) bezeichnet werden. Im Unterschied zu den Hodgkin- und Reed-Sternberg-Zellen des klassischen

Hodgkin-Lymphoms exprimieren die Popcorn-Zellen CD45 und CD20 bei fehlender Expression von CD30 und CD15.

Diagnostische Kriterien des klassischen Hodgkin-Lymphoms wie auch des nodulär-lymphozytenreichen Hodgkin-Lymphoms sind in der Tab. 6.16 aufgelistet, zytologische Befunde sind in den Abb. 6.19 und Abb. 6.20 ersichtlich.

Tab. 6.16: Zytologische Kriterien bei Hodgkin-Lymphomen (s. a. [2],[22],[39],[41], [42],[43],[44],[59],[60],[61],[62],[63],[64],[65],[66],[67],[68]).

Klassisches Hodgkin-Lymphom

Hodgkin-Zellen: große, teils monströse einkernige Zellen mit grober Chromatinstruktur, prominenten basophilen Makronukleoli, hellgraues bis basophiles Zytoplasma.

Reed-Sternberg-Zellen: große doppel- und mehrkernige Zellen, ähnliche Kern- und Chromatineigenschaften wie bei den Hodgkin-Zellen.

4 Subtypen mit folgenden Begleitreaktionen:

Nodulär-sklerosierender Subtyp: kleine ausgereifte lymphoide Zellen in unterschiedlicher Häufigkeit, kollagenes Fasermaterial mit anhaftenden Fibroblasten, eosinophile Granulozyten.

Gemischtzelliger Subtyp: kleine bis mittelgroße Lymphozyten, vereinzelte Zentroblasten, eosinophile und neutrophile Granulozyten, Plasmazellen, Epitheloidzellen.

Lymphozytenreicher Subtyp: Reichlich Lymphozyten aller Reifestufen, eosinophile Granulozyten und Epitheloidzellen fehlen.

Lymphozytenarmer Subtyp: wenige, kleine bis mittelgroße Lymphozyten, Vorherrschen besonders großer Hodgkin- und Reed-Sternberg-Zellen.

Differentialzytologie: diffuses großzelliges B-Zell-Lymphom, anaplastisches großzelliges Lymphom, undifferenzierte Karzinome.

Immunzytologie: CD30 +, CD 15 +/-, CD45 -, CD20 -/+, CD3 -.

Nodulär-lymphozytenreiches Hodgkin-Lymphom

Reichlicher Nachweis von vorwiegend kleinen Lymphozyten, charakteristische Popcorn-Zellen (Reed-Sternberg-Varianten) mit großen, plumpen und eingeschnürten Kernen, die sich von B-Zellen ableiten.

Begleitreaktion: vereinzelte Histiozyten, sehr wenige Plasmazellen, kaum eosinophile Granulozyten.

Differentialdiagnose: T-zellreiches B-Zell-Lymphom, lymphozytenreiches Hodgkin-Lymphom.

Immunzytologie: CD20 +, CD45 +, CD79a +, CD15-, CD30 -.

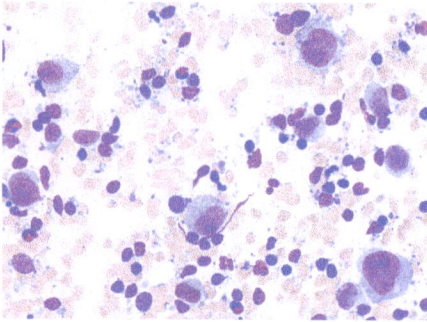
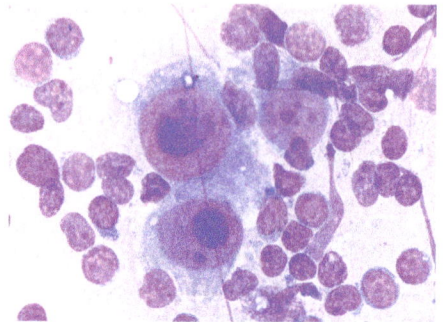

(a) (b)

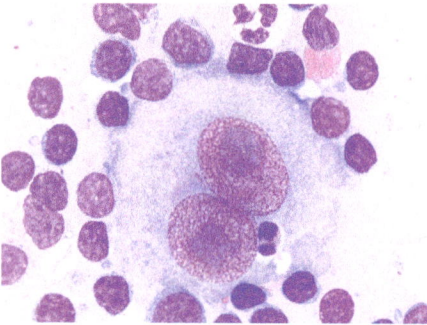
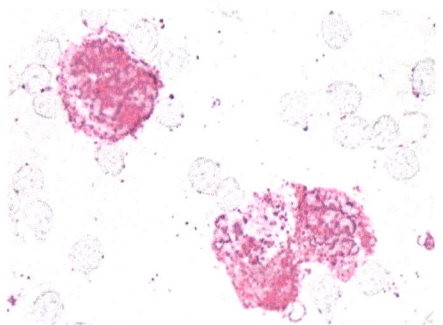

(c) (d)

Abb. 6.19: Klassisches Hodgkin-Lymphom. (a) Übersicht mit locker eingestreuten Hodgkin- und Reed-Sternberg-Zellen. (b) Detailansicht von pleomorphen Hodgkin-Zellen mit ausgeprägten Kernatypien und typischen Makronukleoli. (c) Doppelkernige Reed-Sternberg-Zelle. (d) Expression von CD30 durch eine Hodgkin-Zelle und eine doppelkernige Reed-Sternberg-Zelle.

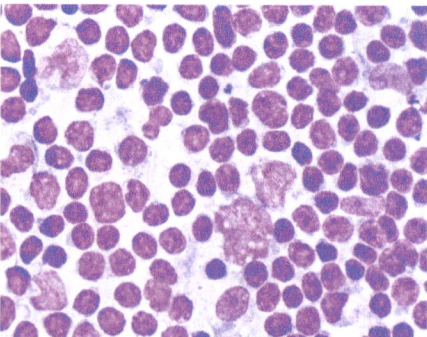
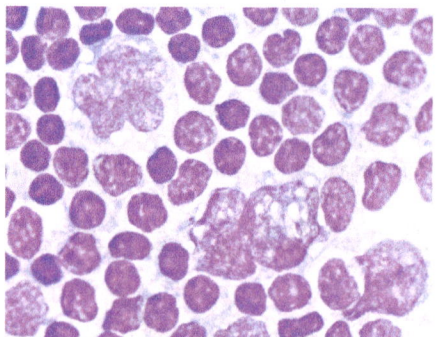

(a) (b)

Abb. 6.20: Nodulär-lymphozytenreiches Hodgkin-Lymphom. (a) + (b): Vor lymphozytenreichem Hintergrund eingestreute Popcorn-Zellen mit unregelmäßig gelappten Kernen und grober Chromatinstruktur ([b] stärkere Vergrößerung).

6.3.2 Lymphknotenmetastasen

6.3.2.1 Diagnostik metastatischer Karzinome

Der Nachweis metastatischer Karzinome zählt zu den Hauptindikationen der Lymphknotenzytologie. Neben leicht zu punktierenden peripheren Lymphknoten sind durch die EBUS- und EUS-Technik fast alle thorakalen wie auch die meisten abdominalen Lymphknoten punktionstechnisch erreichbar, sodass sich das zytologische Lymphknotenstaging mittlerweile zur gängigen Praxis entwickelt hat. Karzinome metastasieren bevorzugt in Lymphknoten, deren Lymphgefäße in Beziehung zum Primärtumor stehen, wobei charakteristische regionale Lymphknotengruppen unterschieden werden können (Tab. 6.17).

Tab. 6.17: Regionale Lymphknotenmetastasen durch Karzinome verschiedener Organe.

Zervikale LK	Retroperitoneale LK
Schilddrüse, Speicheldrüse, Tonsillen, Oropharynx, Larynx, Magen, Ösophagus, Lunge	Magen, Pankreas, Gallenblase, Lunge, Kolorektum, Mamma, Ovar, Uterus
Supraklavikuläre LK	**Pelvine LK**
Hals- und Nackenregion, Lunge, Mamma, oberer Gastrointestinal-Trakt, Beckenregion	Cervix uteri, Corpus uteri, Prostata
Mediastinale, hiläre und peritracheale LK	**Inguinale LK**
Lunge, Ösophagus, Magen (proximal), Mamma, Kolorektum, Schilddrüse	Anus, Rektum, Hoden, Prostata, Haut (Melanom), Zervix uteri, Ovar
Axilläre LK	
Mamma, Haut (Melanom), Lunge	

Der zytologische Befund bei metastatischen Lymphknoten ist sehr unterschiedlich und zeigt eine große Bandbreite. So imponieren mitunter nur vereinzelte Anteile des Primärtumors vor dem Hintergrund einer lymphatischen Hyperplasie, andererseits können Tumoranteile derart dominieren, dass regelrechte Lymphknotenproliferate nur residual zur Darstellung kommen. Nicht selten kann eine Anhäufung von Plasmazellen, Histiozyten und Mastzellen beobachtet werden [3], eine eitrige Lymphknotenreaktion ist ebenfalls nicht selten. Zur Morphologie der mitunter nachweisbaren *sarkoid like lesion* in metastatischen Lymphknoten siehe Kap. 6.2.3 und Abb. 6.8.

Nekrotische Veränderungen an metastatischen Lymphknoten sind ein verbreiteter Befund, der durch Anhäufung und Überlagerung durch lipidnekrotisches Material imponiert, sodass mitunter zeitaufwendig nach Tumorzellen gefahndet werden muss (Abb. 6.9a).

Die Zuordnung eines metastatischen Karzinoms ist bei bekanntem Primärtumor häufig unproblematisch, jedoch sollte in den meisten Fällen eine immunzytologische

Bestätigung angeschlossen werden [69],[70],[71],[72],[73]. Metastatische Karzinome wie auch nicht epitheliale Tumoren lassen sich einigen morphologischen Grundmustern zuordnen und erlauben somit eine diagnostische Zuordnung zu einem Tumortyp (Tab. 6.18). Bei vermutetem metastatischem Karzinom kann eine immunzytologische Differenzierung mittels Gruppen- und Leitantigenen die Diagnose bestätigen. Es sollte daher immer für ausreichende Ausstrichpräparate seitens des Klinikers gesorgt werden, gegebenenfalls können auch bereits gefärbte Präparate bzw. Schnittpräparate aus einem Zellblock zur Immunzytologie verwendet werden. Diagnostisch relevante Antigene zur Differenzierung geläufiger metastatischer Karzinome wie auch nicht epithelialer Tumoren sind der Tab. 6.19 zu entnehmen (s. a. Kap. 5 und 7). Die Diagnostik an Einzelzellen schlecht differenzierter Tumoren erweist sich in den meisten Fällen als schwierig und ist ohne immunzytologische Zusatzuntersuchungen kaum möglich. Eine weitere Möglichkeit von Fehldiagnosen liegt in der Verwechslung anaplastischer Karzinome mit malignen Lymphomen (s. a. Tab. 6.2), die ebenfalls durch immunzytologische Zusatzuntersuchungen vermieden werden kann. Hierfür eignet sich Pan-Zytokeratin als Antigen epithelialer Neoplasien sowie das Antigen CD45 für lymphatische Proliferate. Zytologische Befunde einiger anaplastischer Karzinome sind in der Abb. 6.21 ersichtlich.

Tab. 6.18: Morphologische Grundtypen metastatischer Tumoren (verändert nach [69], s. a. [70]).

Kleinzellige Differenzierung

Neuroendokrine Tumoren (SCLC!), basaloides Plattenepithelkarzinom, schlecht differenziertes Adenokarzinom, lobuläres Mammakarzinom, Melanome, Sarkome (Ewing-Sarkom!), Merkelzellkarzinom

Klarzellige Differenzierung

Hellzellige Karzinome aus Niere, Leber, Lunge oder Speicheldrüse; Keimzelltumoren

Onkozytäre, granuläre Differenzierung

Karzinome aus Niere, Leber, Nebenniere, Speicheldrüse und Schilddrüse, neuroendokrine Tumoren, Melanome

Spindelzellige Differenzierung

Sarkomatoide Karzinome aus Lunge, Niere und Pankreas; Sarkome, neuroendokrine Tumoren, Melanome

Pleomorphe, riesenzellige Differenzierung

Sarkomatoide Karzinome aus Lunge, Niere und Pankreas; Sarkome, neuroendokrine Tumoren, Melanome, Hodgkin-Lymphome

Papilläre Differenzierung

Karzinome aus Schilddrüse, Ovar, Lunge, Endometrium, Niere, Mamma

Muzinöse Differenzierung

Karzinome aus Mamma, Karzinome des Gastrointestinaltrakts, Pankreas, Ovar und Lunge

Azinäre Differenzierung

Karzinome aus Schilddrüse, Prostata, neuroendokrine Tumoren

Tab. 6.19: Orientierende Leitantigene zur Tumordifferenzierung (Auswahl).

Antigene	Assoziierte Tumoren
Zytokeratine, EMA	Adenokarzinome, Plattenepithelkarzinome
Napsin A	Adenokarzinome der Lunge, Nierenzellkarzinom
CD45, CD3, CD5	Lymphome
CD56, Chromogranin, Synaptophysin	Neuroendokrine Tumoren
Vimentin, Desmin, Aktin	Myogene Sarkome
PSA	Prostatakarzinom
Uroplakin	Urothelkarzinom
Hep Par-1, Glypican, Arginase 1	Hepatozelluläres Karzinom
CDX-2	Kolorektales Karzinom
WT-1	Seröses Ovarialkarzinom, Mesotheliom
TTF-1	Adenokarzinom der Lunge, Schilddrüsenkarzinom
Mammaglobin, GCDFP-15, GATA-3	Mammakarzinom
Thyreoglobulin	Schilddrüsenkarzinome
HMB45, Melan A	Melanom
Calretinin, GLUT-1	Mesotheliom

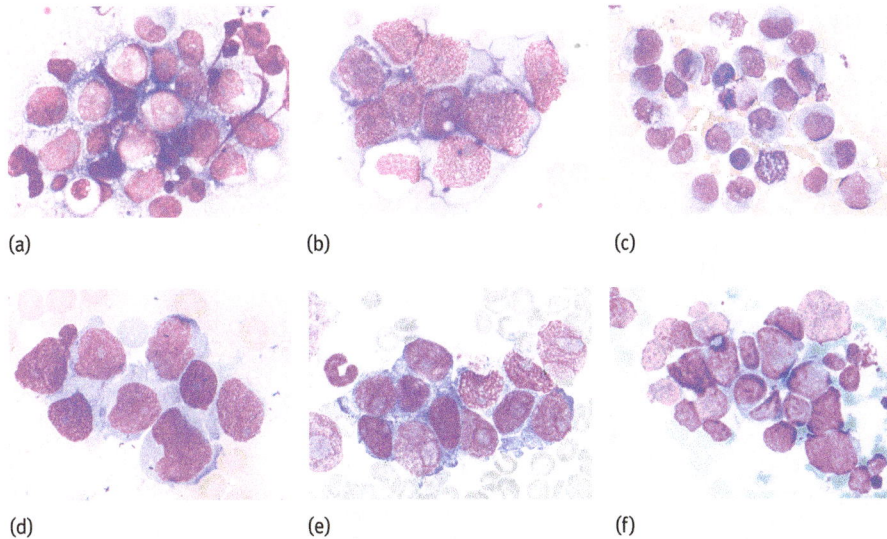

(a) (b) (c)

(d) (e) (f)

Abb. 6.21: Lymphomähnlichkeit ausgewählter anaplastischer Karzinome. (a) Seminom.
(b) Großzelliges Bronchialkarzinom, anaplastischer Typ. (c) Magenkarzinom, diffuser Typ n. Lauren.
(d) Kleinzelliges Bronchialkarzinom. (e) Nasopharyngealkarzinom (Schmincke-Tumor). (f) Merkelzellkarzinom.

6.3.2.2 Lymphknotenstaging nicht-kleinzelliger Lungenkarzinome

Als Basis für eine stadiengerechte Therapie nichtkleinzelliger Lungenkarzinome gilt die Klassifikation des Tumors nach dem TNM-System, wobei das mediastinale Lymphknotenstaging eine entscheidende Grundlage für das therapeutische Vorgehen darstellt. So wird man im frühen Tumorstadium eine kurative operative Therapie in Betracht ziehen, während in späteren Stadien eine chirurgische Intervention als unnötige Belastung für den Patienten ausgeschlossen werden kann. Zur Diagnostik von Lymphknotenmetastasen stehen mehrere Methoden zur Verfügung, die hinsichtlich Sensitivität und Spezifität deutlich differieren. Tab. 6.20 vermittelt die Effektivität des mediastinalen Lymphknotenstaging im Methodenvergleich (s. a. [74],[75]). Entsprechend der Klassifikation der *International Association for the Study of Lung Cancer* (IASLC) werden 14 Lymphknoten gezählt, die in der von Mountain und Dressler [76] vorgeschlagenen Klassifikation in supraklavikuläre, obere mediastinale, aortale, mittlere mediastinale und N1-Lymphknotenstationen zugeordnet werden (Tab. 6.21 und Abb. 6.22).

Tab. 6.20: Effektivität des Lymphknotenstaging im Methodenvergleich (nach [74]). Zum Stellenwert der Mediastinoskopie s. Text.

Methode	Sensitivität	Spezifität
Kontrastverstärktes Thorax-CT zur Abschätzung der Lymphknotengröße	41–67 %	50–86 %
Positronenemissionstomographie (FDG-PET)	76–100 %	81–100 %
Magnetresonanztomographie (MRT)	92 %	86 %
Endosonographische Feinnadelaspiration	> 90 %	> 90 %

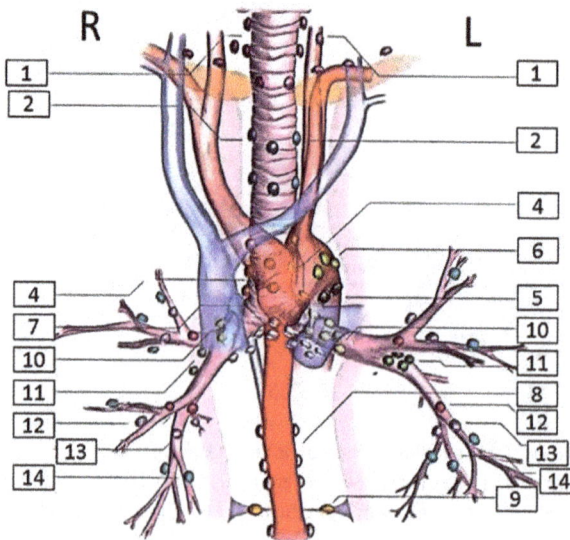

Abb. 6.22: Topografie mediastinaler Lymphknoten (Abbildung: Fa. Olympus, Hamburg, verändert), Einzelheiten siehe Text und Tab. 6.21: bzw. Kap. 1.

Tab. 6.21: Klassifikation mediastinaler Lymphknotenstationen (s. a. Abb. 6.22 und Text).

Supraklavikuläre Lymphknoten

LK 1: Hochmediastinale Lymphknoten

Obere mediastinale Lymphknoten

LK 2R: Obere paratracheale Lymphknoten rechts; **LK 2L:** Obere paratracheale Lymphknoten links

LK 3a: Prävaskuläre Lymphknoten; **LK 3p:** Retrotracheale Lymphknoten

LK 4R: Untere paratracheale Lymphknoten rechts; **LK 4L:** Untere paratracheale Lymphknoten links

Aortale Lymphknoten

LK 5: Lymphknoten des aortopulmonalen Fensters

LK 6: Paraaortale Lymphknoten

Mittlere mediastinale Lymphknoten

LK 7: Subkarinale Lymphknoten

LK 8: Subkarinale, paraösophageale Lymphknoten

LK 9: Lymphknoten des Ligamentum pulmonale

Pulmonale Lymphknoten

LK 10R: Hiläre Lymphknoten, rechts; **LK 10L:** Hiläre Lymphknoten links

LK 11: Interlobäre Lymphknoten

LK 12: Lobäre Lymphknoten

LK 13: Segmentale Lymphknoten

LK 14: Subsegmentale Lymphknoten

Mit der Entwicklung der endobronchialen Sonographie (endobronchialer Ultraschall, EBUS) durch Hürter und Hanrath [77] wurde die Grundlage für eine effektive Feinnadelaspiration suspekter Lymphknoten geschaffen. Derzeit gilt die EBUS-gesteuerte Feinnadelaspiration (EBUS-TBNA) als die Methode zum Lymphknotenstaging schlechthin, die sich durch eine kaum zu überbietende Treffsicherheit auszeichnet (Tab. 6.22). So ist es nicht verwunderlich, dass die EBUS-TBNA die Mediastinoskopie weitgehend verdrängt hat und eine videoassistierte Mediastinoskopie nur bei besonderen Fragestellungen indiziert ist. Durch die Kombination der EBUS-TBNA mit der EUS-gestützten Feinnadelaspiration sind fast alle mediastinalen Lymphknoten erreichbar (Tab. 6.23).

Im Vergleich von EBUS-TBNA und Mediastinoskopie wurde in einer repräsentativen Studie für die EBUS-TBNA die Sensitivität mit 87 % ermittelt, während der Wert für die Mediastinoskopie lediglich 68 % betrug [96]. Die Rate falsch-negativer Befunde durch die Mediastinoskopie wird in der Literatur mit 10 % beziffert [74]. Ein weiterer Vorteil der EBUS-TBNA gegenüber der Mediastinoskopie liegt in der Durchführung des Lymphknotenstagings durch den Kliniker selbst, der eigene klinische Aspekte in die Untersuchung einfließen lässt und gegebenenfalls auch abweichende sonografi-

Tab. 6.22: EBUS-TBNA mediastinaler Lymphknoten (s. a. [74],[78]).

Autoren	Jahr	Patientenzahl	Sensitivität	Spezifität
Yasufuku et al. [79]	2004	70	96 %	100 %
Yasufuku et al. [80]	2005	108	95 %	100 %
Herdt et al. [81]	2006	100	92 %	100 %
Yasufuku et al. [82]	2006	120	92 %	100 %
Bauwens et al. [83]	2008	106	95 %	100 %
Szlubowski et al. [84]	2009	226	89 %	100 %
Rintoul et al. [85]	2009	109	91 %	100 %
Herdt et al. [86]	2010	139	91 %	100 %
Hwangbo et al. [87]	2010	150	84 %	100 %
Yasufuku et al. [88]	2011	153	81 %	100 %
Memoli et al. [89]	2011	100	87 %	100 %
Chung et al. [90]	2012	100	94 %	100 %
Nakajima et al. [91]	2013	438	97 %	100 %
Karunamurthy et al. [92]	2014	356	80 %	100 %
Um et al. [93]	2015	138	88 %	100 %
Fernandez-Bussy et al. [94]	2015	145	91 %	100 %
Couthino et al. [95]	2017	122	83 %	100 %

Tab. 6.23: Möglichkeiten der Materialgewinnung mediastinaler Lymphknoten.

Lymphknotenstationen	Möglichkeiten der Materialgewinnung
1	EBUS-TBNA, EUS-FNA, Mediastinoskopie
2 R, 2L	EBUS-TBNA, EUS-FNA, Mediastinoskopie
4 R, 4L	EBUS-TBNA, EUS-FNA, Mediastinoskopie
7	EBUS-TBNA, EUS-FNA, Mediastinoskopie
8	EUS-FNA
9	EUS-FNA
10, 11, 12	EBUS-TBNA

sche Befunde berücksichtigen kann. Auch kann der Kliniker zeitgleich zum endoskopischen Eingriff bereits eine Schnellzytologie (*Bed-side-Zytologie, Rapid-On-Site-Evaluation*, ROSE-Technik) einschalten und somit einen vorläufigen Befund erhalten, der eine sichere Beurteilung der Repräsentanz des gewonnenen Materials [97],[98],[99] und nicht selten auch bereits eine Verdachtsdiagnose erlaubt. Der Arbeitsablauf der ROSE-Technik ist denkbar einfach und daher in jeder Klinik durchführbar [91],[92],

[100],[101],[102],[103],[104],[105]. Auch ohne spezielle morphologische Erfahrung ist eine Beurteilung der Beschaffenheit des Lymphknotenaspirates durch den Kliniker möglich. Hierfür sind in der Literatur verschiedene Kriterien publiziert worden, deren Beachtung repräsentatives Material sichert und somit auch Folgeuntersuchungen weitestgehend vermeiden lässt. Diese Kriterien beruhen auf der kalkulierten Zahl der Lymphozyten in der Schnellzytologie (Tab. 6.24). Die ROSE-Technik hat sich für die Bearbeitung von Stanzbiopsien oder für Schnellschnittmaterial gleichermaßen bewährt, da auch an Imprintzytologien eine Einschätzung des gewonnenen Materials möglich ist [106],[107]. Wenngleich die Vorteile der ROSE-Technik offensichtlich sind, ergeben sich doch auch einige kritische Aspekte, die sich vorwiegend auf Personalfragen beziehen [108]. Eine Gegenüberstellung von Vor- und Nachteilen der ROSE-Technik ist der Tab. 6.25 zu entnehmen.

Tab. 6.24: Kriterien für repräsentative Lymphknotenaspirate (s. a. [102]).

Autoren	Kriterien für repräsentative Lymphknotenaspirate
Patelli et al., 2002 [98]	Relativer Anteil der Lymphozyten im Präparat: > 30 %
Alsharif et al., 2008 [99]	Lymphozytenzahl > 40/400-fache Vergrößerung [1]
Nayak et al., 2012 [100]	Lymphozytenzahl > 100/100-facher Vergrößerung [2]
Choi et al., 2016 [101]	Lymphozytenzahl > 40/400-fache Vergrößerung [3]

[1] bezogen auf zellreiche Areale; [2] bezogen auf 5 befundete Areale; [3] bezogen auf 10 befundete Areale

Tab. 6.25: Vorteile und Einschränkungen bei der Anwendung der ROSE-Technik (s. a. [102],[105],[106],[107],[108]).

Vorteile

1. schnelle Einschätzung der Eignung des aspirierten Materials
2. Anfertigung repräsentativer Ausstrichpräparate und Zellblöcke
3. Asservation frischen Zellmaterials für adjuvante Methoden [1]
4. Vermeidung bzw. Reduzierung von weiteren Punktionen
5. Bei Erfahrung können rezidivierende Tumoren erkannt oder Verdachtsdiagnosen vor Ort geäußert werden

Einschränkungen

1. Notwendigkeit eines erfahrenen Zytopathologen vor Ort
2. Größerer Zeitaufwand, verbunden mit einer längeren Anästhesie
3. Höhere Personalkosten [2]

[1] Mikrobiologie, Flow Zytometrie, DNA-Zytometrie, Molekulargenetik, Immunzytologie; [2] Die häufig aufgeführten höheren Personalkosten werden durch Vermeidung von Nachfolgeuntersuchungen kompensiert.

Literatur

[1]   Hirschfeld H. Über isolierte aleukämische Lymphadenose der Haut. Z Krebsforsch.
       1912;11:397.
[2]   Pambuccian SE, Bardales RH. Lymph Node Cytopathology. Springer 2011.
[3]   Lennert K. Lymphknoten. Diagnostik in Schnitt und Ausstrich. Bandteil A. Cytologie und Lym-
       phadenitis. in: Handbuch der speziellen pathologischen Anatomie und Histologie (Hrsg. E.
       Uehlinger), Springer 1961.
[4]   Löffler H, Rastetter J, Haferlach T. Lymphknoten und Milz. in: Atlas der klinischen Hämatologie
       (Hrsg. Löffler H, Rastetter J, Haferlach T.), Springer 2004:293-383.
[5]   Weiss LM, O'Malley D. Benign lymphadenopathies. Modern Pathology. 2013;26:88-96.
[6]   Hartmann S, Kriener S, Hansman ML. Das diagnostische Spektrum reaktiver Lymphknotenver-
       änderungen. Pathologe. 2008;29:253-263.
[7]   Bhadani PP, Singh RK, Sah SP, Agarwahl A. Sinus histiocytosis with massive lymphadeno-
       pathy: diagnosis by fine needle aspiration. Acta Cytol. 1991;49:347-348.
[8]   Gupta S, Gupta DC. Cytologic appearance of sinus histiocytosis with massive lymphadeno-
       pathy: a case report. Acta Cytol. 1996;40:595-598.
[9]   Lussier C, Klijanienko J, Brisse H, et al. Cytology of Rosai-Dorfman disease. Diagn Cytopathol.
       2001;24:298-300.
[10]   Lucas PF. Lymph node smears in the diagnosis of lymphadenopathy: a review. Blood.
       1995;1030-1054.
[11]   Garwood S, Judson MA, Silvestri G, et al. Endobronchial ultrasound for the diagnosis of
       sarcoidosis. Chest, 2007;132:1298-1304.
[12]   Nakajima T, Yasufuku K, Kurosu K, et al. The role of EBUS-TBNA for the diagnosis of
       sarcoidosis-comparison with other bronchoscopic diagnostic modalities. Respir Med.
       2009;103:1796-1800.
[13]   Bubendorf L, Feichter GE, Obermann EC, Dalquen P: Respirationstrakt. In: Zytopathologie.
       Reihe Pathologie (Hrsg. Klöppel G, Kreipe HH, Remmele W), Springer, 2011:477-527
[14]   Fritscher-Ravens A, Ghanbari A, Topalidis T, et al. Granulomatous mediastinal adenopathy: can
       endoscopic ultrasound-guided fine-needle aspiration differentiate between tuberculosis and
       sarcoidosis ? Endoscopy. 2011;43:955-961.
[15]   Brincker H. Sarcoid reactions in malignant tumours. Cancer Treatment Rev. 1986;13:147-156.
[16]   Koo V, Lioe TF, Spence RAJ. Fine needle aspiration cytology (FNAC) in the diagnosis of granulo-
       matous lymphadenitis. Ulster Med J. 2006;75:59-64.
[17]   Kamperis E, Asteriou C, Kleontas A, Barbetakis N. Mediastinal sarcoid lymphadenopathy
       in cancer patients: a diagnostic challenge. J. Cancer Prev Curr Res. 2015; DOI: 10.15406/
       jcpcr.2015.02.00034
[18]   Mokhtari S. Mechanisms of cyst formation in metastatic lymph nodes of head and neck
       squamous cell carcinoma. Diagnostic Pathology. 2012;7:6, doi:10.1186/1746-1596-7-6.
[19]   Ustün M, Risberg B, Davidson B, Berner A. Cystic change in metastatic lymph nodes:
       a common diagnostic pitfall in fine-needle aspiration cytology. Diagn Cytopathol.
       2002;27:387-392.
[20]   Hehn ST, Grogan TM, Miller TP. Utility of fine-needle aspiration as a diagnostic technique in
       lymphoma. J Clin Oncol. 2004;22:3046-3052.
[21]   Das DK. Value and limitations of fine-needle aspiration cytology in diagnosis and classifica-
       tion of lymphomas: A review. Diagn Cytopathol. 1999;21:240-249.
[22]   Chen YH, Gong Y. Cytopathology in the diagnosis of lymphoma. In: Cytopathology in Oncology
       (Hrsg. Nyar R), Springer 2014:211-240.

[23] Steinfort DP, Conron M, Tsui A, et al. Endobronchial ultrasound-guided transbronchial needle aspiration for the evaluation of suspected lymphoma. J Thorac Oncol. 2010;5:804-809.

[24] Sandhaus LM. Fine-needle aspiration cytology in the diagnosis of lymphoma. Am J Clin Pathol. 2000;113:623-627.

[25] Wakely PE. The diagnosis on Non-Hodgkin-lymphoma using fine-needle aspiration cytopathology. Cancer Cytopathol. 2010;118(5):238-43, DOI: 10.1002/cncy.20106.

[26] Chih H, Leung BSY, Lau SK, et al. Efficacy of fine-needle aspiration and sampling of lymph nodes in 1.484 chinese patients. Diagn Cytopathol. 1990;6:154-159.

[27] Prasad RR, Narasimhan R, Sankaran V, Veliath AJ. Fine-needle aspiration cytology in the diagnosis of superficial lymphadenopathy: an analysis of 2.418 cases. Diagn Cytopathol. 1996;15:382-386.

[28] Meda BA, Buss DH, Woodruff RD, et al. Diagnosis and subclassification of primary and recurrent lymphoma: the usefulness and limitations of combined fine needle-aspiration cyto-morphology and flow cytometry. Am J Clin Pathol. 2000;113:688-699.

[29] Liu K, Stern R C, Rogers R T, Dodd L G, Mann KP. Diagnosis of hematopoietic processes by fine-needle aspiration in conjunction with flow cytometry: A review of 127 cases. Diagn Cytopathol. 2001;24:1-10.

[30] Mourad WA, Tulbah A, Shoukri M, et al. Primary diagnosis and REAL/WHO classification of non-Hodgkin's lymphoma by fine-needle aspiration: cytomorphologic and immunophenotypic approach. Diagn Cytopathol. 2003;28:191-195.

[31] Zeppa P, Marino G, Troncone G, et al. Fine-needle cytology and flow cytometry immunopheno-typing and subclassification of non-Hodgkin lymphoma: a critical review of 307 cases with technical suggestions. Cancer Cytopathol. 2004;102:55-65.

[32] Volmar KE, Singh HK, Gong JZ. The advantages and limitations of the role of core needle and fine needle aspiration biopsy of lymph nodes in the modern era: Hodgkin and Non-Hodgkin lymphomas and metastatic disease. Pathology Case Review. 2007;12:10-26.

[33] Demurtas A, Accinelli G, Pachioni D, et al. Utility of Flow Cytometry Immunophenotyping in Fine-needle Aspirate Cytologic Diagnosis of Non-Hodgkin Lymphoma: A Series of 252 Cases and Review of the Literature. Appl Immunohistochemistry & Mol Pathol. 2010;18:311-322.

[34] Zeppa P, Vigliar E, Cozzolino I, et al. Fine needle aspiration cytology and flow cytometry immunophenotyping of non-Hodgkin lymphoma: can we do better? Cytopathology. 2010;21:300-310.

[35] Alam K, Jain A, Maheshwari V, et al. Fine-needle aspiration cytology diagnosis of non-Hodgkins lymphoma in a resource-challenged environment. Diagnostic Cytopathol. 2011;39:461-467.

[36] Attard J, Galea J, Betts A. The efficacy of lymph node fine needle aspiration cytology. Malta Med J. 2015;27:16-21.

[37] Zeppa P. (Hrsg.) Lymph node fine-needle cytology and flow cytometry in clinical practice. Acta Cytol. 2016;60(4):281-394.

[38] Jorgensen JL. State of the art symposium: flow cytometry in the diagnosis of lymphoprolifera-tive disorders by fine-needle aspiration. Cancer Cytopathol. 2005;105:443-451.

[39] Skoog L, Tani E. FNA Cytology in the Diagnosis of Lymphoma. in: Monographs in Clinical Cytology (Ed. By S.R.Orell). Karger, 2009.

[40] Wakely PE, Cibas ES. Lymph nodes. In: Cytology. Diagnostic Principles and Clinical Correlates. (Hrsg. Cibas ES, Ducatman BS), Saunders 2009:319-357.

[41] Field AS, Geddie WR. Lymph Node and Spleen Cytohistology. Cambridge University Press 2014.

[42] Kocjan G, Gray W, Levine T, Kardum-Skelin I, Vielh P. Haemopoietic. in: Diagnostic Cyto-pathology Essentials (Ed. by Kocjan G, Gray W, Levine T, Kardum-Skelin I, Vielh P.) Churchill Livingstone 2013:173-208.

[43]   De May RM. Lymph Node. in: The Art & Science of Cytopathology. (Ed. by DeMay RM) 2nd Edition, ASCP Press Chicago 2012:966-1049.

[44]   Caraway NP, Katz RL. Lymph Nodes. in: Koss L, Melamed MR: Koss' Diagnostic Cytology and its Histopathologic Bases., Lippincott Willimas & Wilkins 2005, Vol. 2:1186-1228.

[45]   Swerdlow SH, Campo E, Harrie NL, et al. WHO Classification of Tumours of Haematopoietic and Lymphoid Tissue. IARC Lyon 2008.

[46]   Caraway NP, Katz RL. Lymph Nodes. in: Koss L, Melamed MR: Koss' Diagnostic Cytology and its Histopathologic Bases., Lippincott Willimas & Wilkins 2005, Vol. 2:1186-1228.

[47]   Poletti V, Casoni GL, Piciucci S, et al. Lymphoproliferative lung disorders. In: Orphan Lung Diseases. A Clinical Guide to Rare Lung Disease. (Hrsg. Cottin V, Cordier JF, Richeldi L), Springer 2015:493-515.

[48]   Caraway NP. Strategies to diagnose lymphoproliferative disorders by fine-needle aspiration by using ancillary studies. Cancer Cytopathol. 2005;105:432-442.

[49]   Crapanzano JP, Lin O. Cytologic findings of marginal zone lymphoma. A study of 14 specimens. Cancer Cytopathol. 2003;99:301-309.

[50]   Siddiqui MT, Pitelka LA, Gattuso P. Extranodal lymphoma: Review of clinicopathologic and cytologic features. Diagn Cytopathol. 2009;37:220-229.

[51]   Matsushima AY, Hamele-Bena D, Osborne BM. Fine needle aspiration biopsy findings in marginal zone B cell lymphoma. Diagn Cytopathol. 1999;20:190-198.

[52]   Chhieng DC. Cytology of bronchial associated lymphoid tissue lymphoma. Diagn Cytopathol. 2008;36:723-728.

[53]   Dey P, Radhika S, Das A. Fine-needle aspiration biopsy of angio-immunoblastic lymphadenopathy. Diagn Cytopathol. 1996;15:412-414.

[54]   Ng WK, Ip P, Choy C, Collins JR. Cytologic findings of angioimmunoblastic T-cell lymphoma: analysis of 16 fine-needle aspirates over 9-year period. Cancer Cytopathol. 2002;96:166-173.

[55]   Al Shanqeety O, Mourad WA. Diagnosis of peripheral T-cell lymphoma by fine-needle aspiration biopsy: a cytomorphologic and immunophenotypic approach. Diagn Cytopathol. 2000;23:375-379.

[56]   Yao JL, Cangiarella JF, Cohen JM, Chhieng DC. Fine-needle aspiration biopsy of peripheral T-celllymphomas. A cytologic and immunophenotypic study of 33 cases. Cancer. 2001;93:151-159.

[57]   Bhaker P, Das A, Rajwanshi A, et al. Precursor T-lymphoblastic lymphoma: speedy diagnosis in FNA and effusion cytology by morphology, immunochemistry, and flow cytometry. Cancer Cytopathol. 2015;123:557-565.

[58]   Behringer K, Thomas RK, Pfreundschuh M, Diehl V, Wolf J. Hodgkin-Lymphom (Morbus Hodgkin). in: Kompendium Internistische Onkologie. (Hrsg. Schmoll HJ, Höffken K, Possinger K.) Springer 2006, Bd. 2:2777-2827.

[59]   Das DK, Gupta SK. Fine needle aspiration cytodiagnosis of Hodgkin's disease and its subtypes. II. Subtyping by differential cell counts. Acta Cytol. 1990;34:337-341.

[60]   Bubendorf L, Feichter GE, Obermann EC, Dalquen P. Lymphknoten. in: Zytopathologie (Hrsg. Bubendorf L, Feichter GE, Obermann EC, Dalquen P.) Springer 2011:476-527.

[61]   Das DK, Gupta SK, Datta BN, Sharma SC. Fine needle aspiration cytodiagnosis of Hodgkin's disease and its subtypes. Scope and limitations. Acta Cytol. 1990;34:329-326.

[62]   Moreland WS, Geisinger KR. Utility and outcomes of fine-needle aspiration biopsy in Hodgkin's disease. Diagn Cytopathol. 2002;26:278-282.

[63]   Chhieng DC, Cangiarella JF, Symmans ,Cohen JM. Fine-needle aspiration cytology of Hodgkin disease. A study of 89 cases with emphasis on the false-negative cases. Cancer Cytopathol. 2001;93:52-59.

[64] Funamoto Y, Nagai M, Haba R, et al. Diagnostic accuracy of imprint cytology in the assessment of Hodgkin's disease in Japan. Diagn Cytopathol. 2005;33,20-25.

[65] Das DK, Francis IM, Sharma PN, et al. Hodgkin's lymphoma: diagnostic difficulties in fine-needle aspiration cytology. Diagn Cytopathol. 2009;37:564-573.

[66] Moriarty AT, Banks ER, Bloch T. Cytologic criteria for subclassification of Hodgkin's disease using fine-needle aspiration. Diagn Cytopathol. 1989;5:122-125.

[67] Iyengar KR, Mutha S. Discrete epitheloid cells: useful clue to Hodgkin's disease cytodiagnosis. Diagn Cytopathol. 2002;26:142-144.

[68] Subhawong AP, Ali SZ, Tatsas AD. Nodular lymphocyte-predominant Hodgkin lymphoma. Cytopathologic correlates on fine-needle aspiration. Cancer Cytopathol. 2012;120:254-260.

[69] Elsheikh TM, Silverman JF., Differential diagnosis of metastatic tumors. in: Silverberg's Principles and Practice of Surgical Pathology and Cytopathology (Hrsg. Wick MR, LiVolsi VA, Pfeifer JD, Stelow EB, Wakely PE) Cambridge University Press 2015, 5th Ed., Vol.1:255-290.

[70] Field AS, Geddie WR. Metastases to lymph node. in Lymph Node and Spleen Cytohistology. (Hrsg. Field AS, Geddie WR) Cambridge University Press 2014:55-80.

[71] Schmitt F, Barroca H. Role of ancillary studies in fine-needle aspiration from selected tumors. Cancer Cytopathol. 2012;120(3):145-60, DOI: 10.1002/cncy.20197.

[72] Jagirdar J. Application of immunohistochemistry to the diagnosis of primary and metastatic carcinoma to the lung. Arch Pathol Lab Med. 2008;132:384-396.

[73] Tan D, Zander DS. Immunohistochemistry for assessment of pulmonary and pleural neoplasms: a review and update. Int J Clin Exp Pathol. 2008;1:19-31.

[74] Monaco SE, Khalbuss WE, Pantanowitz L (Hrsg.). EBUS-TBNA. A Practical Approach. Karger 2014.

[75] Tufman A, Leuchte H, von Wulffen W, et al. Diagnostik des Lungenkarzinoms. In: Tumoren der Lunge und des Mediastinums. (Hrsg. Huber RM), W. Zuckschwerdt Verlag 2017:19-50.

[76] Mountain CF, Dressler CM. Regional lymph node classification for lung cancer staging. Chest. 1997;111:1718-1723.

[77] Hürter T, Hanrath P. Endobronchiale Sonographie zur Diagnostik pulmonaler und mediastinaler Tumoren. Dtsch med Wochenschr. 1990;115:1899-1905.

[78] Rice DC. The staging of lung cancer. In: Diagnostic Pathology of Pleuropulmonary Neoplasia. (Hrsg. Weissferdt A, Moran CA), Springer 2013:39-51.

[79] Yasufuku K, Chiyo M, Sekine Y, et al. Real-time endobronchial ultrasound-guided transbronchial needle aspiration of mediastinal and hilar lymph nodes. Chest. 2004;126:122-128.

[80] Yasufuku K, Chiyo M, Koh E, et al. Endobronchial ultrasound guided transbronchial needle aspiration for staging of lung cancer. Lung Cancer. 2005;50:347-354.

[81] Herth FJ, Ernst A, Eberhardt R, et al. Endobronchial ultrasound-guided transbronchial needle aspiration of lymph nodes in the radiologically normal mediastinum. Eur Respir. 2006;28:910-914.

[82] Yasufuku K, Nakajima T, Motoori K, et al. Comparison of endobronchial ultrasound, positron emission tomography, and CT for lymph node staging of lung cancer. Chest. 2006;130:710-718.

[83] Bauwens O, Dusart M, Pierard P, et al. Endobronchial ultrasound and value of PET for prediction of pathological results of mediastinal hot spots in lung cancer patients. Lung Cancer. 2008;61:356–361.

[84] Szlubowski A, Kuzdzal J, Kolodziej M, et al. Department of Thoracic Surgery, Sokołowski Pulmonary Hospital, Zakopane, Poland Search for other works by this author on: Oxford Academic, PubMed, Google Scholar. Endobronchial ultrasound-guided needle aspiration in the non-small cell lung cancer staging. Eur J Cardiothorac Surg. 2009;35:332-336.

[85] Rintoul RC, Tournoy KG, El Daly H, et al. EBUS-TBNA for the clarification of PET positive intra-thoracic lymph nodes-an international multi-centre experience. J Thorac Oncol. 2009;4:44-48.

[86] Herth FJ, Krasnik M, Kahn N, Eberhardt R, Ernst A. Combined endoscopic-endobronchial ultra-sound-guided fine-needle aspiration of mediastinal lymph nodes through a single broncho-scope in 150 patients with suspected lung cancer. Chest. 2010;138:790-794.

[87] Hwangbo B, Lee GK, Lee HS, et al. Transbronchial and transesophageal fine-needle aspiration using an ultrasound bronchoscope in mediastinal staging of potentially operable lung cancer. Chest. 2010;138:795-802.

[88] Yasufuku K, Pierre A, Darling G, et al. A prospective controlled trial of endobronchial ultra-sound-guided transbronchial needle aspiration compared with mediastinoscopy for media-stinal lymph node staging of lung cancer. J Thorac Cardiovasc Surg. 2011;142;1393-1400.

[89] Memoli JS, El-Bayoumi E, Pastis NJ, et al. Using endobronchial ultrasound features to predict lymph node metastasis in patients with lung cancer. Chest. 2011;140:1550-1556.

[90] Chung FT, Kuo CH, Chen HC, et al. Roles of EBUS-TBNA in non–small cell lung cancer. Thoracic Cancer. 2012;3:182-187.

[91] Nakajima T, Yasufuku K, Saegusa F, et al. Rapid on-site cytologic evaluation during endobron-chial ultrasound-guided transbronchial needle aspiration for nodal staging in patients with lung cancer. Ann Thorac Surg. 2013;95:1695-1599.

[92] Karunamurthy A, Cai G, Dacic S, et al. Evaluation of endobronchial ultrasound-guided fine-needle aspirations (EBUS-FNA). Correlation with adequacy and histologic follow-up. Cancer Cytopathol. 2014;122:23-32.

[93] Um SW, Kim HK, Jung SH, et al. Endobronchial ultrasound versus mediastinoscopy for media-stinal nodal staging of non-small-cell lung cancer. J Thorac Oncol. 2015;10:331-337.

[94] Fernández-Bussy S, Labarca G, Canals S, et al. Diagnostic yield of endobronchial ultra-sound-guided transbronchial needle aspiration for mediastinal staging in lung cancer. J Bras Pneumol. 2015;41:219-224.

[95] Coutinho D, Oliveira A, Campainha S, et al. Endobronchial ultrasound-guided transbronchial needle aspiration for nodal staging in non-small cell lung carcinoma. Rev Port Pneumol. 2017;23:85-89.

[96] Ernst A, Anantham D, Eberhardt R, Krasnik M, Herth FJ. Diagnosis of mediastinal adenopathy-real-time endobronchial ultrasound guided needle aspiration versus mediastinoscopy. J Thorac Oncol. 2008;3:577-582.

[97] Li CL, Sun WW, Feng J, Cao J, Zhang P. Utilization of rapid on-site evaluation (ROSE) in trans-bronchial needle aspiration (TBNA), it is not a simple statistical issue. Int J Clin Exp Med. 2016;9:13298-13308.

[98] Patelli M, Lazzari Agli L, Poletti V, et al. Role of fiberscopic transbronchial needle aspi-ration in the staging of N2 disease due to non-small cell lung cancer. Ann Thorac Surg. 2002;73:407-411.

[99] Al Sharif M, Andrade RS, Groth SS, Stelow EB, Pambuccian SE. Endobronchial ultrasound-guided transbronchial fine-needle aspiration: the University of Minnesota experience, with emphasis on usefulness, adequacy assessment, and diagnostic difficulties. Am J Clin Pathol. 2008;130:434-443.

[100] Nayak A, Sugrue C, Koenig S, et al. Endobronchial ultrasound-guided transbronchial needle aspirate (EBUS-TBNA): a proposal for on-site adequacy criteria. Diagn Cytopathol. 2012;40:128-137.

[101] Choi SM, Lee AR, Choe JY, et al. Adequacy criteria of rapid on-site evaluation for endobron-chial ultrasound-guided transbronchial needle aspiration: A simple algorithm to assess the adequacy of ROSE. Ann Thorac Surg. 2016;101:444-450.

[102] Monaco SE. Practical approach to cytological evaluation and adequacy assessment in EBUS-TBNA. In: Monaco SE, Khalbuss WE, Pantanowitz L. (Hrsg.) EBUS-TBNA. A Practical Approach. Karger 2014:39-52.

[103] Collins BT, Chen AC, Wang JF, Bernadt CT, Sanati S. Improved laboratory resource utilization and patient care with the use of rapid on-site evaluation for endobronchial ultrasound fine-needle aspiration biopsy. Cancer Cytopathol. 2013;121:544-551.

[104] Meena N, Jeffus S, Massoll N, et al. Rapid on site evaluation: a comparison of cytopathologist and pulmonologist performance. Cancer Cytopathol. 2016;124:279-284.

[105] Wahidi MW, Herth F, Yasufuku K, et al. Technical aspects of endobronchial ultrasound-guided transbronchial needle Aspiration. CHEST guideline and expert panel report. CHEST. 2016;149:816-835.

[106] Kraft AO. Specimen acquisition: ROSEs, gardeners, and gatekeepers. Cancer Cytopathol. 2017; 125(6 suppl):449-544.

[107] Da Cunha Santos G, Ko HM, Saieg MA, Geddie WR. „The petals and thorns" of ROSE (rapid on-site evaluation). Cancer Cytopathol. 2013;121:4-8.

[108] Bruno P, Ricci A, Esposito MC, et al. Efficacy and cost effectiveness of rapid on site examination (ROSE) in management of patients with mediastinal lymphadenopathies. Eur Rev Med Pharmacol Sci. 2013;17:1517-1522.

Weiterführende Literatur

Bubendorf L, Feichter GE, Obermann EC, Dalquen P. Lymphknoten. in: Zytopathologie (Hrsg. Bubendorf L, Feichter GE, Obermann EC, Dalquen P.) Springer 2011:476-527.

Caraway NP, Katz RL. Lymph Nodes. in: Koss L, Melamed MR: Koss' Diagnostic Cytology and its Histopathologic Bases., Lippincott Willimas & Wilkins 2005, Vol. 2:1186-1228.

Field AS, Geddie WR. Lymph Node and Spleen Cytohistology. Cambridge University Press 2014.

Lennert K. Lymphknoten. Diagnostik in Schnitt und Ausstrich. Bandteil A. Cytologie und Lymphadenitis. in: Handbuch der speziellen pathologischen Anatomie und Histologie (Hrsg. E. Uehlinger), Springer 1961.

De May RM. Lymph Node. in: The Art & Science of Cytopathology. (Ed. by DeMay RM) 2nd Edition, ASCP Press Chicago 2012:966-1049.

Monaco SE, Khalbuss WE, Pantanowitz L. (Hrsg.) EBUS-TBNA. A Practical Approach. Karger 2014.

Pambuccian SE, Bardales RH. Lymph Node Cytopathology. Springer 2011.

Zeppa P. (Hrsg.) Lymph node fine-needle cytology and flow cytometry in clinical practice. Acta Cytol. 2016;60(4):281-394.

Zeppa P, Cozzolino I. (Hrsg.) Lymph Node FNC: Lymph Node Cytopathology and Extranodal Lymphoproliferative Processes. S Karger 2017.

7 Pleura- und Ergusszytologie

Jürgen Schubert

Die Diagnostik von Pleuraergüssen zählt zu den häufigsten zytologischen Untersuchungen überhaupt. Vorsichtigen Schätzungen zufolge kann die Inzidenz von Pleuraergüssen in Deutschland mit etwa 500.000 pro Jahr beziffert werden [1]. Als häufigste Ursachen gelten Transsudate bei Linksherzinsuffizienz sowie verschiedene Infektionen der Atemwege, aus denen exsudative Ergüsse resultieren.

7.1 Histoarchitektur der Pleura

Entwicklungsgeschichtlich leitet sich die Pleura vom mesodermalen Zölomepithel ab, wobei zwischen zwei Pleurablättern, Pleura visceralis und Pleura parietalis, unterschieden wird. Die Pleura visceralis umkleidet beide Lungen, während die Pleura parietalis die Thoraxwand nebst kranialer Seite des Diaphragmas nach innen begrenzt. Die Pleura ist einheitlich aus einer Tunica serosa und einer Tela subserosa aufgebaut, wobei die Tunica serosa aus zwei Schichten besteht:
- Lamina epithelialis serosae: einschichtiges Serosaepithel, bestehend aus Mesothelien
- Lamina propria serosae: bindegewebige Schicht mit Blut- und Lymphgefäßen sowie elastischen Fasern

Die Lamina propria der Pleura visceralis enthält Lymphgefäße, die über ein Klappensystem verfügen und an der Reabsorption der Pleuraflüssigkeit beteiligt sind. Der zwischen Pleura visceralis und Pleura parietalis gelegene Pleuraspalt, Cavitas pleuralis, enthält etwa 5–15 ml einer viskösen Flüssigkeit pro Hemithorax, wodurch die Beweglichkeit und Anhaftung der Pleurablätter ermöglicht wird. Ein Pleuraerguss wird dementsprechend als eine pathologische Ansammlung von Pleuraflüssigkeit definiert, die das physiologische Volumen übersteigt. Der histologische Aufbau der Pleura ist in der Abb. 7.1 ersichtlich, die Zytologie des Mesothels wird im Kap. 7.3 näher erläutert.

Die flachen Mesothelien des Serosaepithels messen etwa 2–5 μm. Als Folge von Entzündungen resultieren kubisch transformierte Mesothelien in fast doppelter Größe. Mesothelien besitzen an der Oberfläche zahlreiche Mikrovilli und sind durch *Tight junctions* sowie Desmosomen untereinander fest verbunden. Das Zytoplasma ist reich an Ribosomen, Mitochondrien und Intermediärfilamenten. Die Mikrovilli sezernieren Mukopolysaccharide (Hyaluronan), die der Gleitfunktion der Pleura dienen. Zwischen den Mesothelien sind Mikroporen angeordnet, die dem Flüssigkeitstransport dienen.

https://doi.org/10.1515/9783110523546-007

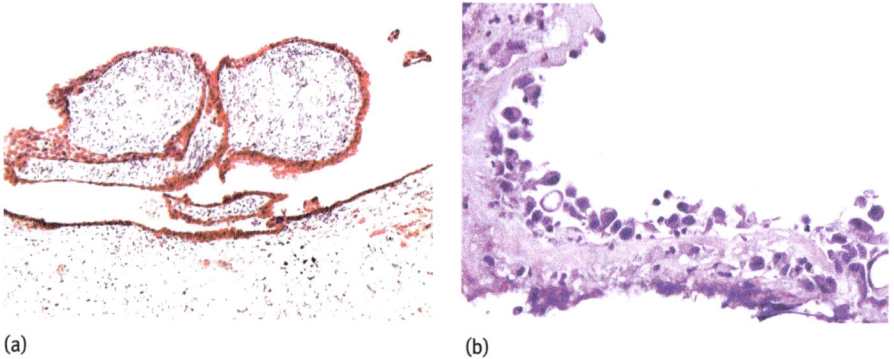

(a)

(b)

Abb. 7.1: **Histologischer Aufbau der Pleura.** (a) Pleura-PE mit einschichtigem, flachem Mesothel, das die Pleura gleichmäßig auskleidet, immunhistochemische Darstellung des Mesothels durch Expression von Calretinin. (b) Kubisch transformiertes Mesothel mit vergrößerten Zellen und deutlichen Kernvarianzen bei Pleuritis. (Präparate. Prof. H.-M. Altmannsberger, Frankfurt/M.)

Die Produktion und Reabsorption der Pleuraflüssigkeit durch die Pleura erfolgt nach einem bereits 1898 durch Starling definierten Fließgleichgewicht. Wenn die Produktion der Pleuraflüssigkeit deren Resorption übersteigt, kommt es somit zur Ergussbildung, d. h. zur Ansammlung von Pleuraflüssigkeit in der Cavitas pleuralis. Für die Entstehung von Transsudaten wird eine Erhöhung des hydrostatischen Drucks bei vermindertem onkotischem Druck intakter Kapillarmembranen verantwortlich gemacht. Die Bildung von Exsudaten hingegen resultiert aus einer Kapillarschädigung mit erhöhter Durchlässigkeit für Proteine bei gleichzeitig gestörtem Lymphabfluss.

7.2 Grundlagen der zytologischen Ergussdiagnostik

Makroskopische Beurteilung des Ergussmaterials
Bereits der makroskopische Aspekt des Ergussmaterials kann Hinweise auf eine mögliche Ergussursache liefern und ist auch Anlass für eine zytologische Klärung der Ergussursache. Tab. 7.1 gibt einen Überblick über häufige makroskopische Aspekte bei Ergüssen nebst Hinweisen auf mögliche Ursachen.

Unterscheidung zwischen Transsudat und Exsudat
Die Unterscheidung zwischen Transsudat und Exsudat ist für die Beurteilung eines Ergusses von Bedeutung. Während Transsudate in den allermeisten Fällen benigner Natur sind, kann bei Exsudaten eine maligne Ätiologie nie sicher ausgeschlossen werden. Für transsudative Ergüsse kommen nur wenige Ursachen in Frage, vor allem Linksherzinsuffizienz, Niereninsuffizienz, nephrotisches Syndrom und Leberzirrhose; die Ursachen für exsudative Ergüsse sind wesentlich vielschichtiger. Eine

Tab. 7.1: Makroskopische Aspekte bei Pleuraergüssen.

Makroskopie	Mögliche Ursachen bzw. Hinweise
Hellgelb, wässrig-klar	zumeist zellarme Transsudate bei Herz- oder Niereninsuffizienz, Leberzirrhose
Gelblich-trüb	zellreiche Exsudate, parapneumonische, neoplastische Ergüsse
Rötlich-trüb	Hämorrhagische Ergüsse bei Traumata, Neoplasien
Hellbraun	Zustand nach einer Einblutung, Melanome (Melanin), Bilirubin
Grau-grünlich, trüb	Empyem (häufig fauliger Geruch, Infektion durch anaerobe Keime)
Chylös	Tumorobstruktion von Lymphgefäßen, Neoplasien, vor allem Lymphome
Milchig, seidig-glänzend	pseudochylöser Erguss (Cholesterinkristalle!), rheumatoide Pleuritis, Tbc
Viskös, gelatinös	hoher Gehalt an Hyaluronsäure (Mesotheliome !)

Tab. 7.2: Ursachen exsudativer Pleuraergüsse (Auswahl).

Neoplasien
Mesotheliome, metastatische Karzinome, Lymphome, mesenchymale Tumoren

Infektionen, Lungenabszess, Empyem
Bakterien, Mykobakterien, Mykosen, Viren, Parasitosen

Kollagenosen
Rheumatoide Pleuritis, Systemischer Lupus erythematodes, arzneimittelinduzierter Lupus erythematodes, Sjögren-Syndrom, M. Wegener, Churg-Strauss-Syndrom

Gastrointestinale Erkrankungen
Pankreaserkrankungen, abdominale Operationen, Ösophagusperforation, intraabdominale Abszesse

Arzneimittelinduzierte Pleuraerkrankungen
Nitrofurantoin, Dantrolen, Methysergid, Procarbacin, Bromocriptin, Amiodaron, Phenytoin, Methotrexat, Penicillamin, Cyclophosphamid

Gynäkologische Erkrankungen
Meigs-Syndrom, Endometriose

Weitere Ursachen
Traumata, Lungenembolie, Dressler-Syndrom, Urämie, Asbestose

Übersicht über mögliche Ursachen von Exsudaten ist der Tab. 7.2 zu entnehmen (Übersicht: [2]). Zur Unterscheidung zwischen Transsudat und Exsudat wird die Konzentration von Gesamt-Protein und LDH in der Ergussflüssigkeit und im Serum bestimmt und in Relation gesetzt. Die sich hieraus ergebenden Kriterien, auch als *Light-Kriterien* bekannt [3], erlauben eine sichere Unterscheidung zwischen Transsudat

Tab. 7.3: Differenzierung zwischen Transsudat und Exsudat.

Parameter	Transsudat	Exsudat
Gesamt-EW im Erguss	< 3 g/dL	> 3 g/dL
Gesamt-EW im Erguss / Gesamt-EW im Serum	< 0,5	> 0,5
LDH Erguss / LDH Serum	< 0,6	> 0,6
Cholesterin im Erguss	< 45 mg/dL	> 45 mg/dL
Albumin im Serum / Albumin im Erguss	> 1,2 g/dL	≤ 1,2 g/dL

und Exsudat bei einer durchschnittlichen Sensitivität von 98 % und Spezifität von 80 % [4]. Tab. 7.3 fasst die *Light-Kriterien* zusammen. Ein weiterer Parameter zur Unterscheidung zwischen Transsudat und Exsudat ist die ergänzende Bestimmung des Cholesterins im Erguss, wobei ein Wert > 45 mg/dl für ein Exsudat spricht [5]. Benigne Ergüsse enthalten unauffällige Mesothelien in variabler Menge sowie häufig auch mesotheliale Degenerationsformen. Desgleichen zählen locker eingestreute Lymphozyten, vereinzelte neutrophile Granulozyten sowie Makrophagen zum Zellbild. Eine Vermehrung von neutrophilen und eosinophilen Granulozyten sowie Lymphozyten ist mit verschiedenen entzündlichen wie auch malignen Pleuraerkrankungen assoziiert, die nachfolgend näher beschrieben werden. Das Fehlen von Mesothelien kann bei verschiedenen entzündlichen Ergussbildungen, z. B. Tuberkulose, Empyem und rheumatoider Arthritis, beobachtet werden.

Methoden zur Materialbearbeitung

Für die Bearbeitung von Ergussmaterial stehen mehrere Methoden zur Verfügung (Übersicht: [6],[7],[8]), die sich durch das Prinzip der Anreicherung voneinander unterscheiden (Tab. 7.4). Bei zellreichen Ergüssen ist die Anfertigung von Zentrifugensedimenten eine bewährte Methode, während zellarme Ergüsse mittels Cytospin-Präparation angereichert werden müssen. Die flüssigkeitsbasierte Ergusspräparation durch die Dünnschichtmethode gilt ebenfalls als eine effiziente wie schonende Anreicherungsmethode [9]. Hierbei wird das Zellmaterial vakuumvermittelt auf einem dünnen Filter angereichert und dieses auf einen Objektträger übertragen. In neuerer Zeit ist die Methode des Zellblocks für die Ergussanreicherung favorisiert worden, die allerdings nur in histologischen Labors durchgeführt werden kann. Grundlage dieser Methode ist die spezielle Bearbeitung und Einbettung eines Ergusssedimentes in Paraffin mit anschließender Anfertigung histologischer Schnitte von 4–5 μm, die dann in der Hämatoxylin-Eosin-Färbung beurteilt werden. Für die Beurteilung zytologischer Präparate gelten die May-Grünwald-Giemsa-Färbung und die Papanicolaou-Färbung als die Methoden der Wahl. Zur Diagnostik schleimbildender Tumoren kommen Alzianblau-, Muzikarmin- und die PAS-Färbung in Betracht. Für eine effiziente Erguss-

Tab. 7.4: Methoden zur Anreicherung und Präparation von Ergussmaterial (s. a [7],[8],[9]).

Methoden zur Anreicherung von Ergüssen

Anfertigung von Sedimentausstrichen
Vorteil: schnelle und praktikable Methode bei zellreichen Ergüssen
Nachteil: ungeeignet bei zellarmen Ergüssen (Gefahr falsch-negativer Befunde)

Zellblock-Methode
Vorteil: Unbegrenzte Haltbarkeit des paraffinierten Materials, reichlich Material für die Immun-histochemie
Nachteil: Zellveränderungen durch Fixation, bekannte zytodiagnostische Kriterien sind häufig nicht mehr anwendbar, Methode histologischer Labors

Präparation der Ergussflüssigkeit mittels Cytospin-Zentrifuge
Vorteil: bei zellarmen Ergüssen die Methode der Wahl, schonende Zellpräparation ohne Ausstrich-artefakte
Nachteil: aufwendigere und kostspieligere Methode

Dünnschichtpräparationen (*ThinPrep*)
Vorteil: schonende Zellanreicherung bei Entfernung von Erythrozyten und Detritus
Nachteil: aufwendigere und kostspieligere Methode

---

diagnostik sind einige adjuvante Methoden beschrieben worden, die zytochemische, immunzytochemische, elektronenmikroskopische, molekularpathologische, zytogenetische Methoden, die Flow-Zytometrie wie auch die Bestimmung von Biomarkern umfassen, wobei die Immunzytologie als *der* diagnostische Standard schlechthin gilt [6],[8],[10],[11].

Sensitivität und Spezifität sowie Pitfalls der Ergussdiagnostik

Die Ergussdiagnostik zählt zu den schwierigsten Feldern der Zytodiagnostik überhaupt; so konnte in größeren Studien die Sensitivität der Zytologie mit lediglich 50–62,4 % bei einer durchschnittlichen Spezifität von 97 % [12],[13],[14],[15] beziffert werden. Die mangelnde Sensitivität hat vielschichtige Ursachen, die vor allem in der Fehleinschätzung mesothelialer Reaktionsformen, aber auch in der Diagnostik und Differenzierung metastatischer Karzinome und deren Abgrenzung von proliferierenden und reaktiv veränderten Mesothelien begründet ist. Tab. 7.5 fasst die häufigsten *Pitfalls* der Ergusszytologie zusammen. Die meisten Fallstricke der Ergusszytologie sind durch immunzytologische Zusatzuntersuchungen durchaus vermeidbar. So konnte in einer groß angelegten, repräsentativen Studie gezeigt werden, dass durch Einbeziehung der Immunzytologie ein signifikanter Anstieg der Sensitivität erreicht werden kann ([16], s. a. Abb. 7.13). Fehler in der Materialgewinnung sind ebenfalls eine häufige Ursache, vor allem falsch-negativer Befunde, deren Häufigkeit mit bis zu 30 % (!) angegeben wird [12]. Einige dieser Fehler in der Materialgewinnung sind der Tab. 7.6 zu entnehmen.

Tab. 7.5: *Pitfalls* in der Ergusszytologie.

Morphologischer Befund	Mögliche Fehldeutungen (Auswahl)
Reaktive Mesothelverbände	Adenokarzinom oder epitheliales Mesotheliom
Morulaartige Verbände benigner Mesothelien	Mammakarzinom, epitheliales Mesotheliom
Siegelringformen der Mesothelien	Siegelringzellkarzinom des Magens
Degenerationsformen der Mesothelien	Vereinzelte Tumorzellen
Schaumige Makrophagen	Muzinöses Adenokarzinom
Zellkannibalismus der Mesothelien	Plattenepithelkarzinom
Adenokarzinom	Reaktive Mesothelien, epitheliales Mesotheliom
Epitheliales Mesotheliom	Adenokarzinom oder reaktive Mesothelien
Erguss kleinzelliger Lymphozyten	Low grade-NHL
Lymphozele	Non-Hodgkin-Lymphom

Tab. 7.6: Fehler bei der Materialgewinnung.

Punktion über dem Ergusssediment: Gefahr falsch-negativer Befunde

Entnahme von Ergussflüssigkeit vom Überstand eines Sammelgefäßes: Gefahr falsch-negativer Befunde

Unsachgemäßer Zusatz von Fixativa, z. B. Formalin: Völliger Verlust der Anfärbbarkeit des Zellmaterials

Älteres, abgestandenes Ergussmaterial: Degenerative Zellveränderungen, Gefahr falsch-positiver Befunde

7.3 Zytologie des Mesothels

Mesothelien leiten sich vom mesodermalen Zölomepithel ab und exprimieren dementsprechend epitheliale wie auch mesenchymale Intermediärfilamente. Sie gelten als pluripotente Zellen, die unterschiedliche Funktionen wahrnehmen können und in die verschiedensten Erkrankungen von Lunge und Pleura involviert sind. Neben der Regulation von Entzündungsprozessen wie auch der Fibrinolyse sind zwei sehr spezifische Funktionen der Mesothelien beschrieben worden, aus denen auch die morphologische Variabilität der Mesothelien verständlich wird [17],[18],[19].

Die Produktion von extrazellulärer Matrix durch Mesothelien, die vorwiegend aus Kollagenen (Typ I, III und IV), Laminin, Fibronektin, Elastin und Proteoglykanen besteht, dient vor allem der Reparatur der Serosa. Gleichzeitig regulieren Mesothelien den Turnover der extrazellulären Matrix durch Sekretion von Matrixmetalloproteinasen und deren Inhibitoren. Die extrazelluläre Matrix kann im zytologischen Material häufig an reaktiven Mesothelien nachgewiesen werden. In der May-Grünwald-Giemsa-Färbung imponiert sie durch eine kräftige Metachromasie, während sich in der Papanicolau-Färbung ein grüner Farbton ergibt. Das Matrixmaterial ist reich an Hyaluronsäure und wird auch durch maligne Mesotheliome gebildet, weswegen die Bestimmung der Hyaluronsäure von diagnostischer Relevanz ist (Kap. 7.5.1.1).

Mesothelien besitzen epitheliale Eigenschaften (Mikrovilli, *Tight junctions*, Zellpolarität, Expression von Zytokeratinen), können jedoch ihre Morphologie und Funktion verändern und mesenchymale Charakteristika (mesenchymale Morphologie, Expression von Vimentin und Desmin) aufweisen. Dieser Vorgang, auch als „*mesothelial-to-mesenchymal transition*" (MMT) bezeichnet [17],[18],[19],[20], dient unter anderem der Regulation von Entzündungsprozessen. So gilt derzeit die Hypothese, dass Mesothelien als Quelle für die Bereitstellung von Fibroblasten bei der interstitiellen Lungenfibrose dienen.

Durch die erstaunliche morphologische Variabilität der Mesothelien, die auf ihrer Pluripotenz beruht, gelten Mesothelien als „Clowns der Epithelien" und werden mit Fug und Recht auch als „Achillesferse" der zytologischen Diagnostik bezeichnet. So sind an normalen wie auch reaktiven Mesothelien epitheliale, mesenchymale und histiozytäre Differenzierungen erkennbar, die auch als Ausgangszellen für die verschiedenen Mesotheliomtypen diskutiert werden [21],[22]. Tab. 7.7 fasst diagnostische Kriterien regelrechter wie reaktiver Mesothelien zusammen; korrespondierende zytologische Befunde regelrechter Mesothelien sind in der Abb. 7.2 ersichtlich.

In pleuralem Lavagematerial kommen gehäuft flächige Mesothelverbände (*mesothelial sheets*) zur Darstellung, an denen zumeist auch sogenannte „*mesothelial win-*

Tab. 7.7: Zytologische Kriterien regelrechter und reaktiver, hyperplastischer Mesothelien (Differentialdiagnosen werden im fortlaufenden Text berücksichtigt).

Regelrechte Mesothelien

Zellkerne: zentral wie auch exzentrisch gelagerte, rund-ovaläre, hyperchromatische Kerne mit feingranulärem Chromatin, kleine zarte Nukleoli, mitunter Doppelkernigkeit, Degenerationsformen mit Zeichen von Kernpyknosen und Kernzerfall
Zytoplasma: variabel, meist hellgrau bis basophil, mitunter Nachweis einer eosinophilen Granulation, als typisch gilt die Differenzierung in Endo- und Ektoplasma, Degenerationsformen mit Zytoplasmavakuolen
Kern-Plasma-Relation: variabel, häufig kernverschoben
Zellverbände: kleinere, mitunter adenoid anmutende Zellgruppen, im pleuralen Lavagematerial häufig einschichtige flächige Mesothelverbände (*sheets*)
Besonderheiten: Degenerationsformen als Pseudosiegelringzellen; mitunter Psammomkörperchen, anhaftendes extrazelluläres Matrixmaterial (MGG-Färbung: pinkfarben; Papanicolaou-Färbung: grün), mesotheliale Fenster: Zwischenraum zwischen Mesothelien, verursacht durch Mikrovilli (unspezifischer Befund)
Immunzytologie: Calretinin +, CK 5/6 +, CK 7 +, CK 8 +, CK 19 +, Vimentin +, Mesothelin +, D 2-40 +, BerEp-4 -.

Tab. 7.7: (Fortsetzung) Zytologische Kriterien regelrechter und reaktiver, hyperplastischer Mesothelien (Differentialdiagnosen werden im fortlaufenden Text berücksichtigt).

Reaktive hyperplastische Mesothelien

Zellkerne: vergrößerte Kerne mit deutlicher Formvarianz, auch Nachweis von Riesenkernen, kompakte Chromatinstruktur, Nukleoli, Doppel- und Mehrkernigkeit

Zytoplasma: scharf begrenzt, tief basophil bis grau-opak, typische Differenzierung in Endo- und Ektoplasma, gehäuft Nachweis von Mikrovilli

Kern-Plasma-Relation: betont kernverschoben, z. T. Zeichen der Anaplasie

Zellverbände: kohäsive Zellgruppen in morulaartiger ("Proliferationskugeln"), pseudoazinärer, rosetten- wie auch reihenförmiger Lagerung (*indian file*), anhaftendes extrazelluläres Matrixmaterial, auch als ovaläres *pink center* (s. Text), proliferierende Mesothelien mit papillär anmutenden Verbänden

Besonderheiten: Mesothelien mit phagozytischer Aktivität (Transformation zu schaumigen Makrophagen mit vakuolisiertem Zytoplasma), nicht selten Nachweis des Zell-in-Zell-Phänomens wie bei Tumorzellen (Zellkannibalismus), Bildung papillärer Zellgruppen, mitunter Nachweis mesenchymal differenzierter Mesothelien (s. Text), Nachweis mesothelialer Fenster (s. o.)

Immunzytologie: s. o.

dows" nachgewiesen werden können. Diese bezeichnen einen hellen Spalt (Fenster), der durch angrenzende Mikrovilli der Mesothelien verursacht wird und als unspezifischer Befund gilt. Zudem können diese *„mesothelial windows"* gehäuft auch an einzelnen Mesothelien beobachtet werden (Abb. 7.2).

Während regelrechte Mesothelien diagnostisch kaum Probleme bereiten, gelten aktivierte und proliferierende Mesothelien als Hauptursache falsch-positiver Befunde. Aktivierte Mesothelien, auch als mesotheliale Reiz- oder Reaktionsformen bezeichnet, sind von regelrechten Mesothelien durch Kernvergrößerungen, Hyperchromasie mit Nachweis von Chromozentren, Makronukleoli sowie kernbetonter Verschiebung der Kern-Plasma-Relation deutlich zu unterscheiden (Tab. 7.7 und Abb. 7.3). Sie sind ein häufiger Befund in der zytologischen Routine und können besonders bei folgenden Erkrankungen nachgewiesen werden: Herz- oder Nierenerkrankungen, Lungenembolie, Infektionen (parapneumonischer Erguss), Pankreatitis, Neoplasien, Kollagenosen, Asbestosen oder nach Strahlentherapie. Die meisten Verwechslungen reaktiver und proliferierender Mesothelien beziehen sich auf metastatische Adenokarzinome sowie auch auf maligne Mesotheliome. Eine sichere Abgrenzung metastatischer Adenokarzinome von mesothelialen Proliferaten ist immunzytologisch möglich, wofür ein breites Antigenpanel zur Verfügung steht (Tab. 7.13, s. a. [6],[16],[23],[24],[25], [26],[27]). So exprimieren Mesothelien neben einigen epithelialen Antigenen auch nicht-epitheliale Antigene, deren Bestimmung eine Abgrenzung von metastatischen Karzinomen erlaubt.

In Tupfzytologien und Feinnadelaspiraten finden sich vorwiegend einzelne Mesothelien oder kleinere Gruppen. Die Kerne sind rund-oval mit kompaktem Chromatin, kleine Nukleoli sind nicht selten. Das Zytoplasma ist häufig grau-basophil

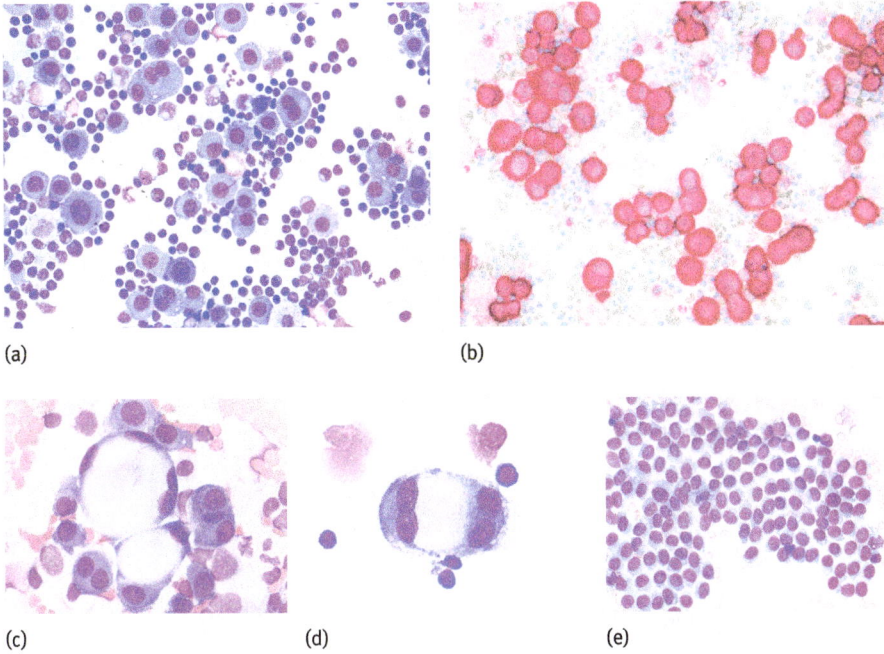

(a)

(b)

(c) (d) (e)

Abb. 7.2: **Regelrechte Mesothelien.** (a) + (b): Regelrechte Mesothelien in charakteristischer Morphologie, die Calretinin kräftig exprimieren (b). (c) Mesothelien mit vakuoliger Degeneration (Pseudosiegelringzellen). (d) Zwei Mesothelien mit verbindender und überlappender, heller Zone („*windows*"). (e) Flächiger Mesothelverband (*sheets*), typischer Befund in Lavagematerialien.

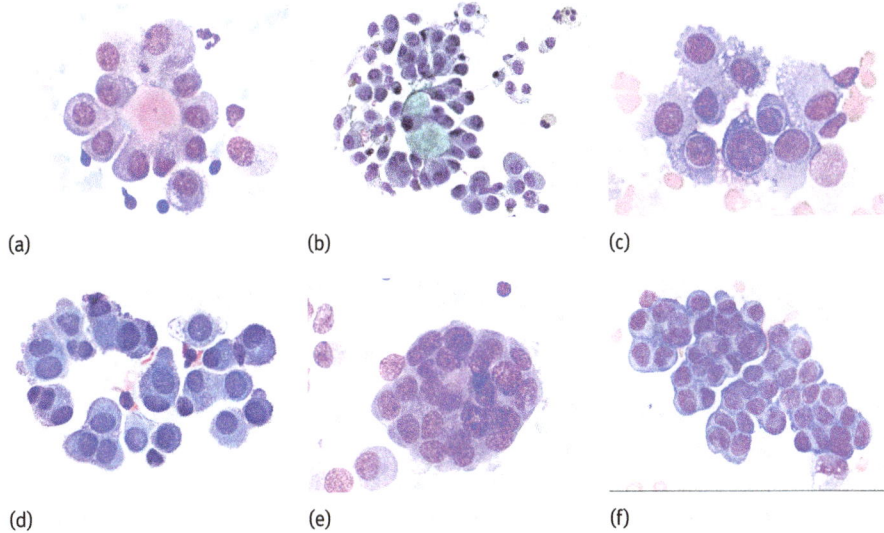

(a) (b) (c)

(d) (e) (f)

Abb. 7.3: **Reaktive und proliferierende Mesothelien.** (a) Mesothelien in follikulärer Anordnung mit zentralem kollagenem Material (*pink center*), welches sich in der Papanicolaou-Färbung grünlich darstellt (b). (c) + (d): hyperplastisch-reaktive Mesothelien mit kernbetonter Verschiebung der Kern-Plasma-Relation ([d] Papanicolaou-Färbung). (e) Morulaartiger Mesothelverband. (f) Proliferierende Mesothelien mit pseudopapillärem Aspekt und deutlicher Verschiebung der Kern-Plasma-Relation.

bei unscharfer Begrenzung und nicht selten zipflig ausgezogen. Mesenchymal differenzierte Mesothelien werden zumeist in Tupfzytologien oder Feinnadelaspiraten gefunden. Sie zeigen eine typische mesenchymale Morphologie mit häufig spindeligen bis plump-ovalären Kernen, prominenten Nukleoli und zipflig ausgezogenem, granuliertem Zytoplasma unscharfer Begrenzung (Abb. 7.4).

Mesothelien besitzen die Fähigkeit zur Phagozytose und Antigenpräsentation. Hierbei transformieren Mesothelien zu Makrophagen (*macrophage-like mesothelial cells*), die von histiozytischen Makrophagen mitunter schwer zu unterscheiden sind. Histiozytische Makrophagen besitzen vorwiegend rund-ovale sowie bohnen- oder nierenförmige Kerne, die zumeist exzentrisch gelagert sind. Zudem sind die Zellen kleiner als mesotheliale Makrophagen und zeigen häufig eine unscharfe Begrenzung. Mesotheliale Makrophagen sind größer als histiozytische Makrophagen und besitzen größere Zellkerne von plump-ovalärer Gestalt. Das Zytoplasma ist blau-grau granu-

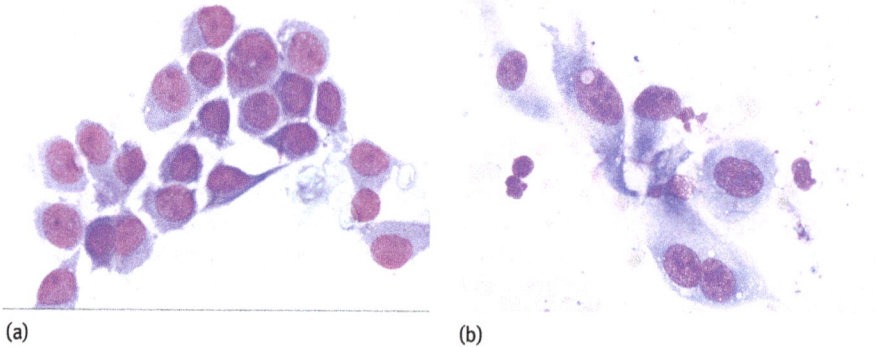

(a)   (b)

Abb. 7.4: Mesothelien in Tupfpräparaten. (a) Polygonale Mesothelien mit zentraler Kernlagerung und grau-granuliertem sowie teils sternförmig ausgezogenem Zytoplasma unscharfer Begrenzung. (b) Mesenchymal differenzierte Mesothelien mit fibro-histiozytärem Aspekt, Zellkerne mit grober Chromatinstruktur und scholligem Chromatin, zipflig ausgezogenes Zytoplasma unscharfer Begrenzung.

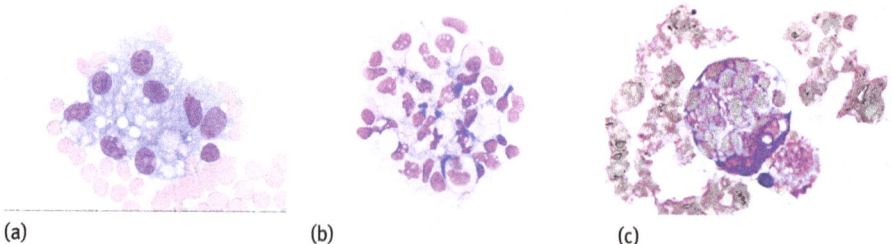

(a)   (b)   (c)

Abb. 7.5: Histiozytische Mesothelien und histiozytische Makrophagen. (a) Phagozytische Mesothelien mit granuliertem Zytoplasma und vakuoligen Einschlüssen. (b) Makrophagen mit weißschaumigem Zytoplasma und rund-ovalen bis nierenförmigen Kernen. (c) Makrophagen mit Phagozytose von Erythrozyten und Erythrozytenfragmenten als Hinweis auf eine Einblutung.

liert und zumeist scharf begrenzt. Zytologische Befunde mesothelialer und histiozytischer Makrophagen sind in der Abb. 7.5 ersichtlich. Wenngleich der Nachweis von phagozytierenden Mesothelien ohne wesentliche klinische Bedeutung ist, können vakuolisierte Mesothelien mit Zellen eines Adenokarzinoms verwechselt werden. Der sichere Ausschluss schleimbildender Tumorzellen ist durch eine Muzikarmin- oder PAS-Färbung bzw. mittels Immunzytologie (mesotheliale Makrophagen: Calretinin +, HBME-1 +; histiozytische Makrophagen: CD45 +, CD68 +) möglich.

7.4 Benigne Ergüsse

Benigne Ergüsse haben verschiedene Ursachen, wobei entzündliche Veränderungen der Pleura mit begleitender Ergussbildung sowie Stauungsergüsse bei Herzinsuffizienz am häufigsten registriert werden (Übersicht: [2]).

7.4.1 Entzündliche Ergussbildungen

Zur Diagnostik entzündlicher Ergussbildungen ist die Differenzierung von Entzündungszellen bereits ein erster Anhaltspunkt und liefert Hinweise auf eine mögliche Ätiologie. Die Funktion der einzelnen Entzündungszellen ist mit der Produktion verschiedener Zytokine verbunden [2]. Von den bisher beschriebenen Zytokinen, die die verschiedenen pleuralen Entzündungsreaktionen regulieren, hat sich bisher lediglich die quantitative Bestimmung des INF-γ (Interferon-gamma) als diagnostisch relevant erwiesen. Tab. 7.8 vermittelt einen Überblick über die verschiedenen Formen entzündlicher Ergüsse (s. a. [2]).

Tab. 7.8: Entzündungszellreaktionen in Pleuraergüssen.

Lymphozytärer Erguss: > 50 % Lymphozyten

Chronische Entzündungen (Infektionen: Viral, Tuberkulose), Begleitreaktion maligner Ergüsse, Kollagenosen, Stauungsergüsse

Neutrophiler Erguss. > 50 % neutrophile Granulozyten

Parapneumonische Ergüsse (Infektionen), Lungenembolie, Lungeninfarkt, Kollagenosen

Eosinophiler Erguss: > 10 % eosinophile Granulozyten

Pneumonie, Tuberkulose, Lungeninfarkt, Trauma, Spontanpneumothorax, Begleitreaktion bei malignen Ergüssen, Parasitosen, idiopathische Eosinophilie, nach wiederholter Punktion

7.4.1.1 Formen entzündlicher Ergüsse

7.4.1.1.1 Parapneumonische (neutrophile) Ergüsse, Empyem

Neutrophile Ergüsse treten vor allem bei Infektionen und als Begleitreaktion metastatischer Tumoren auf. Darüber hinaus können vermehrt neutrophile Granulozyten bei Reizzuständen der Pleura nachgewiesen werden, vor allem bei Kollagenosen [22]. Parapneumonische Ergüsse sind die häufigsten benignen Ergussbildungen, die bei bis zu 57 % der Patienten mit Pneumonien beobachtet werden [28]. Die häufigsten Erreger umfassen Gram-positive Keime (Streptococcus pneumoniae, Staphylococcus aureus), aber auch Gram-negative Keime, vor allem Escherichia coli, Klebsiellen und Hämophilus influenzae. Anaerobe Keime, vor allem Actinomyces, aber auch Nocardia (aerob) oder Pilze (Aspergillus) können ebenfalls ein Pleuraempyem verursachen [2],[29]. Parapneumonische Ergüsse werden untergliedert in unkomplizierte parapneumonische Ergüsse (exsudatives Stadium), komplizierte parapneumonische Ergüsse (fibrinös-purulentes Stadium) und Pleuraempyeme (organisiertes Stadium). Während der unkomplizierte parapneumonische Erguss klinisch weniger bedenklich ist, sind Pleuraempyeme mit einer erhöhten Mortalität bis zu 20 % assoziiert. Da die Stadieneinteilung mit dem Ausmaß der Neutrophilie korreliert, ist deren Verlaufskontrolle zwingend geboten. Eine stark vereinfachte Übersicht über die Stadieneinteilung parapneumonischer Ergüsse ist der Tab. 7.9 zu entnehmen [28],[29]. Zytologische Befunde bei parapneumonischer Ergussbildung sind in der Abb. 7.6 ersichtlich. Bei ausreichender Abwehrfunktion kommt es im weiteren Verlauf der parapneumonischen Ergussbildung zur Reduktion der Neutrophilen und zum Auftreten von Lymphozyten. Dieser Übergang von der „neutrophilen Kampfphase" zur „lymphozytären Heilphase" wird als Entzündungsadaption bzw. adaptiertes Entzündungsgeschehen bezeichnet [30]. Die Entwicklung des Pleuraempyems aus den Vorstufen mit ansteigender Neutrophilie wird auch durch Laborparameter begleitet, deren Bestimmung für die Verlaufskontrolle klinisch relevant ist. Diese Parameter umfassen vor allem den pH-Wert, die Aktivität der Lactatdehydrogenase sowie die Glukosekonzentration [31].

Tab. 7.9: Klassifikation parapneumonischer Ergüsse (verändert nach [28],[29]).

Klinischer Befund	Unkomplizierter PPE	Komplizierter PPE	Pleuraempyem
Pleuraveränderungen	Permeabilitätssteigerung der Pleura, vermehrte Ansammlung von Flüssigkeit	Bakterieninvasion, Fibrinbeläge, Bildung von Septen	verdickte Pleura mit Septen und Kammern, Granulationsgewebe
Neutrophile	vermehrt	stark vermehrt	massenhaft
Ergussbeschaffenheit	klar	trüb	eitrig [1]
Mikrobiologie	negativ	gelegentlich positiv [2]	zumeist positiv [2]

[1] nicht selten fauliger Geruch, [2] mikroskopisch und kulturell; PPE: parapneumonischer Erguss

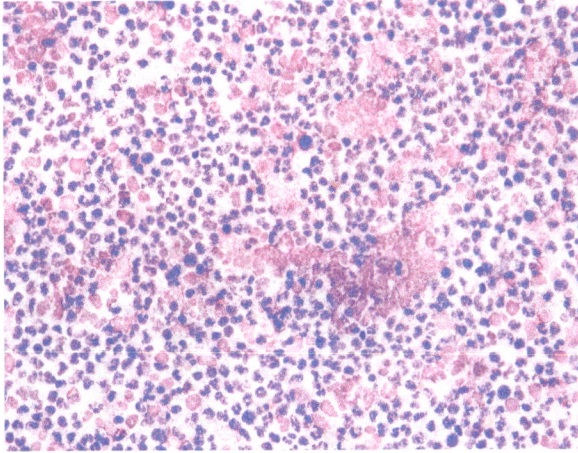

Abb. 7.6: Befunde bei parapneumonischer Erguss-bildung. Ergussbildung mit forcierter Reaktion neutrophiler Granulozyten, reichlich Fibrin und zerfallenen Mesothelien.

7.4.1.1.2 Lymphozytäre Ergüsse

Die Ursachen lymphozytärer Ergüsse sind breit gefächert und umfassen chronische und adaptierte Entzündungsverläufe, niedrig maligne Non-Hodgkin-Lymphome und metastatische Tumoren (s. a. Tab. 7.8). Eine spezielle Ursache mit diagnoseweisender Lymphozytose ist nicht bekannt. In der Regel handelt es sich bei lymphatischen Ergüssen um monomorphe, ausgereifte kleinzellige T-Lymphozyten. Ergüsse mit Nachweis unreifer Lymphozyten, vor allem Immunozyten und Immunoblasten, sind zumeist mit einer Virusinfektion assoziiert. Nicht selten ergibt sich der Verdacht auf ein malignes Lymphom, sodass die immunzytologische Klärung herangezogen werden sollte. Hierbei ist bereits die Differenzierung in B- und T-Lymphozyten (B-Lymphozyten: CD20; T-Lymphozyten: CD3) sowie die Bestimmung der Ki67-Expression hilfreich. Da reaktive Lymphozytosen vorwiegend aus T-Lymphozyten bestehen, finden sich nur vereinzelte CD20-positive Lymphozyten, sodass ein B-Zell-Lymphom ausgeschlossen werden kann. Der zytologische Befund bei reaktiver Lymphozytose ist in der Abb. 7.7 ersichtlich.

7.4.1.1.3 Eosinophile Ergüsse

Eosinophile Ergüsse gelten als unspezifisch und werden demzufolge bei einer Reihe von verschiedenen Erkrankungen beobachtet, vor allem als Begleitreaktion maligner Prozesse, Lungeninfarkten, nach Traumen, Spontanpneumothorax, Pneumonien und Parasitosen (s. a. Tab. 7.8). In größeren Studien konnte jedoch gezeigt werden, dass eosinophile Ergüsse bei malignen Prozessen am häufigsten auftreten [32],[33],[34].

Mit einer Häufigkeit von 5–16 % der exsudativen Ergüsse sind eosinophile Ergüsse nicht sehr selten, jedoch ist die Pathogenese ungeklärt [35]. Für die Entstehung esosinophiler Ergüsse gilt die Stimulation der Produktion der eosinophilen Granulozyten durch Interleukin-5 (IL-5) als gesichert, wobei die Bildung von IL-5 von CD4-positiven

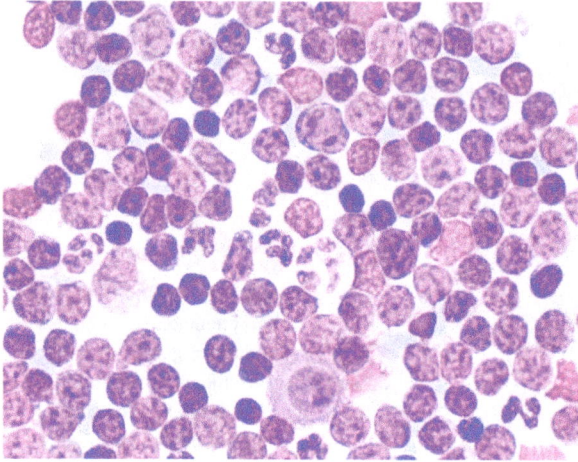

Abb. 7.7: Befunde bei reaktiver Lymphozytose. Lymphatischer Erguss mit ausgereiften kleinzelligen Lymphozyten sowie Nachweis lymphatischer Reaktionsformen mit deutlich aufgelockertem Chromatin und Nachweis von Nukleolen.

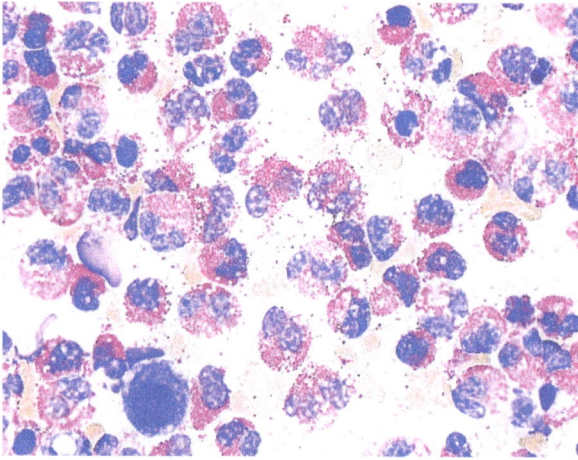

Abb. 7.8: Befunde bei eosinophiler Ergussbildung. Erguss mit markanter Eosinophilie vor dem Hintergrund eingestreuter eosinophiler Granula zerfallener eosinophiler Granulozyten.

T-Lymphozyten ausgeht. Zwischen der Eosinophilie und der IL-5-Konzentration in der Pleuraflüssigkeit konnte eine Korrelation nachgewiesen werden [35],[36]. In 33–50 % korreliert die Eosinophilie im Erguss auch mit der Eosinophilie des peripheren Blutes. Besonders bei älteren Ergüssen sowie abgestandenem Ergussmaterial können Charcot-Leyden'sche Kristalle nachgewiesen werden. Der zytologische Befund eines eosinophilen Ergusses ist in der Abb. 7.8 ersichtlich.

7.4.1.2 Spezielle Entzündungen

7.4.1.2.1 Tuberkulose

Die tuberkulöse Ergussbildung bezeichnet ein chronisches Entzündungsgeschehen, das durch eine forcierte Reaktion von ausgereiften CD4-positiven T-Lymphozyten gekennzeichnet ist [22],[31],[37],[38]. Die Infektion der Pleura durch Mycobacterium tuberculosis erfolgt über subpleurale Herde. An der Entstehung einer lokalen Entzündungsreaktion sind Mesothelien, neutrophile Granulozyten, CD4-positive TH1-Lymphozyten, Monozyten, verschiedene Zytokine (IL 1-6, IL-8 und INF-Y) sowie der *Vascular Endothelial Growth Faktor* (VEGF) beteiligt. Als initiale Entzündungsreaktion innerhalb der ersten 24 Stunden wird eine signifikante Neutrophilie beobachtet, die nach 96 Stunden in eine Reaktion von Makrophagen übergeht und letztendlich von einer lymphozytären Reaktion abgelöst wird. Diese lymphozytäre Reaktion ist charakteristisch für eine fibrinöse Pleuritis, die das Abschilfern von Mesothelien verhindert (adaptiertes Entzündungsgeschehen). Auch dürfte die fibrinös verklebte Pleura das Einwandern von Mykobakterien in den Pleuraspalt einschränken, da im Ergussmaterial der direkte Nachweis des Erregers nur in seltenen Fällen gelingt. Für eine relativ schnelle Diagnostik ist die kulturelle Anzucht aus Pleuraflüssigkeit analog der Blutkultur (BACTEC) die Methode der Wahl. Für eine tuberkulöse Pleuritis gilt als Faustregel eine Lymphozytose > 50 % bei gleichzeitiger Häufigkeit von Mesothelzellen < 10 %, verbunden mit einer Sensitivität von 74 % bei einer Spezifität von 82 % [38]. Beträgt die Menge der Mesothelien > 10 % kann eine tuberkulöse Pleuritis eher ausgeschlossen werden [23]. Lymphozytäre Ergüsse mit geringer mesothelialer Beteiligung sind nicht spezifisch und können auch bei Sarkoidose oder als Begleitreaktion maligner Ergüsse vorkommen. In den Ergüssen kommen zahlreiche monomorphe, kleinzellige Lymphozyten zur Darstellung, die mehrheitlich T-Lymphozyten zuzuordnen sind. Epitheloidzellen werden seltener nachgewiesen. Der zytologische Befund eines lymphozytären Pleuraergusses bei Tuberkulose ist in der Abb. 7.9 ersichtlich.

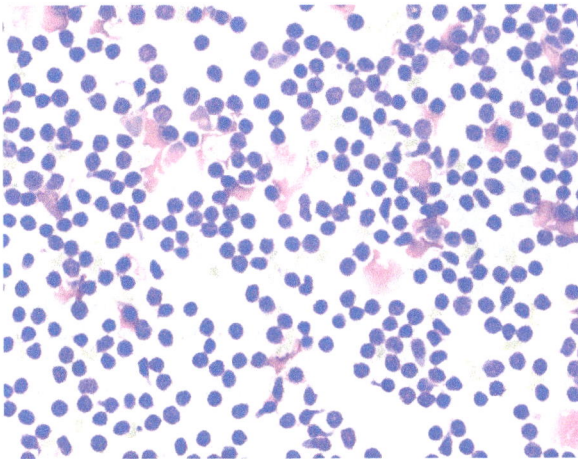

Abb. 7.9: **Lymphozytärer Erguss bei Tuberkulose.** Erguss mit forcierter Reaktion kleinzelliger monomorpher Lymphozyten bei fast vollständigem Fehlen einer Mesothelreaktion (adaptiertes Entzündungsgeschehen).

Als adjuvante Laborparameter sind die Bestimmung der Adenosindesaminase (ADA) und des Interferon-γ (INF-γ) in der Ergussflüssigkeit hilfreich, beide Parameter entstammen den T-Lymphozyten. Für die ADA-Bestimmung wurde eine Sensitivität von 88–100 % bei einer Spezifität von 81–97 % mitgeteilt, während für die IFN-γ-Bestimmung eine Sensitivität von 89–99 % bei einer Spezifität von 92–98 % ermittelt wurde [31].

7.4.1.2.2 Rheumatoide Arthritis

Eine Beteiligung der Pleura mit Ergussbildung bei rheumatoider Arthritis wird in der Literatur mit 20 % beziffert [38]. Die meist gelblich-trüben wie auch chylösen Ergüsse weisen erniedrigte Werte für Glukose und pH auf, nicht selten können Cholesterinkristalle nachgewiesen werden. Im Anfangsstadium dominiert eine deutliche Reaktion neutrophiler Granulozyten, die nach etwa zwei Wochen teilweise durch Lymphozyten ersetzt werden kann. Mesothelien können nur spärlich nachgewiesen werden, nicht selten fehlen sie völlig [31],[38],[39],[40],[41]. Als charakteristisch gilt der Nachweis von histiozytären Riesenzellen mit zahlreichen Kernen, elongierten Histiozyten sowie Anhäufung von Zelldebris. Der Rheumafaktor ist stets erhöht. In vereinzelten Fällen können neutrophile Granulozyten mit sudanophilen Einschlusskörperchen, sogenannte Rhagozyten, nachgewiesen werden, die dem Rheumafaktorprotein entsprechen [42]. Der zytologische Befund bei rheumatoider Arthritis ist in der Abb. 7.10 ersichtlich.

7.4.1.2.3 Systemischer Lupus erythematodes

Der systemische Lupus erythematodes führt bei etwa 30–50 % der Patienten zu begleitenden exsudativen Pleuraergüssen und gelegentlich wird die Primärdiagnose auch im Erguss gestellt [38]. Etwa 50 % der Ergüsse sind bilateral. Die Ergussbildung

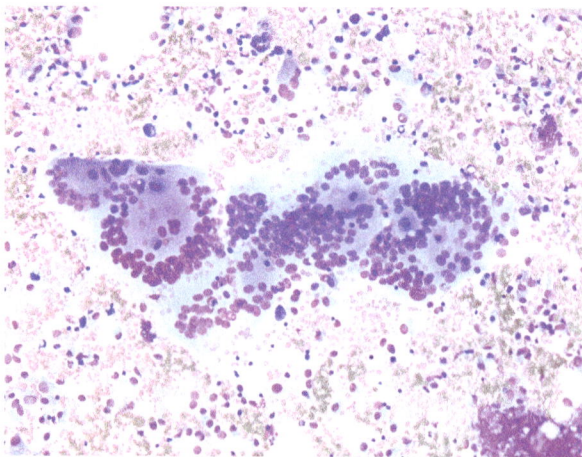

Abb. 7.10: **Pleuraerguss bei rheumatoider Arthritis.** Entzündlicher Erguss mit lymphogranulozytärer Reaktion und Nachweis mehrkerniger histiozytärer Riesenzellen.

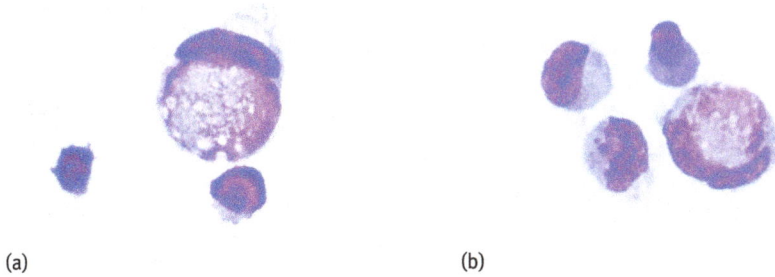

(a)   (b)

Abb. 7.11: Pleuraerguss bei systemischem Lupus erythematodes. Typische LE-Zellen mit randständiger Kernlagerung durch phagozytiertes Kernmaterial,

ist in der Regel an eine hohe Krankheitsaktivität gekoppelt, häufig vor dem Hintergrund einer Lupuspneumonie [41]. In den exsudativen Ergüssen herrscht eine neutrophile Reaktion vor, locker eingestreut finden sich Lymphozyten, lympho-plasmazytoide Zellen, Makrophagen sowie reaktive Mesothelien. Nicht selten sind die Ergüsse blutig tingiert. Die Diagnose wird erhärtet durch den Nachweis sogenannter LE-Zellen [42],[43],[44],[45],[46]. Hierbei handelt es sich um phagozytierende Zellen, zumeist neutrophile Granulozyten, die phagozytiertes, homogenes Kernmaterial im Zytoplasma aufweisen, woraus eine randständige Kernlagerung der phagozytierenden Zellen resultiert. Der zytologische Befund von LE-Zellen bei systemischem Lupus erythematodes ist in der Abb. 7.11 ersichtlich. LE-Zellen können leicht mit Pseudo-LE-Zellen, sogenannten „*Tart cells*", verwechselt werden, die sich durch Speicherung von granulärem Kernmaterial unterscheiden [42]. Als ergänzender Baustein für die Diagnostik des systemischen Lupus erythematodes kann die Bestimmung des ANA-Titers hilfreich sein, der in der Ergussflüssigkeit mindestens so hoch wie im Serum ist, häufig sogar höher [47].

7.4.2 Weitere benigne Ergussbildungen

Neben den Ergussbildungen entzündlicher Ätiologie sind weitere benigne Ergussbildungen von klinischer Relevanz. Hierbei kommen unter anderem Pankreaserkrankungen, gynäkologische Erkrankungen, Lungenembolien, Radio- und Chemotherapien, Vaskulitiden (Granulomatose mit Polyangiitis, Churg-Strauss-Syndrom), Sarkoidose, Lungeninfarkt, Urämie, Hämatothorax sowie auch Ergussbildungen nach Myokardinfarkt oder Bypass-OP (Dressler-Syndrom) in Betracht. Wenngleich die zytologischen Befunde nicht spezifisch sind, ergeben sich jedoch einige diagnostische Hinweise (Tab. 7.10). Zu beachten ist der häufige Nachweis hochgradig aktivierter Mesothelien, die ohne ausreichende klinische Information leicht fehlinterpretiert werden können.

Tab. 7.10: Ergussbildung bei verschiedenen Erkrankungen (Auswahl).

Klinischer Befund	Diagnostische Hinweise
Pankreatitis	Ergussbildung mit neutrophiler Reaktion, mesotheliale Reizformen mit abnormen Kernveränderungen mit Aspekt der Pseudomalignität, schaumige Makrophagen mit Lipidspeicherung, Erhöhung der α-Amylase
Lungenembolie, Lungeninfarkt	Hämorrhagisches Exsudat mit neutrophiler Reaktion, später lympho-eosinophile Reaktion, vermehrt Makrophagen mit Speicherung von Hämosiderinpigment, markante mesotheliale Reaktionsformen mit Aspekt der Pseudomalignität
Strahlen- und Chemotherapie	Zumeist lymphozytäre Reaktion, hochgradige Veränderungen von Kern und Zytoplasma der Mesothelien mit Mehrkernigkeit, Anisokaryose, Hyperchromasie und ausgeprägter Vakuolisierung des Zytoplasmas, Gefahr falsch-positiver Befunde!
Sarkoidose [2],[48],[49],[50]	Ergussbildung in etwa 3 %, stets Exsudate mit lymphozytärer Reaktion und nicht selten auch begleitender Eosinophilie, Vorherrschen von CD4-Lymphozyten, CD4/CD8-Quotient erhöht, vergleichbar mit dem in der BAL ermittelten Wert, Nachweis von Epitheloidzellen gelingt nur selten, DD: Tuberkulose
Meigs-Syndrom [2],[51],[52],[53] s. Abb. 7.12	zumeist exsudative, rechtsseitige (70 %) Stauungsergüsse mit markanten mesothelialen Reaktionsformen und häufig erhöhten CA 125-Werten bei benignen Ovarialtumoren (Fibrom, Thekom, Granulosazelltumor), CA 125-positive Mesothelien, Gefahr falsch-positiver Befunde!

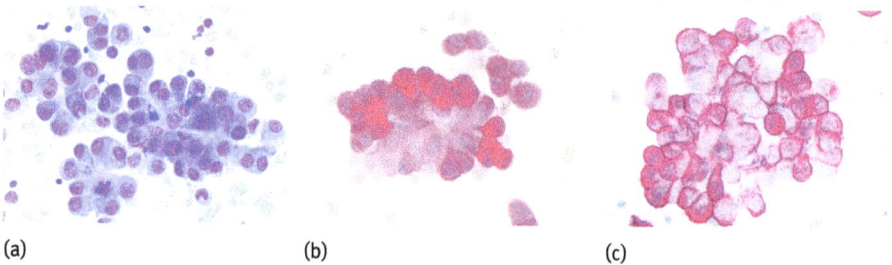

(a)   (b)   (c)

Abb. 7.12: Mesothelialer Reizerguss beim Meigs-Syndrom. Mesotheliale Reaktionsformen (a) mit Expression von Calretinin (b); kräftige Expression von CA 125 durch die Mesothelien (c).

7.5 Maligne Ergüsse

Die Diagnose des malignen Pleuraergusses erfolgt durch den zytologischen Nachweis von Tumorzellen im zumeist exsudativen Erguss. Die Entstehung maligner Pleuraergüsse beruht auf direkter Tumorinvasion in die Pleura, auf hämatogener Streuung wie auch auf der Obstruktion des Lymphabflusses der Serosa. Aus der erhöhten vaskulären Permeabilität für Proteine und Wasser resultiert eine Steigerung der Ergussbildung. Dieser Prozess wird offensichtlich durch den *Vascular Endothelial Growth Factor* (VEGF) gesteuert, der vom metastatischen Tumor sezerniert wird [2]. Zudem bewirkt die Metastasierung eine Entzündung der Pleura, ebenfalls verbunden mit einer entsprechenden Permeabilitätssteigerung. Neben Mesothelien und mesothelialen Reaktionsformen finden sich nicht selten Entzündungszellen und Makrophagen. Hämorrhagische Ergüsse können benigne und maligne Ursachen aufweisen, allerdings konnten etwa 50 % der hämorrhagischen Ergüsse als maligne eingestuft werden [42],[54].

Das Auftreten von malignen Pleuraergüssen bezeichnet das fortgeschrittene Stadium einer Tumorerkrankung, die mediane Überlebenszeit beträgt 3–12 Monate. Maligne Pleuraergüsse sind häufig und werden im Schrifttum mit etwa 50 % aller Exsudate beziffert [2],[55],[56]. Für Deutschland werden etwa 56.000 maligne Pleuraergüsse pro Jahr angenommen [56]. Als häufigste Ursachen maligner Pleuraergüsse gelten das Lungenkarzinom, Mammakarzinom, Lymphome, urogenitale Karzinome, gastrointestinale Karzinome, Ovarialkarzinome sowie Karzinome unklaren Ursprungs (CUP-Syndrom, *Carcinoma of Unknown Primary*, s. a. [2],[57]). Die Ergebnisse einer Metaanalyse zur Häufigkeitsverteilung metastatischer Tumoren im Pleuraerguss bei 2.040 Patienten ist der Tab. 7.11 zu entnehmen [57].

Tab. 7.11: Häufigkeitsverteilung von Primärtumoren bei 2.040 malignen Pleuraergüssen (Daten aus 5 Untersuchungen [57]).

Ursprung des Tumors	Gesamtzahl	Relativer Anteil
Lunge	764	37,5 %
Mamma	343	16,8 %
Lymphome	234	11,5 %
Urogenitalsystem	191	9,4 %
Gastrointestinaltrakt	141	6,9 %
Andere (seltenere) Tumoren	148	7,8 %
Carcinoma of Unknown Primary (CUP-Syndrom)	219	10,7 %

Die Malignitätsdiagnostik in Ergüssen zählt zu den schwierigsten Disziplinen der Zytologie überhaupt und lässt sich wie folgt zusammenfassen [22]:
- Sicherung der Malignität (Malignitätskriterien)
- Typendiagnose des Tumors (Histogenese)
- Ermittlung des Ursprungsorgans metastatischer Tumore
- Abgrenzung metastatischer Tumore vom malignen Mesotheliom

Hierbei ergeben sich häufig Schwierigkeiten in der Differenzierung zwischen re-aktiv-hyperplastischen Mesothelien und Karzinomen, vor allem Adenokarzinomen. Bei solchen Fragestellungen ist die Einbeziehung der Immunzytologie hilfreich (s. a. Tab. 7.13). In einer repräsentativen Untersuchung an 1.234 Ergüssen konnte der Stellenwert der Immunzytologie in der Diagnostik maligner Ergüsse eindrucksvoll belegt werden (Abb. 7.13). So konnte durch Anwendung der Immunzytologie die Sensitivität von 52 % auf 93 % gesteigert werden, zugleich wurde die Zahl der falsch-positiven Befunde von 50 auf 0 reduziert [16]. Ein diagnostischer Hinweis auf einen möglichen Primärtumor ergibt sich auch durch die Morphologie der Zellverbände bzw. Einzelzellen [22],[42]; diagnostisch relevante Befunde mit Beziehungen zum Primärtumor sind in der Tab. 7.12 ersichtlich.

Tab. 7.12: Allgemeine Morphologie von Primärtumoren in Ergüssen (Auswahl, zusammengestellt und verändert nach [14],[22],[42],[59]).

Morphologie der Zellverbände

- **Papilläre Zellverbände:**
  Serös-papilläres Ovarialkarzinom, papilläres Nierenzellkarzinom, papilläres Schilddrüsenkarzinom, lepidisches Adenokarzinom der Lunge, Gallengangs-karzinom, Urothelkarzinom

- **Morulaartige, kugelige Zellverbände („Proliferationskugeln"):**
  Ovarialkarzinom, Mesotheliom vom epitheloiden Typ, hyperplastisch-reaktive Mesothelien, invasives Mammakarzinom NST

- **Zellverbände mit azinärem und/oder glandulärem Aspekt:**
  Mammakarzinom, Lungenkarzinom, Ovarialkarzinom, Magenkarzinom, Endo-metriumkarzinom, Mesotheliom vom epitheloiden Typ

- **Zellverbände mit palisadenartiger Anordnung der Zellen:**
  Kolonkarzinom, Gallengangskarzinom

- **Zellverbände mit papillärem Aspekt und Nachweis von Psammomkörperchen:**
  Serös-papilläres Ovarialkarzinom, papilläres Schilddrüsenkarzinom

Morphologie der Einzelzellen

- **Tumorzellen mit prominenten Nukleoli:**
  Hepatozelluläres Karzinom, Nierenzellkarzinom, Prostatakarzinom

- **Zytoplasmatische Schleimvakuolen:**
  Ovarialkarzinom, Pankreaskarzinom, Bronchialkarzinom, Kolonkarzinom

Tab. 7.12: (Fortsetzung) Allgemeine Morphologie von Primärtumoren in Ergüssen (Auswahl, zusammengestellt und verändert nach [14],[22],[42],[59]).

– **Schleimbildende Zellen mit Siegelringaspekt:**
Magenkarzinom (diffuser Typ), Kolonkarzinom, bronchiales Adenokarzinom

– **Tumorzellen mit zytoplasmatischem Pigment:**
Hepatozelluläres Karzinom, Melanom

– **Tumorriesenzellen:**
Großzellige Karzinome aus Lunge, Pankreas, Leber sowie anaplastisches Schilddrüsenkarzinom, pleomorphes Sarkom, Plattenepithelkarzinom

– **Hellzelliges Zytoplasma:**
Nierenzellkarzinom, Pankreaskarzinom, hepatozelluläres Karzinom, Adenokarzinom der Lunge

– **Größere Tumorzellen mit polyedrischem Aspekt:**
Hepatozelluläres Karzinom, Urothelkarzinom, Plattenepithelkarzinom

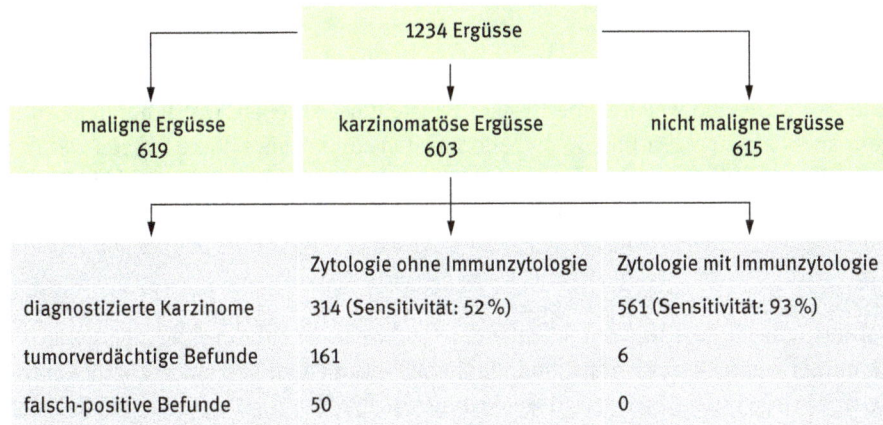

	1234 Ergüsse	
maligne Ergüsse 619	karzinomatöse Ergüsse 603	nicht maligne Ergüsse 615

	Zytologie ohne Immunzytologie	Zytologie mit Immunzytologie
diagnostizierte Karzinome	314 (Sensitivität: 52 %)	561 (Sensitivität: 93 %)
tumorverdächtige Befunde	161	6
falsch-positive Befunde	50	0

Abb. 7.13: Bedeutung der Immunzytologie für die Ergussdiagnostik (s. Text).

Das zentrale Problem der Malignitätsdiagnostik ergibt sich auch aus der Schwierigkeit der Abgrenzung epitheloider Mesotheliome von Adenokarzinomen. Neben morphologischen Kriterien stehen hierfür eine Reihe diagnostisch relevanter Antigene zur Verfügung. So gilt das 1990 erstmals beschriebene Antigen BerEp-4 als *der* Marker für epitheliale Differenzierungen schlechthin [58]. Dieses Antigen wird von allen Karzinomen, mit Ausnahme des hepatozellulären Karzinoms, exprimiert, während mesotheliale Proliferate dieses Antigen nicht exprimieren. Mit der Erstbeschreibung der Expression des calciumbindenden Proteins Calretinin durch mesotheliale Prolife-

Tab. 7.13: Immunzytologie reaktiver Mesothelien und Adenokarzinome (zusammengestellt nach [6],[16],[23],[24],[25],[26],[27]).

Antigene (Auswahl)	Reaktive Mesothelien	Adeno-karzinome
MOC-31	0 %	90 %
EMA	15 %	80 %
BerEp-4	5 %	> 90 %
B72.3	< 5 %	80 %
CK20	0 %	30 %
p53	10 %	90 %
Calretinin	> 95 %	10 %
Vimentin	90 %	25 %
WT-1	100 %	25 %
Desmin	85 %	0 %
N-Cadherin	> 95 %	10 %

EMA: Epitheliales Membranantigen

rate [60] wurde ein weiterer spezifischer Baustein beschrieben, wobei mit dem Antigenpanel Calretinin/BerEp-4 in den allermeisten Fällen eine sichere Differenzierung zwischen mesothelialen Proliferaten und Karzinomzellen möglich ist [61],[62]. Weitere diagnostisch relevante Antigene sind der Tab. 7.13 zu entnehmen.

Paramaligne Ergussbildungen

Paramaligne Ergüsse sind durch fehlenden Nachweis von Tumorzellen im Erguss von Tumorpatienten charakterisiert und umfassen verschiedene tumorassoziierte Veränderungen von Lunge, Pleura und Mediastinum [62],[63],[64],[65]. Sie werden indirekt durch den Tumor verursacht. Für die Zytodiagnostik ist die Kenntnis von paramalignen Pleuraergüssen wichtig, da sie der Befundinterpretation bei klinisch gesichertem Primärtumor dienen. Da Patienten mit einem paramalignen Erguss eine bessere Prognose aufweisen und im Einzelfall auch eine Resektion in Betracht gezogen werden kann, ist der sichere zytologische Befund von immenser Bedeutung [66]. Seitens der Klinik sollten daher Angaben, vor allem bildgebender Befunde, dem Antrag zur zytologischen Ergussbefundung nicht fehlen. Einige Ursachen paramaligner Befunde sind der Tab. 7.14 zu entnehmen (s. a. 63, 65, 66]).

Tab. 7.14: Ursachen paramaligner Ergussbildungen (Auswahl, s. a. [62]).

Pneumonie bei endobronchialer Obstruktion	Parapneumonische Ergussbildung
Atelektase durch endobronchiale Obstruktion	Transsudative Ergussbildung
Lymphatische Obstruktion	Größere Exsudate
Chylothorax durch Läsion des Ductus thoracicus	Chylöse Ergussbildung, besonders bei Lymphomen
Trapped Lung	Exsudative Ergussbildung
Obere Einflussstauung (Vena cava-superior-Syndrom)	Transsudative Ergussbildung
Maligner Perikarderguss	Transsudative Ergussbildung

7.5.1 Primäre Neoplasien der Pleura

Primäre Neoplasien der Pleura sind insgesamt eher selten und umfassen, neben dem hoch malignen diffusen Mesotheliom, eine Reihe benigner und maligner Läsionen. Zu den benignen Tumoren zählt der benigne solitäre fibröse Tumor, der verkalkte fibröse Pseudotumor, der Adenomatoidtumor sowie das Lipom und das Schwannom, während zu den malignen Tumoren der maligne solitäre fibröse Tumor, das Angiosarkom, das epitheloide Hämangioendotheliom, das primäre Ergusslymphom, das Liposarkom, das solitäre Mesotheliom sowie das gut differenzierte papilläre Mesotheliom niedriger maligner Potenz gerechnet werden [67],[68]. Wenngleich diese Tumoren als sehr selten gelten, sind doch einige sowohl in Ergüssen wie auch in Feinnadelaspiraten der Pleura beschrieben worden, vor allem das maligne Mesotheliom.

7.5.1.1 Malignes Mesotheliom

Das maligne Pleuramesotheliom bezeichnet einen hoch malignen Tumor, der sich von den Mesothelzellen wie auch submesothelialen Zellen der Serosa ableitet [69] und mit einer schlechten Prognose behaftet ist. Die durchschnittliche Überlebenszeit beträgt etwa 12–15 Monate. Das maligne Mesotheliom ist ein seltener Tumor, die Inzidenz in der Normalbevölkerung ist mit 1–2 Erkrankungen pro 1 Million Einwohner beziffert. Aus beruflicher Asbestexposition resultiert ein altersabhängiger Anstieg der Inzidenz um das 40–60-fache [70].

Die berufliche Asbestbelastung gilt als der wichtigste ätiologische Faktor in der Pathogenese des Mesothelioms [10],[71]. Es werden auch Zusammenhänge mit Radiatio, chronischen Entzündungen wie auch eine Infektion mit dem Simian-Monkey-Virus 40 (SV40) diskutiert. Die Erstbeschreibung des Mesothelioms ist in den 20ger Jahren des letzten Jahrhunderts datiert [72]. Erste morphologische Untersuchungen zur asbestassoziierten Pathogenese des Mesothelioms wurden 1960 publiziert und beruhen auf Untersuchungen an Bergarbeitern von Asbestminen in Südafrika [73].

Tab. 7.15: Histologische Typen des malignen Mesothelioms (Werte aus [26]).

Histologischer Typ	Häufigkeit
Epitheloides Mesotheliom	50 %
Sarkomatoides Mesotheliom	16 %
Biphasisches Mesotheliom (epitheloide und sarkomatoide Anteile)	34 %

Wie epidemiologische Untersuchungen belegen, sind einige Typen von Asbestfasern mit einem deutlich höheren Risiko verbunden, wobei das höchste Risiko durch Krokydolit der Amphibolgruppe gegeben ist. Zur Einteilung und Struktur von Asbestfasern siehe Kap. 3.6.2.9. Asbestfasern gelangen mit der Atmung in die tieferen Atemwege, lagern sich zunächst in den bronchiolo-alveolären Ductus ab und gelangen von dort in die Pleura. Die Ablagerung von Asbestfasern induziert eine CD4-Lymphozytose und Aktivierung von Makrophagen mit Freisetzung von Zytokinen, Sauerstoffradikalen sowie angiogenetischen Faktoren. Die Aktivierung von Onkogenen wie Inaktivierung von Tumorsuppressorgenen komplettiert die Summe der Ursachen zur Pathogenese des malignen Mesothelioms (Übersichten [68],[71],[72],[74]).

Das maligne Mesotheliom zeigt ein Wachstum über die Oberfläche der Pleura; lokalisierte Mesotheliome gelten als selten. Histologisch werden 3 Haupttypen sowie seltene Varianten des Mesothelioms unterschieden, die in unterschiedlicher Häufigkeit auftreten (Tab. 7.15). Das epitheloide Mesotheliom zeigt histologisch eine breite Variabilität, es werden u. a. tubulopapilläre, azinäre, adenomatoide, bandförmige, kleinzellige und deciduoide Formen unterschieden, von denen das tubulopapilläre Wachstumsmuster am häufigsten vorkommt. Sarkomatoide Mesotheliome bezeichnen spindelzellige Tumoren, die z. T. sarkomähnliche Differenzierungen aufweisen. Zur histologischen Definition des biphasischen Mesothelioms ist der Nachweis von zumindest 10 % der jeweiligen Komponente erforderlich [75].

Die Diagnose maligner Mesotheliome gestaltet sich von jeher als schwierig und erfolgt durch Klinik, Computertomographie (PET-CT), Kernspintomographie (MRT), Thorakoskopie und Ergussdiagnostik. Verschiedene Tumormarker, u. a. Mesothelin, Osteopontin und Fibulin-3, haben sich zum Screening und zur Früherfassung des malignen Mesothelioms bisher nicht sicher behaupten können [76].

7.5.1.1.1 Zytologie des epitheloiden malignen Mesothelioms

Die zytologische Diagnostik des malignen Mesothelioms zählt zu den schwierigsten Feldern der Zytopathologie, wobei die diagnostischen Schwierigkeiten wie folgt zu benennen sind [22],[77],[78]:

– Bestimmung der Malignität (mesothelialer Phänotyp der Tumorzellen)

- Abgrenzung benigner hyperplastisch-reaktiver Mesothelien und proliferierender Mesothelverbände von einem epitheloiden malignen Mesotheliom
- Unterscheidung eines epitheloiden malignen Mesothelioms von metastatischen Adenokarzinomen

Während sich in der Epoche vor Einführung der Immunzytologie die zytologische Diagnostik des malignen Mesothelioms fast ausschließlich auf morphologische Kriterien beschränkte und mit einer geringen Sensitivität behaftet war, bezeichnet die Einführung der Immunzytologie einen Paradigmenwechsel in der zytologischen Diagnostik. Ungeachtet dessen wird von einzelnen Autoren auf die geringe Sensitivität der zytologischen Mesotheliomdiagnostik hingewiesen [79],[80]. Tab. 7.16 fasst Literaturangaben zur Sensitivität der zytologischen Mesotheliomdiagnostik zusammen. In einer Stellungnahme einschlägiger Fachgesellschaften (*International Mesothelioma Interest Group, International Academy of Cytology, Papanicolaou Society of Cytopathology*) wurden Ursachen für die geringe Sensitivität der zytologischen Diagnostik des malignen Mesothelioms aufgelistet [77],[78]. Diese beziehen sich auf eine mangelnde Berufserfahrung des Zytopathologen, sowohl in der morphologischen Diagnostik als auch in der notwendigen Auswahl adjuvanter Methoden. Als weitere Ursache gilt der geringe Anteil an atypischen Zellen im Erguss. Insgesamt jedoch ist die zytologische Diagnose eines malignen Mesothelioms im Ergussmaterial möglich [22],[81],[82],[83]. Allerding kann der Nachweis invasiven Wachstums am Ergussmaterial nicht erbracht werden, sodass gegebenenfalls bioptisches Material gewonnen werden muss. Auch sind Einschränkungen in der zytologischen Diagnostik des sarkomatoiden Meso-

Tab. 7.16: Sensitivität der Diagnostik des malignen Mesothelioms (verändert nach [83]).

Autoren	Zahl der untersuchten Patienten	Sensitivität
Tao, 1979 [92] [1]	29	72 %
Sherman & Mark, 1990 [93] [2]	36	64 %
Stevens et al., 1992 [94] [1]	44	95 %
Di Bonito et al., 1993 [95] [1]	43	63 %
Atay & Topalidis, 1994 [22] [2]	62	88 %
Atay & Topalidis, 1994 [22] [2,3]	39	100 %
Renshaw et al., 1997 [79] [2]	37	16 %
Ylagan & Zhai, 2005 [96] [2]	15	100 %
Cakir, 2009 [97] [2]	40	98 %
Rakha et al., 2010 [98] [1]	154	51 %
Segal, 2013 [81] [2]	517	73 %

[1] pleural + peritoneal, [2] pleural, [3] Imprintzytologien

thelioms bekannt, da in diesen Fällen begleitende Ergussbildungen häufig fehlen. Zudem zeigen die Zellen des sarkomatoiden Mesothelioms, ganz im Gegensatz zum malignen epitheloiden Mesotheliom, nur eine geringe Exfoliationstendenz [83]. Das epitheloide maligne Mesotheliom imponiert im Erguss durch einen charakteristischen morphologischen Befund, wobei die mesothelienähnlichen Tumorzellen eher uniform erscheinen. Während schlecht differenzierte Mesotheliome diagnostisch kaum Probleme bereiten, sind gut differenzierte Mesotheliome von mesothelialen Reaktionsformen nur schwer zu unterscheiden. Somit stellt sich nicht selten die Frage nach der Dignität mesothelialer Proliferate. Morphologische Kriterien sowie diagnostisch relevante Antigene zu Differenzierung zwischen benignen und malignen Mesothelproliferaten sind der Tab. 7.17 zu entnehmen. Neben einigen bewährten morphologischen Kriterien sind in den letzten Jahren einige Antigene beschrieben worden, die zur Differenzierung zwischen benignen und malignen Mesothelproliferaten beitragen können [76],[83],[84],[85],[86],[87],[88],[89],[90]. Als erfolgversprechend

Tab. 7.17: Differenzierung zwischen reaktiven Mesothelien und malignem Mesotheliom (s. a. [6],[22],[83]).

Morphologie	Reaktives Mesothel	Malignes Mesotheliom
Zellularität	mäßig zellreich	meist sehr zellreich
Zellgröße	geringe Größenunterschiede	markante Größenunterschiede
Mehrkernigkeit	vereinzelt, selten > 5 Kerne	nicht selten, zahlreiche Kerne
Riesenzellen	selten	häufig
Kerngröße	leicht vergrößert	deutlich vergrößert
Kernmembran	vorwiegend gleichmäßig begrenzt	unregelmäßig begrenzt
Chromatin	granulär, kompakt	retikulär
Nukleoli	diskret vergrößert, plump-oval	mäßig vergrößert, mitunter eckig
Kernabsprengungen	selten	häufig
Zytoplasma	dichtes, basophiles Zytoplasma	reichlich helles Zytoplasma
Zelllagerung	flächig, reichlich Einzelzellen	meist morulaartig, drüsig oder papillär
Immunzytologie [1]		
GLUT-1	0 %	90 %
EMA	25 %	80 %
Desmin	85 %	10 %
CD147	9 %	84 %
p53	10 %	45 %
BAP1 [2]	100 %	33 %

[1] Werte aus [83]; [2] s. a. [87].

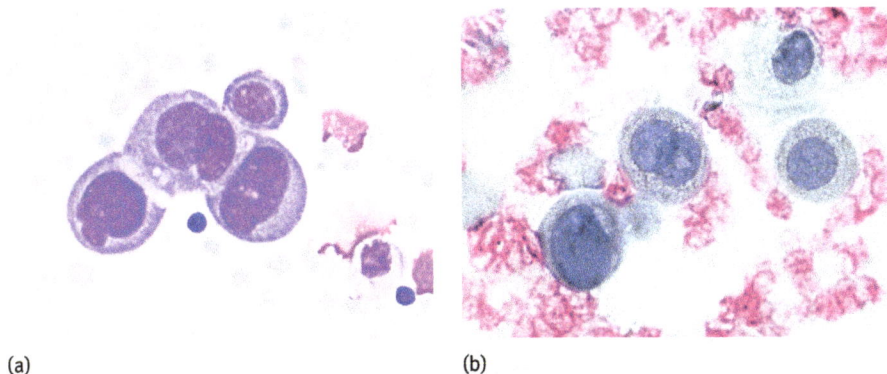

(a)   (b)

Abb. 7.14: **Fehlende Expression von GLUT-1 durch reaktive Mesothelien.** Mesotheliale Reaktionsformen mit deutlichen Kernvergrößerungen, kompaktem Chromatin und Doppelkernigkeit (a). (b)
Fehlende Expression von GLUT-1, die Expression von GLUT-1 durch beiliegende Erythrozyten beruht
auf dem Glukosestoffwechsel der Erythrozytenmembran (Positivkontrolle!).

für die Ergussdiagnostik hat sich das Antigen GLUT-1 (Glukosetransportprotein) erwiesen, welches nur in seltenen Fällen durch benigne Mesothelproliferate, jedoch
durch die meisten Mesotheliomzellen exprimiert wird ([83],[84],[85],[86],[88],[91],
s. a. Abb. 7.14). Das kürzlich beschriebene BAP1-Gen, welches eine Deubiquitinase
mit tumorsuppressiven Eigenschaften kodiert, ist ebenfalls zur Differenzierung zwischen malignen Mesotheliomen und reaktiven mesothelialen Proliferaten geeignet.
So konnte gezeigt werden, dass alle reaktiven Mesothelproliferate das BAP-1-Protein
exprimieren, während die meisten Mesotheliome keine Expression aufwiesen [87].
    Ein erster morphologischer Hinweis auf ein malignes Mesotheliom ergibt sich
durch den Nachweis zahlreicher Gewebsfragmente und morulaartiger Zellgruppen
mit atypischen Kernveränderungen im zumeist zellreichen Ergussmaterial [77]. Zur
sicheren morphologischen Beurteilung eines malignen Mesothelioms empfiehlt es
sich, sowohl die May-Grünwald-Färbung wie auch die Papanicolaou-Färbung zugrunde zu legen, da sich beide Färbungen sinnvoll ergänzen. So zeigen größere Zellverbände in der Papanicolaou-Färbung eine bessere Transparenz, auch sind die un-
längst beschriebenen kleinen squamoiden Epithelien mit orangophilem Zytoplasma
(*parakeratotic-like cells*) nur in dieser Färbung nachweisbar ([77],[99], s. a. Abb. 7.15e).
Zytologische Kriterien des epitheloiden Mesothelioms sowie diagnostisch relevante Antigene sind der Tab. 7.18 zu entnehmen; korrespondierende zytologische und
immunzytologische Befunde sind in Abb. 7.15 und Abb. 7.16 ersichtlich. Als weitere
adjuvante Methode zur Diagnostik des malignen Mesothelioms gilt die Bestimmung
der Hyaluronsäurekonzentration in der Ergussflüssigkeit. Hyaluronsäure ist Bestandteil des „*pink center*", das besonders durch das epitheloide maligne Mesotheliom gebildet wird (Abb. 7.15c), wobei ein erhöhter Wert im Erguss (cut off-Wert: 30 mg/l) mit
einer diagnostischen Sensitivität und Spezifität von 87 % bzw. 86 % belegt ist [100].

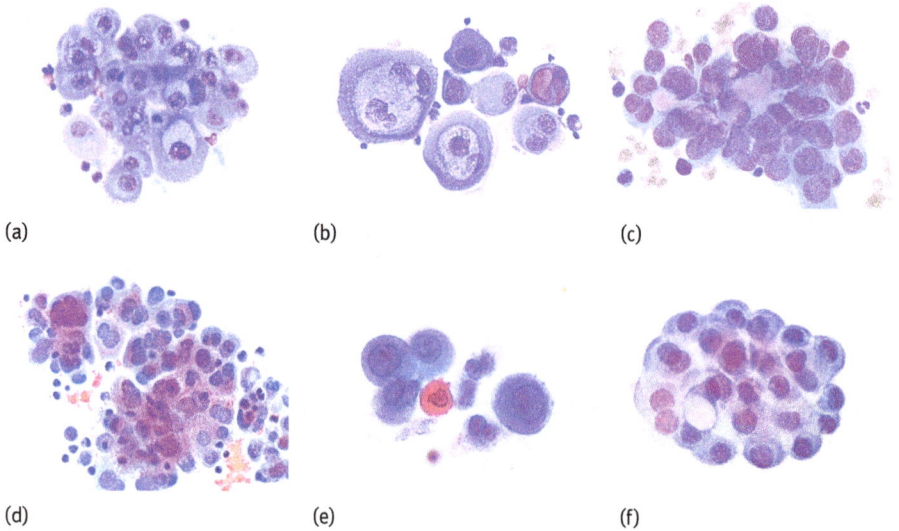

(a)

(b)

(c)

(d)

(e)

(f)

Abb. 7.15: **Zytologie des epitheloiden malignen Mesothelioms.** (a)–(c): MGG-Färbung; (d) – (f): Papanicolaou-Färbung. (a) + (b): charakteristische Zytoplasmadifferenzierung in Endo- und Ektoplasma. (c) Nachweis von zentralemmesenchymalem Matrixmaterial mit typischer Metachromasie. (c) + (d): adenoid anmutende Zellverbände mit deutlichen Kernatypien. (e) *parakeratotic-like cell* mit verhornendem (orangophilem) Zytoplasma und pyknotischem Kern (s. a. Text). (f) Charakteristischer morulaartiger Zellverband.

Tab. 7.18: Zytologische Kriterien des epitheloiden malignen Mesothelioms (s. a. [21],[22],[59],[77],[83],[96],[97]).

Zellkerne: häufig zentral gelegene, rund-ovaläre Kerne mit diskreter Anisokaryose und Kernpleomorphie, Hyperchromasie bei retikulärem Chromatin, Doppel- und Mehrkernigkeit, mitunter 1–2 Nukleoli

Zytoplasma: grau-opak bis hell, zumeist scharf begrenzt, nicht selten lipidhaltige Vakuolen, häufig Mikrovilli, verbreitete Differenzierung in helles Endo- und basophiles Ektoplasma

Kern-Plasma-Relation: zumeist mäßig kernverschoben

Zellverbände: häufig morulaartige Verbände, dreidimensionale Verbände mit drüsigem Aspekt, nicht selten papillär oder azinär (follikelartige) anmutende Differenzierungen

Besonderheiten: häufiger Nachweis eines *„pink center"* in zumeist unscharfer Begrenzung, morulaartige Verbände mit sehr vielen Zellen (> 50 Zellen) und beerenartiger Begrenzung, Ausbildung von hellen Zonen zwischen den Tumorzellen sind nicht spezifisch (*„windows"*), mitunter Nachweis von Psammomkörperchen, nicht selten Nachweis kleiner squamoider Epithelien (*parakeratotic like cells*) mit orangophilem Zytoplasma in der Papanicolaou-Färbung (s. a.[99])

Immunzytologie: Pan-Zytokeratin +, Vimentin +, HMBE 1 +, D 2-40 +, BAP1 +, Calretinin +, GLUT-1 +, Thrombomodulin +, EMA +, CD147 +, BerEp-4 -, Desmin -

Differentialdiagnosen: verschiedene Adenokarzinome, hyperplastisch-reaktive Mesothelproliferate (s. Text)

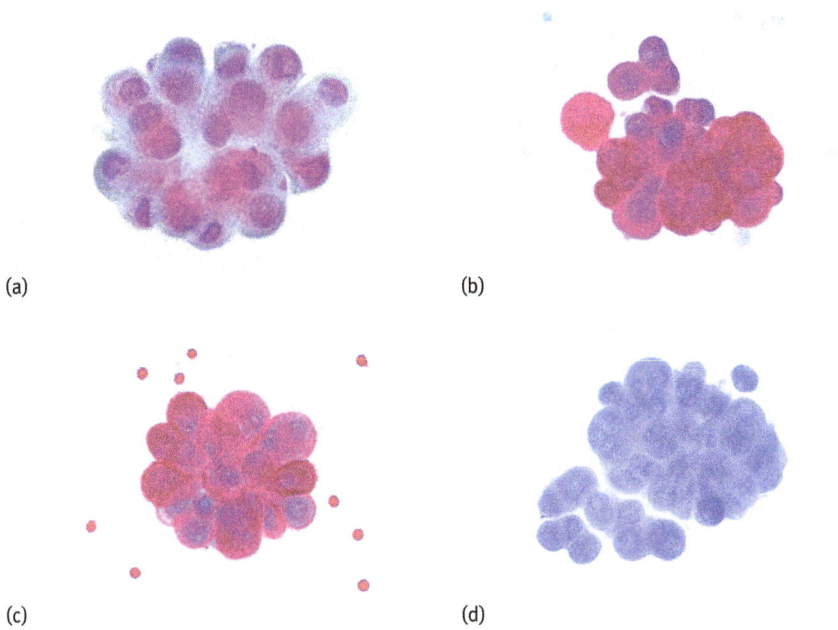

(a)

(b)

(c)

(d)

Abb. 7.16: **Immunzytologie des epitheloiden malignen Mesothelioms.** (a) Tumorverband in der Papanicolaou-Färbung. (b) Expression von Calretinin. (c) Expression von GLUT-1. (d) fehlende Expression von Desmin (Erklärungen s. Text).

Tab. 7.19: Immunzytologische Differenzierung zwischen Mesotheliom und Adenokarzinomen (verändert nach [13]).

Antigene	Epitheloides malignes Mesotheliom	Adenokarzinome
BerEp-4	0–25 %	90 %
Calretinin	65–100 %	6–20 %
WT-1	78 %	0 %
CK 5/6	83 %	8–65 %
mCEA	3 %	85–95 %

Die wichtigsten Differentialdiagnosen des epitheloiden malignen Mesothelioms umfassen verschiedene Adenokarzinome sowie hyperplastisch-reaktive Mesothelien. Die Differenzierung kann durchaus Probleme bereiten, sodass eine Klärung mittels Immunzytologie unerlässlich ist (Tab. 7.19).

7.5.1.1.2 Zytologie des sarkomatoiden malignen Mesothelioms

Das sarkomatoide maligne Mesotheliom ist eine ausgesprochen seltene Tumorentität der Pleura, über die insbesondere im zytologischen Schrifttum nur sehr selten berichtet wurde. Ursache hierfür ist der zumeist spärliche Nachweis einzelner Tumorzellen in häufig geringvolumigen Ergüssen.

Für die Pathogenese des sarkomatoiden malignen Mesothelioms werden fibroblastenähnliche Mesothelien der Subserosa verantwortlich gemacht, während das epitheloide Mesotheliom seinen Ursprung in flachen pflasterartigen Mesothelien hat [101]. Während die Zytologie des malignen epitheloiden Mesothelioms den mesotheloiden Phänotyp meist erkennen lässt, imponieren die Zellen des malignen sarkomatoiden Mesothelioms durch eine ausgeprägte mesenchymal anmutende Pleomorphie [21],[22],[59],[83]. In den Biopsien kommen vorwiegend spindelförmige Tumordifferenzierungen zu Darstellung, während im Ergussmaterial ausgesprochen pleomorphe Tumorzellen mesenchymalen Phänotyps beschrieben wurden [21],[22],[59],[83]. Diese können u. a. eine fibrosarkomatöse, chondrosarkomatöse, osteosarkomatöse oder

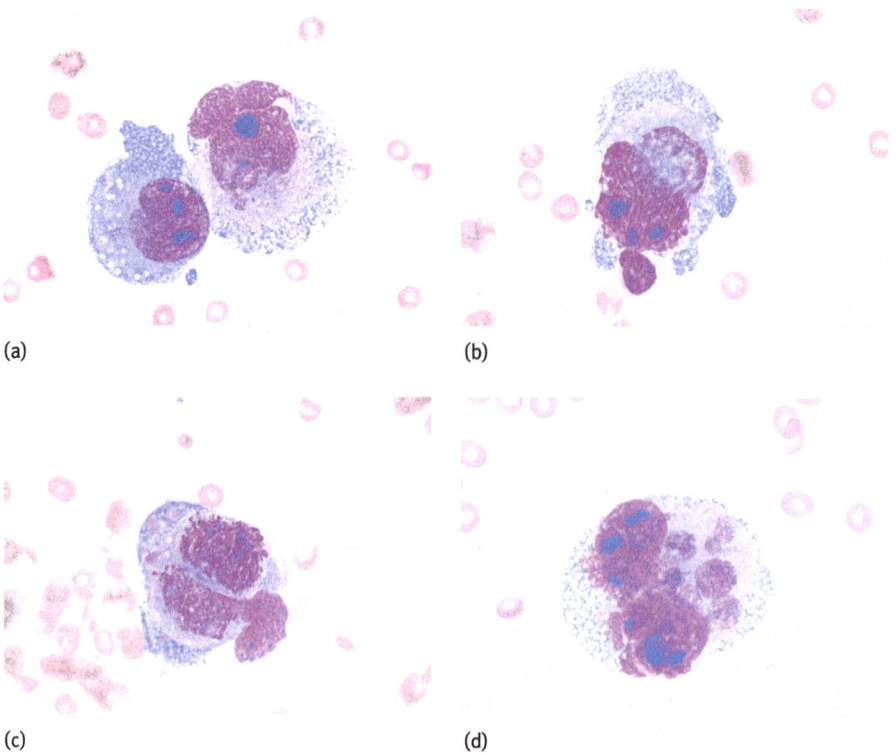

(a)　　　　　　　　　　　　　(b)

(c)　　　　　　　　　　　　　(d)

Abb. 7.17: Zytologie des sarkomatoiden malignen Mesothelioms. Dissolute, monströse Tumorzellen mit signifikanter Kernpleomorphie, Kernabsprengungen, basophilen Makronukleoli mit Aniso- und Poikilonukleolose.

liposarkomatöse Morphologie aufweisen, auch können sie einem malignen fibrösen Histiozytom ähneln. Bizarre Riesenzellen sind keine Seltenheit. Sarkomatoide maligne Mesotheliome exprimieren häufig Zytokeratine, Vimentin, D 2-40 sowie seltener Calretinin und WT-1 bei fehlender Expression von CD68. Der zytologische Befund eines histologisch bestätigten sarkomatösen malignen Mesothelioms ist in der Abb. 7.17 ersichtlich. Die Differentialdiagnose zum malignen sarkomatoiden Mesotheliom umfasst vor allem solitäre fibröse Tumoren, Sarkome oder Karzinosarkome [102].

7.5.1.1.3 Solitärer fibröser Tumor

Der solitäre fibröse Tumor bezeichnet eine nicht-mesotheliale Neoplasie, die sich von submesothelialen Fibroblasten ableitet. Solitäre fibröse Tumoren treten vorwiegend bei jüngeren Patienten (30–50 Jahre) auf; eine ätiologische Beziehung zum Asbest besteht nicht [102]. Da zwischen dem solitären fibrösen Tumor und der Pleura keine direkte Verbindung besteht, ist eine Diagnostik im Ergussmaterial nicht möglich. Hinweise auf die Zytologie solitärer fibröser Tumoren beziehen sich daher ausschließlich auf Befunde von Feinnadelaspiraten [83],[103],[104],[105],[106]. Solitäre fibröse Tumoren kommen als benigne wie auch als maligne Formen vor. Histologisch zeichnet sich die benigne Form durch uniforme, spindelige, bipolare Tumorzellen aus, die in ein gefäßreiches, kollagenes Stroma eingebettet sind. In den Feinnadelaspiraten kommen spindelig-ovaläre Tumorzellen mit eher blandem Chromatin und unauffälligem, hellem Zytoplasma vor dem Hintergrund von fibromyxoidem Material zur Darstellung. Es handelt sich um einen vaskularisierten Tumor, sodass sich auf Grund von angehäuften Gefäßkapillaren der Verdacht auf ein Hämangioperizytom ergeben kann [103]. Die maligne Form des solitären fibrösen Tumors unterscheidet sich von der benignen Form durch erhöhte Zellularität, ausgeprägte Atypien und eine erhöhte Mitoserate und zeigt zumeist einen aggressiven Krankheitsverlauf. Solitäre fibröse Tumoren exprimieren in den meisten Fällen CD34, CD99 und Vimentin bei fehlender Expression von Zytokeratinen und Desmin [83]. Differentialdiagnostisch kommen für die benigne Form verschiedene spindelzellige Tumoren (Low grade sarkomatoides malignes Mesotheliom, Leiomyom, Neurofibrom, Hämangioperizytom) in Betracht, während die Differentialdiagnose der malignen Form aggressive Tumoren (sarkomatoides malignes Mesotheliom, Fibrosarkom) umfasst.

7.5.2 Sekundäre Neoplasien der Pleura

Sekundäre Neoplasien der Pleura sind weitaus häufiger als die vorbeschriebenen primären Tumoren der Pleura. Es handelt sich zumeist um Karzinome, vor allem Adenokarzinome verschiedener Organe, Lymphome und einige seltenere Tumoren (Tab. 7.11).

7.5.2.1 Karzinome

Zu den häufigsten metastatischen Karzinomen zählen in erster Linie Bronchialkarzinome. Die Verteilung der metastatischen Karzinome zeigt geschlechtsbezogene Unterschiede. So sind Lungenkarzinome bei Männern und Mammakarzinome bei Frauen die jeweils häufigsten Ursachen maligner Pleuraergüsse [57]. Literaturdaten zur Häufigkeitsverteilung metastatischer Karzinome in Pleuraergüssen sind der Tab. 7.20 zu entnehmen. Zellen metastatischer Tumore zeigen in Ergüssen nicht selten veränderte morphologische Befunde wie auch eine abweichende Antigenexpression, verglichen mit Tumorzellen aus Materialien des jeweiligen Ursprungsorgans [107]. Ungeachtet dessen ist die immunzytologische Differenzierung *die* Grundlage der Diagnostik metastatischer Karzinome. Diagnostisch relevante Antigene für die geläufigsten metastatischen Karzinome sind der Tab. 7.21 zu entnehmen (Übersichten: [108],[109],[110],[111]).

7.5.2.1.1 Lungenkarzinome

Lungenkarzinome zählen mit Abstand zu den häufigsten Primärtumoren maligner Ergüsse [64],[112],[113],[114],[115],[116]. In den allermeisten Fällen handelt es sich um Adenokarzinome, gefolgt von Plattenepithelkarzinomen und kleinzelligen Karzinomen. Tab. 7.22 zeigt eine Häufigkeitsverteilung der verschiedenen Lungenkarzinome in Pleuraergüssen von 135 Patienten [117].

Adenokarzinom

(s. a. Kap. 4.3.1.2.2, einschl. Tab. 4.25) Adenokarzinome der Lunge imponieren in den meist zellreichen Ergüssen durch Tumorverbände in sehr variabler Morphologie. Neben drüsigen Zellverbänden in dreidimensionaler Lagerung kommen auch papilläre wie kugelförmige und, besonders beim Adenokarzinom mit lepidischem Wachstumsmuster, flächige Verbände vor. Schlecht differenzierte Adenokarzinome imponieren zumeist durch Einzelzellen. Bei den meisten Adenokarzinomen sind ausgeprägte Kernatypien, Hyperchromasie und häufig prominente Nukleoli mit Aniso- und Poikilo-

Tab. 7.20: Ursprungsorgane metastatischer Karzinome (Angabe in jeweils abnehmender Häufigkeit, verändert nach [112],[113]).

Männer	Frauen
Lunge	Mamma
Gastrointestinaltrakt (Ösophagus, Magen, Kolon)	Lunge
Urogenitaltrakt (Niere, Prostata, Harnblase)	Ovar
	Gastrointestinaltrakt (Magen, Ösophagus, Kolon)
	Endometrium

Tab. 7.21: Diagnostisch relevante Antigene metastatischer Karzinome.

Karzinom	Diagnostische relevante Antigene
Adenokarzinom der Lunge	CK7 +, CK 20 -, TTF-1 +, Napsin A +, MUC 4 +, Claudin-4 +
Plattenepithelkarzinom der Lunge	CK 5/6 +, p63 +, p40 +
Kleinzelliges Bronchialkarzinom	CD56 +, Synaptophysin +, Chromogranin +
Nasopharyngealkarzinom	CK5/6 +, CK7 +
Mammakarzinom [6]	CK7 +, CK20 -, GATA-3 +, GCDFP-5 +, Mammaglobin +/-, ER, PR +/-
Kolorektales Karzinom	CK 7 -, CK20 +, CDX-2 +, EMA +
Hepatozelluläres Karzinom	CK 7 -, HepPar-1 +, α-FP + [1], p-CEA + [2], Glypican +, Arginase1 +
Cholangiozelluläres Karzinom	m-CEA +, CK 19 + [3], CA19-9 +
Pankreaskarzinom, duktal	CK7 +, CK19 +, CA19-9 +, CEA +, MUC 5AC +
Magenkarzinom	CK 7 +, CK 20 +, CDX2 +
Prostatakarzinom	CK7 −, CK20 −, PSA +, PSAP +, P504S +
Seminom	PLAP +, CD117 +, AFP -, CD30 -
Ovarialkarzinom, serös	CK7 +, CK20 −, Vimentin +, WT-1 +, CA125 +, PAX8 +, ER,PR +/- [4],
Ovarialkarzinom, muzinös	CK7 +, CK20 +, CDX-2 +, CA125 −, ER −, PR -
Hellzelliges Nierenzellkarzinom	RCCM +, CK7−, CK20 −, PAX8 und PAX2 +, CD10 +, Vimentin +
Papilläres Nierenzellkarzinom	RCCM +, CK7 +, CD10 +, Vimentin +
Urothelkarzinom	CK7 +, CK20 +, CK 5/6 +, CEA +, Uroplakin +, p63 +, GATA3 +
Schilddrüsenkarzinom [7]	CK7 +, CK20 −, TTF-1 +, Thyreoglobulin + [5], Galektin3 +
Merkelzellkarzinom	CK7−, CK20 +, NSE +, Synaptophysin +, Chromogranin +/−, CD56 +

[1] 30–60 %; [2] 80 %; [3] 70–100 %; [4] ca. 50 %; [5] ca. 89 %.; [6] invasives Mammakarzinom NST und invasiv-lobuläres Karzinom; [7] Anaplastische und medulläre Schilddrüsenkarzinome exprimieren nicht TTF-1 und Thyreoglobulin; TTF-1: Thyreoidaler Transkriptionsfaktor; ER, PR: Östrogen-bzw. Progesteronrezeptor; α-FP: α-Fetoprotein; CEA: Carcinoembryonales Antigen (m: monoklonal, p: polyklonal); PSA: Prostataspezifisches Antigen; PSAP: Prostataspezifische saure Phosphatase; WT-1: Wilms Tumorprotein; RCCM: *renal carcinoma cell marker*; NSE: Neuronspezifische Enolase; PLAP: Plazentare alkalische Phosphatase

Tab. 7.22: Häufigkeit primärer Lungenkarzinome im Pleuraerguss (nach [117], n = 135 Patienten, gerundete Werte).

Histologischer Typ	Häufigkeit im Erguss
Adenokarzinom	46 %
Plattenepithelkarzinom	14 %
Kleinzelliges Karzinom	5 %
Schlecht differenzierte Karzinome	12 %
Nicht differenzierbarer Tumortyp	23 %

nukleolose nachweisbar. Die Kerne zeigen in den meisten Fällen eine exzentrische Lagerung. Das Zytoplasma erscheint granuliert, nicht selten kommt ein fein-vakuolisiertes Zytoplasma zur Darstellung. Muzinöse Adenokarzinome weisen eine zytoplasmatische Schleimbildung auf; zur Abgrenzung von zytoplasmatischen Vakuolen kann eine PAS-bzw. Muzikarmin-Färbung hilfreich sein. Als sensitives diagnostisches Leitantigen gilt die nukleäre Expression von TTF-1 (thyreoidaler Transkriptionsfaktor) durch die meisten pulmonalen Adenokarzinome [118],[119],[120],[121]. Das vor einigen Jahren beschriebene Napsin A hat sich als Ergänzungsmarker zum TTF-1 behaupten können [108],[118],[121]. Weitere diagnostisch relevante Antigene sind der Tab. 7.21 zu entnehmen. Der zytologische Befund von Adenokarzinomen der Lunge ist in der Abb. 7.18 ersichtlich.

Differentialdiagnostisch kommen in erster Linie Adenokarzinome anderer Organe, reaktive Mesothelien sowie das epitheloide maligne Mesotheliom in Betracht. Eine Auswahl diagnostisch relevanter Antigene zur Differenzierung zwischen malignem Mesotheliom, mesothelialen Reaktionsformen und Adenokarzinomen ist Tab. 7.13 und Tab. 7.19 zu entnehmen.

Plattenepithelkarzinom

(s. a. Kap. 4.3.1.2.1, Tab. 4.22 und Tab. 4.23). Das Plattenepithelkarzinom der Lunge verursacht wesentlich seltener eine Ergussbildung. Die Morphologie der Tumorzellen bzw. Verbände entspricht weitestgehend den an Ausstrichmaterialien (Feinnadelaspiraten, Bronchusbürstungen u. a.) erhobenen Befunden. In vielen Fällen ist die Morphologie, insbesondere beim verhornten Typ, recht eindeutig, sodass auf immunzytologische Zusatzuntersuchungen verzichtet werden kann. Das unverhornte Plattenepithelkarzinom hingegen kann durchaus Ähnlichkeiten mit einem Adenokarzinom oder malignen epitheloiden Mesotheliomen aufweisen, sodass eine immunzytologische Sicherung der Diagnose hilfreich ist (Kap. 4.3.1.2.1, Tab. 4.22 und Tab. 4.23). Die Abgrenzung des pulmonalen von einem extrapulmonalen Plattenepithelkarzinom ist morphologisch nicht möglich [118]. Zytologische Befunde von Plattenepithelkarzinomen sind in der Abb. 7.19 ersichtlich.

Kleinzelliges Karzinom

Das kleinzellige Karzinom metastasiert wesentlich seltener als die nicht-kleinzelligen Karzinome in die Pleura (s. a. Tab. 7.22, [117],[118]). Die Morphologie der Tumorzellen und Zellverbände entspricht dem am Ausstrichmaterial (Feinnadelaspirate, Bronchusbürstungen u. a.) erhobenen Befund (s. a. Kap. 4.3.1.3.2, Tab. 4.32). Neben Einzelzellen kommen auch kleinere bis mittelgroße Zellgruppen sowie kettenartig angeordnete Tumorzellen zur Darstellung. Als charakteristisch gelten Zellgruppen mit zwiebelschalenartigem Aspekt. Die Kern-Plasma-Relation ist betont kernverschoben. Es besteht ein granuläres Chromatin, Nukleoli sind nicht nachweisbar. Als Differentialdiagnosen sind Lymphome, kleine, blaue, rundzellige Tumoren, z. B. das Ewing-

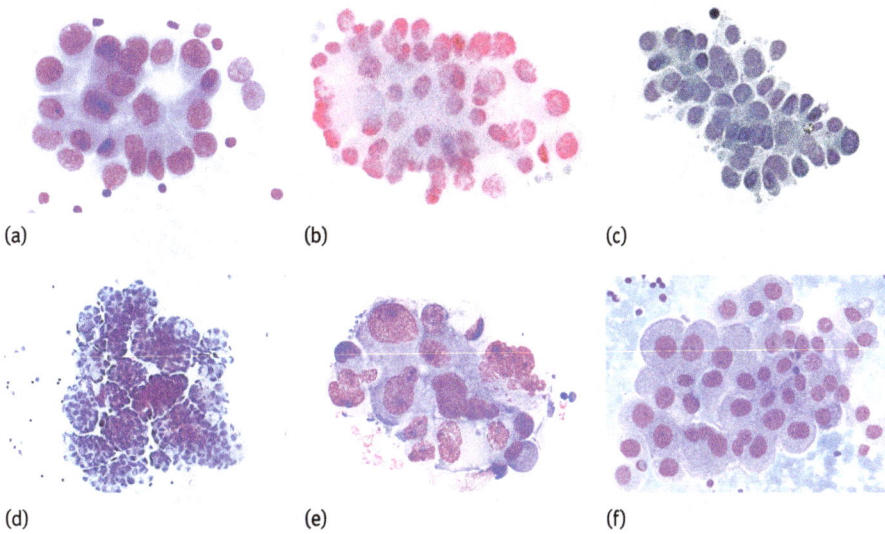

Abb. 7.18: **Zytologie von Adenokarzinomen der Lunge im Erguss.** (a), (e) + (f): MGG-Färbung, (c) + (d) Papanicolaou-Färbung: adenoide Zellverbände mit Nachweis von Kernatypien, granuliertes Zytoplasma, ausschließlich exzentrische Kernlagerung ([a], [c] + [e]), (e): schlecht differenziertes Adenokarzinom mit partieller Aufhebung der adenoiden Struktur, (d): papilläres Adenokarzinom (Übersicht), (f): Adenokarzinom mit lepidischem Wachstumsmuster: flächige Verbände mit eosinophiler Granulation des Zytoplasmas, (b): Kernexpression von TTF-1.

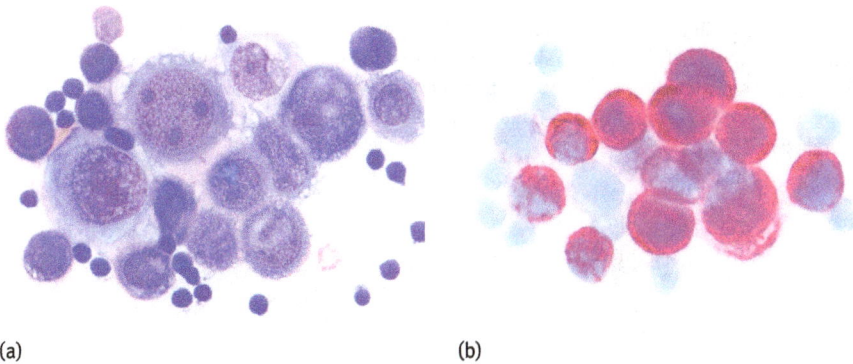

Abb. 7.19: **Zytologie des bronchialen Plattenepithelkarzinoms.** (a) Einzelzellen eines unverhornten Plattenepithelkarzinoms mit markanten Kernatypien, Einzelzelle am Rand mit Zeichen der Verhornung. (b) Expression von CK 5/6.

Sarkom, aber auch das Merkelzellkarzinom oder ein extrapulmonales kleinzelliges Karzinom denkbar. Letzteres ist äußerst selten und vom pulmonalen Kleinzeller nicht zu unterscheiden. Abb. 7.20 vermittelt den zytologischen Befund eines kleinzelligen Karzinoms im Erguss.

(a)

(b)

(c)

(d)

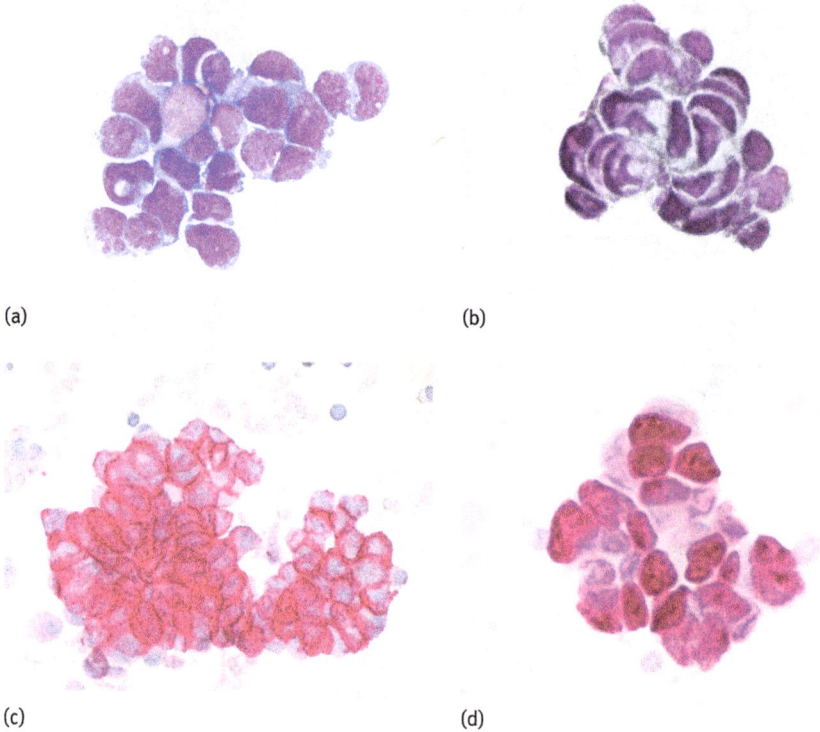

Abb. 7.20: Kleinzelliges Bronchialkarzinom. (a) MGG-Färbung. (b) Papanicolaou-Färbung: Tumorzellen mit typischem Befund, neben feingranulärem Chromatin (a) Zeichen der Anaplasie und Nachweis der typischen Moulding-Lagerung, die besonders in der Papanicolaou-Färbung zwiebelschalenartig imponiert. (c) Expression von CD56. (e) Verstärkte Expression von Ki67, im ausgezählten Präparat etwa 75 %.

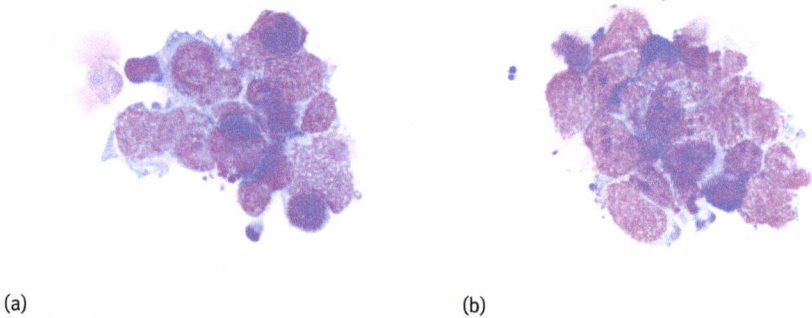

(a)

(b)

Abb. 7.21: Großzelliges Karzinom NOS (vormals: anaplastischer Typ). Tumorzellen mit markanter Kernpleomorphie, unruhiger Chromatinstruktur, prominenten Nukleoli, Zeichen der Anaplasie, basophilem Zytoplasma, wobei Einzelzellen mit einem hoch malignen Non-Hodgkin-Lymphom verwechselt werden können.

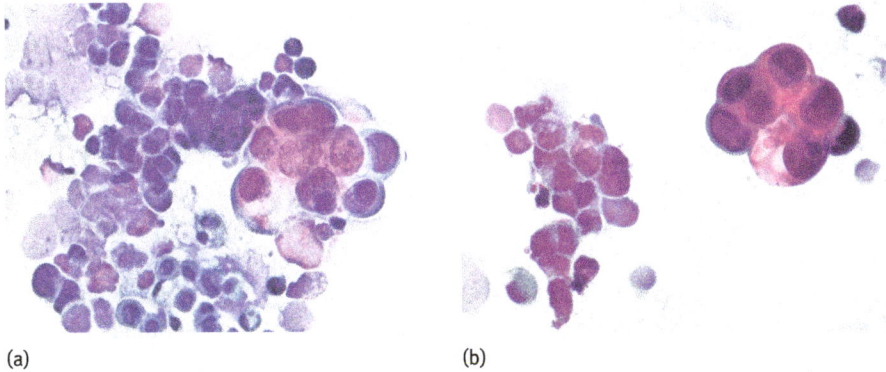

(a)

(b)

Abb. 7.22: Mischkarzinom. Nebeneinander von bronchialem Adenokarzinom und kleinzelligem Karzinom (Papanicolaou-Färbung).

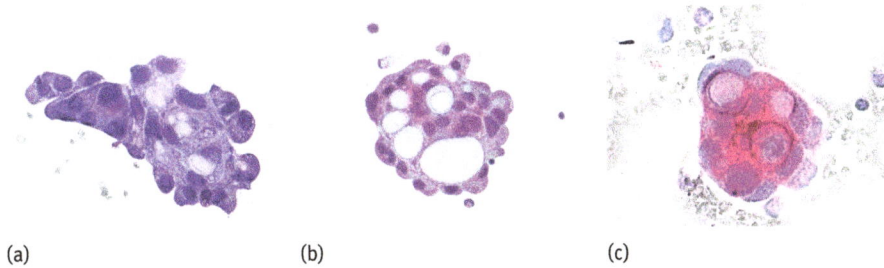

(a)

(b)

(c)

Abb. 7.23: Mukoepidermoidkarzinom. (a) und (b): kleinere Tumorverbände in der Papanicolaou-Färbung mit intrazellulären Schleimkugeln (Mukozyten), die z. T. durch die Fixation herausgelöst wurden (s. a. Text). (c) Expression von CK 8/18.

Seltene Lungenkarzinome

Hierzu zählen einige neuroendokrine Tumoren (Karzinoide, großzellige neuroendokrine Karzinome), Mischkarzinome wie auch Karzinome vom Speicheldrüsentyp. Zytologische Befunde seltenerer Lungenkarzinome sind in Abb. 7.21, Abb. 7.22 und Abb. 7.23 ersichtlich, weitere Erläuterungen zu den jeweiligen Tumorentitäten sind den entsprechenden Abschnitten des Kap. 4 zu entnehmen.

7.5.2.1.2 Mammakarzinome

Mammakarzinome, vor allem das invasive Mammakarzinom NST und invasiv-lobuläre Karzinom, verursachen sehr oft Ergussbildungen und sind hinsichtlich der Häufigkeit insgesamt an zweiter Stelle aller metastatischen Tumoren platziert (Tab. 7.11); als Ursache maligner Pleuraergüsse bei Frauen stehen sie an erster Stelle. So entwickeln etwa 50 % der Patientinnen mit einem Mammakarzinom einen malignen Pleuraerguss [122], wobei wiederum das invasive Mammakarzinom NST mit Lokalisation im inneren Quadranten zu den häufigsten Ursachen zählt [125]. Das Mammakarzinom umfasst eine Großzahl von verschiedenen Entitäten, wobei das invasive Mammakarzinom NST mit etwa 70 % weitaus am häufigsten vorkommt, während das invasiv-lobuläre Karzinom mit 10–14 % und das invasiv-medulläre Karzinom mit 4–7 % beziffert ist [107]. Während die Diagnose des invasiven Mammakarzinom NST in den meisten Fällen unproblematisch ist, können die dominierenden Einzelzellen des invasiv-lobulären Karzinoms leicht übersehen oder fehlinterpretiert werden. Invasive Mammakarzinome NST und invasiv-lobuläre Karzinome zeigen eine sensitive Expression von Mammaglobin A, GCDFP-15 sowie GATA-3 [110],[111],[122]. Einige diagnostische Kriterien und weitere diagnostisch relevante Antigene für beide Entitäten sind der Tab. 7.23 zu entnehmen, korrespondierende zytologische Befunde sind in Abb. 7.24 und Abb. 7.25 ersichtlich. Die Bestimmung der Prognosemarker, Hormonrezeptoren und Her-2-Neu (Humaner epidermaler Wachstumsfaktor 2), sind problemlos auch am

Tab. 7.23: Zytologische Kriterien des invasiven Mammakarzinoms NST und invasiv-lobulären Mammakarzinoms (s. a. [14],[22],[23],[59],[122]).

Invasives Mammakarzinom NST

Zellkerne: zumeist Anisokaryose und Kernpleomorphie, Hyperchromasie, verdichtetes Chromatin, Nukleoli, gut differenzierte Karzinome besitzen eher blande Kerne mit kleinen Nukleoli
Zytoplasma: grau-opak, mitunter auch granuliert oder vakuolisiert, auch Schleimbildung mit randständiger Kernlagerung (Siegelringaspekt)
Kern-Plasma-Relation: kernbetont verschoben
Zellverbände: häufig kugelige, adenoide oder auch papillär anmutende Zellverbände
Besonderheiten: charakteristische morulaartige Verbände, sogenannte „Proliferationskugeln"
Differentialdiagnose: Adenokarzinom mit Ausbildung morulaartiger Verbände, vor allem Ovarialkarzinome und Mesotheliome
Immunzytologie: s. a. Text und Tab. 7.21

Invasiv-lobuläres Karzinom

Zellkerne: meist markante Kernatypien, Hyperchromasie, verdichtete Chromatinstruktur, selten Nukleoli
Zytoplasma: grau-opak bis granuliert
Kern-Plasma-Relation: kernverschoben
Zellverbände: kaum nachweisbar, zumeist Einzelzellen mit häufig exzentrischer Kernlagerung
Besonderheiten: fast ausschließlich Einzelzellen mit nicht selten plasmazytoidem Aspekt durch exzentrische Kernlagerung
Differentialdiagnose: Adenokarzinome mit Einzelzellaspekt, vor allem das diffuse Magenkarzinom, aber auch Lymphome oder mesotheliale Proliferate
Immunzytologie: s. a. Text und Tab. 7.21

zytologischen Material möglich, sodass hierfür auf eine zusätzliche Nadelpunktion verzichtet werden kann (Abb. 7.24).

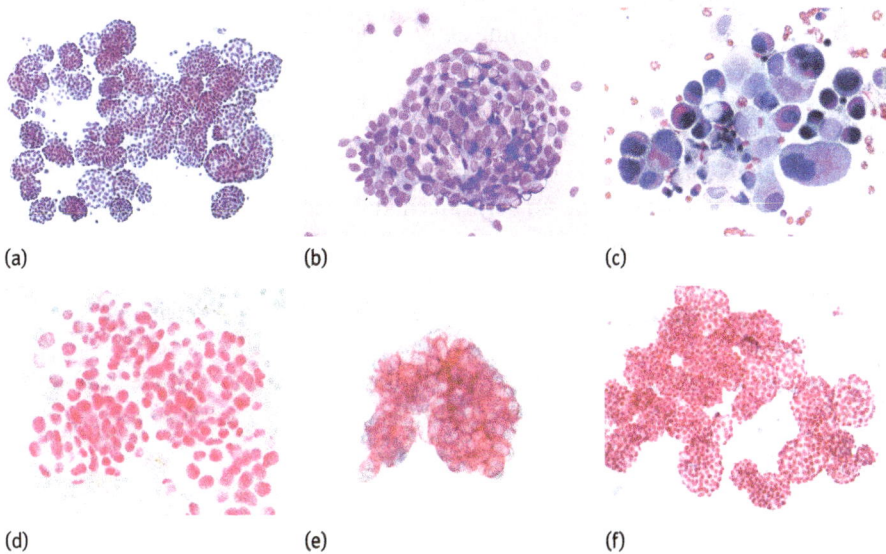

Abb. 7.24: Invasives Mammakarzinom NST. (a) + (c): Papanicolaou-Färbung. (b). MGG-Färbung. (a) Zahlreiche kugelige Zellverbände in der Übersicht. (b) Zellverband eines gut differenzierten invasiven Mammakarzinoms NST. (c) Schlecht differenziertes invasives Mammakarzinom NST. (d) Expression von Mammaglobin A. (e) Kräftige Expression von Her-2-Neu durch alle Zellen eines invasiven Mammakarzinoms NST (Score 3+). (f) Expression des Östrogenrezeptors durch alle Tumorzellkerne.

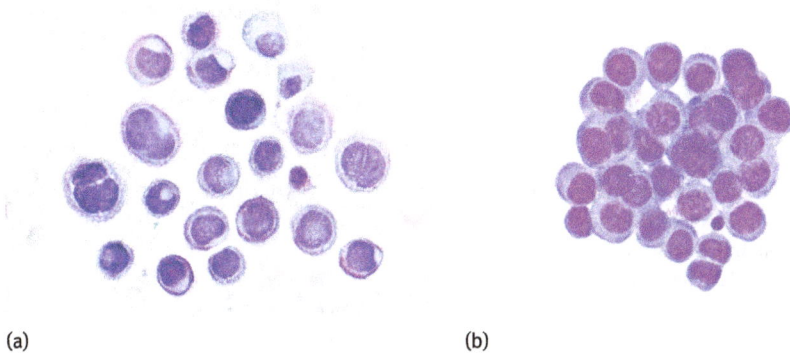

Abb. 7.25: Invasiv-lobuläres Mammakarzinom. (a) + (b): Dissolute, kleine Tumorzellen mit pleomorphen Kernen, Zeichen der Anaplasie, kaum Nachweis von Zellverbänden, Verwechslungsgefahr mit Non-Hodgkin-Lymphomen! (a) Papanicolaou-Färbung. (b) May-Grünwald-Giemsa-Färbung.

7.5.2.1.3 Ovarialkarzinome

Ovarialkarzinome gelten als eine häufige Ursache maligner Pleuraergüsse. So wird die Häufigkeit maligner Pleuraergüsse bei Patientinnen mit einem Stadium IV mit 33–55 % beziffert [123],[126]. Es handelt sich vorwiegend um seröse Zystadenokarzinome, zu geringerem Anteil aber auch um muzinöse Zystadenokarzinome sowie endometrioide Karzinome. Der Bildung eines malignen Pleuraergusses geht zumeist ein Aszites voraus.

Das häufige seröse Karzinom imponiert durch einen charakteristischen Dimorphismus, wobei neben kleinen, proliferierenden Tumorzellen auch großvakuolige Tumorzellen ins Auge fallen. Die Zellen gut differenzierter seröser Karzinome sind in papillären Verbänden angeordnet; bei schlecht differenzierten Karzinomen kommen häufig Einzelzellen zur Darstellung. Mitunter bilden die papillären Zellverbände kugelige Zellballen, die zur Verwechslung mit einem invasiven Mammakarzinom NST führen können. Psammomkörperchen sind keine Seltenheit, wenngleich sie nicht als spezifisch gelten.

Das muzinöse Karzinom ist eine seltene Entität, die sich durch eine intrazelluläre Schleimbildung auszeichnet. Die zumeist dissoziierten Tumorzellen erscheinen nicht

Tab. 7.24: Zytologische Kriterien des serösen und muzinösen Ovarialkarzinoms (s. a. [6],[13],[22],[23],[42],[123],[124] sowie Tab. 7.21).

Seröses Ovarialkarzinom

Zellkerne: variabel, mäßige Anisokaryose und Kernpleomorphie, kompakte Chromatinstruktur, häufig Nukleoli, schlecht differenzierte Karzinome mit ausgeprägter Größen- und Formvarianz der Kerne bei Mehrkernigkeit mit unterschiedlichen Kerngrößen
Zytoplasma: grau-granuliert, nicht selten vakuolisiert
Kern-Plasma-Relation: meist deutlich kernverschoben
Zellverbände: papilläre bzw. kugelige Zellverbände
Besonderheiten: charakteristischer Dimorphismus: kleine proliferierende Tumorzellen neben Tumorzellen mit großen Vakuolen (Verwechslung mit intrazellulärer Schleimbildung!), Nachweis von Psammomkörperchen
Differentialdiagnose: papilläre Karzinome anderer Organe (Uterus, Gastrointestinaltrakt, Lunge), reaktive Mesothelverbände, Mesotheliome

Muzinöses Ovarialkarzinom

Zellkerne: meist geringe Kernatypien, dichtes Chromatin, mitunter kleine Nukleoli
Zytoplasma: schaumiges Zytoplasma mit Nachweis von Schleimkugeln
Kern-Plasma-Relation: kaum verschoben
Zellverbände: meist Einzelzellen, aber auch papilläre oder kugelige Verbände
Besonderheiten: Tumorzellen ähneln mitunter weißschaumigen Makrophagen und können leicht übersehen werden, eingestreute Schleimkugeln sind keine Seltenheit
Differentialdiagnose: muzinöse Karzinome des Gastrointestinaltraktes, Mesothelien, Makrophagen (!)

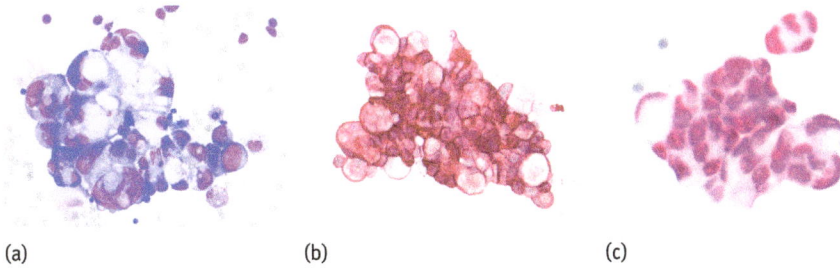

(a) (b) (c)

Abb. 7.26: Seröses Ovarialkarzinom. (a) Zellverband mit Zeichen eines zellulären Dimorphismus, neben z. T. ausgeprägter Vakuolisierung des Zytoplasmas auch kleine kubische Epithelien mit kernbetonter Verschiebung der Kern-Plasma-Relation. (b) Expression von CA 125. (c) Kernexpression von WT-1.

selten eher unauffällig und können demzufolge auch leicht übersehen werden. Die seltenen Zellverbände imponieren meist durch papilläre oder kugelige Strukturen. Die Abgrenzung des muzinösen Ovarialkarzinoms von anderen Entitäten ist immunzytologisch möglich. Zytologische Kriterien und diagnostisch relevante Antigene des serösen und muzinösen Ovarialkarzinoms sind der Tab. 7.24 zu entnehmen; der zytologische Befund eines serösen Ovarialkarzinoms ist in der Abb. 7.26 ersichtlich.

7.5.2.1.4 Pankreaskarzinome/gastrointestinale Karzinome

Pankreatobiliäre und gastrointestinale Karzinome verursachen insgesamt eher selten maligne Pleuraergüsse, in der zytologischen Routine kommen vor allem Pankreaskarzinome, Kolonkarzinome, Magenkarzinome und Ösophaguskarzinome in Betracht (s. a. [127]).

Das *duktale Pankreaskarzinom* mit seinen Varianten ist mit Abstand der häufigste aller Pankreastumoren, die in Pleuraergüssen nachgewiesen werden können [128],[129]. Die Tumorzellen sind sehr häufig vakuolisiert und nicht selten in einer Moulding-Lagerung innerhalb papillär erscheinender Verbände angeordnet [128], woraus eine Verwechslungsmöglichkeit mit dem serös-papillären Ovarialkarzinom resultiert. Da serös-papilläre Ovarialkarzinome WT-1 exprimieren, bei fehlender Expression von MUC 5AC, ist eine sichere Abgrenzung zum duktalen Pankreaskarzinom möglich [130]. Weitere diagnostisch relevante Antigene sind der Tab. 7.21 zu entnehmen. Die Kernatypien sind in vielen Fällen eher gering ausgeprägt, sodass eine sichere Zuordnung an Einzelzellen mitunter schwierig ist. Nicht selten zeigt das Zytoplasma eine Vakuolisierung. Der zytologische Befund eines duktalen Pankreaskarzinoms ist in der Abb. 7.27 ersichtlich.

Kolonkarzinome verursachen selten Pleuraergüsse und sind, mit Ausnahme gut differenzierter Karzinome, allein morphologisch schwer von Adenokarzinomen anderer Organe abzugrenzen. Gut differenzierte Kolonkarzinome imponieren durch elongierte Tumorzellen mit palisadenartiger Anordnung der Zellkerne, während

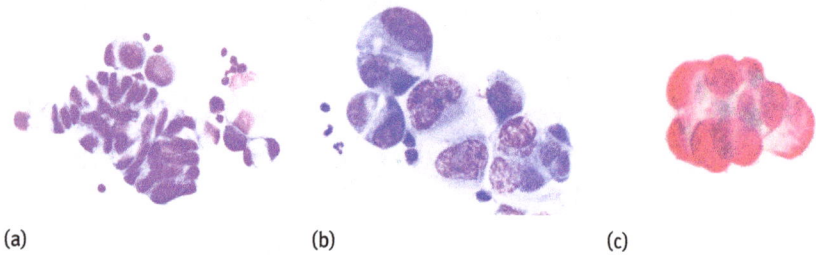

(a)   (b)   (c)

Abb. 7.27: Duktales Pankreaskarzinom. (a) Zellverband mit papillärem Aspekt und mouldingartig angeordneten vakuolisierten Tumorzellen neben einzelnen kubischen Tumorzellen mit kernbetonter Verschiebung der Kern-Plasma-Relation (zellulärer Dimorphismus). (b) Schlecht differenziertes duktales Pankreaskarzinom mit Dissoziationsneigung. (c) Expression von CA 19-9.

schlecht differenzierte Karzinome häufig durch glanduläre oder papilläre Verbände wie auch pleomorphe Einzelzellen mit markanten Kernatypien auffallen. Intrazelluläre Schleimvakuolen sind keine Seltenheit [129],[131]. Kolonkarzinome exprimieren CK 20, CDX2, CEA und EMA (s. a. Tab. 7.21). Zytologische Befunde sind in der Abb. 7.28 ersichtlich. Während gut differenzierte Karzinome morphologisch kaum Schwierigkeiten bereiten, sind schlecht differenzierte Karzinome vorwiegend durch die Expression von CK 20 zu diagnostizieren.

Magenkarzinome und *Ösophaguskarzinome* metastasieren ebenfalls selten in die Pleura. Während das Magenkarzinom vom intestinalen Typ nach Lauren als Adenokarzinom gut zu erkennen ist, kann der diffuse Typ des Magenkarzinoms, insbesondere bei Vorliegen weniger Tumorzellen, leicht übersehen werden. Für den diffusen Typ sind vor allem Einzelzellen mit ausgeprägter Schleimbildung als Siegelringzellen charakteristisch, wobei durch die intrazelluläre Schleimvakuole der Kern halbmondförmig an den Rand gedrängt ist (Abb. 7.29). Die Kernmorphologie ist daher in Siegelringzellen nicht immer sicher zu beurteilen. Magenkarzinome exprimieren CK 7, CK 20 und CDX2. Differentialdiagnostisch kann auch an schleimbildende Karzinome vom Siegelringzelltyp anderer Organe, z. B. Lunge oder Pankreas, gedacht werden. Nichtschleimbildende Tumorzellen können durchaus mit einem malignen Non-Hodgkin-Lymphom verwechselt werden, sodass im Zweifel der Nachweis der Expression von CK7 weiterhilft (Abb. 7.29).

Von den Ösophaguskarzinomen metastasiert vor allem das Barrett-Karzinom, seltener auch das Plattenepithelkarzinom, in die Pleura [129],[132]. Das Barrett-Karzinom imponiert durch adenoide Tumorverbände mit pleomorphen Kernen und weist zumeist eine intrazelluläre Schleimbildung mit randständiger Kernlagerung auf. Es exprimiert CK7, selten CK20, CDX2, MUC 5AC und MUC 6. Das ösophageale Plattenepithelkarzinom ist in seiner Morphologie nicht von Plattenepithelkarzinomen anderer Organe zu unterscheiden. Der zytologische Befund eines Barrett-Karzinoms und ösophagealen Plattenepithelkarzinoms ist in der Abb. 7.30 ersichtlich.

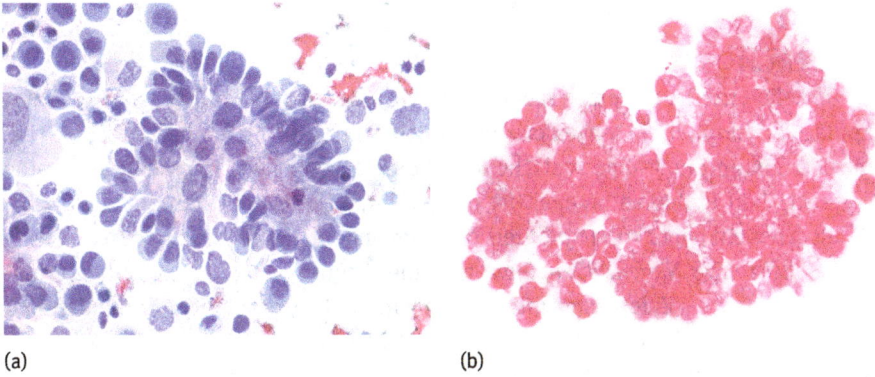

(a) (b)

Abb. 7.28: **Kolonkarzinom.** (a) Adenoide Zellverbände mit typischer palisadenartiger Lagerung der Tumorzellen (Papanicolaou-Färbung). (b) Expression von CK20.

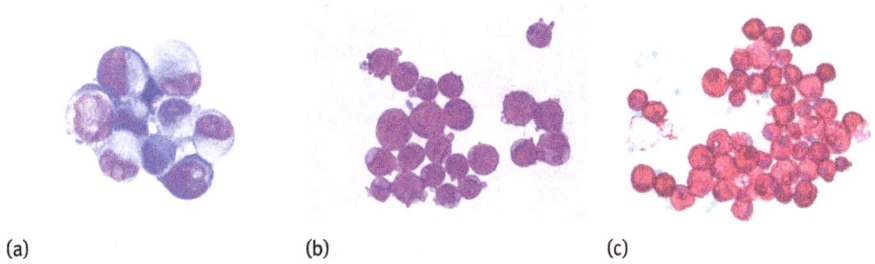

(a) (b) (c)

Abb. 7.29: **Magenkarzinom, diffuser Typ nach Lauren.** (a) Tumorzellen mit Kernatypien und exzentrischer Kernlagerung bei intrazellulärer Schleimbildung. (b) Positive Reaktion in der PAS-Färbung. (c) Expression von CK7.

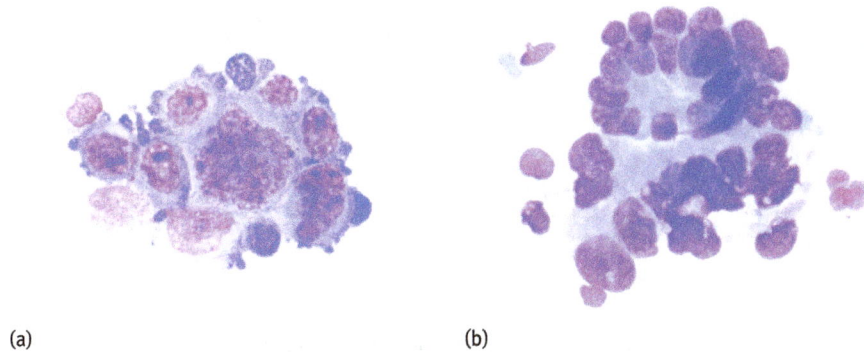

(a) (b)

Abb. 7.30: **Ösophaguskarzinom.** (a) Unverhorntes Plattenepithelkarzinom: Tumorzellen mit markanten Kernatypien und grau-opakem Zytoplasma. (b) Barrett-Karzinom: adenoider Zellverband mit pleomorphen Kernen und unruhigem Chromatin, vergleichbar mit anderen Adenokarzinomen.

7.5.2.1.5 Nierenzellkarzinome, Urothelkarzinom

Nierenzellkarzinome

Von den Nierenzellkarzinomen metastasiert vor allem das hellzellige, aber auch das papillär-chromophile Nierenzellkarzinom in die Pleura. Während das hellzellige Nierenzellkarzinom durch eine typische Morphologie schnell ins Auge fällt und keine diagnostischen Probleme bereitet, ist das papilläre Nierenzellkarzinom allein morphologisch nicht leicht von papillären Tumoren anderer Organe abzugrenzen.

Das *hellzellige Nierenzellkarzinom* imponiert durch adenoide Zellverbände mit hellem, facettiertem Zytoplasma mit häufig eosinophiler Granulation. Es handelt sich um glykogenreiche Tumorzellen, die in der PAS-Färbung eine positive Reaktion bewirken. Die Zellkerne zeigen Atypien mit Anisokaryose und Kernpleomorphie, unruhiger Chromatinstruktur und besitzen nicht selten prominente Nukleoli [22],[129],[132],[133],[134],[135]. Der Tumor exprimiert Vimentin, RCCM (*renal cell carcinoma*

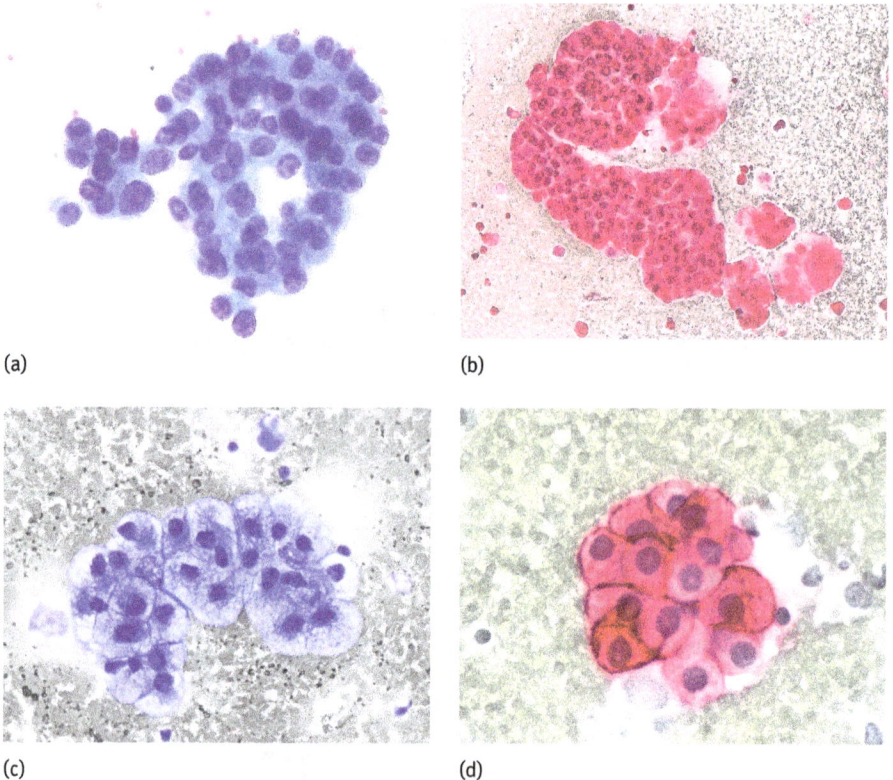

(a)

(b)

(c)

(d)

Abb. 7.31: Nierenzellkarzinome. (a) + (b): Papilläres Nierenzellkarzinom: (a) Papillärer Verband mit Kernatypien und unruhigem Chromatin (Papanicolaou-Färbung). (b) Expression von Vimentin (Übersicht). (c) + (d): Hellzelliges Nierenzellkarzinom. (c) Verband von Tumorzellen mit mäßigen Kernatypien und hellem, facettiertem Zytoplasma. (d) Expression von CD10.

marker), PAX8 und CD10 und ist somit von hellzelligen Karzinomen anderer Organe abgrenzbar [110],[129],[133],[134],[135]. Das *papillär-chromophile Nierenzellkarzinom* imponiert durch papilläre wie auch kugelige Zellverbände. Letztere können mit einem malignen epithelialen Mesotheliom oder Karzinomen mit Ausbildung kugeliger Verbände, z. B. Ovarialkarzinom, invasives Mammakarzinom NST, verwechselt werden. Low grade-Karzinome besitzen relativ monomorphe Kerne mit eher ausgewogener Kern-Plasma-Relation, während sich High grade-Karzinome durch pleomorphe Kerne mit prominenten Nukleoli und kernbetonter Verschiebung der Kern-Plasma-Relation deutlich unterscheiden. Das papillär-chromophile Nierenzellkarzinom exprimiert RCCM, PAX8, Vimentin und CD10 [110],[133],[134],[135]. Weitere diagnostisch relevante Antigene für das hellzellige und papillär-chromophile Nierenzellkarzinom sind der Tab. 7.21 zu entnehmen; zytologische Befunde des hellzelligen und papillär-chromophilen Nierenzellkarzinoms sind in der Abb. 7.31 ersichtlich.

Urothelkarzinom

Urothelkarzinome metastasieren etwa zu 11 % in die Pleura [136]. Die Tumorzellen bilden zumeist kleinere Gruppen, nicht selten auch papilläre Verbände; in vielen Fällen kommen nur Einzelzellen zur Darstellung. Die Zellkerne sind vergrößert, hyperchromatisch und besitzen nicht selten prominente Nukleoli. Die Kern-Plasma-Relation ist in der Regel kernbetont verschoben. Das Zytoplasma ist grau-opak und zeigt nicht selten eosinophile Einschlüsse; intrazytoplasmatische Vakuolen sind keine Seltenheit [22],[129],[137],[152],[153]. In der PAS-Färbung können häufig sternförmige Einschlüsse nachgewiesen werden, die ebenfalls diagnostisch relevant sind. Urothelkarzinome exprimieren CK7, CK20, Uroplakin, GATA3 und p63, wodurch sie differentialdiagnostisch von Karzinomen der Lunge, Mamma und Kolorektum abgegrenzt werden können. Der zytologische Befund eines Urothelkarzinoms ist in der Abb. 7.32 ersichtlich.

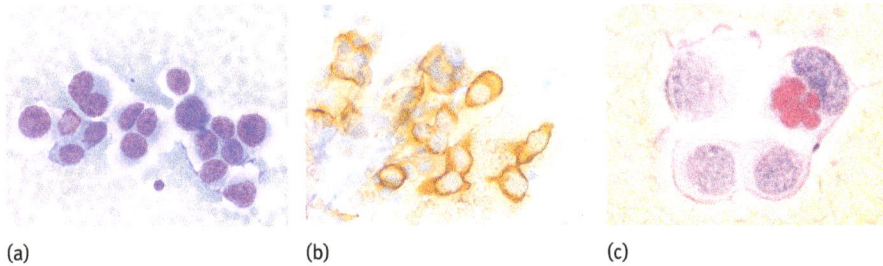

(a) (b) (c)

Abb. 7.32: Urothelkarzinom. (a) Pleomorphe Tumorzellen mit Kernatypien, unruhigem Chromatin und Ausbildung von Chromozentren, Doppelkernigkeit. (b) Expression von CK20, (c) Nachweis sternförmiger Ablagerungen in der PAS-Färbung.

7.5.2.2 Maligne Lymphome

Der Anteil maligner Lymphome an der Bildung maligner Ergüsse beträgt 10–15 %, wobei Non-Hodgkin-Lymphome bis zu 40 % am häufigsten diagnostiziert werden [138],[139]. Ergüsse durch maligne Lymphome entstehen meist durch Obstruktion von Lymphknoten oder des Ductus thoracicus, was auch den nicht selten chylösen Aspekt der Ergüsse erklärt [140].

Ergüsse maligner Lymphome sind in der Regel zellreich und imponieren zumeist durch monomorphe lymphoide Zellen. Die Differenzierung erfolgt morphologisch wie auch immunzytologisch, sodass in den meisten Fällen eine Diagnose gestellt werden kann.

Zur Bestimmung des Zelltyps, B- oder T-Zelldifferenzierung, ist die Immunzytologie die Methode der Wahl, sodass mit einem kleinen Antigenpanel eine sichere Differenzierung in den meisten Fällen möglich ist (Abb. 7.33). Lymphome niedrigen Malignitätsgrades unterscheiden sich bereits durch Kerngröße, Chromatinstruktur, Größe der Nukleoli und Zytoplasma von Lymphomen hohen Malignitätsgrades deutlich [22]. Hinweise zur Bedeutung der Zellgröße bei niedrig malignen und hoch malignen Lymphomen siehe Kap. 6, Tab. 6.8. Neben der morphologischen Orientierung ist die Bestimmung des Ki67-Index ein sicherer Hinweis auf den Malignitätsgrad eines malignen Lymphoms. Die zytologischen Kriterien der einzelnen Lymphome im Ergussmaterial sind vergleichbar mit den an Feinnadelaspiraten erhobenen Befunden. Neben morphologischen Kriterien stehen diagnostisch relevante Antigene zur Verfügung, die einen morphologisch erhobenen Verdacht bestätigen können. Zytologische Kriterien nebst diagnostisch relevanten Antigenen für ausgewählte Lymphomentitäten sind Tab. 6.10, Tab. 6.11, Tab. 6.13 und Tab. 6.14 zu entnehmen. Insbesondere durch den Einsatz der Durchflusszytometrie gilt die zytologische Lymphomdiagnostik am Ergussmaterial als sehr sensitiv, was vor allem durch die hohe Zahl der zur Verfügung stehenden Lymphomzellen begründet ist. Somit ist in den meisten Fällen eine definitive, der Histologie entsprechende Diagnostik, möglich [138],[139],[141],[142]. Eine Auswahl maligner Lymphome im Ergussmaterial ist in Abb. 7.34, Abb. 7.35 und Abb. 7.36 ersichtlich.

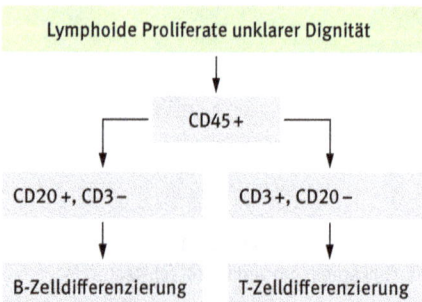

Lymphoide Proliferate unklarer Dignität

CD45 +

CD20 +, CD3 –   CD3 +, CD20 –

B-Zelldifferenzierung   T-Zelldifferenzierung

Abb. 7.33: Diagnostischer Algorithmus zur Bestimmung des Lymphomtyps. Bei fraglichen lymphoiden Proliferaten erlaubt die Expression von CD45 (leukozytäres Gruppenantigen) den Hinweis auf einen lymphatischen Ursprung, wobei die Expression von CD20 bzw. CD3 eine Zuordnung zu einer B- oder T-Zelldifferenzierung ermöglicht (s. a. Abb. 7.36).

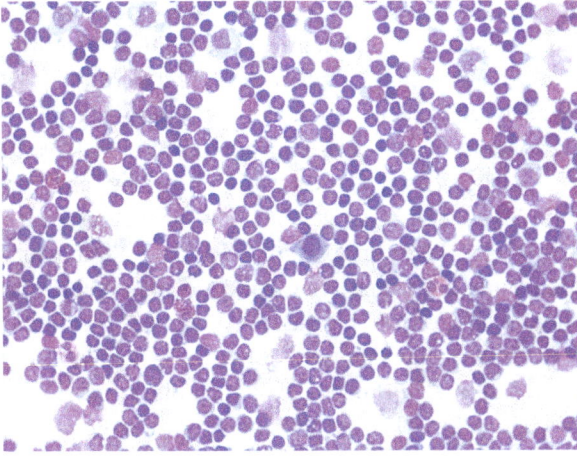

Abb. 7.34: Pleuraerguss bei chronischer lymphatischer Leukämie. Zahlreiche kleinzellige Lymphozyten mit aufgelockertem Chromatin und vereinzelt eingestreuten Prolymphozyten.

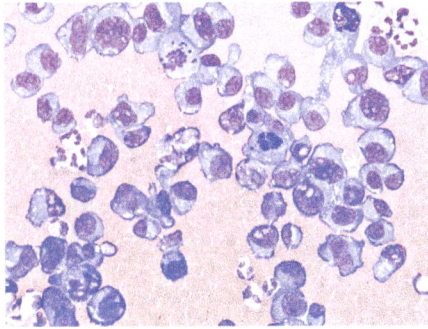

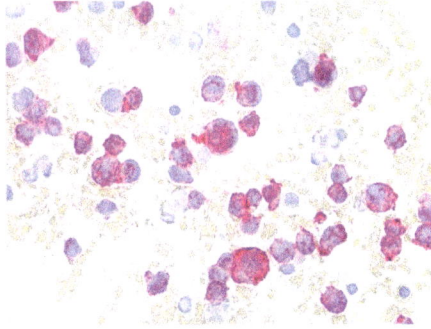

(a)

(b)

Abb. 7.35: Pleuraerguss bei multiplem Myelom. (a) Zahlreiche Plasmazellen mit Nachweis markanter Kernatypien, exzentrischer Kernlagerung und grauem Zytoplasma, eingestreute Mitosen. (b) Expression von CD138.

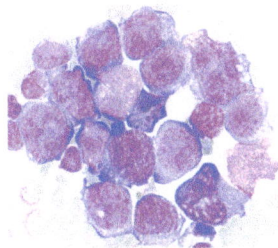

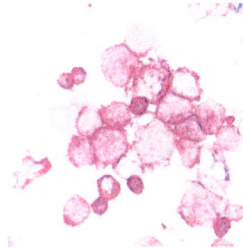

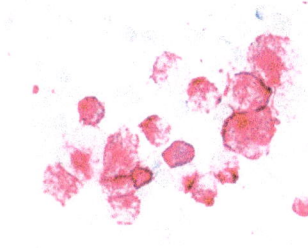

(a)

(b)

(c)

Abb. 7.36: Pleuraerguss bei diffusem großzelligem B-Zell-Lymphom. (a) Ausgesprochen pleomorphe Lymphomzellen mit markanten Kernatypien, grau-opakem bis basophilem Zytoplasma und Zeichen der Anaplasie. (b) Expression von CD45. (c) Expression von CD20.

Das primäre Ergusslymphom bezeichnet ein extranodales B-Zell-Lymphom, das nur in der Pleura entsteht und mit dem Burkitt-Lymphom und dem diffusen großzelligen B-Zell-Lymphom zu den HIV-assoziierten Lymphomen gezählt wird [143]. Es wurde 1989 erstmalig als eine eigene Lymphomentität mit viraler Ätiologie beschrieben. So konnten an 100 % der Lymphomzellen HHV-8 (Humanes Herpesvirus 8) und in 90 % EBV (Epstein-Barr-Virus) nachgewiesen werden [144]. Als weitere Ursachen für die Entstehung des primären Ergusslymphoms gelten auch immunsuppressive Therapien älterer Patienten sowie eine Leberzirrhose nach Hepatitis-C-Infektion. Die Zellen des primären Ergusslymphoms zeigen eine markante morphologische Variabilität. Die großen Lymphomzellen besitzen pleomorphe Kerne mit prominenten Nukleoli bei variablem Zytoplasma. Neben immunoblastischen Lymphomzellen mit vorwiegend runden Kernen und zentralen Nukleoli sind auch plasmoblastische Lymphomzellen mit reichlich hellerem Zytoplasma, perinukleärer Aufhellung und exzentrischer Kernlagerung beschrieben worden; des Weiteren sind anaplastische Lymphomzellen keine Seltenheit [140],[141],[145],[146]. In der Immunzytologie exprimieren die Tumorzellen CD45, CD138, CD38, CD30 und EMA bei fehlender Expression von CD19, CD20 und CD79a.

7.5.2.3 Malignes Melanom

Das maligne Melanom metastasiert als nicht-epithelialer Tumor nicht selten in die Pleura. Während melanotische Melanome durch das augenfällige schwarze Melanin in der MGG-Färbung leicht zu diagnostizieren sind, bereiten amelanotische Melanome mitunter große Schwierigkeiten.

Die Tumorzellen zeigen eine ausgeprägte Anisozytose, sodass kleine Tumorzellen als solche schnell übersehen werden können. Bei exzentrischer Lagerung der Kerne zeigen diese ausgeprägte Atypien, neben Pleomorphie und Hyperchromasie, Makronukleoli finden sich nicht selten Kernabsprengungen und Kerneinschlüsse. Das reichliche Zytoplasma ist häufig vakuolisiert. Die Kern-Plasma-Relation ist sehr variabel. Maligne Melanome exprimieren HMB45, Melan A, S 100, Vimentin, WT-1 bei hohem Ki67-Index [129],[147],[148],[149],[150],[151]. Zytologische Befunde des melanotischen und amelanotischen Melanoms sind in der Abb. 7.37 ersichtlich.

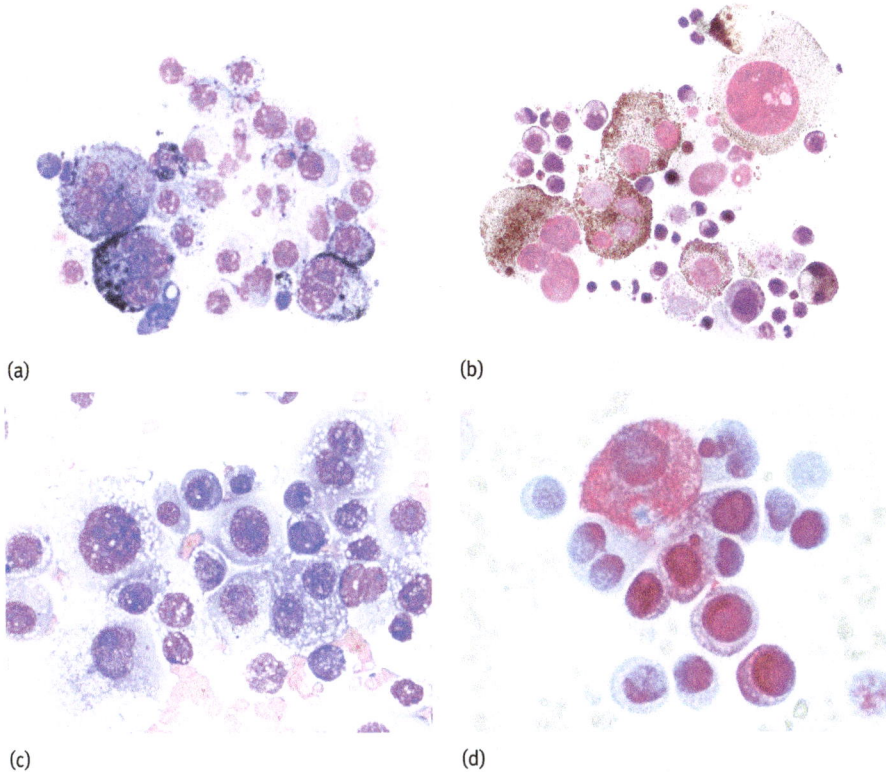

(a)   (b)

(c)   (d)

Abb. 7.37: **Malignes Melanom.** (a) + (c): MGG-Färbung. (b) Papanicolaou-Färbung: Pleomorphe Tumorzellen mit ausgeprägten Kernatypien. (a) + (b): Melanotische Form mit reichlichem Nachweis von zytoplasmatischem Pigment (MGG-Färbung: schwarz, Papanicolaou-Färbung: braun). (c) Amelanotische Form mit hell-vakuolisiertem Zytoplasma ohne Pigmentnachweis. (d) Kernexpression von Melan A.

Literaturangaben

[1]   Köhler D, Schönhofer B, Voshaar T. Pneumologie. Ein Leitfaden für rationales Handeln in Klinik und Praxis. Thieme Verlag 2015.

[2]   Light WR. Pleural Diseases. Lippincott Williams & Wilkins 2013, 6th Ed.

[3]   Light RW, Macgregor MI, Luchsinger PC, Ball WC Jr. Pleural effusions: the diagnostic separation of transudates and exudates. Ann Intern Med. 1972;77:507-513.

[4]   Porcel JM, Pena JM, Vicente de Vera C, Esquerda A. Reappraisal of the standard method (Light's criteria) for identifying pleural exsudate. Med Clin (Barc). 2006;126:211-213.

[5]   Heffner JE. Discriminating between transudates and exsudates. Clin Chest Med. 2006;27:241-252.

[6]   Michael CW, Chhieng DC, Bedrossian CWM (Hrsg.) Cytohistology of the Serous Membranes. Cambridge University Press 2015.

[7]   Michael CW, Davidson B. Pre-analytical issues in effusion cytology. Pleura and Peritoneum. 2016;1:45-56.

[8]   Sidham VB, Epple J. Collection and processing of effusion fluids for cytopathologic evaluation. In: Sidham VB, Atkinson BF. (Hrsg.). Cytopathologic Diagnosis of Serous Fluids. Saunders Elsevier 2007:207-235.

[9]   Hoda RS, VandenBusche C, Hoda SA. Body cavity fluids. in: Diagnostic Liquid-Based Cytology. (Hrsg. Hoda RS, VandenBusche C, Hoda SA.), Springer 2017:91-104.

[10]   De May M. Fluids. In: The Art & Science of Cytopathology (Hrsg. De May M.) 2nd Ed. Vol. 1, ASCP Press Chicago. 2012;268-288.

[11]   Tan D, Zander DS. Immunohistochemistry for assessment of pulmonary and pleural neoplasms: A review and update. Int J Clin Exp Pathol. 2008;1:19-31.

[12]   Motherby H, Nadjari B, Friegel P, et al. Diagnostic accuracy of effusion cytology. Diagn Cytopathol. 1999;20:350-357.

[13]   Ali SZ, Cibas ES. Serous Cavity Fluid and Cerebrospinal Fluid Cytopathology. Springer 2012.

[14]   Spriggs AI, Boddington MM. Atlas of Serous Fluid Cytopathology. A Guide to the Cell of Pleural, Pericardial, and Peritoneal and Hydrocele Fluids. Kluwer Academic Publishers 1991.

[15]   Porcel JM. Pearls and myths in pleural fluid analysis. Respirology. 2011;16:44-52.

[16]   Metzgeroth G, Kuhn C, Schultheis B, Hehlmann R, Hastka J. Diagnostic accuracy of cytology and immunocytology in carcinomatous effusions. Cytopathol. 2008;19:205-211.

[17]   Batra H, Antony VB. Pleural mesothelial cells in pleural and lung diseases. J Thorac Dis. 2015;7:964-980.

[18]   Mutsaers SE, Birnie K, Lansley S, et al. Mesothelial cells in tissue repair and fibrosis. Frontiers in Pharmacol 2015;6:113, DOI: 10.3389/fphar.2015.00113.

[19]   Mutsaers SE. Mesothelial cells: Their structure, function and role in serosal repair. Respirology. 2002;7:171-191.

[20]   Mutsaers SE, Wilkosz S. Structure and function of mesothelial cells. Cancer Treat Res. 2007;134:1-19.

[21]   Atay Z. Cytomorphologie des Pleuramothelioms in der Imprintcytologie und in den Ergußausstrichen. Verh Dtsch Ges Zyt. 1993;18:146-162.

[22]   Atay Z, Topalidis T. Cytodiagnostik der serösen Höhlen. Atlas und Lehrbuch. Wolfgang Pabst Verlag 1994.

[23]   DeMay RM. Fluids. In. The Art & Science of Cytopathology (Hrsg. DeMay RM.) ASCP Press 2012 Vol.1:267-372.

[24]   Imlay SP, Raab SS. Pleural fluid cytology: immunocytochemistry usage patterns and significance of nondefinitive diagnosis. Diagn Cytopathol. 2000;22:281-285.

[25]   Wu GP, Zhang SS, Fang CQ, Liu SL, Wang EH. Immunocytochemical panel for distinguishing carcinoma cells from reactive mesothelial cells in pleural effusions. Cytopathology. 2008;19:212-217.

[26]   Davidson B, Firat P, Michael CW. Serous Effusions. Etiology, Diagnosis, Prognosis and Therapy. Springer 2012.

[27]   Pavlisko EN, Roggli VL. Diseases of the serosal surface. In: Silverberg's Principle and Practice of Surgical Pathology and Cytopathology (Hrsg. Wick MR, Li Volsi VA, Pfeiffer JD, Stelow EB, Eakely PE.) 5th Ed., Cambridge University Press 2015, Vol. 2:1427-1478.

[28]   Tasci S, Ewig S, Lüderitz B. Diagnose und Therapie von parapneumonischen Pleuraergüssen und Empyemen. Dtsch Ärztebl. 2004;101(A):638-648.

[29]   Hamm H, Light RW. Parapneumonic effusion and empyema. Eur Respir J. 1997;10:1150-1156.

[30]   Leonhardt P. Atlas der praktischen klinischen Zytodiagnostik bei Erkrankungen im Thoraxbereich. Johann Ambrosius Barth Verlag Leipzig 1977.

[31]   Garrido VV, Viedma EC, Villar AF, et al. Recommandations of diagnosis and treatment of pleural effusion. Update. Arch Bronconeumol. 2014;50:235-249.

[32] Krenke R, Nasilowski J, Korczynski P, et al. Incidence and aetiology of eosinophilic pleural effusion. Eur Respir J. 2009;34:1111-1117.

[33] Oba Y, Abu-Salah T. The prevalence and diagnostic significance of eosinophilic pleural effusions: a meta-analysis and systematic review. Respiration. 2012;83:198-208.

[34] Ferreiro L, San Jose E, Gonzales-Barcala FJ, et al. Eosinophilic pleural effusion: incidence, etiology and prognostic significance. Arch Bronconeumol. 2011;47:504-509.

[35] Kalomenidis I, Light RW. Pathogenesis of the eosinophilic pleural effusions. Curr Opin Pulm Med. 2004;10:289-293.

[36] Mohamed KH, Abdelhamid AI, Lee YCG, et al. Pleural fluid levels of interleukin-5 and eosinophils are closely correlated. Chest. 2002;122:576-580.

[37] Spriggs A, Boddington MM. Absence of mesothelial cells from tuberculous pleural effusions. Thorax. 1960;15:169-171.

[38] Jing X, Michael CW. Benign conditions. In: Michael CW, Chhieng DC, Bedrossian CWM (Hrsg.) Cytohistology of the Serous Membranes. Cambridge University Press 2015:26-36.

[39] Shaw M, Collins BF, Ho LA, Raghu G. Rheumatoid arthritis-associated lung disease. Eur Respir Rev. 2015;24:1-16.

[40] Solling Avnon L, Abu-Shakra M, Flusser D, Heimer D, Sion-Vardy N. Pleural effusion associated with rheumatoid arthritis: what cell predominance to anticipate. Rheumatology International. 2007;27:919-925.

[41] Vassilakis DA, Wells AU, Bouros D. Immunological diseases of the pleura. In: Pleural Disease. (Ed. Bouros D.), Series: Lung Biology in Health and Disease. (Ed. Lenfant C.), Marcel Dekker, Inc. 2004:595-620.

[42] Bubendorf L, Feichter GE, Obermann EC, Dalquen P. (Hrsg.) Seröse Höhlen. In: Zytopathologie. Springer 2011:307-346.

[43] S, Gangane N. Detection of lupus erythematosus cells in pleural effusion: a unusual presentation of systemic lupus erythematodes. J Cytol. 2012;29:77-79.

[44] Naylor B. Cytological aspect of pleural, peritoneal and pericardial fluids from patients with systemic lupus erythematosus. Cytopathol. 1992;3:1-8.

[45] Reda MG, BaigelmanW. Pleural effusion in systemic lupus erythematosus. Acta Cytol. 1980;24:553-557.

[46] Sethi S, Pooley RJ, Yu GH. Lupus erythematosus (LE) cells in pleural fluid: initial diagnosis of systemic lupus erythematosus by cytologic examination. Cytopathol. 1996;7:292-294.

[47] Hamm H. Pleuraerguß. Rationale Diagnostik und Therapie. Pneumologe. 2007;4:357-371.

[48] Nicholls AJ, Friend, Legge JS. Sarcoid pleural effusion: three cases and review of the literature. Thorax. 1980;35:277-281.

[49] Baughman RP, Seymour S. Pleural manifestations of interstitial lung disease. In: Pleural Disease. (Ed. Bouros D.), Series: Lung Biology in Health and Disease. (Ed. Lenfant C.), Marcel Dekker, Inc. 2004:571-593.

[50] Kumagai T, Tomita Y, Inoue T, et al. Pleural sarcoidosis diagnosed on the basis of an increased CD4/CD8 lymphocyte ratio in pleural effusion fluid: a case report. J Med Case Report. 2015;9: 170; doi.org/10.1186/s13256-015-0656-y.

[51] Tzanakis NE, Antoniou K. Pleural effusions in pregnancy and gynecological diseases. In: Pleural Disease. (Ed. Bouros D.), Series: Lung Biology in Health and Disease. (Ed. Lenfant C.), Marcel Dekker Inc. 2004:737-755.

[52] Benjapibal M, Sangkarat S, Laiwejpithaya S, et al. Meigs' syndrome with elevated serum CA125: case report and review of the literature. Case Rep Oncol. 2009;2(1): 61-66, doi: 10.1159/000210441.

[53] Krenke R, Maskey-Warzechowska M, Korczynski P, et al. Pleural effusion in Meigs' syndrome-transudate or exudate? Systematic review of the literature. Medicine. 2015; 94(49):e2114, doi: 10.1097/MD.0000000000002114.

[54] Broghamer WL, Richardson ME, Faurest SE. Malignancy-associated serosanguinous pleural effusions. Acta Cytol. 1984;28:46-50.

[55] Lee YCG, Light RW. Management of malignant pleural effusions. Respirology. 2004;9:148-156.

[56] Loddenkemper R. Management der malignen Pleuraergüsse. Pneumologie. 2005;59:120-135.

[57] Roberts ME, Neville E, Berrisford RG, Antunes G, Ali NJ. Management of a malignant pleural effusion: British Thoracic Society pleural disease guideline 2010. Thorax. 2010;65(Suppl 2):ii32-eii40, doi:10.1136/thx.2010.136994.

[58] Latza U, Niedobitek G, Schwarting R, Nekarda H, Stein H. Ber-Ep4: A new monoclonal antibody which distinguishes epithelia from mesothelia. J Clin Pathol. 1990;43:213-219.

[59] Bedrossian CWM. Malignant Effusions. A Multimodal Approach to Cytologic Diagnosis. Igaku-Shoin Medical Publ. 1994.

[60] Doglioni C, Dei Tos AP, Laurino L, et al. Calretinin: a novel immunocytochemical marker for mesothelioma. Am J Surg Pathol. 1996;20:1037-1046.

[61] Wang B, Li D, Ou X, Yi Q,, Yulin Feng Y. Diagnostic accuracy of Ber-EP4 for metastatic adeno-carcinoma in serous effusions: a meta-analysis. PLoS One. 2014;9(9):e107741, doi: 10.1371/journal.pone.0107741.

[62] Sahn SA. Malignant pleural effusion. In: Pleural Disease. (Ed. Bouros D.), Series: Lung Biology in Health and Disease. (Ed. Lenfant C.), Marcel Dekker Inc. 2004:411-438.

[63] Lynch TJ. Management of malignant pleural effusions. Chest. 1993;103:385-389.

[64] Sahn SA. Pleural diseases related to metastatic malignancies. Eur Respir J. 1997;10:1907-1913.

[65] Antony VB, Loddenkemper R, Astoul P, et al. Management of malignant pleural effusions. Eur Respir J. 2001;18:402-419.

[66] Hamm H. Pneumothorax und Pleuraerguß. In: Klinische Pneumologie (Hrsg. Matthys H, Seeger W.), 4. Auflg., Springer 2008:580-593.

[67] Guinee DE, Allen TC. Primary pleural neoplasia. Entities other than diffuse malignant meso-thelioma. Arch Pathol Lab Med. 2008;132:1149-1170.

[68] Hammar SP, Henderson DW, Klebe S, Dodson RF. Neoplasmas of the pleura. In: Dail and Hammar's Pulmonary Pathology. Vol II. Neoplastic Lung Disease. (Ed. Tomashefski JF, Cagle PT, Farver CF, Fraire AE.), Thisr Ed., 2008:558-734.

[69] Travis WD, Brambilla E, Müller-Hermelink HK, Harris CC. Pathology and Genetics of Tumors of the Lung, Pleura, Thymus and Heart. World Health Organization Classification of Tumors. IARC Press, Lyon 2004.

[70] Neumann V, Löseke S, Nowak D, Herth FJF, Tannapfel A. Malignes Pleuramesotheliom. Inzidenz, Ätiologie, Diagnostik, Therapie und Arbeitsmedizin. Dtsch Arztebl Int. 2013;110:319-326.

[71] Mossman BT, Shukla A, Heintz NH, et al. New insights into understanding the mecha-nisms, pathogenesis, and management of malignant mesotheliomas. Am J Pathol. 2013;182:1065-1077.

[72] Müller KM. Mesotheliome-Pathologie und Pathogenese. In: Pleuramesotheliom (Hrsg. Mangeold C.), Springer 2005:43-58.

[73] Wagner J, Sleggs C, Marchand P. Diffuse pleural mesothelioma and asbestos exposure in the north western cape province. Brit J Industr Med. 1960;17:260-271.

[74] Sekido Y. Molecular pathogenesis of malignant mesothelioma. Carcinogenesis. 2013;34:1413-1419.

[75] Morresi-Hauf A, Reu S. Pathologie der Pleuratumoren. In: Tumoren der Lunge und des Media-stinums. (Hrsg. Huber RM), Zuckschwerdt Verlag 2014:239-245.

[76]   Van der Bij S, Schaake E, Koffijberg H, et al. Markers for the non-invasive diagnosis of meso-
       thelioma: a systematic review. Brit J Cancer. 2011;104:1325-1333.

[77]   Hjerpe A, Ascoli V, Bedrossian CWM, et al. Guidelines for the cytopathologic diagnosis of epi-
       theloid and mixed-type malignant mesothelioma. Complementary statement from the Interna-
       tional Mesothelioma Interest Group, also endorsed by the International Academy of Cytology
       and the Papanicolaou Society of Cytopathology. Acta Cytol. 2015;59:2-16.

[78]   Hjerpe A, Dobra K. Comments on the recently published Guidelines for the "Cytopathologic
       diagnosis of epitheloid and mixed-type malignant mesothelioma". Cancer Cytopathol. 2015;
       123(8):449-53, doi: 10.1002

[79]   Renshaw AA, Dean BR, Antman KH, Sugarbaker DJ, Cibas ES. The role of cytologic evaluation of
       pleural fluid in the diagnosis of malignant mesothelioma. Chest. 1997;111:106-109.

[80]   Paintal A, Raparia K, Zakowski MF, Nayar R. The diagnosis of malignant mesothelioma in
       effusion cytology: a reappraisal and results of a multi-institution survey. Cancer Cytopathol.
       2013;121:703-707.

[81]   Segal A, Sterrett GF, Frost FA, et al. A diagnosis of malignant pleural mesothelioma can be
       made by effusion cytology: results of a 20 year audit. Pathology. 2013;45:44-48.

[82]   Panadero FR. Diagnosis and treatment of malignant pleural mesothelioma. Arch Bronco-
       pneumol. 2015;51:177-184.

[83]   Bedrossian CWM, Jhee JT. The cytologic diagnosis of malignant mesothelioma. In: Michael CW,
       Chhieng DC, Bedrossian CWM (Hrsg.) Cytohistology of the Serous Membranes. Cambridge Uni-
       versity Press 2015:37-124.

[84]   Churg A, Galateau-Salle F. The separation of benign and malignant mesothelial proliferations.
       Arch Pathol Lab Med. 2012;136:1217-1226.

[85]   Zeren EH, Demirag F. Benign and malignant mesothelial proliferations. Surg Pathol.
       2010;3:83-107.

[86]   Minato H, Kurose N, Fukushima M, et al. Comparative immunohistochemical analysis of IMP3,
       GLUT 1, EMA, CD146, and desmin for distinguishing malignant mesothelioma from reactive
       mesothelial cells. Am J Clin Pathol. 2014;141:85-93.

[87]   Cigognetti M, Lonardi S, Fisogni S, et al. BAP1 (BRCA1- associated protein 1) is a highly specific
       marker for differentiating mesothelioma from reactive mesothelial proliferations. Mod Pathol.
       2015;28:1043-1057.

[88]   Kato Y, Tsuta K, Seki K, et al. Immunohistochemical detection of GLUT-1 can discriminate
       between reactive mesothelium and malignant mesothelioma. Mod Pathol. 2007;20:215-220.

[89]   Sato A, Torii I, Okamura Y, et al. Immunocytochemistry of CD146 is useful to discrimi-
       nate between malignant pleural mesothelioma and reactive mesothelium. Mod Pathol.
       2010;23:1458-1466.

[90]   Shi M, Fraire AE, Chu P, et al. Oncofetal protein IMP3, a new diagnostic biomarker to dis-
       tinguish malignant mesothelioma from reactive mesothelial proliferation. Am J Surg Pathol.
       2011;35:878-882.

[91]   Lee AF, Gown AM, Churg A. IMPs and GLUT-1 Immunohistochemistry for distinguishing benign
       from malignant mesothelial proliferations. Am J Surg Pathol. 2013;37:421-426.

[92]   Tao LC. The cytopathology of mesothelioma. Acta Cytol. 1979;23:209-213.

[93]   Sherman ME, Mark EJ. Effusion cytology in the diagnosis of malignant epithelioid and biphasic
       pleural mesothelioma. Arch Pathol Lab Med. 1990;114:845-851.

[94]   Stevens MW, Leong ASY, Fazzalari NL, Dowling KD, Henderson DW. Cytopathology of malignant
       mesothelioma: A stepwise logistic regression analysis. Diagn Cytopathol. 1992;8:333-341.

[95]   Di Bonito LG, Falconieri G, Colautti I, et al. Cytopathology of malignant mesothelioma: A study
       of its patterns and histological bases. Diagn Cytopathol. 1993;9:25-31.

[96] Ylagan LR, Zhai J. The value of ThinPrep and cytospin preparation in pleural effusion cytolo-gical diagnosis of mesothelioma and adenocarcinoma. Diagn Cytopathol. 2005;32:17-144.
[97] Cakir E, Demirag F, Aydin M, Unsal E. Cytopathologic differential diagnosis of malignant mesothelioma, adenocarcinoma and reactive mesothelial cells: A logistic regression analysis. Diagn Cytopathol. 2009;37:4-10.
[98] Rakha EA, Patil S, Abdulla K, et al. The sensitivity of cytologic evaluation of pleural fluid in the diagnosis of malignant mesothelioma. Diagn Cytopathol. 2010;38:874-879.
[99] Gao L, Reeves W, De May RM. Parakeratotic-like cells in effusions-A clue to diagnosis of ma-lignant mesothelioma. Cytojournal 2012;9:18, doi: 10.4103/1742-6413.99170.
[100] Welker L, Müller M, Holz O, et al. Cytological diagnosis of malignant mesothelioma –im-provement by additional analysis of hyaluronic acid in pleural effusions. Virchows Arch. 2007;450:455-461.
[101] Van Zandwijk N, Clarke C, Henderson D, et al. Guidelines for the diagnosis and treatment of malignant pleural mesothelioma. J Thorac Dis. 2013;5:E254-E307.
[102] Klebe S, Brownlee NA, Mahar A, et al. Sarcomatoid mesothelioma: a clinical-pathologic correlation of 326 cases. Modern Pathol. 2010;23:470-479.
[103] Ali SZ, Hoohn V, Hoda S, Heelan R, Zakowski MS. Solitary fibrous tumor. A cytologic-histologic study with clinical, radiologic, and immunohistochemical correlations. Cancer Cytopathol. 1997;81:116-121.
[104] Bishop JA, Rekhtman N, Chun J, Wakely PE, Ali SZ. Malignant solitary fibrous tumor. Cytopatho-logic findings and differential diagnosis. Cancer Cytopathol. 2010;118:83-89.
[105] Cho EY, Han JJ, Han J, Oh YL. Fine needle aspiration cytology of solitary fibrous tumours of the pleura. Cytopathol. 2007;18:20-27.
[106] Clayton AC, Salomao DR, Keeney GL, Nascimento AG. Solitary fibrous tumor: a study of cytologic features of six cases diagnosed by fine-needle aspiration. Diagn Cytopathol. 2001;25:172-176.
[107] Dalquen P. Seröse Höhlen. In: Zytopathologie (Hrsg. Feichter G, Dalquen P.), Springer 2001:203-234.
[108] Jagidar J. Application of immunohistochemistry to the diagnosis of primary and metastatic carcinoma to the lung. Arch Pathol Lab Med. 2008;132:384-396.
[109] Fowler LJ, Lachar WA. Application of immunohistochemistry to cytology. Arch Pathol Lab Med. 2008;132:373-383.
[110] Cai G, Chhiengh DC. Immunocytochemical studies in effusions. In: Michael CW, Chhieng DC, Bedrossian CWM (Hrsg.) Cytohistology of the Serous Membranes. Cambridge University Press 2015:247-257.
[111] Sidham VB. Appendix II: Immunocytochemistry of effusions-processing and commonly used immunomarker. In: Cytopathologic Diagnosis of Serous Fluids. (Hrsg. Sidham VB, Atkinson BF.), Saunders Elsevier 2007:237-257.
[112] Johnston WW. The malignant pleural effusion. A review of cytopathologic diagnoses of 584 specimens from 472 consecutive patients. Cancer. 1985;56:905-909.
[113] Seras D, Hajdu SI. The cytologic diagnosis of malignant neoplasms in pleural and peritoneal effusions. Acta Cytol. 1987;31:85-97.
[114] Hsu C. Cytologic detection of malignancy in pleural effusion: a review of 5.255 samples from 3.811 patients. Diagn Cytopathol. 1987;3:8-12.
[115] Agrawal A, Tandon R, Singh L, Chawla A. Clinico-pathological profile and course of malignant pleural effusion in a tertiary care teaching hospital in western U.P. with special reference to lung cancer. Lung India. 2015;32:326-330.

[116] Gupta S, Sodhani P, Jain S. Cytomorphological profile of neoplastic effusions: an audit of 10 years with emphasis on uncommonly encountered malignancies. J Can Res Ther. 2012;8:602-609.

[117] Sahn SA. Malignant pleural effusions. Semin Respir Crit Care Med. 2001;22:607-615.

[118] Michael CW. Lung carcinoma. In: Davidson B, Firat P, Michael CW. (Hrsg.), Serous Effusions. Etiology, Diagnosis, Prognosis and Therapy. Springer 2012:27-45.

[119] Ng WK, Chow JC, NG PKH. Thyroid transcription factor-1 is highly sensitive and specific in differentiating metastatic pulmonary from extrapulmonary adenocarcinoma in effusion fluid cytology specimens. A study of 36 cases. Cancer Cytopathol. 2002;96:43-48.

[120] Gomez-Fernandez C, Jorda M, Delgado PI, Ganjei-Azar. Thyroid transcription factor 1. A marker for lung adenocarcinoma in body cavity fluids. Cancer Cytopathol. 2002;96:289-293.

[121] Stoll LM, Johnson MW, Gabrielson E, et al. The utility of Napsin-A in the identification of primary and metastatic lung adenocarcinoma among cytologically poorly differentiated carcinomas. Cancer Cytopathol. 2010;118:441-449.

[122] Schmitt F, Davidson B. Breast carcinoma. In: Davidson B, Firat P, Michael CW. (Hrsg.), Serous Effusions. Etiology, Diagnosis, Prognosis and Therapy. Springer 2012:69-77.

[123] Davidson B. Ovarian/primary peritoneal carcinoma. In: Davidson B, Firat P, Michael CW. (Hrsg.), Serous Effusions. Etiology, Diagnosis, Prognosis and Therapy. Springer 2012:47-68.

[124] Kashimura M, Matsukuma K, Kamura T, Matsuyama T, Tsukamoto N. Cytologic findings in peritoneal fluids from patients with ovarian serous adenocarcinoma. Diagn Cytopathol. 1985;1:13-16.

[125] Pokieser W, Cassik P, Fischer G, et al. Malignant pleural and pericardial effusion in invasive breast cancer: impact of the site of the primary tumor. Breast Cancer Res Treat. 2004;83:139-142.

[126] Porcel JM, Diaz JP, Chi DS. Clinical implications of pleural effusions in ovarian cancer. Respirology. 2012;17:1060-1067.

[127] Schubert J. Gastroenterologische Zytopathologie. De Gruyter Verlag 2016.

[128] Di Bonito L, Dudine S, Falconieri G. Cytopathology of exocrine pancreatic carcinoma in effusions. Acta Cytol. 1991;35:311-314.

[129] Davidson B, Michael CW, Firat P. Cancer of other origin. In: Davidson B, Firat P, Michael CW. (Hrsg.), Serous Effusions. Etiology, Diagnosis, Prognosis and Therapy. Springer 2012:105-144.

[130] Han L, Pansare V, Al-Abbadi M, Husain M, Feng J. Combination of MUC 5ac and WT-1 immunohistochemistry is useful in distinguishing pancreatic ductal carcinoma from ovarian serous carcinoma in effusion cytology. Diagn Cytopathol. 2010;38:333-336.

[131] Spieler P, Gloor F. Identification of types and primary sites of malignant tumors by examination of exfoliated tumor cells in serous fluids. Comparison with the diagnostic accuracy on small histologic biopsies. Acta Cytol. 1985;29:753-767.

[132] Renshaw AA, Nappi D, Sugarbaker DJ, Swanson S. Effusion cytology of esophageal carcinoma. Cancer. 1997;81:365-372.

[133] Renshaw AA, Comiter CV, Nappi D, Granter SR. Effusion cytology of renal cell carcinoma. Cancer. 1998;84:148-152.

[134] Chute DJ, Kong CS, Stelow EB. Immunohistochemistry for the detection of renal cell carcinoma in effusion cytology. Diagn Cytopathol. 2011;39:118-123.

[135] Gupta R, Mathur SR, Iyer VK, Kumar AS, Seth A. Cytomorphologic consideration in malignant ascites with renal cell carcinoma: a report of two cases. Cytojournal. 2010;7:4, doi: 10.4103/1742-6413.62256.

[136] Sengelov L, Kamby C, von der Maase H. Patterns of metastases in relation to characteristics of primary tumor and treatment in patients with disseminated urothelial carcinoma. J Urol. 1996;155:111-114.

[137] Xiao GQ. Cytomorphology of urothelial carcinomatous peritoneal effusion. Cytopathology 2008;19:131-133.

[138] Tong LC, Ko HM, Saieg MA, et al. Subclassification of lymphoproliferative disorders in serous effusions. Cancer. 2013;121:261-270.

[139] Das DK. Serous effusion in malignant lymphomas: a review. Diagn Cytopathol. 2006;34:335-347.

[140] Tierens AM. Hematologic and lymphoid neoplasia. in: Serous Effusion. Etiology, Diagnosis, Prognosis and Therapy. (Ed. Davidson B, Firat P, Michael CW.) Springer 2012:99-104.

[141] Adeniran AJ, Chhieng DC. Primary and metastatic hematopoietic diseases. In: Cytohistology of the Serous Membranes. (Hrsg. Michael CW, Chhieng DC, Bedrossian CWM),Cambridge University Press 2015:214-227.

[142] Czader M, Ali SZ. Flow cytometry as an adjunct to cytomorphologic analysis of serous effusions. Diagn Cytopathol. 2003;29:74-78.

[143] Patel S, Xiao P. Primary effusion lymphoma. Arch Pathol Lab Med. 2013;137:1152-1154.

[144] Chen YB, Rahemutallah A, Hochberg E. Primary effusion lymphoma. The Oncologist. 2007;12: 569-576.

[145] Wakely PE, Menezes G, Nuovo GJ. Primary effusion lymphoma: cytopathologic diagnosis using in situ molecular genetic analysis for human herpesvirus 8. Mod Pathol. 2002;15:944-950.

[146] Brimo F, Michel RP, Khetani K, Auger M. Primary effusion lymphoma. A series of 4 cases and review of the literature with emphasis on cytomorphologic and immunocytochemical differential diagnosis. Cancer Cytopathol. 2007;111:224-233.

[147] Chivukula M, Saad R. Metastatic sarcomas, melanoma, and other non-epithelial neoplasms. In: Cytopathologic Diagnosis of Serous Fluids. (Hrsg. Sidham VB, Atkinson BF.), Saunders Elsevier. 2007:147-156.

[148] Longatto FA, de Carvalho LV, Santos GD et al. Cytologic diagnosis of melanoma in serous effusions. A morphologic and immunocytochemical study. Acta Cytol. 1995;39:481-484.

[149] Sheffield MV, Yee H, Dorvault CC, Weilbaecher KN, et al. Comparison of five antibodies as markers in the diagnosis of melanoma in cytologic preparations. Am J Clin Pathol. 2002;118:930-936.

[150] Betay MW, Fetsch P, Wilder AM, Marincola F, Abati A. Effusion cytology of malignant melanoma. A morphologic and immunocytochemical analysis including application of MART-1 antibody. Cancer. 1997;81:57-63.

[151] Ikeda K, Tate G, Iezumi K, et al. Effusion cytomorphology and immunocytochemistry of malignant melanoma: five cases of melanotic melanoma and one case of amelanotic melanoma. Diagn Cytopathol. 2009;37:516-521.

[152] Huang CC, Attele A, Michael CW. Cytomorphologic features of metastatic urothelial carcinoma in serous effusion. Diagn Cytopathol. 2013;41:569-574.

[153] McGrath SM, Rana DM, Lynch M, Desai M. Metastatic transitional cell carcinoma causing a unilateral pleural effusion: a case report. Acta Cytol. 2008;52:351-353.

Weiterführende Literatur

Ali SZ, Cibas ES. Serous Cavity Fluid and Cerebrospinal Fluid Cytopathology. Springer 2012.

Atay Z, Topalidis T. Cytodiagnostik der serösen Höhlen. Atlas und Lehrbuch. Wolfgang Pabst Verlag 1994.

Bedrossian CWM. Malignant Effusions. A Multimodal Approach to Cytologic Diagnosis. Igaku-Shoin Medical Publ. 1994.

Bouros D. (Hrsg.) Pleural Disease. Series: Lung Biology in Health and Diesease. Vol. 186, Marcel Dekker, Inc. 2004.

Bubendorf L, Feichter GE, Obermann EC, Dalquen P. (Hrsg.). Seröse Höhlen. In: Zytopathologie. Springer 2011;307-346.

Davidson B, Firat P, Michael CW. (Hrsg.) Serous Effusions. Etiology, Diagnosis, Prognosis and Therapy. Springer 2012.

Light WR. Pleural Diseases. Lippincott Williams & Wilkins 2013, 6th Ed.

Michael CW, Chhieng DC, Bedrossian CWM. Cytohistology of the Serous Membranes. Cambridge University Press 2015.

Sidham VB, Atkinson BF. Cytopathology Diagnosis of Serous Fluids. Saunders Elsevier 2007.

Spriggs AI, Boddington MM. Atlas of Serous Fluid Cytopathology. A Guide to the Cell of Pleural, Pericardial, and Peritoneal and Hydrocele Fluids. Kluwer Academic Publishers 1991.

8 Molekularpathologie

Hans-Ulrich Schildhaus, Kirsten Reuter-Jessen

8.1 Molekularpathologische Biomarkeranalysen in der Thoraxonkologie

Molekularpathologische Methoden haben in den letzten Jahren auf vielfältige Weise Einzug in die pathologische und zytopathologische Diagnostik gefunden. Molekulare Analysen stehen mittlerweile gleichberechtigt neben morphologischen und immunhistochemischen oder immunzytochemischen Verfahren und haben die diagnostische Aussagekraft der Untersuchungen erheblich bereichert. Molekularpathologische Methoden helfen, morphologische Verdachtsdiagnosen zu bestätigen, molekular definierte Subtypen von Krankheiten zu erkennen und bieten die Grundlage für die personalisierte Behandlung von Tumorpatienten im Rahmen der Präzisionsonkologie (personalisierte Medizin = *precision oncology*). Wichtigstes Grundprinzip hierbei ist, dass morphologische und molekulare Befunde nicht isoliert voneinander, möglicherweise anhand verschiedener Untersuchungsmaterialien und in unterschiedlichen Institutionen erhoben werden dürfen. Molekularpathologische Diagnostik kann nur dann sinnvoll und klinisch relevant sein, wenn morphologische und molekularpathologische Befunde vor dem Hintergrund der individuellen Krankheitsgeschichte und potenzieller Therapiemöglichkeiten integriert werden.

8.1.1 Grundprinzipien molekularpathologischer Diagnostik

Molekularpathologie ist ...

morphologisch informiert („morpho-molekular")
- Morphologie ist die Grundlage der Molekularpathologie.
- Aus morphologischen Befunden werden molekularpathologisch zu beantwortende Fragestellungen erst abgeleitet (Indikationsstellung).
- Morphologische Befunde erlauben eine Aussage, ob das Untersuchungsmaterial (z. B. auf Grundlage des Tumorzellgehaltes) überhaupt für molekulare Untersuchungen geeignet ist.
- Molekulare Befunde werden im morphologischen Kontext interpretiert.
- Dies beinhaltet auch eine Plausibilitätsprüfung der molekularpathologischen Ergebnisse.

individualisiert patientenbezogen
- Molekularpathologische Untersuchungen berücksichtigen die individuelle Patientenanamnese; ggf. auch eigene Voruntersuchungen im jeweiligen Institut.

https://doi.org/10.1515/9783110523546-008

– Hierdurch können redundante Untersuchungen vermieden und neue Befunde in den Krankheitsverlauf eingeordnet werden (z. B. bei Resistenzentwicklung von Tumoren).
– Im Einzelfall können Untersuchungsverfahren an die Beschaffenheit des Untersuchungsmaterials angepasst werden (z. B. hoch-sensitive Verfahren bei zytologischen Proben mit sehr geringem Tumorzellgehalt).
– Molekularpathologie sollte standardisiert werden; eine Anwendung im massenhaften Hochdurchsatzverfahren ohne Berücksichtigung individueller Aspekte des Patienten ist hingegen nicht sinnvoll.

klinisch orientiert

– Molekularpathologische Befunde beantworten klinische Fragestellungen.
– Befunde müssen rechtzeitig erstellt werden und alle notwendigen Informationen enthalten, die für klinische Entscheidungen erforderlich sind.
– Molekulare Ergebnisse sollten in verständlicher Form abgefasst werden und konkrete Schlussfolgerungen (z. B. Therapieempfehlungen in allgemeiner Form) enthalten.
– Irrelevante Nebenbefunde (z. B. Nukleotid-Polymorphismen ohne biologische und klinische Bedeutung) müssen gefiltert oder im Befund entsprechend gekennzeichnet werden.
– Pathologinnen und Pathologen müssen in der Lage sein, molekularpathologische Befunde in Tumorkonferenzen und in anderen Kommunikationsformen mit den klinischen Partnern erläutern und kommentieren zu können. Dies erfordert neben morphologischer Expertise auch molekularpathologische Methodenkompetenz und Grundkenntnisse auf dem Gebiet der Therapie von Tumorerkrankungen.

Die Mehrzahl der molekularpathologischen Untersuchungen zielt auf sogenannte Biomarkeranalysen ab. Grundsätzlich stellen Biomarker messbare Parameter dar, die biologische Prozesse oder Krankheitszustände charakterisieren. Im Zusammenhang mit molekularpathologischen Untersuchungen sind vor allem onkologische Erkrankungen zu berücksichtigen. In diesem Kontext können drei verschiedene Gruppen von Biomarkern unterschieden werden:

Diagnostische Biomarker: Diese Biomarker dienen der Etablierung einer bestimmten Tumordiagnose. Sie kommen vorrangig dann zum Einsatz, wenn Diagnosen morphologisch nur schwer zu stellen sind oder wenn bestimmte morphologische Befunde mehrere Differentialdiagnosen erlauben. Ein Beispiel stellt der Nachweis einer *SS18 (SYT)*-Translokation zur Etablierung der Diagnose eines (monophasisch fibrösen) Synovialsarkoms dar. Der Nachweis atypischer Spindelzellen in einer Thorax- bzw. Pleurabiopsie erlaubt grundsätzlich mehrere Differentialdiagnosen, die von verschiedenen Sarkomen über sarkomatoide Karzinome bis hin zum sarkomatoiden Mesotheliom reichen. In diesem Kontext kann die *SS18 (SYT)*-Translokation ein hilfreicher diagnostischer Baustein sein.

Allgemein werden diagnostische Biomarker in einen bestimmten diagnostischen Kontext eingebettet. Die endgültige Diagnose hängt meist nicht allein von diesem einen Biomarkertest ab; vielmehr werden klinische, morphologische, immunzyto-chemische/immunhistochemische und molekularpathologische Methoden integriert und hieraus eine Diagnose abgeleitet. Entsprechend diesem Aufgabenspektrum ergibt sich, dass diagnostische Biomarker vor allem eine hohe Spezifität aufweisen müssen.

Prognostische Biomarker: Diese Biomarker-Analysen erlauben eine Stratifizierung bestimmter Tumoren hinsichtlich des erwartbaren natürlichen Verlaufs der Tumor-erkrankung. Diese sind naturgemäß nur anwendbar, wenn die Diagnose bereits mit anderen Verfahren etabliert wurde. Ein Beispiel hierfür wäre der Nachweis mehrerer Translokationen (zum Beispiel *BCL2* und *MYC*) zur Diagnose so genannter *double hit*-Lymphome, die prognostisch ungünstig verlaufen.

Rein prognostische Biomarker spielen im klinischen Alltag quantitativ eine un-tergeordnete Rolle. Allerdings weisen viele prädiktive Biomarker auch eine prognostische Bedeutung auf (so sind beispielsweise HER2-positive Mammakarzinome prognostisch ungünstiger als HER2-negative Tumoren. Zugleich bietet die HER2-Positivität jedoch eine therapeutische Interventionsmöglichkeit).

Prädiktive Biomarker: Diese Biomarker erlauben eine Vorhersage des Ansprechens einer bestimmten Tumorerkrankung auf eine bestimmte Therapie. Voraussetzung hierfür ist, dass die Tumordiagnose bereits etabliert ist. Prädiktive Biomarkerana-lysen dienen somit nicht der diagnostischen Unterstützung einer Tumorerkrankung oder primär dem Verständnis der zugrunde liegenden Biologie einer Neoplasie; sie sind vielmehr ausschließlich auf die klinische Therapiesteuerung bei individuellen Patienten ausgerichtet. Prädiktive Biomarkeranalysen sind spezifisch für jede Tumor-entität und verlangen die Anwendung bestimmter Regeln zur Bewertung der Ver-änderungen, die zumeist von klinischen Therapiestudien abgeleitet werden. So un-terscheiden sich beispielsweise die Auswertekriterien für die HER2-Überexpression und -Amplifikation zwischen Mamma- und Magenkarzinomen. Ein anderes Beispiel ist die therapeutische Inhibierung der EGFR-Achse in metastasierten Karzinomen: Bei Lungenkarzinomen werden hierzu Tyrosinkinaseinhibitoren eingesetzt (*„small mole-cules"*); der assoziierte Biomarker ist der Nachweis aktivierender *EGFR*-Mutationen. Demgegenüber kommen bei kolorektalen Karzinomen EGFR-Antikörper zur Anwen-dung; molekulare Biomarker sind hierbei *KRAS/NRAS*-Mutationen als Ausschluss-kriterium.

Die Anforderungen an prädiktive Biomarker sind besonders hoch, hängt doch eine unmittelbare Therapieentscheidung und der weitere klinische Verlauf von Krebspatienten in der Regel von dieser einen Analyse ab. Dementsprechend gibt es besondere Anforderungen an die Validierung entsprechender Biomarkerassays. Auch die fortlaufende Qualitätssicherung und Überwachung dieser Methoden unterliegt spezifischen Anforderungen. Sensitivität und Spezifität müssen gleichermaßen hoch sein; besonders herausfordernd ist oft die Sensitivität, da vielfach auch in Tumorgewebsproben mit geringem Tumorzellgehalt therapeutisch adressierbare Mutationen in dem Bereich geringer Allelfrequenzen nachzuweisen sind.

8.2 Therapieoptionen der Lungenkarzinome

Das Spektrum der Therapiemodalitäten der Lungenkarzinome hat sich den letzten wenigen Jahren erheblich erweitert [1]. Insbesondere die Systemtherapie lokal fortgeschrittener oder metastasierter Tumoren hat sich seit der Einführung der zielgerichteten Therapieverfahren und immunonkologischer Ansätze fundamental verändert.

Bei lokal begrenzten Tumoren steht die Lokaltherapie im Vordergrund. Die Hauptmodalität ist hier bei operablen Patienten die chirurgische Tumorentfernung. Standard ist dabei die Lobektomie, die heutzutage auch in vielen Fällen als minimalinvasive videoassistierte thorakoskopische Operation (VATS) angeboten wird. Komplexe thoraxchirurgische Eingriffe einschließlich erweiterte Resektionen sowie angioplastische und bronchoplastische Operationsverfahren haben die therapeutischen Möglichkeiten erheblich verbessert und können oft auch bei sehr großen und lokal ausgedehnten Tumoren (einschließlich c/pT4-Tumoren) erfolgreich durchgeführt werden. Hierbei ist zu betonen, dass nicht nur verfeinerte Operationsverfahren (z. B. roboterassistierte Resektionen), sondern auch Verbesserungen im interdisziplinären perioperativen Management Anteil an diesen Fortschritten haben. Aus diesen Aspekten ergibt sich, dass derart komplexe Eingriffe nur in spezialisierten Zentren mit hoher Expertise, idealerweise in zertifizierten Lungenkrebszentren durchgeführt werden sollten. Auch bei oligometastasierten Patienten wird oft eine Operation erwogen. Sofern eine Operabilität aus Gründen von Komorbidität nicht gegeben ist, kommen auch strahlentherapeutische Ansätze einschließlich stereotaktischer Bestrahlungen mit kurativem Anspruch zum Einsatz. Eine Operabilität kann auch durch neoadjuvante Chemotherapie oder Radiochemotherapie erreicht werden.

Die Mehrzahl der Tumoren wird jedoch im Stadium der Fernmetastasierung diagnostiziert (Stadium IVB, definiert durch mehr als eine Fernmetastase). Für diese Patienten kommt primär eine palliative Systemtherapie in Betracht. Die medikamentöse Tumortherapie erfolgt hier entweder mit konventionellen Chemotherapeutika, mit immunonkologischen Präparaten (Checkpoint-Inhibitoren) oder mit zielgerichteten Therapien. Zielgerichtete Behandlungen in der Erstlinientherapie von nicht-kleinzelligen Lungenkarzinomen adressieren zum Beispiel aktivierende *EGFR*-Mutationen, bestimmte Formen aktivierende *BRAF*-Mutationen oder Genfusionen von *ALK* oder *ROS1*. Pharmakologisch stehen hierbei die Tyrosinkinase-Inhibitoren (TKI) im Vordergrund. Diese Medikamente – meist in Tablettenform – sind oft auch bei multimorbiden Patienten gut einsetzbar. Für viele therapeutische Zielstrukturen stehen bereits mehrere Generationen von TKIs zur Verfügung, die passgenau zur klinischen Situation und zum molekularpathologischen Befund angewendet werden. Derzeit erhalten nur mehr ca. 50 % der Patienten mit fortgeschrittenem nicht-kleinzelligen Lungenkarzinomen eine klassische Chemotherapie in Form der sogenannten Platin-Dublette. Ein Viertel bis ein Drittel der Patienten können in der Erstlinientherapie mit dem PD-1 Inhibitor Pembrolizumab als Monotherapie behandelt werden (basierend auf dem PD-L1-Expressionsstatus). Ca. 20–25 % der Patienten sind an Tumoren erkrankt, die zielgerichtete Therapien in der ersten Therapielinie möglich machen (Abb. 8.1). Es ist zu erwarten, dass in naher Zukunft auch Kombinationstherapien aus Immuntherapeutika und klassischen Chemotherapeutika zugelassen werden. Ferner ist anzunehmen, dass weitere immunonkologische Ansätze in die klinische Anwen-

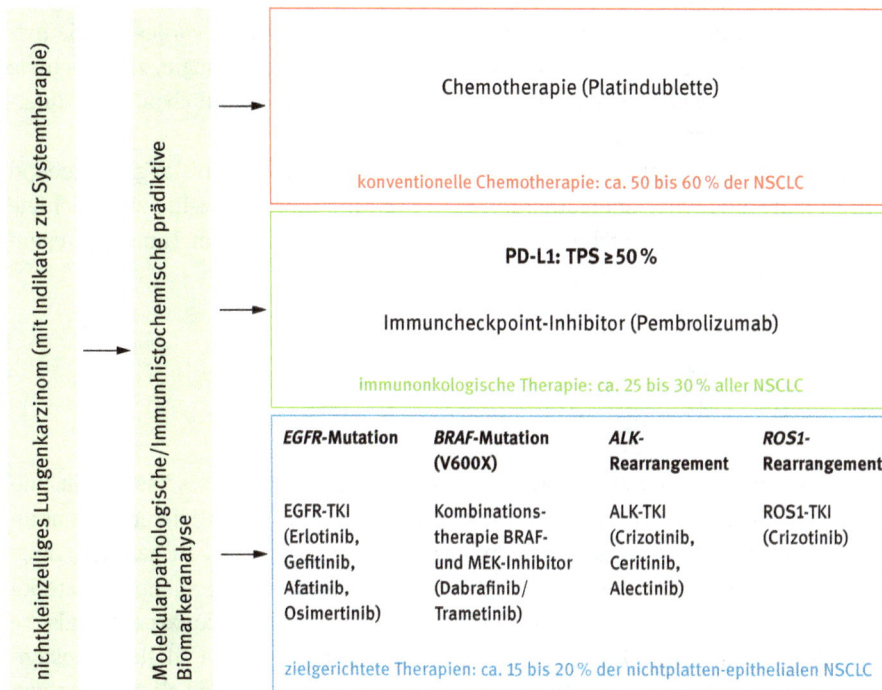

nichtkleinzelliges Lungenkarzinom (mit Indikator zur Systemtherapie)	Molekularpathologische/Immunhistochemische prädiktive Biomarkeranalyse	
		Chemotherapie (Platindublette) konventionelle Chemotherapie: ca. 50 bis 60 % der NSCLC
		PD-L1: TPS ≥ 50 % **Immuncheckpoint-Inhibitor (Pembrolizumab)** immunonkologische Therapie: ca. 25 bis 30 % aller NSCLC

EGFR-Mutation	**BRAF**-Mutation (V600X)	**ALK**-Rearrangement	**ROS1**-Rearrangement
EGFR-TKI (Erlotinib, Gefitinib, Afatinib, Osimertinib)	Kombinationstherapie BRAF- und MEK-Inhibitor (Dabrafinib/ Trametinib)	ALK-TKI (Crizotinib, Ceritinib, Alectinib)	ROS1-TKI (Crizotinib)

zielgerichtete Therapien: ca. 15 bis 20 % der nichtplatten-epithelialen NSCLC

Abb. 8.1: Therapieoptionen der Erstlinienbehandlung bei nicht-kleinzelligen Lungenkarzinomen. Dargestellt sind die drei Säulen der Systemtherapie bei Patienten mit multiplen Fernmetastasen oder sonstigen Gründen, die eine kurative Lokaltherapie unmöglich machen. Die Therapiestratifizierung beruht ausschließlich auf den in diesem Kapitel dargestellten molekularpathologischen und/ oder immunhistochemischen Biomarkeranalysen. Die gezeigten Therapieverfahren werden in palliativer Intention angewandt; sie betreffen jedoch ein Drittel bis die Hälfte der Lungenkrebspatienten nach der Erstdiagnose der Tumorerkrankung. Ab der Zweitlinientherapie (nach Versagen der ersten Therapielinie, z. B. Tumorprogress nach Chemotherapie) kommen weitere Therapietargets zum Tragen, z. B. *RET*-Translokation, *MET*-Mutation etc. TPS: *tumor proportion score* (Stand: 10/2018).

dung kommen, die auf genetischen Biomarkern wie Tumormutationslast und Mikrosatelliteninstabilität beruhen.

Sofern ein Tumorprogress nach der Erstlinienbehandlung auftritt, kommen weitere Therapieoptionen in Betracht. In dieser Situation können mehr Patienten mit Checkpointinhibitoren (neben Pembrolizumab auch Nivolumab und Atezolizumab) behandelt werden. Auch weitere zielgerichtete Therapien können angewandt werden, darunter zugelassene Tyrosinkinaseeinhibitoren für Resistenzsituationen (s. u.). Gelegentlich kommen auch Präparate im *off label-use* zum Einsatz (Therapeutika, die für diese spezifische Indikation bislang nicht zugelassen sind, deren Wirksamkeit jedoch aufgrund bestimmter Biomarker oder der nachgewiesenen Wirksamkeit bei anderen Tumoren angenommen wird).

Die Therapiestratifizierung der Patienten mit fortgeschrittenen Lungenkrebserkrankungen basiert grundsätzlich auf prädiktiven Biomarkeranalysen. Bereits zum Zeitpunkt der ersten Entscheidung über die Wahl der Erstlinientherapie müssen daher die Ergebnisse molekularpathologischer Untersuchungen vorliegen. Die personalisierte Auswahl der drei Therapiemodalitäten Immunonkologie, zielgerichtete Therapie und konventionelle Chemotherapie beruht somit wesentlich auf molekularpathologischen Untersuchungen.

Bei kleinzelligen Lungenkarzinomen erfolgt die Behandlung bislang weitgehend mittels konventioneller Chemotherapie und Bestrahlung [1]. Einzelne zielgerichtete Therapien und immunonkologische Ansätze sind auch bei diesen Tumoren Gegenstand der Erforschung in klinischen Studien.

8.3 Etablierte Biomarker für die Therapiestratifizierung in der Erstlinientherapie nicht-kleinzelliger Lungenkarzinome

Die hier relevanten prädiktiven Biomarkeranalysen zielen darauf ab, bestimmte Zielstrukturen für therapeutische Ansätze zu identifizieren, z. B. aktivierende Genmutationen oder Proteinexpressionen. Um gewebe- und zeitsparend zu handeln, müssen diese Analyten parallel, also zeitgleich und am selben Untersuchungsmaterial untersucht werden. Nur so kann sichergestellt werden, dass molekularpathologische Befunde umfassend die klinischen Fragestellungen beantworten, zugleich kosteneffizient sind und zeitgerecht übermittelt werden können. Sequenzielles Testen von Biomarkern ist obsolet.

Für die Durchführung der Assays und die Übermittlung der Testergebnisse gibt es internationale Empfehlungen, die in Tab. 8.1 zusammengefasst sind [2]. Auch in der aktuellen deutschen S 3-Leitlinie „Prävention, Diagnostik, Therapie und Nachsorge des Lungenkarzinoms" (2018) sind Empfehlungen in vergleichbarer Weise dargestellt [1]. Somit ergibt sich aus internationalen und nationalen Empfehlungen geradezu eine Verpflichtung zur Durchführung prädiktiver Biomarkeranalysen bei Lungenkarzinompatienten. Sofern die Untersuchungen nicht im eigenen Institut durchgeführt werden können, muss durch eine Kooperation mit einem qualifizierten Zentrum der Zugang zu dieser Diagnostik sichergestellt werden.

Tab. 8.1: CAP-IASLC-AMP Empfehlungen zur Durchführung molekularpathologischer Untersuchungen bei Lungenkrebspatienten (Auszug).

Empfehlung	Bemerkung
Verwendbarkeit zytologischer Materialien	Sowohl Zellblöcke als auch sonstige zytologische Materialien sind für molekularpathologische Untersuchungen geeignet.
Sensitivität der Assays	Biomarker-Assays sollen so sensitiv sein, dass molekulare Veränderungen noch erkennbar sind, wenn der Tumorzellgehalt nur 20 % beträgt.
Testmethoden	Multiplex-Sequenzierpanels sind gegenüber Einzeltests zu bevorzugen. Immunhistochemie ist eine äquivalente Alternative zu FISH in der *ALK*-Testung.
Umgang mit unklaren Befunden	Unerwartete, diskordante, nicht eindeutige oder auf andere Weise unklare Befunde müssen überprüft und ggf. mit anderen Methoden oder an anderem Untersuchungsmaterial verifiziert werden.
Tumor-Entitäten	Die Testempfehlungen beziehen sich hauptsächlich auf Adenokarzinome der Lunge (einschl. Tumoren, bei denen „ein Adenokarzinom nicht ausgeschlossen werden kann"). Andere Entitäten können ebenfalls molekularpathologisch untersucht werden, wenn klinische Anhaltspunkte gegeben sind, dass ein therapierbarer onkogener Treiber vorliegt. [1] Bei Patienten mit multiplen Primärtumoren kann es sinnvoll sein, jeden Tumor separat zu untersuchen. Die Analyse von mehreren Arealen aus einem Tumor wird hingegen nicht empfohlen.
Resistenztestung	Für Patienten mit aktivierender *EGFR*-Mutation und Progress unter EGFR-TKI-Therapie soll die *EGFR*-T790M-Testung durchgeführt werden. Dieser Assay soll so sensitiv sein, dass die Mutation auch in Proben mit nur 5 % Tumorzellgehalt nachweisbar ist. Ferner wird der Nachweis an zellfreier zirkulierender DNA (*liquid biopsy*) empfohlen.
Zeitbedarf	Alle Analysen sollen innerhalb von 10 Tagen (Arbeitstagen) abgeschlossen sein.
Klinische Stadien	Die Testempfehlung bezieht sich im Wesentlichen auf Patienten in den klinischen Stadien IIIB und IV. Die Testung von Patienten in frühen Stadien (I bis III) kann ebenfalls empfohlen werden, sollte jedoch lokal im multidisziplinären onkologischen Team vereinbart werden.
Befunderstellung	Befunde sollen neben dem Untersuchungsergebnis auch eine Interpretation desselben enthalten. Beides soll so abgefasst werden, dass der Befund klar verständlich für klinische Onkologen und nichtspezialisierte Pathologen ist.

[1] Dies wäre z. B. bei einem Plattenepithelkarzinom der Fall, wenn ein Nichtraucher daran erkrankt ist. CAP: College of American Pathologists, IASLC: International Association for the Study of Lung Cancer, AMP: Association for Molecular Pathology. Modifiziert nach Lindeman NI et al. [2].

Die nachfolgend aufgeführten Biomarker sind derzeit klinischer Standard in der molekularpathologischen Diagnostik von nicht-kleinzelligen Lungenkarzinomen:

EGFR: Ca. 10 % der pulmonalen Adenokarzinome weisen aktivierende Mutationen in *EGFR* auf. Die Häufigkeit dieser Veränderungen unterliegt populationsbasierten regionalen Schwankungen, die mit dem sozioökonomischen Status der Bevölkerung assoziiert sind. Da aktivierende *EGFR*-Mutationen häufiger bei Nichtrauchern oder bei Patienten auftreten, die nur wenig im Laufe ihres Lebens geraucht haben, liegt die Frequenz dieser Mutationen in Regionen mit einem hohen Anteil an Nichtrauchern oft über 10 %. Besonders in urban geprägten Gegenden wie zum Beispiel Universitätsstädten ist der Anteil der *EGFR*-Mutationen damit höher als in ländlichen Gegenden oder in Regionen, die von der Schwerindustrie geprägt sind.

Das *EGFR*-Gen kodiert den epidermalen Wachstumsfaktor Rezeptor EGFR, eine Rezeptor-Tyrosinkinase. Gen und Protein sind Teil einer eigenen Unterfamilie von Tyrosinkinasen, die neben EGFR (HER1) auch HER2, HER3 und HER 4 umfassen. Der Transmembranrezeptor wird in nahezu allen Zellarten des Menschen exprimiert. Üblicherweise erfolgt in einer nicht-neoplastischen Zelle ohne aktivierende Mutation die Aktivierung des Rezeptors durch Ligandenbindung (Liganden sind der epidermale Wachstumsfaktor EGF und der transformierende Wachstumsfaktor TGFα) und nachfolgende Dimerisierung des Proteins. Über mehrere Schritte der intrazytoplasmatischen Signaltransduktion über die AKT-, STAT- und MEK-Achsen erfolgt eine Aktivierung der Zelle, was wiederum zu einer Verhinderung von Apoptose und seiner Steigerung von Proliferation führt. Insofern stellt EGFR einen Wachstumsfaktorrezeptor dar.

Die biologische Bedeutung von *EGFR* für die Krebsentstehung in der Lunge beruht auf aktivierenden Mutationen in den Exons 18, 19, 20 und 21, die zu einer ungeregelten konstitutionellen Aktivierung des Proteins ohne vorherige Ligandenbindung führen. Es wurde in klinischen Therapiestudien gezeigt, dass Lungenkarzinome mit derartigen Mutationen gut auf Tyrosinkinaseinhibitoren (TKI) ansprechen. TKI sind kleine Moleküle („*small molecules*"), die direkt in der Kinasedomäne des Rezeptors binden und diesen inhibieren, z. B. durch kompetitive Hemmung der ATP-Bindung (ATP ist für die Phosphorylierung und damit die Aktivierung des Rezeptors erforderlich). Monoklonale Antikörper gegen den EGF-Rezeptor spielen in der Therapie des Lungenkarzinoms demgegenüber derzeit keine Rolle (im Gegensatz zu der EGFR-Inhibition beim kolorektalen Karzinom). Zu den EGFR-TKI der ersten Generation gehören Erlotinib und Gefitinib. Der Zweitgeneration-TKI Afatinib ist derzeit das Standardtherapeutikum bei aktivierender *EGFR*-Exon 19-Mutation, da in Studien gezeigt werden konnte, dass ein Überlebensvorteil unter Afatinib-Therapie insbesondere für Exon 19-mutierte Adenokarzinome gegeben ist. EGFR-TKI der dritten Generation werden zur Behandlung von Resistenzmutationen eingesetzt (zum Beispiel Osimertinib bei *EGFR*-Exon 20-T790M-Mutation; siehe unten). Osimertinib ist mittlerweile aber auch für die Erstlinientherapie zugelassen.

Die beiden häufigsten Mutationstypen umfassen die Punktmutation L858R in Exon 21 von EGFR sowie eine Gruppe biologisch eng verwandter Deletionen oder DelIns-Mutationen in Exon 19 von *EGFR*. Diese beiden Mutationstypen zusammen machen über 80 % aller *EGFR*-Mutationen in pulmonalen Karzinomen aus. Sehr viel seltener sind Mutationen in Exon 18 von *EGFR* oder in Exon 21 (insbesondere L861Q), ferner Insertions-Mutationen in Exon 20. Letztgenannte Mutationen gehen mit einer Resistenz gegenüber den meisten der derzeit eingesetzten EGFR-TKI einher. Eine Übersicht über die EGFR-Mutationen und deren prädiktive Bedeutung gibt Tab. 8.2.

Tab. 8.2: *EGFR*-Mutationen bei nicht-kleinzelligen Lungenkarzinomen (pulmonale Adenokarzinome).

Exon 18	Exon 19	Exon 20	Exon 21
G719A (0,77 %)	Alle Deletionen (46 %)	T790M (4,1 %)[1]	**L858R (37,5 %)**
G719S (0,47 %)	**E746_A750del (39,4 %)**	S768I (0,55 %)	L861Q (1,12 %)
G719C (0,26 %)	L747_P753delinsP (1,4 %)	C797S[2]	
Alle anderen: 0,9 %	L747_A750delinsP (0,8 %)	Alle Insertionen:	
	L747_T751del (0,9 %)	1,45 %	
	E746_S752delinsV (0,49 %)		
	L747_S752del (0,44 %)		
	E746_T751del (0,29 %)		
	Alle Insertionen: 0,2 %		

Aufgeführt sind die häufigsten Subtypen der *EGFR*-Mutationen (Häufigkeit in Prozent). In den Exons 18, 20 und 21 kommen überwiegend Punktmutationen vor, in Exon 19 dominieren Deletionen und DelIns-Mutationen. Nahezu 80 % aller mutierten Tumoren weisen entweder die E746_A750del- oder die L858R-Mutation auf. Nicht markierte Mutationen sind sensitiv gegenüber EGFR-TKI der ersten und zweiten Generation (Erlotinib, Gefitinib, Afatinib). Afatinib ist derzeit das Standardmedikament zur Behandlung der Exon 19-mutierten Tumoren. Exon 20-Mutationen führen zu einer Resistenz gegenüber diesen Präparaten. Der Drittgenerations-TKI Osimertinib ist zur Behandlung der Exon 20-T 790M-Mutation (und in der Erstlinientherapie) zugelassen.
[1] Der Mutationstyp ist häufigste Ursache für eine sekundäre Resistenz. [2] Exon 20-C797S ist eine tertiäre Mutation, die zu einer Resistenz gegenüber Drittgenerations-TKI führt. (modifiziert nach Siegelin & Borczuk [3])

Die Patienten mit aktivierenden *EGFR*-Mutationen sprechen in der Regel gut auf eine EGFR-TKI-Therapie an, allerdings kommt es meist innerhalb von ein bis drei Jahren zu einem Tumorrezidiv bzw. zu einem erneuten Tumorprogress (s. Kap. 8.5 „Biomarker in der Resistenzsituation unter TKI-Therapie"). Eine der Ursachen für diese sekundäre Tumorprogression können Resistenz-vermittelnde *EGFR*-Mutationen sein, die zumeist in Exon 20 lokalisiert sind, darunter auch die Mutation p.T790M, die mittlerweile mit einem TKI der dritten Generation (Osimertinib), aber auch mit weiteren vergleichbaren Präparaten zu beeinflussen ist.

EGFR-Mutationen können mit verschiedenen Sequenziertechniken nachgewiesen werden (Abb. 8.2). Kritisch ist hierbei die Sensitivität der Assays, da der Tumorzellgehalt und damit die Frequenz mutierter *EGFR*-Allele in den klinischen Tumorpro-

TTCAAAAAGATCAAAGTGCTGGGCTCCGGTGCGTTCGGCACG CCCGTCGCTATCAAGGAATTAAGAGAAGCAACATCTCGAAA

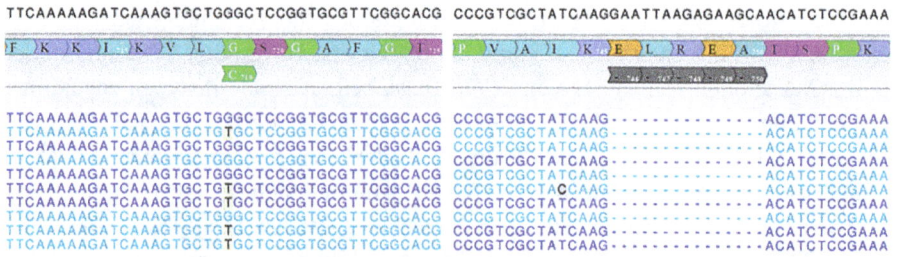

Abb. 8.2: **Zwei verschiedene EGFR-Mutationen (NGS-Darstellung).** Links: *EGFR*-Exon 18. Die Nukleotidsubstitution G>T (schwarz) führt zu einem Aminosäureaustausch. Es resultiert die seltene p.G719C-Mutation. Rechts: 15 Basenpaar-Deletion in *EGFR*-Exon 19. Diese entspricht der häufigsten *EGFR*-Mutation p.E746_A750del. Beide Mutationen gelten als sensitiv gegenüber EGFR-Tyrosinkinaseinhibitoren.

ben sehr gering sein können. *EGFR*-Mutationen können nicht nur aus Gewebeproben, sondern auch durch Plasmatests (sogenannte *Liquid Biopsy*) bestimmt werden. Neben peripherem Blut können hierfür auch Ergussflüssigkeiten, z. B. Pleuraerguss, verwendet werden.

ALK: Das Gen für die anaplastische Lymphomkinase wurde, wie der Name vermuten lässt, zunächst im Zusammenhang mit der Entstehung bestimmter Lymphome identifiziert. Im Jahr 2007 konnte gezeigt werden, dass auch Lungenkarzinome aktivierende Mutationen aufweisen können [4]. Hierbei zeigt sich ein anderer molekularer Mechanismus der Aktivierung von Tyrosinkinasen: Durch die Genfusion entsteht ein chimäres Protein mit einer veränderten Struktur und Funktionsweise. Die katalytisch aktive Kinasedomäne von ALK bleibt voll funktionstüchtig, wird jedoch der inhibitorischen Steuerungsmöglichkeiten beraubt: Die regulatorischen Domänen von ALK, einschließlich der ligandenbindenden und der Transmembranabschnitte gehen bei der Translokation verloren. Sie werden jedoch in der Regel durch eine sogenannte *coiled coil*-Domäne ersetzt, die die Dimerisierung chimärer Proteine ermöglicht. Durch diese Veränderungen kommt es zu einer ligandenunabhängigen konstitutionellen Aktivierung der Proteine mit nachfolgender Stimulation von Proliferation und Apoptose-Inhibition.

ALK-Fusionen treten in etwa 4 % der pulmonalen Adenokarzinome auf. Die häufigste Form ist die *EML4-ALK*-Inversion. Hier kommt es zu einer intra-chromosomalen Veränderung auf dem kurzen Arm von Chromosom 2, bei der eine Fusion der beiden genannten Gene resultiert. Es sind jedoch auch reziproke Translokationen bekannt, bei denen andere Gene beteiligt sind, darunter *KIF5B*, *KLC1* oder *TFG*.

Tumoren mit *ALK*-Translokationen sprechen meist gut auf eine Therapie mit einem TKI an [5],[6]. Derzeit sind drei Substanzen in dieser Indikation zugelassen, nämlich Crizotinib, Ceritinib und Alectinib. Alectinib hatte in einer Vergleichsstudie selbst gegenüber dem bisherigen Standardpräparat Crizotinib eine bessere Wirksamkeit, dies auch bei den recht häufigen Hirnmetastasen *ALK*-positiver pulmonaler Adenokarzinome [7]. Weitere Präparate mit Anti-ALK-Aktivität sind in fortgeschrittener klinischer Prüfung und weitere Zulassungen in dieser Indikation stehen bevor. Patienten sprechen oft gut und zum Teil auch mehrere Jahre auf diese Behandlung an, allerdings kann es auch hier zu sekundären Resistenzen gegenüber der Therapie kommen, die durch zusätzlich entstandene Sekundärmutationen im *ALK*-Gen bedingt sind. Durch einen Substanzwechsel auf ein Präparat der neuesten Generation kann jedoch oft auch in der Resistenzsituation noch eine weitere Wirksamkeit erreicht werden.

ALK-Genfusionen können mittels Immunhistochemie, *in situ*-Hybridisierung oder durch RNA- oder DNA-basierte Sequenzierung festgestellt werden. Die Detektion von resistenzvermittelnden Sekundärmutationen ist eine Domäne der Sequenzierverfahren zur Mutationsanalyse.

ROS1: Das *ROS1*-Gen kodiert eine weitere Rezeptor-Tyrosinkinase, die ebenfalls durch eine Genfusion aktiviert werden kann. Der Mechanismus ist vergleichbar mit dem bei den *ALK*-Translokationen. Auch hier liegen verschiedene Translokationspartner des *ROS1*-Gens vor, die jedoch in gleicher Weise zum Verlust der regulatorischen Proteinabschnitte führen, welche durch *coiled-coil*-Domänen ersetzt werden. Häufige Translokationspartner von *ROS1* sind *CD74*, *SDC4*, *SLC34A2*, *CCDC6* oder *FIG* [8].

ROS1-Translokationen kommen in etwa 1,5 % der pulmonalen Adenokarzinome vor. Dennoch stellt die Detektion dieser Variante einen besonders wichtigen prädiktiven Biomarker bei pulmonalen nicht-kleinzelligen Karzinomen dar. Patienten mit diesen Veränderungen weisen nämlich besonders häufig einen langanhaltenden und tiefen Therapieeffekt einer Tyrosinkinase-Inhibitor-Behandlung auf. Viele der Patienten mit *ROS1*-Translokationen zeigen auch bei fortgeschrittener systemischer Metastasierung eine partielle oder sogar vollständige Remission, die oft über viele Jahre anhält. Das Standardmedikament zur Behandlung dieser genetischen Variante ist Crizotinib als Tyrosinkinase-Inhibitor [9].

Sekundäre Mutationen, die mit einem sekundären Progress unter Therapie assoziiert sind, sind gleichwohl auch für ROS1 beschrieben [8],[9]. Sie spielen jedoch bislang im klinischen Alltag keine besonders große Rolle, da differenzialtherapeutische Optionen, also Präparate, die dann auch in der Resistenzsituation unter Crizotinib-Therapie wieder wirksam sind, bislang nicht zugelassen sind.

ROS1-Alterationen können mittels in situ-Hybridisierung, mit Immunhistochemie und durch Sequenzierungsverfahren detektiert werden.

BRAF-Mutationen: *BRAF*-Mutationen kommen in einer beträchtlichen Zahl pulmonaler nicht-kleinzelliger Karzinome vor, vorrangig in Adenokarzinomen. Mutationen finden sich vorrangig in den Exons 11 und 15, dabei kommen sowohl aktivierende als auch inaktivierende Mutationen vor.

Als prädiktiver Biomarker ist inzwischen eine bestimmte Exon 15-Mutation etabliert, die das Codon V600 betrifft. Gleichartige Mutationen sind auch von malignen Melanomen, kolorektalen Karzinomen und manchen anderen Tumorentitäten bekannt. Die häufigste Unterform führt zum Austausch der Aminosäure Valin durch Glutaminsäure (V600E-Mutation). Für pulmonale Adenokarzinome mit (beliebiger) Mutation, die das Codon V600 betrifft ("V600X-Mutationen"), ist eine Kombinationstherapie aus einem BRAF-Inhibitor und einem MEK-Inhibitor zugelassen (Dabrafinib plus Trametinib) [10]. Diese Sequenzvariante kommt in etwa 1,5 % der pulmonalen Adenokarzinome vor.

Die genetische Veränderung ist durch verschiedene Sequenzierverfahren nachzuweisen.

KRAS-Mutationen: Etwa ein Drittel der pulmonalen Adenokarzinome weist Mutationen in *KRAS* auf. Diese Tumoren sind häufiger muzinös differenziert und weisen oft eine schlechtere Prognose auf. *KRAS*-Mutationen bei pulmonalen Adenokarzinomen betreffen überwiegend das Exon 2, häufig die Codons 12 und *13*. *KRAS*-Mutationen in den Exons 3 und 4 sowie Mutationen in den verwandten Genen *NRAS* oder *HRAS* sind hingegen seltener anzutreffen.

KRAS selbst ist im engeren Sinne kein prädiktiver Biomarker, da Optionen zur zielgerichteten Therapie *KRAS*-mutierter Tumoren fehlen. Auch nach umfangreichen Bemühungen in der pharmakologischen Forschung über viele Jahre konnte bislang kein KRAS-Inhibitor mit klinischer Wirksamkeit zugelassen werden. *KRAS* hat jedoch eine indirekte ("negative") prädiktive Bedeutung, da diese Mutationen genomische Veränderungen weitgehend ausschließen, die mit Tyrosinkinase-Inhibitoren im Rahmen zielgerichteter Ansätze beinflussbar wären. Die wenigen Fallberichte, in denen eine *KRAS*-Mutation zusammen mit *EGFR*-Mutationen oder anderen therapeutisch adressierbaren Veränderungen gefunden wurde, sind als anekdotische Einzelfälle zu betrachten und zum Teil sicher auf besondere Eigenheiten des speziellen Falles oder gar auf methodische Unzulänglichkeiten zurückzuführen. Im Allgemeinen kann man davon ausgehen, dass eine *KRAS*-Mutation eine Kontraindikation für zielgerichtete Therapie darstellt.

Aus diesem Grunde ist *KRAS*, insbesondere die Exons 2, 3 und 4, in den meisten Sequenzier-Panels für Lungenkarzinome integriert. Sie können auch gleichermaßen als Plausibilitätskontrolle dienen. Die früher geübte Praxis des stufenweisen Untersuchens verschiedener Genmutationen, bei der man mit den *KRAS*-Veränderungen begonnen hat, gilt mittlerweile als obsolet, insbesondere weil dieser Ansatz mit einem zu großen Zeitverzug und Materialverbrauch einhergeht. Im Allgemeinen werden heute Multiplex-Panels zur Sequenzierung angewandt, in denen eben auch *KRAS* zu finden ist.

PD-L1-Expression und TMB (tumor mutational burden): Die Interaktion zwischen dem *programmed death receptor 1* (PD1) und seinen Liganden, vor allem PD-L1 (*programmed death receptor ligand 1*) stellt einen der wichtigen Immun-Checkpoints dar. Tumorzellen, die PD-L1 exprimieren, können sich vor zerstörerischen Attacken zytotoxischer T-Zellen schützen, indem sie diese inaktivieren. Dies geschieht durch Bindung an den PD1-Rezeptor der Lymphozyten. Inhibiert man diese Interaktion durch inaktivierende PD1- oder PD-L1-Antikörper (Immuncheckpoint-Inhibitoren), kann das Immunsystem reaktiviert werden und Tumorzellen wirksam zerstören. Viele nicht-kleinzellige Lungenkarzinome weisen eine PD-L1-Expression auf. PD-L1 ist mittlerweile als prädiktiver Biomarker eine Standarduntersuchung, die bei allen nicht-klein-zelligen Karzinomen angewandt werden sollte. Die PD-L1-Diagnostik ist zwingend erforderlich zur Therapieplanung in der Erstlinientherapie nicht operabler Patienten. Sie bietet darüber hinaus Zusatzinformationen für die Planung der Therapie in der zweiten oder in einer höheren Therapielinie.

Erstlinienbehandlung: Der PD1-Inhibitor Pembrolizumab [11], ein monoklonaler Antikörper, ist für die Behandlung nicht-kleinzelliger Karzinome zugelassen, sofern diese eine hohe PD-L1-Expression aufweisen (mindestens 50 % der Tumorzellen müssen dabei eine membranäre Expression aufweisen; TPS [*tumor proportion score*] ≥ 50 %). Etwa 25–30 % der nicht-kleinzelligen Karzinome, unabhängig vom histologischen Subtyp, Adenokarzinome, Plattenepithelkarzinome, andere Histologien, weisen eine solche Expression auf. Für diese Patienten ist mittlerweile die Checkpoint-Inhibitor-Therapie ein klinisches Standardverfahren. Aktivierende *EGFR*-Mutationen und *ALK*-Translokationen stellen jedoch eine Kontraindikation für die Erstlinientherapie mit Pembrolizumab dar. Vor Beginn einer solchen Therapie sind bei nicht-plattenepithelialen NSCLC also neben der PD-L1-Expression auch *EGFR* und *ALK* als prädiktive Biomarker zu bestimmen. Sinnvoll ist auch, den *ROS 1*-Status vorab zu überprüfen, da auch hier eine zielgerichtete Therapie in der Erstlinie zur Verfügung steht.

Behandlung in der Zweitlinie oder in nachfolgenden Therapielinien: Pembrolizumab ist ebenfalls zugelassen zur Zweitlinien-Behandlung von pulmonalen nicht-kleinzelligen Karzinomen, die eine PD-L1-Expression von mindestens einem Prozent aufweisen (TPS ≥ 1 %). Dies trifft auf etwa zwei Drittel aller NSCLC zu (ca. 30–35 % der Tumoren zeigen eine PD-L1-Expression im Bereich von 1–49 %). Darüber hinaus ist eine Zweitlinientherapie der nicht-kleinzelligen Lungenkarzinome mit dem Immuncheckpoint-Inhibitor Nivolumab (ein weiterer Anti-PD1-Antikörper) oder mit Atezolizumab (einem Anti-PD-L1-Antikörper) auch unabhängig von Biomarkern möglich. Allerdings werden auch in diesen Fällen oft PD-L1-Untersuchungen als fakultative Biomarkeranalyse klinischerseits angefordert.

Technisch erfolgt die PD-L1-Diagnostik mittels Immunhistochemie. Mehrere diagnostische Antikörper sind mittlerweile gut etabliert. Herausforderungen bestehen jedoch nach wie vor bei der Durchführung der Färbungen und bei der Bewertung des Färbeergebnisses (siehe unten). Die PD-L1-Immunhistochemie wird nicht empfohlen für Ausstrichpräparate und Zytozentrifugenpräparate. Zytologisches Material kann jedoch in Form von formalinfixierten und paraffineingebetteten Zellblöcken verwendet werden.

Als weiterer molekularer Biomarker für immunonkologische Behandlungen wird die Bestimmung der Mutationslast (*tumor mutational burden*, TMB) etabliert. Hierbei wird durch Parallelsequenzierung großer NGS-Panels bestimmt, wie viele nicht-synonyme Mutationen in der Tumor-DNA nachweisbar sind. Basierend auf dieser Messung werden nicht-kleinzellige Lungenkarzinome in TMB high (≥ 10 Mutationen pro 1.000.000 Nukleotide) oder TMB low (< 10 Mutationen/1 Mbp) unterteilt. In klinischen Studien konnte gezeigt werden, dass NSCLC mit hohem TMB besser auf bestimmte immunonkologische Therapien ansprechen, insbesondere mit dem anti-PD1-Antikörper Nivolumab. TMB wird auch bei kleinzelligen Karzinomen als Biomarker erforscht.

8.4 Weitere therapeutisch adressierbare molekulare Zielstrukturen bei nicht-kleinzelligen Lungenkarzinomen

Für weitere, seltene molekulare Veränderungen konnte die Wirksamkeit bestimmter Therapeutika klinisch gezeigt werden oder auch aus in vitro-Daten abgeleitet werden. Für die nachstehend genannten Präparate liegt jedoch jeweils keine spezifische Zulassung vor. Krankenkassen übernehmen dennoch in Einzelfällen die Therapiekosten auf besondere Nachfrage. Dieser *Off label-Use* ist naturgemäß höheren Therapielinien in palliativer Intention vorbehalten und kommt nicht in der Primärbehandlung zum Einsatz.

HER2: Pulmonale Adenokarzinome können verschiedene Alterationen des *HER2*-Gens aufweisen, die offenbar auch einen biologischen Effekt für die Tumorinitiierung und -propagation haben und die grundsätzlich therapeutisch adressierbar sind. Bei pulmonalen Adenokarzinomen kommen Exon 20-Mutationen vor (insbesondere Insertionen/Duplikationen), die aktivierend sind. Therapieoptionen ergeben sich durch die Behandlung mit Tyrosinkinase-Inhibitoren (zum Beispiel Lapatinib) oder durch monoklonale Antikörper (Trastuzumab) [1],[2]. Ferner treten auch *HER2*-Amplifikationen auf. Die beiden genannten genomischen Veränderungen können mit einer Proteinüberexpression assoziiert sein. Letztere kann jedoch auch unabhängig hiervon auftreten. Ob die HER2-Expression allein eine prädiktive Bedeutung hat, ist bislang unklar. *HER2*-Mutationen werden durch verschiedene Sequenzierverfahren, Amplifikationen mittels *in situ*-Hybridisierung und die Genexpression durch Immunhistochemie nachgewiesen.

MET: Auch das *MET*-Gen codiert für eine Rezeptor-Tyrosinkinase. Ein Teil der nicht-kleinzelligen Karzinome weist eine Genkopiezahlerhöhung dieses wie *EGFR* auf Chromosom 7 lokalisierten Gens auf. Allerdings gibt es bislang keine klare und allgemein akzeptierte Definition einer *MET*-Amplifikation. Verschiedene, eher deskriptive Ansätze zur Quantifizierung der *MET*-Genkopien wurden publiziert [12]. Derzeit laufen klinische Studien zur Behandlung *MET*-amplifizierter Lungenkarzinome mit Tyrosinkinase-Inhibitoren, insbesondere Crizotinib und Capmatinib. *MET*-Amplifikationen können auch sekundär bei *EGFR*-mutierten Adenokarzinomen auftreten und einen sekundären Resistenzmechanismus bei EGFR-TKI-Therapie darstellen. Auch die Behandlung dieser Patienten kann gegebenenfalls mit MET-Inhibitoren erfolgen. Darüber hinaus weisen ca. 2–3 % der pulmonalen nicht-kleinzelligen Karzinome, offenbar in erster Linie Adenokarzinome, aktivierende Mutationen im *MET*-Gen auf [13]. Diese Mutationen sind an den Intron-Exon-Übergängen von Intron 13 zu Exon 14 beziehungsweise von Exon 14 zu Intron 14 gelegen und betreffend die Spleiß-Akzeptor- bzw. -Donor-Stellen oder es handelt sich um kurze Deletionen im Intron 13, welche den Polypyrimidin-Trakt betreffen. Durch die auftretenden Mutationen kommt es zu einem fehlerhaften Herausspleißen des gesamten Exons 14 des *MET*-Gens. Die durch Exon 14 codierten Proteinabschnitte spielen eine wichtige Rolle bei der Degradation des Rezeptorproteins. Eine dort lokalisierte Phosphorylierungsstelle ermöglicht die Ubiquitinylierung und nachfolgende proteasomale Degradation des Proteins. Durch den fehlenden Abbau kommt es in den Tumoren zu einer Akkumulation funktionell aktiver MET-Proteine mit entsprechender Wachstumsstimulation. Auch Tumoren mit diesen *MET*-Exon 14-Skippingmutationen sind mit Tyrosinkinase-Inhibitoren beeinflussbar, vor allem mit Crizotinib und Capmatinib.

MET-Mutationen sind die Domäne verschiedener Sequenzierverfahren, insbesondere NGS-basierter Assays, die vorrangig die Intron-Exon Übergänge und den im vorgeschalteten Intron gelegenen Polypyrimidin-Trakt ausreichend abdecken müssen. *MET*-Amplifikationen können mittels *in situ*-Hybridisierung nachgewiesen werden. Im Grundsatz sind Genkopiezahlerhöhungen auch durch Sequenzierverfahren detektierbar.

RET: Die Rezeptor-Tyrosinkinase *RET* ist in etwa einem Prozent der pulmonalen Adenokarzinome durch eine Genfusion aktiviert [14]. Dies führt entweder auf dem Weg einer intra-chromosomalen Inversion (perizentrische Inversion) zu einem *KIF5B-RET*-Fusionsgen oder durch eine reziproke Translokation mit andern Genen zu einer vergleichbaren Veränderung. Neben *KIF5B* sind mehr als 10 weitere beteiligte Gene beschrieben, darunter *CCDC6* und *NCOA4*. Basierend auf in vitro Daten und kleineren klinischen Fallserien gelten *RET*-Fusionen ebenfalls als therapeutisch adressierbar. Mehrere Multi-Tyrosinkinase-Inhibitoren sind wirksam, darunter Vandetanib, Alectinib oder Cabozantinib. Frühe klinische Daten deuten jedoch darauf hin, dass die Tumoren mit einer *KIF5B-RET*-Fusion im Vergleich zu anderen Subtypen der *RET*-Translokationen ein etwas geringeres Ansprechen auf diese Behandlung aufweisen. Dieser Effekt ist möglicherweise bei Tyrosinkinase-Inhibitoren mit hoher Affinität zum RET-Rezeptor weniger stark ausgeprägt.

RET-Translokation können mit *in situ*-Hybridisierung zuverlässig nachgewiesen werden. Auch RNA- oder DNA-basierte Ansätze zur Sequenzierung sind geeignet. Immunhistochemie konnte bislang nicht mit ausreichender diagnostischer Sicherheit etabliert werden.

Neuere therapeutische Targets, die derzeit in klinischen Studien erforscht werden und möglicherweise in den kommenden Jahren klinisch relevant werden, sind im Überblick mit den etablierten Biomarkern in Tab. 8.3 aufgeführt.

Tab. 8.3: Prädiktive Biomarker bei Lungenkarzinomen.

Kategorie	*Gen*/Protein (Ausprägung)	Klinische Relevanz
1 ("*Must test*")	*EGFR* (aktivierende Mutation)	EGFR-TKI-Therapie; drei Substanz-Generationen verfügbar
	ALK (Translokation)	ALK-TKI; mehrere Substanzen zugelassen
	ROS1 (Translokation)	Crizotinib-Therapie
	BRAF (V600-Mutation)	Kombinationstherapie Dabrafenib/Trametinib zugelassen (BRAF- und MEK-Inhibition)
	PD-L1 (Expression, TPS)	Immuncheckpointinhibitoren zugelassen (Pembrolizumab in der Erstlinientherapie [TPS: ≥ 50 %], ab der Zweitlinie [TPS: ≥ 1 %], Nivolumab und Atezolizimab ab der Zweitlinie [PD-L1 als fakultativer Biomarker])
2 ("*Should test*")	*RET* (Translokation)	TKI-Therapie prüfen, *off label* oder Studieneinschluss (z. B. Alectinib, Vandetanib, Cabozantinib)
	MET (Amplifikation oder Exon14-skipping-Mutation)	TKI-Therapie prüfen, *off label* oder Studieneinschluss (z. B. Crizotinib oder Capmatinib)
	Tumor-Mutationslast (TMB high vs. low)	Zulassung von Immuncheckpoint-Inhibitor wird erwartet (Nivolumab)
	Her2 (Aktivierende Mutation, Amplifikation)	Aktivierende Mutationen: Exon 20-Duplikationen/ Insertionen – Therapeutische Option mit Dacomitinib, Lapatinib, Trastuzumab. Bedeutung der Amplifikation (und der Proteinexpression) noch unklar
	KRAS (aktivierende Mutation)	Negativer prädiktiver Biomarker. Schließt sinnvolle TKI-Therapie praktisch aus.
3	*NTRK1-3* (Translokation)	TKI-Therapie möglich, z. B. Entrectinib oder Larotrectinib (Zulassung beantragt). Extrem seltene Variante.
	FGFR1 (Amplifikation)	TKI-Therapie prüfen (Multikinase-Inhibitor oder Selektiver FGFR1-TKI). Häufigste Veränderung in Plattenepithelkarzinomen der Lunge
	MAP2K1 (aktivierende Mutation)	Therapie mit MEK-Inhibitor prüfen
	PIK3CA (aktivierende Mutation)	PI3K- / mTOR-Inhibitoren prüfen Inhibition mit Mutikinase-Inhibitoren möglich, z. B. Dasatinib.
	DDR2 (aktivierende Mutationen)	DDR2-Alterationen treten auch in pulmonalen Plattenepithelkarzinomen auf
	KIT und *PDGFRA* (aktivierende Mutation)	Therapie mit einem TKI prüfen (z. B. Imatinib)
	DLL 3 (Expression)	Einzige zielgerichtete Therapie bei kleinzelligen Karzinomen (und LCNEC): Rovalpituzimab-Tesirine, ein ADC, wird derzeit in klinischen Studien erforscht.

Tab. 8.3: (Fortsetzung) Prädiktive Biomarker bei Lungenkarzinomen.

Kategorie 1 beinhaltet diejenigen prädiktiven Biomarker, die zwingend bei Lungenkrebspatienten getestet werden müssen, bevor eine Systemtherapie durchgeführt werden kann. Die genannten therapeutischen Indikationen stellen sämtlich zugelassene Behandlungsmethoden für die erste Therapielinie dar. In *Kategorie 2* sind Biomarker für Therapien zu finden, die (noch) nicht zugelassen sind, für die es aber eine starke biologische Rationale und erste Daten aus frühen klinischen Studien gibt; ferner *KRAS* als negativer Prädiktor. Die aufgeführten Therapeutika können oft im *off label* use eingesetzt werden. *Kategorie 3* enthält Biomarker für eher experimentelle Behandlungen, die z. T. in klinischen Studien geprüft werden; ferner *NTRK1-3* – hier gibt es bereits gute Studiendaten, allerdings liegt die Häufigkeit *NTRK*-positiver NSCLC bei weit unter einem Prozent in der deutschen Bevölkerung.
ADC: *antibody drug conjugate*, DLL 3: *delta-like protein 3*, DDR2: *Discoidin domain receptor tyrosine kinase 2*, FGFR1: Fibroblasten-Wachstumsfaktor-Rezeptor 1, LCNEC: großzellig neuroendokrines Karzinom, MAP2K1: *Mitogen-activated protein kinase 1*, mTOR: *mechanistic Target of Rapamycin*, NTRK: Neurotrophe Tyrosinkinase, PI3K: Phosphoinositid 3-Kinase, PIK3CA: *Phosphatidylinositol-4,5-bisphosphate 3-kinase catalytic subunit alpha*, PDGFRA: *platelet derived growth factor receptor alpha*. Modifiziert nach [2].

8.5 Biomarker in der Resistenzsituation unter TKI-Therapie

Patienten, die mit Tyrosinkinase-Inhibitoren behandelt werden, weisen oft nach primärem Ansprechen die Entwicklung einer sekundären Resistenz auf. Klinisch äußert sich dies durch neu auftretende Fernmetastasen oder erneutes Wachstum bestehender Tumorherde. Insbesondere bei *EGFR-*, *ALK-* und *ROS 1*-positiven Patienten sind die molekularen Mechanismen, die dieser sekundären Resistenz zugrunde liegen, bereits gut erforscht. Hier handelt es sich überwiegend um Sekundärmutationen, die zu einer verminderten Affinität der TKI-Wirkstoffe im mutierten Rezeptor führen (Tab. 8.4). Für mehrere dieser Veränderungen sind jedoch bereits Substanzen entwickelt worden, die auch in der Resistenzsituation noch wirksam sind.

Die häufigste Ursache für die Resistenzentwicklung *EGFR*-mutierter Tumoren gegenüber einer TKI-Therapie im klinischen Alltag ist eine solche Sekundärmutation: Die Karzinome entwickeln dann zusätzlich zu der bereits bestehenden Primärmutation (in Exon 18, 19 oder 21) eine zweite *EGFR*-Mutation im Exon 20, die zu dem Aminosäureaustausch T790M führt. Ob diese Mutation tatsächlich neu entsteht oder vielmehr auf der Selektion eines bereits primär doppelmutierten Tumorklons unter der TKI-Therapie beruht, ist nicht abschließend geklärt; viele Indizien sprechen dabei für die zweite Annahme. Klinisch können Patienten mit einer sekundär progressiven Erkrankung bei Nachweis einer *EGFR*-T790M-Mutation mit einem EGFR-Tyrosinkinase-Inhibitor der dritten Generation, z. B. Osimertinib, behandelt werden [1]. Osimertinib kann wegen seiner hohen Wirksamkeit gegenüber Lungenkarzinomen mit allen *EGFR*-Mutationsformen auch bereits in der Erstlinienbehandlung eingesetzt werden. Ob der frühe Einsatz auch die Entwicklung sekundärer Resistenzen verhindert, ist aktuell noch nicht abschließend zu bewerten. Auch gegenüber Drittgeneration-EGFR-TKI können jedoch im Verlauf Resistenzen auftreten, die durch zusätzliche Mutationen, also gewissermaßen tertiäre Mutationen, bedingt sein können. Häufigste Ursache einer Resistenz gegenüber Osimertinib ist eine weitere *EGFR*-Exon 20-Mutation (C 797S). Auch gegen diesen Mutationstyp sind wirksame Inhibitoren in der klinischen Erprobung.

Analog zu der beschriebenen Situation bei *EGFR*-mutierten Karzinomen gibt es auch für *ALK*- oder *ROS1*-rearrangierte Tumoren bereits eine ganze Liste bekannter Punktmutationen, die mit einer sekundären Resistenz assoziiert sind (Tab. 8.4) [15],[16]. Zumindest für ALK liegen dazu auch bereits *in vitro*- und erste klinische Daten vor, die eine gezielte Auswahl von Substanzen für die Zweitlinientherapie ermöglichen [15].

Tab. 8.4: Sekundäre Resistenzmechanismen von Lungenkarzinomen unter TKI-Therapie

Primärer Genotyp	Sekundärer Resistenz-mechanismus	Besonderheiten und Therapiemöglichkeiten
EGFR-Mutation	*EGFR*-T790M-Mutation [1]	EGFR-TKI der dritten Generation, z. B. Osimertinib [2]
	MET-Amplifikation [1]	MET-Inhibitor (TKI mit anti-MET-Aktivität, z. B. Crizotinib oder Capmatinib)
	Transformation in ein kleinzelliges Karzinom [1]	Konventionelle Chemotherapie
	weitere seltene Alterationen	*Her2*-Amplifikation, *AXL*-Amplifikation, *PIK3CA*-Mutationen, PTEN-Verlust (ggf. Therapieversuche mit entsprechenden Multikinase-TKI)
ALK-Translokation	verschiedene *ALK*-Mutationen	Subtyp der Sekundärmutation ist assoziiert mit primärem ALK-TKI (häufigste Resistenzmutationen: Crizotinib – L1196M, Ceritinib und Alectinib – G1202R; mehrfache Mutationen sind möglich) Substanzwechsel auf ein anderes zugelassenes Präparat ist möglich; Auswahl möglicherweise auf Grundlage von *in vitro*-Daten sinnvoll (Übersicht in: [15])
	ALK-Amplifikation	Substanzwechsel möglich.
ROS1-Translokation [3]	verschiedene *ROS1*-Mutationen (G2032R u. a.)	Substanzwechsel auf TKI mit anti-ROS1-Aktivität denkbar, z. B. Ceritinib, Entrectinib oder Cabozantinib.

[1] Diese Veränderungen können auch in Kombination auftreten. [2] Zugelassene Therapie. [3] ROS1-rearrangierte Tumoren zeigen unter Crizotinib-Therapie oft eine tiefe und auch langanhaltende Remission. Der sekundäre Progress ist somit klinisch ein weniger häufiges therapeutisches Problem.

Bei *EGFR*-positiven Tumoren kann auch eine Aktivierung einer alternativen Tyrosinkinase, zum Beispiel durch *MET*-Amplifikation oder *HER2*-Amplifikation die Ursache einer Resistenz sein. Auch diese Veränderungen sind therapeutisch adressierbar. Ein weiterer Mechanismus der sekundären Resistenzentwicklung bei *EGFR*-mutierten Karzinomen ist die Progression zu einem kleinzelligen Karzinom, das dann in der Regel mit spezifischen Chemotherapien behandelt wird. Eine Übersicht über die resistenzvermittelnden Veränderungen gibt Tab. 8.4.

Bei Patienten kommen nicht selten verschiedene genetische Alterationen, die mit Tumorprogress und Therapieresistenz assoziiert sind, gemeinsam vor. So können beispielsweise in multiplen progressiven Tumorherden verschiedene EGFR-Resistenzmechanismen synchron auftreten. Für die Auswahl der Therapie kann es dann sinnvoll sein, die „klinisch führende" Läsion, also die Tumormanifestation mit dem höchsten Krankheitswert, gezielt zu untersuchen. Einzelne progressive Tumorherde können aber auch Kombinationen von Resistenzmechanismen synchron aufweisen, z. B. *EGFR*-T790M-Mutation und *MET*-Amplifikation. Ferner sollte beachtet werden, dass verschiedene resistenzvermittelnde Alterationen auch im Verlauf einer Erkrankung metachron vorkommen können (siehe Kasuistik).

Kasuistik

Tab. 8.5: Männlicher Patient, 73 Jahre alt, mit EGFR-mutiertem Adenokarzinom der Lunge und Resistenzentwicklung unter EGFR-TKI-Therapie.

Zeitachse	Klinische Befunde und Schlussfolgerungen	Molekularpathologische Befunde
	Erstdiagnose eines mediastinal lymphonodal (N3) und hämatogen metastasierten Adenokarzinoms der Lunge (Stadium IVB) Einleitung einer Therapie mit einem EGFR-Tyrosinkinase-Inhibitor (Erlotinib); darunter gutes Ansprechen und subjektive Beschwerdebesserung	Nachweis einer *EGFR*-Mutation aus EBUS-TBNA einer Lymphknoten-Metastase (Exon 21: L858R)
15 Monate später	Neu aufgetretene Raumforderung im Bereich einer Speicheldrüse. Die Punktion ergab den Nachweis einer TTF-1-positiven Adenokarzinommetastase, passend zu einem Progress des pulmonalen Adenokarzinoms. Somit Nachweis einer sekundären Resistenz gegenüber der EGFR-TKI-Therapie Umstellung der Therapie auf einen EGFR-TKI der 3. Generation (Osimertinib). Darunter klinisches Ansprechen	Ergebnisse der NGS-basierten Mutationsanalyse aus der aktuellen Tumorbiopsie (Tumorzell-Gehalt: 40 %): *EGFR*-L858R (Allel-Frequenz: 23 %); *EGFR*-T790M (Allel-Frequenz: 6 %); kein Nachweis einer resistenzvermittelnden Gen-Amplifikation von *MET*, *AXL* oder *HER2*

Tab. 8.5: (Fortsetzung) Männlicher Patient, 73 Jahre alt, mit EGFR-mutiertem Adenokarzinom der Lunge und Resistenzentwicklung unter EGFR-TKI-Therapie.

Zeitachse	Klinische Befunde und Schlussfolgerungen	Molekularpathologische Befunde
7 Monate später	Neu aufgetretene Herde in der Leber. Die Biopsie ergab den Befund eines kleinzelligen Karzinoms Durchführung einer konventionellen Chemotherapie (Kleinzeller-Protokoll). Gutes Ansprechen und vollständige Remission der Leberherde	Ergebnisse der NGS-basierten Mutationsanalyse aus der Leberbiopsie (Tumorzell-Gehalt: 90 %): *EGFR*-L858R (Allel-Frequenz: 60 %); kein Nachweis einer *EGFR*-T790M-Mutation
6 Monate später (28 Monate nach Primärdiagnose)	Weiterbestehende Remission der Leberherde. Leicht größenprogredienter pulmonaler Herd. Durchführung einer *Liquid Biopsy* (peripheres Blut) Klinische Entscheidung zur weiteren EGFR-Tyrosinkinase-Inhibitor-Therapie.	Ergebnis der NGS-basierten Sequenzierung: *EGFR*-L858R (Allel-Frequenz: 0,8 %) kein Nachweis einer *EGFR*-T790M-Mutation

8.6 Molekularpathologisch bestimmbare prädiktive Biomarkeranalysen bei weiteren thorakalen Tumorerkrankungen und Metastasen

Für **Mesotheliome** werden derzeit keine molekularpathologischen Biomarkeranalysen zur Therapiestratifizierung empfohlen [17]. Die Therapie erfolgt in der Regel durch Operation und konventionelle Chemotherapie. In Studien wird derzeit geprüft, ob Immuncheckpoint-Inhibitoren sinnvoll eingesetzt werden können. In diesem Zusammenhang wird gelegentlich bereits jetzt eine PD-L1-Expression-Testung durchgeführt.

Auch für **Thymome und Thymuskarzinome** gibt es derzeit keine allgemeingültige Empfehlung für molekularpathologische Biomarkeranalysen. In einzelnen Fällen wurden Patienten mit aktivierender *KIT*-Mutation erfolgreich mit Imatinib behandelt. Der Anteil *KIT*-mutierter Thymuskarzinome liegt bei etwa 7 % und ist unabhängig von der immunhistochemisch nachweisbaren KIT-Expression [18].

Die Lunge und auch das Mediastinum sind häufige Orte für Fernmetastasen primär extrathorakaler Karzinome. Für diese Tumorerkrankungen sind eine Reihe von prädiktiven Biomarkeranalysen klinischer Standard (Tab. 8.6). Sie sollten auch im Falle der intrathorakalen Metastasierung eingesetzt werden (sofern entsprechende Untersuchungsergebnisse nicht klinisch bereits nach Analyse des Primärtumors oder einer anderen Tumormanifestation vorliegen).

Tab. 8.6: Auswahl prädiktiver Biomarker bei thorakalen Metastasen.

Tumortyp	Biomarker	Therapeutische Optionen
Kolorektale Karzinome	*KRAS/NRAS*-Mutationen	Kontraindikation gegen eine anti-EGFR-Antikörpertherapie
	BRAF-V600-Mutation	Intensivierte Chemotherapie (Triplet)
	MSI/MMR-D	Immuncheckpoint-Inhibitor (z. B. Pembrolizumab, Nivolumab)
	Her2-Überexpression und/oder -Amplifikation	Her2-Inhibitoren (Lapatinib und Trastuzumab)
Magenkarzinome/Karzinome des ösophagogastralen Übergangs	Her2-Überexpression und/oder -Amplifikation	Trastuzumab-Therapie
	MSI/MMR-D	Immuncheckpoint-Inhibitor (z. B. Pembrolizumab)
Endometriumkarzinome	MSI/MMR-D	Immuncheckpoint-Inhibitor (z. B. Pembrolizumab)
Mammakarzinome	Östrogen-Rezeptor-Expression	Endokrine Therapie
	Her2-Expression und/oder -Amplifikation	Her2-Inhibitor (z. B. Antikörper; Trastuzumab)
Ovarkarzinome (high grade seröses Karzinom)	*BRCA1*, *BRCA2* – pathogene (inaktivierende) Mutationen	PARP-Inhibitor (z. B. Olaparib)
Malignes Melanom	*BRAF*-V600-Mutation	BRAF-Inhibitor (z. B. Vemurafenib, Dabrafenib)
	NRAS-Mutation	MEK-Inhibitor (z. B. Selumentinib)
	KIT-Mutationen	TKI (z. B. Imatinib)

MSI/MMR-D: Mikrosatelliten-Instabilität bzw. Defizienz der *DNA mismatch repair*-Proteine (Verlust der Expression von MLH1, MSH2, MSH6 oder PMS 2 durch Mutation oder Methylierung); PARP: Poly (ADP-Ribose)-Polymerase 1. Olaparib ist zur Therapie der high grade Ovarialkarzinome auch ohne direkten Nachweis der *BRCA1/2*-Mutation zugelassen.

Dies betrifft vorrangig die Mutationsanalysen von *KRAS*, *NRAS* und *BRAF* bei kolorektalen Karzinomen. Im Falle einer *KRAS/NRAS*-Mutation ist bei diesen Tumoren eine Therapie mit einem Anti-EGFR-Antikörper nicht indiziert [19]. Es ist ferner darauf hinzuweisen, dass Immuncheckpoint-Inhibitoren klinisch eingesetzt werden können, wenn ein mikrosatelliteninstabiles Karzinom vorliegt. Gegebenenfalls sollte daher auch der MSI-Status an intrapulmonalen bzw. intrathorakalen Metastasen überprüft werden. Dies betrifft neben kolorektalen Karzinomen auch Endometriumkarzinome und metastasierte Magenkarzinome. Sofern high-grade seröse Ovarialkarzinome in den Thorax metastasieren, sollte zumindest erwogen werden, eine *BRCA1/2*-Mutationsanalyse durchzuführen. Im positiven Falle kann sich hieraus eine Therapieindikation mit dem PARP-Inhibitor Olaparib ergeben. Lunge und Pleura sind ferner Prädilektionsorte für Fernmetastasen von Mammakarzinomen. Eine Testung des HER2-Status (Immunhistochemie bzw. *in situ*-Hybridisierung) ist bei jeder neu aufgetretenen Metastase indiziert [20]. Gegebenenfalls sollte auch der Östrogen-rezeptor- und Progesteronrezeptor-Status an intrathorakalen Manifestationen eines Mammakarzinoms überprüft werden. All diese Untersuchungen können auch an zytologischem Material vorgenommen werden. Für die Immunhistochemie-basier-ten Analysen und die *in situ*-Hybridisierung sind Zellblöcke erforderlich. Auch ma-ligne Melanome metastasieren nicht selten in die Lunge oder in die Pleurahöhle. Bei UV-Licht-induzierten Melanomen, die primär im Bereich des Körperstammes oder der Extremitäten auftreten, ist die Analysen von *BRAF*- und *NRAS*-Mutationen etab-liert. Akrolentiginöse oder mukosale Melanome, die nicht primär durch Sonnenlicht ausgelöst werden, weisen z. T. aktivierende *KIT*-Mutationen auf, die mit Tyrosinki-nase-Inhibitoren behandelbar sein können. Die seltenen Aderhautmelanome sind genetisch eine eigene Gruppe mit Mutationen in *GNAQ* oder *GNA11*. Hier kommen im Rahmen von Studien MEK-Inhibitoren zum Einsatz.

8.7 Diagnostische Biomarker in der Thoraxonkologie

Wie bereits eingangs erwähnt, können molekularpathologische Analysen auch zur Etablierung einer Primärdiagnose sinnvoll beitragen.

Prominentes Beispiel für einen mitunter diagnostisch herausfordernden primä-ren intrathorakalen Tumor ist das **Mesotheliom.** Während die epitheloiden und die biphasischen Formen in der Regel morphologisch und immunzytochemisch eindeu-tig erkennbar sind, weist das rein sarkomatoide Mesotheliom einige diagnostische Herausforderungen auf. Nicht selten sind auch die üblichen immunhistochemischen bzw. immunzytochemischen Marker (z. B. Calretinin und WT1) hier negativ. Auch wenn diese Fragestellung in der zytologischen Diagnostik nur relativ selten auftreten dürfte, kann es hilfreich sein zu wissen, dass nahezu alle sarkomatoiden Mesothelio-me eine homozygote Deletion des *CDKN2A*-Locus aufweisen, der für das p16-Protein codiert. Auch bei epitheloiden und biphasischen Mesotheliomen ist diese genetische Veränderung nachzuweisen, sie tritt jedoch in etwas reduzierter Frequenz auf. [21] Die p16-Deletion kann einfach mittels FISH nachgewiesen werden. Dabei ist allerdings zu beachten, dass verschiedene *cut offs* für die homozygote *CDKN2A*-Deletion publiziert wurden. Eine mögliche Definition geht davon aus, dass eine homozygote Deletion vorliegt, wenn mindestens 20 % der ausgewerteten Zellen keine *CDKN2A*-Kopie auf-weisen (bei mindestens einer Kopie der Chromosom 9-Referenz). Dieser *cut off* wurde gut mit anderen diagnostischen Parametern korreliert [22]. Es ist zu beachten, dass auch andere Tumoren, zum Beispiel manche Sarkome, p16-Deletionen zeigen kön-nen. Der Stellenwert der Untersuchung liegt somit primär a) in der Unterscheidung zwischen reaktiven Mesothelien von Mesotheliomzellen und b) in der diagnostischen Unterstützung bei morphologischem Verdacht auf ein sarkomatoides Mesotheliom.

Ferner stellen mesenchymale Tumoren in der Regel eine diagnostische Herausforderung dar. Viele dieser Tumoren, insbesondere die klinisch besonders relevanten malignen **Sarkome**, weisen zum Teil rekurrente genomische Alterationen, zumeist Translokationen auf, die molekularpathologisch nachweisbar sind und bei der Diagnosefindung hilfreich sein können. Zu den intrathorakal primär auftretenden Sarkomen mit rekurrenter Genfusion (Translokation) zählen zum Beispiel das pulmonale myxoide Sarkom mit *EWSR1-CREB1*-Translokation [22] oder das auch primär intrapulmonalen vorkommende Synovialsarkom, das durch eine *SS18*-Translokation (mit verschiedenen Translokationspartnern) gekennzeichnet ist. Auch hier kann der Translokationsnachweis am zytologischen Material mittels FISH einfach geführt werden.

Ein weiterer spindelzelliger mesenchymaler Tumor, der primär in der Thoraxhöhle vorkommt, ist der solitäre fibröse Tumor (SFT). Die SFT sind genetisch gekennzeichnet durch eine *NAB2-STAT6*-Translokation, die durch Sequenzierung nachweisbar ist (es handelt sich um eine intrachromosomale Inversion auf dem langen Arm von Chromosom 12, die mit konventionellen *in situ*-Hybridisierungen nicht nachzuweisen ist). Auch die Desmoidfibromatose kommt im Bereich der Thoraxwand vor. Dieser Tumor ist durch rekurrente Mutationen im Beta-Catenin-Gen *CTNNB1* gekennzeichnet. Diese Mutation kann gegebenenfalls auch an zytologischem Material mittels Sequenzierung nachgewiesen werden. Desmoidfibromatosen, die vor dem Hintergrund einer familiären adenomatösen Polyposis coli (FAP) auftreten, sind hingegen *CTNNB1*-Wildtyp und durch die Keimbahn-Mutation im *APC*-Gen determiniert. Ein seltener Tumor im Bereich der Pleurahöhle ist der desmoplastische rundzellige Tumor (DSRCT). Diese hochmaligne Neoplasie ist durch eine klein-blau-rundzellige Morphologie gekennzeichnet, die Anlass zu vielen differenzialdiagnostischen Überlegungen gibt. Insbesondere alveoläre Rhabdomyosarkome oder Ewing-Sarkome sind hier abzugrenzen. Die Diagnose DSRCT kann molekularpathologisch durch den Nachweis der charakteristischen *EWSR1-WT1*-Translokation sicher etabliert werden.

Das epitheloide Hämangioendotheliom ist ein hoch maligner Gefäßtumor, der auch im Bereich der Pleura auftreten kann. Gelegentlich ist auch das Lungenparenchym betroffen. Diese Tumoren weisen eine rekurrente *WWTR1-CAMTA1*-Translokation oder in selteneren Fällen die alternative Translokationsvariante *YAP1-TFE3* auf. Auch diese Veränderungen können als diagnostischer molekularpathologischer Biomarker mittels FISH oder Sequenzierung nachgewiesen werden.

Eine weitere Domäne für molekularpathologische diagnostische Biomarker im Bereich der Thoraxonkologie ist die Diagnostik von **Lymphomen**. Bei unklaren Lymphozytenansammlungen, zum Beispiel im Pleuraerguss oder auch in Präparaten einer EBUS-TBNA kann es hilfreich sein, eine Klonalitätsanalyse durchzuführen (siehe unten), um die klonale Natur des Infiltrates nachzuweisen. Weiterhin ist der Nachweis von bestimmten Genfusionen gelegentlich sinnvoll, darunter der Nachweis der *IgH-BCL 2*-Translokation, die bei follikulären Lymphomen vorkommt (auch diffus großzellige Lymphome können diese Translokation aufweisen, die Unterscheidung kann aber aufgrund der Zytomorphologie in der Regel erfolgen). Der relativ einfach durchzuführende FISH-Nachweis der *BCL2*-Translokation kann insbesondere bei klinischem oder morphologischem Verdacht auf ein follikuläres Lymphom sinnvoll sein, weil diese Tumoren gelegentlich sowohl morphologisch, als auch in der molekularpathologischen Klonalitätsanalyse schwer erkennbar sein können. Weiterhin kann der Nachweis einer *MYC*-Translokation hilfreich sein, die unter anderem bei Burkitt-Lymphomen nachweisbar ist, oder das CyclinD 1 (*CCND1*)-Rearrangement bei Mantelzell-Lymphomen. In diesem Zusammenhang ist darauf hinzuweisen, dass derartige Translokationsnachweise im Setting der Zytologie primär dem Ziel dienen, ein Non-Hodgkin-Lymphom der B-Zell-Reihe von einem reaktiven Lymphozyteninfiltrat zu unterscheiden. Die exakte Subtypisierung von Lymphomentitäten ist sicherlich nicht primäre Aufgabe der zytologischen Diagnostik. Die genannten molekularpathologischen Verfahren können jedoch wertvolle Hinweise darauf liefern, ob überhaupt eine Neoplasie vorliegt und erste Anhaltspunkte für die Artdiagnose liefern. In diesem Zusammenhang sei darauf hingewiesen, dass Klonalitätsanalysen an zytologischem Material nicht selten oligoklonale oder nicht konklusive Ergebnisse erzielen, weil der Gehalt an Lymphozyten in der Probe, verglichen mit histologischem Untersuchungsmaterial, oft gering ist. Überdies weisen manche B-Zell-Lymphome Hypermutationen in den Schwerkettengenen auf. Diese können auch die Primer-Bindungssequenzen betreffen, wodurch eine Amplifikation von DNA aus den Tumorzellen verhindert wird. Im Ergebnis wird in der PCR der monoklonale Peak nicht erzeugt und es entsteht ein falsch negatives Ergebnis. Man kann die Aussagekraft der Klonalitätsanalyse aber durch Anwendung größerer PCR-Panels erheblich verbessern; so wird international das BIOMED-2 Panel empfohlen, welches mehrere Amplikons im Multiplex-PCR-Ansatz erfasst [23]. Die Internetseite der Organisation bietet dazu hilfreiche Informationen und Beratung (www.euroclonality.org). Neuere Ansätze verfolgen die Etablierung NGS-basierte Assays auch für Klonalitätsanalysen.

8.8 Formen genetischer Veränderungen, die häufig in der molekularpathologischen Diagnostik untersucht werden

Genetische Alterationen, die mit der Entstehung und dem Fortschreiten einer Tumorerkrankung assoziiert sind, führen in der Regel entweder zur Aktivierung von Onkogenen (zum Beispiel *EGFR*) oder zur Inaktivierung von Tumorsuppressorgenen (zum Beispiel *TP53*). Aktivierende Genveränderungen in Onkogenen führen letztlich dazu, dass diese konstitutionell aktiv sind. Darunter versteht man eine autonome Aktivität der entsprechenden Rezeptoren bzw. nachgeschalteter Signaltransduktionskaskaden, die weitgehend unabhängig von inhibitorischen Einflüssen sind. Dies kann zum Beispiel dadurch erreicht werden, dass eine Rezeptor-Tyrosinkinase unabhängig von Liganden ein permanentes Aktivierungssignal sendet. Auf gleiche Weise können Signalachsen auch dadurch permanent eingeschaltet sein, dass nachgeschaltete Signalknotenpunkte, wie zum Beispiel KRAS oder andere RAS-Proteine, durch Mutationen und unabhängig von einer vorgeschalteten Rezeptoraktivierung ein Wachstumssignal senden. Letztlich führen alle Veränderungen in der Regel zu einer Reduktion der Apoptose, zu gesteigerter Proliferation und zur Entdifferenzierung der Zelle. Ferner spielen auch epigenetische Veränderungen, wie zum Beispiel Methylierungen, die zu Veränderungen in der Genexpression führen, oder Histon-Modifikationen wie zum Beispiel Methylierung, Acetylierung und Ubiquitinylierung bei der Entstehung von Tumoren eine bedeutsame Rolle.

In der molekularpathologischen Anwendung dominiert derzeit bei weitem der Nachweis aktivierender Veränderungen von Onkogenen als prädiktiver Biomarker. Diese können im Wesentlichen durch folgende genetische Mechanismen aktiviert werden:

1. **Punktmutationen:** Hierbei werden einzelne Nukleotide in kodierenden Genabschnitten ausgetauscht. Sofern aus der Substitution eine Veränderung der Aminosäuresequenz folgt (was nicht immer der Fall ist), kann die dauerhafte Aktivierung eines Proteins resultieren. Ein Beispiel hier ist die häufige p.L858R-Mutation in Exon 21 des *EGFR*-Gens, die bei pulmonalen Adenokarzinomen nachweisbar ist.

2. **DelIns-Mutationen:** Bei diesem Mutationstyp kommt es zu einem Verlust mehrerer Nukleotide (Deletion), der mit dem Austausch bzw. dem Einfügen eines anderen Nukleotids assoziiert sein kann (Insertion). Diese Veränderungen führen in der Regel zu einer erheblich veränderten Aminosäuresequenz mit bedeutsamen Konsequenzen für die Proteinfunktion. Aktivierende Mutationen betreffen stets Vielfache von drei Nukleotiden, sind also *in frame*, d. h. das übrige Leseraster des Gens wird nicht alteriert. Deletionen kommen auch ohne begleitende Insertion vor und haben dieselben Konsequenzen. Deletionen oder DelIns-Mutationen kommen zum Beispiel häufig in Exon 19 des *EGFR*-Gens vor.

   Abzugrenzen sind große Gen-Deletionen, die ganze Exons oder gar das gesamte Gen oder eine größere chromosomale Region betreffen. Diese Veränderungen haben naturgemäß den Verlust des Proteins zur Folge und sind gelegentlich als Mechanismus der Inaktivierung von Tumorsuppressorgenen zu beobachten. Derartige große Deletionen können in der Regel mit den konventionellen Sequenzierverfahren nicht detektiert werden, weil auch die Primer-Bindungsstellen in die Deletion einbezogen sind. Moderne (*hybrid capture* basierte) NGS-Ansätze können derartige Veränderungen aber oft nachweisen.

3. **Amplifikationen:** In einer „normalen" Zelle kommen Gene in je zwei Kopien vor. Bei Tumorzellen kommt es vielfach zu komplexen chromosomalen Veränderungen, darunter Polyploidie (der gesamte Chromosomensatz liegt vervielfältigt vor), Polysomie (ein bestimmtes Chromosom kommt zu oft vor) oder Gen-Amplifikationen (ein bestimmtes Gen liegt in einer Vervielfältigung von Kopien vor). Gen-Amplifikationen können auch extrachromosomal oder in sogenannten Marker- oder Ringchromosomen auftreten. Bekanntestes Beispiel für eine klinisch relevante Gen-Amplifikation in der Onkologie ist die *HER2*-Amplifikation beim

Mammakarzinom oder bei Magenkarzinomen. Bei nicht-kleinzelligen Lungenkarzinomen wird derzeit unter anderem die *MET*-Amplifikation als potentielles
therapeutisches Target in klinischen Studien erforscht.

Die Detektion von Amplifikationen kann mittels *in situ*-Hybridisierung oder
durch Sequenzierung erfolgen. Die Kriterien dafür, was als Amplifikation an-
zusehen ist, sind genspezifisch und unterscheiden sich ebenfalls zwischen den
verschiedenen Tumorentitäten.

4. **Genfusionen:** Bei diesen Veränderungen, auch als Gen-Rearrangement bezeich-
    net, kommt es durch die Umlagerung von chromosomalem Material zu einer Fusi-
    on verschiedener Anteile zweier Gene. Dieser Mechanismus führt dazu, dass ein
    chimäres Protein gebildet wird. Ist eine Rezeptor-Tyrosinkinase betroffen (zum
    Beispiel *ALK* oder *ROS1*), werden regulatorische (und somit auch inhibitorisch
    wirksame) Abschnitte des Proteins ersetzt durch Genabschnitte eines anderen
    Gens, die zu einer konstitutionellen Aktivierung führen. Im Falle der ROS1-Trans-
    lokation bleibt die katalytisch aktive Kinasen-Domäne erhalten, die Liganden-
    bindende regulatorische Domäne geht bei der Translokation jedoch verloren. Sie
    wird ersetzt durch eine sogenannte *coiled-coil*- Domäne, die zu einer Liganden-
    unabhängigen Dimerisierung und Autoaktivierung des Rezeptorproteins führt.
    Genfusionen entstehen oft auf dem Wege reziproker Translokationen, bei denen
    chromosomales Material zwischen zwei verschiedenen Chromosomen ausge-
    tauscht wird. Liegen beide betroffene Gene (wie zum Beispiel im Falle der *ALK-
    EML4*-Fusion) auf dem selben Chromosom bzw. sogar dem selben Chromosomen-
    arm, die durch „Drehung" chromosomalen Materials refusioniert werden, spricht
    man von einer Inversion.

5. **Spleiß-Varianten:** mRNA kann auch auf dem Wege der posttranskriptionellen
    Modifikation verändert werden. Durch Mutationen in den Spleiß-Akzeptor- bzw.
    -Donator-Sequenzen (*splice sites*) oder dem Polypyrimidin Trakt, kann es zu einer
    Veränderung beim Spleißen der prä-mRNA kommen. Dies resultiert in einer Ver-
    änderung der reifen mRNA und hat letztlich eine veränderte Genfunktion zur Fol-
    ge. Prominentestes Beispiel hierfür ist im Bereich der Thoraxonkologie die soge-
    nannte *MET*-Exon 14-Skipping-Mutation (siehe oben). Alternatives Spleißen führt
    hier zu einem Verlust des gesamten Exons 14 des *MET*-Gens mit der Konsequenz,
    dass die Ubiquitinylierung und proteasomale Degradation des Rezeptorproteins
    nicht mehr oder nicht mehr effektiv erfolgt. In der Folge akkumuliert katalytisch
    aktives MET-Protein an der Zelloberfläche und führt somit durch ein vermehrtes
    Signalling zur Tumorentstehung.

8.9 Molekularpathologische Methoden zum Nachweis genetischer Veränderungen; methodische Besonderheiten bei Verwendung zytologischer Materialien

8.9.1 Sequenzierverfahren

Die bereits erwähnten Punktmutationen, aber auch kurze Deletionen, Insertion und DelIns-Mutationen werden häufig mittels Sequenzierung nachgewiesen. Zur Sequenzierung stehen verschiedene Techniken zur Verfügung, die im Folgenden erläutert werden.

Sanger-Sequenzierung

Für die Sanger-Sequenzierung wird zunächst der zu untersuchende Genabschnitt als DNA-Doppelstrang – meist in einem Längenbereich von 100 bis 1.000 Nukleotide – in einer Polymerase-Kettenreaktion (engl.: PCR – *Polymerase Chain Reaction*) vervielfältigt. Dabei wird die DNA Doppelhelix in zwei Einzelstränge geteilt und aus beiden Einzelsträngen wird mithilfe von Primern (kurze Einzelstränge, die am relevanten Genabschnitt des DNA-Einzelstrangs binden) und dNTPs (Desoxyribonukleosidtriphosphate mit den Nukleobasen Adenin, Thymin, Cytosin und Guanin, die Bausteine der DNA) ein neuer Doppelstrang hergestellt. Dieser Vorgang wird einige Zyklen lang wiederholt, um die DNA ausreichend zu vervielfältigen. In einer zweiten Reaktion werden dann bei der modernen Form der Sanger-Sequenzierung den dNTPs noch Fluorophor-gekoppelte ddNTPs (Didesoxyribonukleosidtriphosphate der vier Nukleobasen) zugefügt. Wird bei der PCR dann ein ddNTP anstatt eines dNTPs eingebaut, führt dies zu einem Kettenabbruch des synthetisierten DNA Strangs. Daher wird diese Reaktion auch Kettenabbruch-PCR genannt. Da der Einbau der ddNTPs zufällig erfolgt, entstehen Fragmente in unterschiedlicher Länge, die jeweils mit einem der fluoreszenzmarkierten ddNTP enden. Das Produkt dieser Reaktion wird mittels Kapillarelektrophorese aufgetrennt und die Sequenz basierend auf den ddNTP-spezifischen Fluorophoren ausgelesen. Es entsteht ein Fluoreszenz-peak-Muster. Eine heterozygote Mutation zeigt sich dann als Doppelpeak zweier Fluoreszenzsignale. Die Auswertung von Sanger-Sequenzierungen erfordert etwas Übung; auch unbekannte Mutationen können mit ihr detektiert werden. Die größte Einschränkung der Sanger-Sequenzierung ist jedoch die geringe Sensitivität. Der Anteil von veränderter DNA muss im Vergleich zu anderen Sequenziertechniken sehr hoch sein, um die Veränderung zu erkennen. Man geht davon aus, dass in einer Tumorprobe mindestens 20 bis 30 % Tumorzellen vorhanden sein müssen, damit eine heterozygote Mutation mit Sanger-Sequenzierung sicher nachweisbar ist.

Pyro-Sequenzierung

Eine weitere häufig angewendete Methode zur DNA Sequenzierung ist die Pyro-Sequenzierung. Auch sie startet mit einer Vervielfältigung des relevanten Genabschnitts. Danach folgt die Zugabe einer Enzymmischung und eines Enzymsubstrats. Die dNTPs werden jeweils einzeln zugegeben; kann eines in den zu synthetisierenden DNA-Strang eingebaut werden, wird Diphosphat freigesetzt, welches zusammen mit dem Substrat und den Enzymen zu der Freisetzung eines Lichtsignals führt. Kann ein dNTP nicht eingebaut werden, so wird es von einem weiteren Enzym abgebaut, bevor das nächste dNTP zugegeben wird. Anhand der Lichtintensität, die durch den Einbau der einzelnen dNTPs entsteht, kann die Sequenz ausgelesen werden. Die Pyro-Sequenzierung erreicht generell eine hohe Sensitivität, sie kann also auch noch bei geringem Tumorzellgehalt sicher Mutationen nachweisen. Die Sensitivität schwankt jedoch zwischen unterschiedlichen Mutationen. Zur Auswertung wird eine Software benötigt, da niederfrequente Mutationen meist nicht mit dem Auge ausgelesen werden können. Eine Detektion von unbekannten Mutationen durch de novo-Sequenzierung ist prinzipiell möglich, wird jedoch in der klinischen Routine nicht angewandt, da das Auslesen der Pyrogramme kompliziert und fehleranfällig ist. Ein weiterer Nachteil der Pyro-Sequenzierung ist die kurze Leseweite, mehr als 30–35 dNTP-Zugabezyklen sind nicht möglich. Haupteinsatzgebiet der Methode ist der sensitive und schnelle Nachweis von Mutationen in Genabschnitten mit geringer genomischer Variabilität, also die Suche nach bekannten oder vermuteten Mutationen (z. B. *KRAS* oder *EGFR*-Mutationen).

Next Generation Sequencing

Die heutige Standardtechnik zur DNA-Sequenzierung ist das *next generation sequencing* (NGS). Der Begriff NGS fasst verschiedene Methoden zusammen, bei denen zielgerichtet einige wenige oder auch bis zu hunderte oder tausende Genabschnitte parallel sequenziert werden. Dies ist möglich, da jedes Molekül einzeln „ausgelesen" wird. Die Technik bietet auch die Möglichkeit ganze Exome oder Genome zu sequenzieren. Zur zielgerichteten Sequenzierung bestimmter Genabschnitte müssen diese angereichert werden (*target enrichment*). Eine der NGS-Techniken dazu ist PCR-Amplikon-basiert. Hier wird eine Multiplex-PCR (eine PCR, in der mehr als ein Genabschnitt vervielfältigt wird) durchgeführt, in der die relevanten Genabschnitte gleichzeitig vervielfältigt werden. Den sogenannten *hybrid capture* basierten Assays werden die zu sequenzierenden DNA-Abschnitte nicht mittels PCR, sondern durch Hybridisierung spezifischer DNA-Sonden angereichert. Zur Sequenzierung werden die Genabschnitte dann mit DNA-Adaptern versehen, die zum einen für die eigentliche Sequenzier-Reaktion benötigt werden, darüber hinaus aber auch Indices beinhalten, die der Identifikation unterschiedlicher Proben dienen, sodass diese ebenfalls parallel sequenziert werden können.

Die Sequenzierung erfolgt auf *Beads* (Partikel, die für die Sequenzierung vereinzelt werden können) oder auf einer Oberfläche, die je mit immobilisierten kurzen DNA
Einzelsträngen, an welche die Adapter binden, versehen ist. Die zu sequenzierenden
DNA Moleküle (mit Adaptern versehene, angereicherte und/oder vervielfältigte Genabschnitte bezeichnet man als *library*) werden zu Einzelsträngen denaturiert und so
weit verdünnt, dass sie auf den *Beads* oder auf einer Oberfläche einzeln oder so weit
voneinander entfernt binden, dass sie einzeln sequenziert werden können. Nach der
Bindung erfolgt zunächst eine Vervielfältigung an der Bindestelle, um die Signal-
stärke während der Sequenzierung zu erhöhen. Dann wird die DNA wieder in Einzelstränge denaturiert und die Sequenz wird während der Synthese zum Doppelstrang
über Fluoreszenzsignale oder Veränderungen im pH-Wert beim Einbau von dNTPs
ausgelesen. NGS bietet eine hohe Sensitivität, große Leseweiten und die Möglichkeit
unbekannte genetische Veränderungen zu finden. Damit verbindet sie die Vorteile
der beiden anderen Sequenziertechniken. Die Methode ist jedoch aufwendiger, sowohl in der Durchführung als auch in der Auswertung. Es entsteht ein hohes Daten-
aufkommen, das zunächst bioinformatisch analysiert werden muss, die Bewertung
von gefundenen Mutationen erfordert große Erfahrung.

Benennung und Nomenklatur genomischer Varianten

Neben der Detektion von genetischen Veränderungen müssen diese auch unter Verwendung der korrekten Nomenklatur übermittelt werden. Damit gleiche Mutationen
auch gleich benannt werden und somit z. B. zwischen molekularpathologischen Labors wiedererkannt werden können, gibt es Empfehlungen von der HGVS (*Human
Genome Variation Society*, http://www.hgvs.org/), die als internationaler Standard
eingehalten werden sollten.

Wichtig ist zunächst die Festlegung der Referenz, auf deren Basis benannt wird,
z. B. das jeweilige Referenzgenom und das jeweilige Gen-Transkript. Für viele Gene
sind mehrere unterschiedliche Transkripte bekannt und in Datenbanken hinterlegt.
Diese unterscheiden sich nicht selten hinsichtlich der Nummerierung von Exons und
Nukleotidpositionen. Daher könnte ein und dieselbe Mutation durchaus unterschiedlich benannt werden, je nachdem welches Transkript als Referenz verwendet wurde.

Außerdem sollten Mutationen im Kontext der klinischen molekularpathologischen Diagnostik stets auf zwei Benennungsebenen erfolgen, die über ein Buch-
stabenkürzel kenntlich gemacht werden: „c." für die Benennung auf Ebene der
kodierenden DNA und „p." für die Beschreibung der Proteinebene. So wird in molekularpathologischen Befunden eine Punktmutation wie folgt angegeben:

Gen	DNA-Ebene	Protein-Ebene
EGFR	c.2573C>T	p.L858R

Eine weitere klinisch relevante Empfehlung der HGVS betrifft komplexe Mutationen, also Deletion, Insertionen oder DelIns-Mutationen. Diese können unter Umständen durch die Benennung mehr in Richtung 3' bzw. in Richtung 5' der Referenzsequenz „verschoben" werden, ohne dass die zugrunde liegende Veränderung tatsächlich eine andere ist. Dies beruht darauf, dass es bei komplexen Mutationen gelegentlich einen Ermessensspielraum dahin gehend gibt, welches Nukleotid oder welches Codon das erste von der Mutation betroffene ist (nach einem Guanin, das Teil einer Deletion ist, kann z. B. wieder ein Guanin inseriert werden; manchmal beginnen Deletionen in der dritten Base eines Codons, die Mutation wirkt sich dann möglicherweise auf Amino-säureebene erst im darauf folgenden Codon aus). Die HGVS empfiehlt eine „Verschie-bung" möglichst weit in Richtung 3' Ende: Nukleotide und resultierende Aminosäu-resequenzen sollen also entlang der Leserichtung von 5' nach 3' vereinbarungsgemäß so lange als wildtypisch angesehen werden, bis der erste Austausch auftritt. Bei bio-informatisch ausgewerteten NGS-Daten kann es dabei zu Unterschieden zwischen automatischer Benennung durch die Analyse-Software und der HGVS-Empfehlung kommen. Die Ursache liegt in einem wichtigen Datenformat für Varianten (vcf-For-mat), welches immer gleich angewendet wird und unberücksichtigt lässt, ob ein be-troffenes Gen (als Referenz) auf dem „+"- oder dem „-"-Strang der DNA kodiert wird (dies beeinflusst, wo das 5'- und das 3'-Ende sind). Über diese Problematik sollte man sich im Umgang mit NGS-Daten bewusst sein, aber auch bei manueller Benennung kann es bei solchen Mutationen zu Fehlern in der Nomenklatur kommen.

8.9.2 Besonderheiten der Mutationsanalyse an zytologischem Material und in *liquid biopsies*

Bei allen molekularen Analysen, auch bei der Verwendung von zytologischem Unter-suchungsgut, gibt es Anforderungen an das Ausgangsmaterial, die erfüllt werden müssen, um ein valides Ergebnis zu erzielen. So ist es notwendig, dass der Anteil an Tumorzellen ausreichend hoch ist. Wie hoch er konkret sein muss, hängt unter anderem von der Sensitivität der jeweiligen Methode ab. Es ist daher erforderlich, dass das *limit of detection* (LOD; die minimale Allelfrequenz, ab der eine genomische Variante mit einer Methode erkennbar ist) für jeden einzelnen Analyten entweder aus Spezifikationen kommerzieller Kits bekannt ist oder durch eigene Validierungs-experimente bestimmt wird. In diesem Zusammenhang sollte bedacht werden, dass bei einem Tumorzellgehalt von nur 10 % in einer Probe die erwartete Allelfrequenz einer heterozygoten Mutation bei nur 5 % liegt (von 500 untersuchten DNA-Molekü-len weisen dann nur 25 die klinisch relevante Veränderung auf). Viele Assays können derart niederfrequente Varianten nicht sicher nachweisen. Im Allgemeinen weisen NGS-basierte Verfahren jedoch die höchste Sensitivität auf und sind damit auch be-sonders gut für zytologische Materialien geeignet, bei denen der Tumorzellgehalt oft eher niedrig ist. Eine „Verdünnung" mutierter DNA durch Wildtyp-DNA aus nicht-neo-

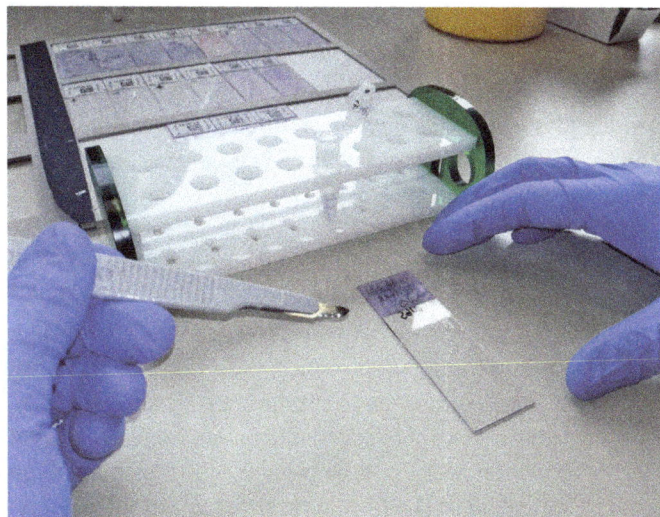

Abb. 8.3: Makrodissektion tumorzellhaltiger Areale von einem zuvor gefärbten zytologischen Ausstrichpräparat (EBUS-TBNA) zur anschließenden DNA-Extraktion und Sequenzierung.

plastischen Zellen kann auch bei zytologischen Materialien durch Anreicherung der Tumorzellen vermieden oder besser reduziert werden. Diese kann auf dem Wege der Mikro- oder Makrodissektion erfolgen; bei zytologischen Ausstrichpräparaten kann beispielsweise das Areal auf dem Objektträger mit der höchsten Dichte an Tumorzellen gezielt durch Dissektion („Abkratzen") dieser Region an zuvor gefärbten Präparaten gezielt isoliert werden (Abb. 8.3).

Außerdem muss auf die Gesamtmenge und die Integrität der zur Analyse eingesetzten DNA geachtet werden. Bei der DNA-Integrität bietet zytologisches Material gegenüber Paraffinblöcken einige Vorteile. Wurde das Gewebe vor der Analyse mit Formalin fixiert, so ist mit verschiedenen DNA- und Sequenzierungs-Artefakten zu rechnen. Es entstehen z. B. Strangbrüche, weshalb Analyseverfahren, die auf langen (über 300–500 Nukleotide) DNA-Abschnitten beruhen, je nach Fragmentierung nicht mehr funktionieren. Außerdem führt Formalinfixierung zu Desaminierungsartefakten; diese verändern durch chemische Modifikation Cytosin zu Uracil, welches dann in einer Sequenzierung als Thymin ausgelesen wird und Adenin zu Hypoxanthin, welches als Guanin interpretiert wird. Veränderungen, die ein solches Desaminierungsartefakt darstellen können, müssen an histologischem FFPE-Block-Material mit Erfahrung und in dem Wissen, dass es sich um Artefakte handeln kann, bewertet werden. Bei zytologischen Proben kommen derartige Veränderungen wegen der fehlenden Formalinfixierung praktisch nicht oder zumindest signifikant seltener vor (Abb. 8.4).

Ein besonderes Material für die molekularpathologische Analyse sind *Liquid Biopsies*. Wie der Name bereits nahelegt, werden dabei nicht Gewebe- oder zytologische Proben untersucht, sondern Flüssigkeiten. Meist handelt es sich um Blut (bzw. Blutplasma). Im Kontext thoraxonkologischer prädiktiver Biomarkeranalysen können jedoch auch Pleuraergüsse sinnvoll analysiert werden. Aus dem Plasma oder der Ergussflüssigkeit kann durch spezielle Aufbereitungen zellfreie zirkulierende DNA (cfDNA) isoliert werden, die dann sequenziert wird. Es handelt sich somit auch bei der Verwendung von Pleuraergüssen im *liquid biopsy* Verfahren nicht um eine Zytologie-basierte Methode, weil hier keine Nukleinsäuren aus zuvor morphologisch identifizierten Tumorzellen sondern cfDNA untersucht wird.

Der Gehalt an zellfreier zirkulierender Tumor-DNA ist in Blutplasma in der Regel äußerst gering; in Pleuraergüssen kann er höher sein. Ein sehr kritischer Faktor für die Analyse solcher Proben ist die spezielle Aufbereitung und Extraktion der cfDNA. Diese erfordert, dass intakte Zellen, die in den Flüssigkeiten enthalten sind, nicht zerstört werden. In diesem Falle würde sonst die zellfreie DNA zu sehr mit unveränderter genomischer DNA z. B. aus Leukozyten verdünnt, um sie analysieren zu können. Die zur Analyse verwendeten Methoden müssen eine sehr hohe Sensitivität aufweisen, da der Anteil an veränderter DNA in der Regel sehr gering ist, auch wenn keine Zellen zerstört wurden. Außerdem ist die DNA Konzentration aus solchen Pro-

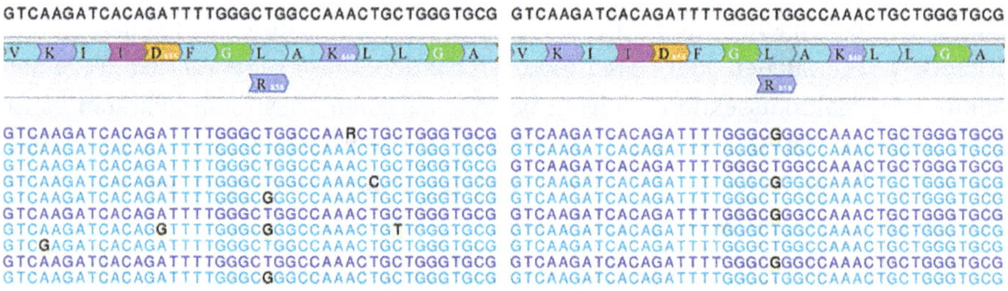

Abb. 8.4: Einfluss von Formalinfixation auf das Sequenzierergebnis (*EGFR*-Exon 21, NGS). Beide Proben zeigen dieselbe aktivierende Punktmutation (T>G; jeweils Bildmitte), die zu der häufigen p.L858R-Mutation führt. Die formalinfixierte histologische Probe (links) zeigt jedoch darüber hinaus noch multiple weitere Nukleotidaustausche (A>G, T>C oder C>T), die auf die chemische Desaminierung der DNA während der Formalinfixierung zurückzuführen sind und somit Artefakte darstellen. Die nicht-formalinfixierte zytologische Probe (rechts) zeigt diese Veränderungen nicht.

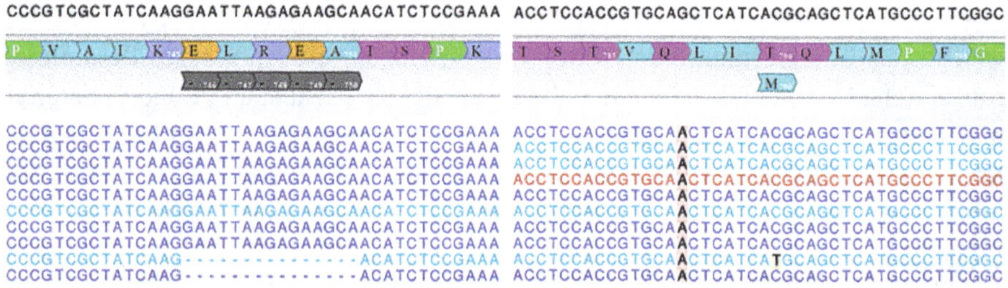

Abb. 8.5: EGFR-Mutationsanalyse aus einer *liquid biopsy*. Es liegt eine EGFR Exon 19 Deletion (p.E746_A750del) als Primärmutation (links) und die Exon 20-Resistenzmutation p.T790M (rechts) vor. Beiden sind nur geringe Allelfrequenzen nachweisbar. Dennoch ergibt sich hieraus eine Therapieindikation für eine Behandlung mit einem EGFR-TKI der dritten Generation.

ben sehr gering, die verwendeten Methoden müssen also für diese geringen Konzentrationen spezifisch ausgelegt sein. Oft liegt die Allelfrequenz der mutierter DNA bei unter einem Prozent (Abb. 8.5). Diese Analysen sind praktisch nur mit hochsensitiven Verfahren wie NGS oder *digital droplet PCR* durchzuführen.

8.9.3 Datenbanken zu tumorassoziierten genetischen Veränderungen

Es stehen viele Datenbanken zur Verfügung, in denen hilfreiche Details zu tumortypischen Mutationen zusammengestellt werden. Die Datenbanken sind jeweils für spezifische Zwecke besonders nützlich, teilweise sehr intuitiv bedienbar, können aber auch etwas Fachwissen für eine effektive Nutzung erfordern. Eine Auswahl ist in Tab. 8.7 aufgeführt.

Insbesondere bei seltenen oder unerwarteten Mutationsbefunden ist ein Abgleich mit Datenbanken zu empfehlen um einerseits Sequenzierartefakte zu erkennen und andererseits die klinische Relevanz dieser Varianten zu überprüfen.

Tab. 8.7: Datenbanken mit krebsassoziierten genetischen Veränderungen.

Datenbank (Website)	Besonderheiten, Einschränkungen etc.
Cosmic (https://cancer.sanger.ac.uk/cosmic)	Große Sammlung somatischer Mutationen bei Krebserkrankungen inklusive Häufigkeit bei verschiedenen Entitäten; in Einzelfällen Hinweise zu verwendeten Therapeutika und vieles mehr; enthält aber in seltenen Fällen auch nomenklatorische Fehler.
My Cancer Genome (https://www.mycancergenome.org/)	Sammlung ausgewählter klinisch relevanter Mutationen bei Krebserkrankungen inklusive ausführlicher Beschreibungen, Daten zu Therapeutika und deren Einsatzgebieten. Der Hauptfokus liegt auf Daten zur klinischen Relevanz, dafür ist die Zahl der aufgeführten Varianten begrenzt.
NCBI ClinVar (https://www.ncbi.nlm.nih.gov/clinvar/)	Umfassendes Archiv genetischer Variationen und deren Phänotyp (nicht nur für Krebserkrankungen), liefert schnell die Information über benigne oder pathogene Eigenschaften einer Mutation.
cBioPortal (http://www.cbioportal.org/)	Enthält Studiendaten zu verschiedenen Tumorentitäten und den dort vorkommenden genetischen Veränderungen.
Verband forschender Arzneimittelhersteller (https://vfa.de/personalisiert)	Verzeichnis der in Deutschland zugelassenen Arzneimittel im Rahmen personalisierter onkologischer Therapien mit den zugehörigen prädiktiven Biomarkern.

8.9.4 *In situ*-Hybridisierungen (ISH)

Mit ISH-Verfahren wird DNA in Zellkernen von Tumorzellen (*in situ*) mikroskopisch sichtbar gemacht, indem synthetisch hergestellte DNA-Fragmente (Sonden) an die Tumor-DNA binden (hybridisieren). Grundsätzlich können mit der Methode Genfusionen, Amplifikationen und (große) Deletionen detektiert werden. Die p16 (*CDKN2A*)-Deletion wurde bereits als ein Beispiel für einen diagnostischen Biomarker erwähnt. In der molekularpathologischen Routinediagnostik spielen Amplifikationen und Genfusionen eine größere Rolle.

Amplifikationen

Wie bereits ausgeführt, können Gen-Amplifikationen durch *in situ*-Hybridisierungen nachgewiesen werden. Das Prinzip basiert im Wesentlichen darauf, dass die chromosomale Region, die das interessierende Gen enthält, mit einer DNA-Sonde farblich markiert und somit mikroskopisch sichtbar gemacht wird. Diese Markierungen können entweder mit Fluoreszenzfarbstoffen erfolgen (Fluoreszenz-*in situ*-Hybridisierung; FISH) oder mit nicht-fluoreszierenden Chromogenen erfolgen (Chromogen-*in situ*-Hybridisierung, CISH; *brightfield* ISH, BrISH oder *dual color dual haptene brightfield* ISH, DDISH). Ferner wird in der Regel mit einer zweiten Farbe eine Referenzregion farblich markiert. Dieses ist in der Regel die Zentromer-Region des Chromosoms, auf dem das interessierende Gen lokalisiert ist. In Ausnahmefällen werden auch andere Gen-Regionen oder Subtelomer-Sequenzen für Referenz-Proben herangezogen. Die Bewertung erfolgt derart, dass pro Tumorzellen die Zahl der Genkopien und der Referenzkopien bestimmt werden. Je nach Auswertevorschrift, die von Gen zu Gen und von Tumor zu Tumor variieren kann, wird eine bestimmte Zahl von Tumorzellen ausgewertet (in der Regel 20 oder 60 Tumorzellen). Aus den ermittelten Daten werden verschiedene Indices errechnet, darunter in der Regel die durchschnittliche Genkopiezahl als Mittelwert über die ausgewerteten Tumorzellen. Ferner wird zumeist auch der Quotient (Ratio) zwischen der Gesamtheit der Gen-Signale und der Gesamtzahl der Referenzsignale ermittelt. Die dabei anwendbaren *cut offs* wurden in der Regel an Paraffinmaterial und histologischen Präparaten bestimmt. Insofern ergibt sich hier ein bedeutsamer Unterschied zur zytologischen Präparation, da durch die Aufarbeitung von Paraffinblöcken regelmäßig Trunkierungen von Zellkernen stattfinden (durch Anschneiden werden nur Anteile von Zellkernen in einem 3 bis 5 µm dicken Schnittpräparat erfasst, nicht der gesamte Zellkern mit allen Signalen). Die absolute Zahl der erfassten Genkopien ist also in einem histologischen Schnittpräparate geringer als in einem zytologischen Präparat (Ausstrichpräparat oder Zytospin). Dies ist bei der Anwendung der cut offs zu beachten. Sofern das Positivitätskriterium primär auf der durchschnittlichen Genkopiezahl pro Tumorzellen beruht, können bei der Verwendung von Ausstrichpräparaten und Zytozentrifugenpräparationen leicht falsch positive Ergebnisse erzielt werden. Die Ratio ist als Parameter weniger anfällig für Artefakte an zytologischem Material. Um die geschilderten potentiellen Schwierigkeiten bei der Amplifikationsbestimmung zu verhindern, kann die Durchführung an Zellblockmaterial empfohlen werden.

Grundsätzlich können Amplifikationen auch durch geeignete NGS-basierte Sequenzierungen bestimmt werden. Hierfür ist jedoch eine sehr sorgfältige Validierung des Assays, insbesondere an zytologischem Material erforderlich.

Genfusionen

Die *in situ*-Hybridisierungen zum Nachweis von Translokationen können in der Regel problemlos an jeglicher Art von zytologischem Material durchgeführt werden. Oft ist die Durchführung an Ausstrichpräparaten oder Zytozentrifugenmaterial sogar einfacher als an histologischen Präparaten. Die fehlende Zellkerntrunkierung (siehe oben) wirkt sich hier günstig aus, da bei der Bewertung des „ganzen" Zellkerns keine artifiziellen aberranten Signalmuster durch die Kerntrunkierung erzeugt werden.

Das Prinzip beruht darauf, dass Bruchpunkte in Genen mit verschiedenfarbigen Sonden markiert werden. Häufig kommen sogenannte *break apart*- oder *split*-Sonden zum Einsatz. Hierbei wird der Bruchpunkt in einem Gen beidseits (also in 3'- und 5'-Richtung) mit verschiedenfarbig markierten Sonden (z. B. Grün und Rot) hybridisiert. In einer normalen, nicht-rearrangierten Zelle liegen rotes und grünes Signal also unmittelbar benachbart (Abb. 8.6). Im Falle einer Translokation weichen rotes und grünes Signal in dem betroffenen Allel auseinander. Sofern dies in einer ausreichend großen Zahl von Tumorzellen nachweisbar ist, kann eine Translokation des untersuchten Gens diagnostiziert werden. Welches andere Gen der Translokationspartner ist und wo exakt der intragenische Bruchpunkt liegt, lässt sich mit dem Verfahren nicht erkennen. Diese Information ist aber für die meisten klinischen Anwendungen entbehrlich. Demgegenüber haben *break apart*-Sonden den Vorzug, dass sie prinzipiell alle Varianten eines Rearrangements erkennen können. Sogenannte *fusion*-Sonden sind demgegenüber so aufgebaut, dass sie jeweils die Bruchpunkte (*breakpoint cluster regions*) zweier Gene verschiedenfarbig überspannen. In einer normalen Zelle sind dann somit je zwei rote und zwei grüne Signale für die beiden Allele beider Gene erkennbar. Im Falle einer Genfusion entsteht dann ein (oder zwei, je nach Sondendesign) Fusionssignal.

Im Bereich der Zytologie-basierten thoraxonkologischen Diagnostik kann der Nachweis von ALK-, ROS 1- oder RET-Fusionen in der Regel leicht an Ausstrichen oder Zytospins durchgeführt werden. Auch die diagnostisch relevanten Translokationsnachweise bei Lymphomen und Sarkomen sind an zytologischem Material gut mittels (F)ISH durchzuführen. Dazu können auch bereits gefärbte Ausstrichpräparate eingesetzt werden.

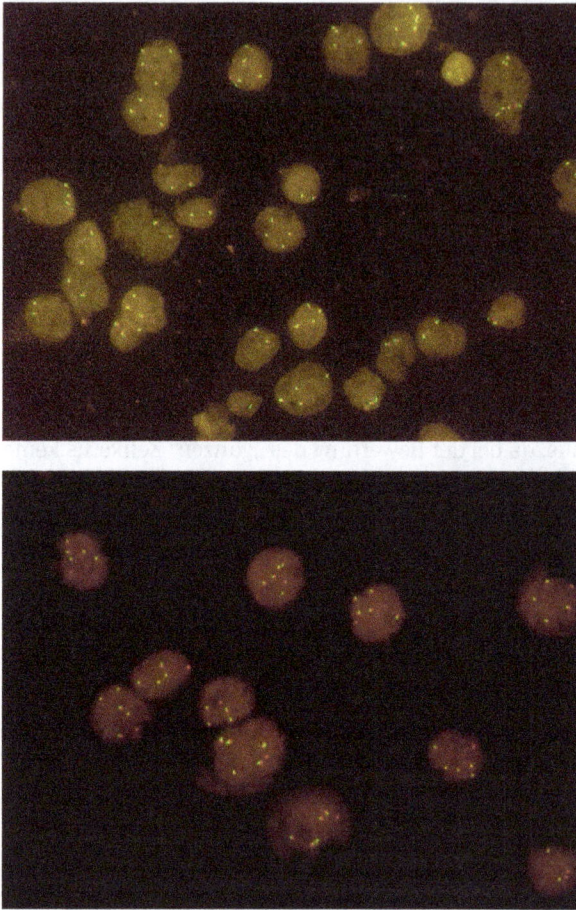

Abb. 8.6: **Fluoreszenz-in situ-Hybridisierung zum Nachweis der ALK-Translokation an zytologischem Material mittels einer break apart-Sonde.** *Oben:* Bei dem hier verwendeten Sondensystem markiert die rote Sonde genomische Abschnitte 3'-flankierend zum ALK-Gen. Am 3'-Ende wird die carboxy-terminal gelegene Tyrosinkinasedomäne codiert. Dieser Bereich liegt distal (telomerwärts) des Bruchpunktes in Intron 19. Die grüne Sonde markiert ALK-Gen-Abschnitte proximal (zentromerwärts) des Bruchpunktes. In Translokations-negativen Zellen liegen rote und grüne Hybridisierungssignale unmittelbar neben- oder übereinander. Die resultierenden Fusionssignale erscheinen oft gelblich. Die hier nachweisbaren Tumorzellen sind polysom und weisen vier oder mehr *ALK*-Fusionssignale auf. Die morphologisch kleineren Lymphozyten zeigen regulär zwei Fusionssignale (EBUS-TBNA mit Zellen eines Adenokarzinoms). *Unten:* Zellen eines *ALK*-rearrangierten Adenokarzinoms. Zusätzlich zu multiplen Fusionssignalen zeigen die Tumorzellen isolierte Rot-Signale. Dieses häufige Signalmuster ist bei *EML4-ALK*-Inversionen mit interstitieller Deletion chromosomalen Materials zu beobachten. Im hier gezeigten Ausschnitt sind nur Tumorzellen erfasst (Bronchusabstrich).

8.9.5 Sequenzierverfahren zum Nachweis von Genfusionen

Translokationen können neben der (F)ISH ebenfalls mittels NGS nachgewiesen werden. Dies kann im Grundsatz auf zwei unterschiedlichen Wegen erfolgen:

RNA-basierte Parallelsequenzierung

Im Unterschied zur Nutzung der NGS zur Detektion von Punktmutationen und kleineren DelIns-Mutationen basiert die Technik dabei nicht auf der Sequenzierung von DNA, sondern von RNA aus Tumorzellen. Es werden also direkt die chimären Fusionstranskripte untersucht. Dieser Ansatz bietet den Vorteil, dass auch nur funktionell wirksame Genfusionen, die also tatsächlich zu einem Transkript führen, erkannt werden (genomische Rearrangements in Krebszellen führen nicht zwangsläufig zur Bildung eines funktionell wirksamen chimären Fusionsproteins; dies kann mitunter auf genomischer Ebene nicht sicher analysiert werden). Ein Nachteil des Verfahren ist, dass hierfür spezielle RNA extrahiert werden muss. Auch hier gibt es verschiedene Methoden für die zielgerichtete Anreicherung spezifischer Genabschnitte. Zunächst wird die RNA in cDNA (*copy* DNA) mittels RT (*reverse* Transkriptase)-PCR übersetzt und mit Adaptern versehen. Eine der verschiedenen Anreicherungsmethoden setzt dann genspezifische Primer zusammen mit Primern, die an den Adaptern binden, ein. Es werden die relevanten Genabschnitte auch dann vervielfältigt, wenn eine Translokation vorliegt. Auf diese Weise werden also sowohl die Wildtyp-RNA als auch das Fusionstransskript nachgewiesen. Da bei dem Verfahren nur ein genspezifischer Primer verwendet wird, können praktisch alle Fusionsvarianten mit dem Gen, in dessen Sequenz der Primer bindet, erfasst werden; es sind also auch neue oder unerwartete Varianten erkennbar.

Hybrid capture-basierte Parallelsequenzierung auf DNA-Ebene

Eine andere Methode verwendet immobilisierte DNA Einzelstränge, die mit den relevanten Genabschnitten hybridisieren um diese anzureichern (*hybrid capture*). Die Immobilisierung erfolgt auf magnetischen Partikeln (*Beads*) oder auf festen Oberflächen. Nicht hybridisierte cDNA wird entfernt. Die Methoden unterscheidet sich nicht von *hybrid capture*-basierter NGS zum Nachweis von anderen DNA-Veränderungen (Punktmutationen, DelIns-Mutationen), wie sie oben beschrieben wurde. Es ist gerade der große Vorteil dieses Ansatzes, dass eine große Bandbreite genomischer Varianten detektierbar ist, die eben auch Genfusionen, Amplifikationen und Deletionen einschließt, die alle in einem einzigen Assay nachweisbar sind. Eine spezifische RNA-Extraktion ist nicht erforderlich. Ein Nachteil ist, dass bei einigen *hybrid capture*-Assays vergleichsweise große DNA-Mengen erforderlich sind. Dies kann im Einzelfall dazu führen, dass tumorzellarme zytologische Proben nicht analysierbar sind.

Wie die Auswertung der DNA-basierten Sequenzierung benötigt auch die RNA-basierte Sequenzierung bioinformatische Unterstützung und Erfahrung. Beide Verfahren bieten den Vorteil bislang unbekannte Translokationen nachzuweisen, solange einer der Translokationspartner bekannt ist. Außerdem können die Techniken zwischen Translokationen, die eine Funktionsveränderung verursachen und solchen, die dies nicht tun unterscheiden, was mit FISH Sonden nicht möglich ist. Auch Translokationen von sehr kurzen DNA-Abschnitten, die in der FISH nicht detektierbar sind, können über die RNA-basierte Sequenzierung oder *hybrid capture*-NGS festgestellt werden.

8.9.6 Klonalitätsanalysen

Bei morphologisch unklaren Lymphozytenansammlungen in zytologischen oder histologischen Proben können Klonalitätsanalysen als diagnostischer Biomarker hilfreich sein. Sie dienen insbesondere der Unterscheidung zwischen reaktiven Lymphozytosen und Lymphomen, also klonalen B- oder T-Zell-Expansionen. Hier macht man sich zunutze, dass Lymphozyten in ihrer Ausreifung ein spezifisches Antikörper- oder T-Zell-Rezeptor-Repertoire ausprägen. Dies erfolgt auf dem Wege von Genumlagerungen (also Rearrangements) und somatischen Mutationen. So kreieren B-Lymphozyten aus einem Genpool an V-, (D-) und J-Genen durch Genumlagerungen und somatischen Mutationen zellspezifische variable Abschnitte der Antikörper-Schwer- und Leichtketten. Auf vergleichbare Weise werden zellspezifische T-Zell-Rezeptor-Ketten gebildet. Vor allem durch die Gen-Rearrangements unterscheiden sich die Schwerketten- und Leichtketten-Gene in B-Lymphozyten sowie die Gene für die Untereinheiten des T-Zell-Rezeptors in ihren variablen Abschnitten hinsichtlich der Gensequenz und auch der Länge.

Zum molekularpathologischen Nachweis von B- oder T-Zell-Klonalität dient häufig eine Fragmentlängenanalyse, die letztlich nur die Länge von PCR-Produkten z. B. aus den variablen Abschnitten der Schwerkettengene oder der gamma-Kette des T-Zell-Rezeptors nachweist. Dabei nutzt man das genetische Rearrangement während der B- oder T-Zell-Reifung, was wie beschrieben dazu führt, dass jede B- oder T-Zelle praktisch ihren „eigenen" spezifischen Genabschnitt aufweist, der sich meist auch in der Länge von denen der anderen Zellen unterscheidet. Außerdem entsteht ein PCR-Produkt nur, wenn auch entsprechende Lymphozyten vorhanden sind. Da in anderen Körperzellen kein Rearrangement stattfindet, entsteht hier kein amplifizierbares PCR-Produkt. Es werden Fluorophor-gekoppelte PCR-Primer in einer Multiplex-PCR eingesetzt, die unter anderem an den variablen Regionen (V und J), die während der Reifung rearrangiert werden, binden. Liegt ein heterogener (polyklonaler) Pool an B- oder T-Zellen vor, so entstehen bei der Vervielfältigung während der PCR viele DNA-Fragmente unterschiedlicher Länge. Die Anzahl und die Variabilität der Fragmente hängt auch von der Zahl untersuchter Lymphozyten ab (bei der hypothetischen Untersuchung von einem einzigen B-Lymphozyten würde nur exakt ein einziges PCR-Produkt entstehen, auch wenn es sich um eine nicht-neoplastische Zelle handelt). Werden diese mannigfaltigen PCR-Fragmente aus einem nicht-neoplastischen lymphatischen Gewebe mittels Kapillarelektrophorese aufgetrennt, so ist eine Gauß-ähnliche Längenverteilung der PCR-Produkte zu erkennen. Dominiert jedoch ein einziger B- oder T-Zell-Klon (monoklonale Expansion) so wird in der PCR vorwiegend ein DNA-Fragment einer bestimmten Länge vervielfältigt, was sich in der Kapillarelektrophorese als dominanter Peak zeigt (Lymphome können als neoplastische Proliferationen aus einer einzigen Vorläuferzelle aufgefasst werden, die alle die identische Antikörper- bzw. T-Zell-Rezeptor-Struktur aufweisen und somit ein identisches Gen-Rearrangement aufweisen). Können in der Fragmentlängenanalyse weder eine Gauß-ähnliche Längenverteilung noch ein dominanter, in Doppel- oder Dreifachbestimmung wiederkehrender, Peak nachgewiesen werden, sondern einige wenige einzelne Peaks, so spricht man von einem oligoklonalen B- oder T-Zell-Pool (Abb. 8.7).

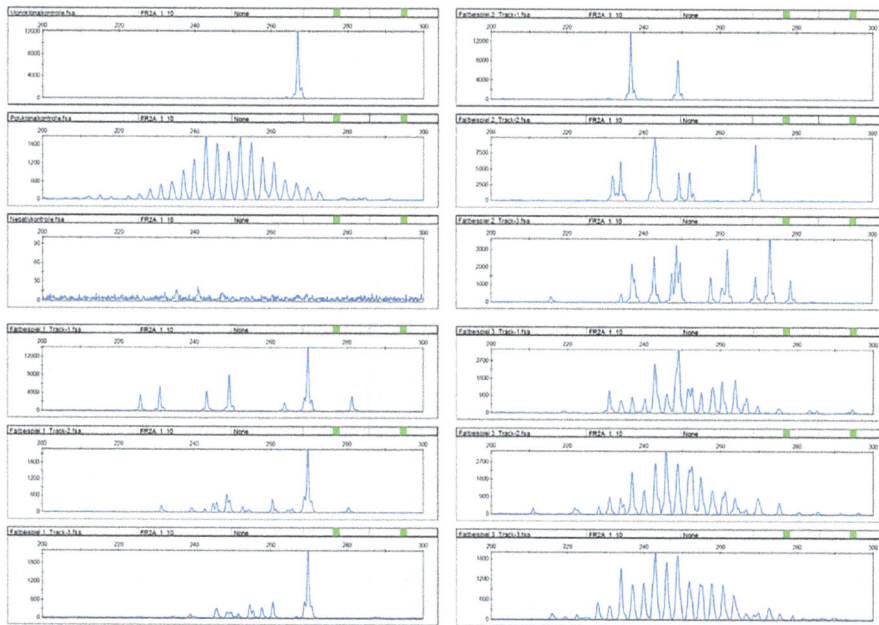

Abb. 8.7: B-Zell Klonalitätsanalyse (FR2A-Primerset der IgH-Schwerkettengene; Fragmentlängenanalyse mittels Kapillarelektrophorese). *Links:* In den oberen drei Reihen sind Kontrollmaterialien dargestellt. 1. Reihe: monoklonales Rearrangementmuster; 2. Reihe: polyklonales Rearrangementmuster; 3. Reihe: Negativkontrolle ohne B-Zellen. Die unteren drei Reihen zeigen einen Fall eines B-Zell-Lymphoms mit monoklonalem Rearrangementmuster in dem IgH-Schwerketten-Gen. Die Untersuchung wurde im Triplikat durchgeführt. In allen drei Reaktionen ist derselbe dominante Peak reproduzierbar nachzuweisen. Dieser Befund spricht somit für eine klonale B-Zell-Expansion. Die kleineren Peaks repräsentieren die miterfassten nicht-neoplastischen B-Lymphozyten in der Patientenprobe. *Rechts:* In den oberen drei Reihen ist ein oligoklonales Muster dargestellt. In den Triplikaten ist ein dominanter Peak nicht reproduzierbar. Ein polyklonales Rearrangementmuster (untere drei Reihen) ist an der Gauß-Kurven-artigen Verteilung der Fragmentlängen zu erkennen. X-Achse: Fragmentlänge in Nukleotiden, y-Achse: Fluoreszenzintensität.

Es ist zu betonen, dass Klonalitätsanalysen nur ein diagnostischer Baustein unter vielen in der Lymphomdiagnostik sind. Die Beurteilung muss zwingend unter Berücksichtigung klinischer, morphologischer und immunhistochemischer/immunzytochemischer Befunde erfolgen. Ferner ist zu berücksichtigen, dass Lymphome nicht immer ein monoklonales Rearrangementmuster aufweisen (z. B. durch somatische Hypermutationen in den Primer-Bindungsstellen) und dass nicht jeder dominante Peak Ausdruck eines Lymphoms ist (auch manche reaktiven Veränderungen, z. B. bestimmte Infektionen, können zur Dominanz eines bestimmten Antikörper-Repertoires führen).

8.9.7 Immunhistochemie

Immunhistochemie und Immunzytochemie haben sich als Methode in der Primärdiagnostik von Lungenkarzinomen bewährt. In den meisten Instituten werden die üblichen, zur Diagnose bestimmter Tumorformen erforderlichen Marker wie zum Beispiel TTF-1 und p63/p40 auch an zytologischem Material erfolgreich eingesetzt. Im Hinblick auf die prädiktiven Biomarkeranalysen sind jedoch besondere Qualitätsansprüche anzulegen. Hier kommt es vor allem darauf an, quantitative Unterschiede in der Expression nachzuweisen. Ferner ergibt sich das Erfordernis, dass auch sehr schwach exprimierende Tumorzellen gegebenenfalls sicher erkennbar sein müssen. Dies stellt besonders hohe Ansprüche an die Validierung der Methodik.

Diese Validierung ist an reinem Zellmaterial nur schwer möglich, insbesondere an Ausstrichpräparaten und Zytospin-Präparationen. Auch ist hier zu bedenken, dass diese Materialien oft nicht standardisiert fixiert werden. Ferner kommt es oft zu langen Transportwegen, die die Qualität der Epitop-Verfügbarkeit auf den Zellen beeinträchtigen können, sofern nicht unmittelbar nach Herstellung eines Ausstriches eine Fixierung erfolgt ist. Auch kommt es nicht selten im Bereich dreidimensionaler Tumorzellkomplexe oder bei schlechter Ausstrichtechnik zu unspezifischen Anfärbungen, die nur schwer von einer echten Expression zu unterscheiden sind. All diese Aspekte führen dazu, dass derzeit die Verwendung von Ausstrichpräparaten oder Zytozentrifugenpräparationen für die Analyse quantitativer prädiktiver Biomarkeranalysen nicht empfohlen wird (zum Beispiel für PD-L1).

Dieses Problem kann jedoch leicht überwunden werden, indem Zellblöcke hergestellt werden. Diese Blöcke enthalten dann das Zellmaterial in formalinfixierter Form nach Paraffineinbettung. Auch die Schnittdicke kann hier standardisiert werden. In der Regel können diese Materialien in gleicher Weise wie die histologischen Präparate gefärbt und untersucht werden (s. Abb. 8.8).

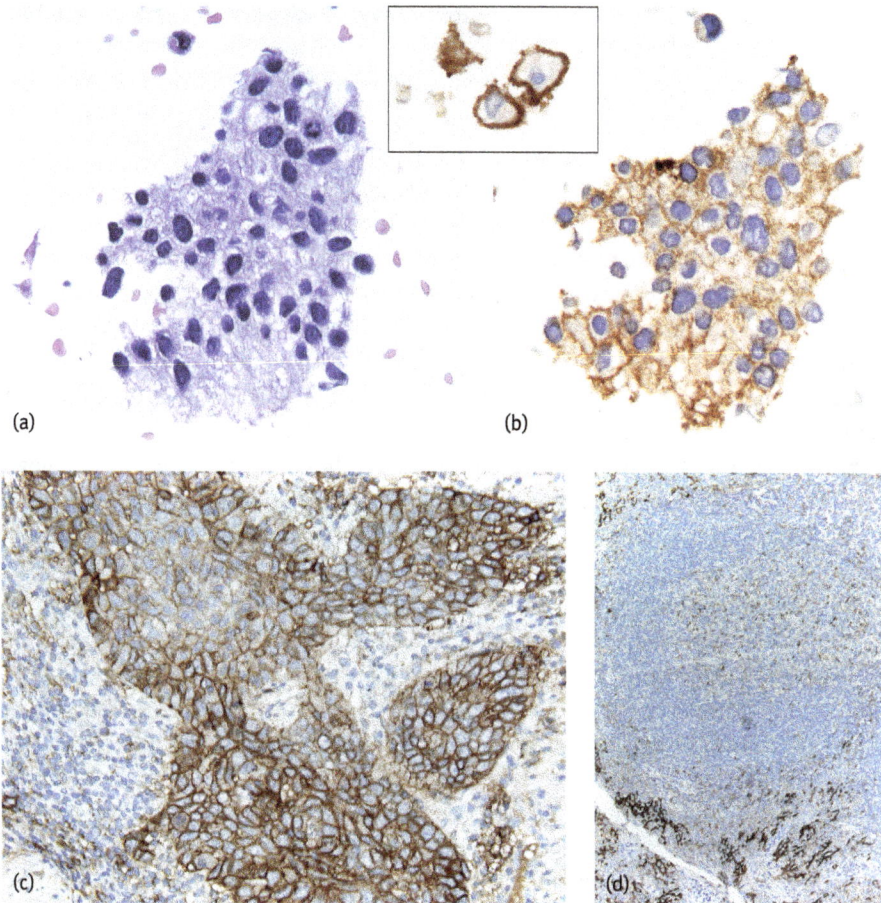

Abb. 8.8: Immunhistochemische PD-L1-Färbung (Antikörper 28-8). (a) Zellkomplex eines pulmonalen Plattenepithelkarzinoms in einem Zellblock. (b) Die immunhistochemische PD-L1-Färbung zeigt in > 90 % der Zellen eine lineare membranöse Färbung. **Insert:** Auch manche Immunzellen, v.a Lymphozyten und Makrophagen (hier im Bild) weisen eine PD-L1-Färbung auf. (c) PD-L1-Färbung an einer histologischen Probe desselben Karzinoms zeigt die Konkordanz mit der Zytologie. Auch hier sind > 90 % der Tumorzellen immunpositiv (TPS: > 90 %). (d) Auch bei der Verwendung von Zellblöcken sollen geeignete *on slide*-Kontrollen mitgeführt werden, z. B. Tonsille. Regelhafte starke Anfärbung der Kryptenepithelien (unten), schwache bis moderate Färbung in den Keimzentren. Die Lymphozyten der Mantelzone sind negativ.

8.9.8 Maßnahmen zur Qualitätssicherung

Molekularpathologische Verfahren, und insbesondere die prädiktiven Biomarkeranalysen, müssen einem ständigen rigorosen Qualitätsmanagement unterzogen werden. Hierzu gehören insbesondere eine gründliche und umfangreiche Methodenvalidierung, das Monitoring häufig durchgeführter Assays (Positivitätsraten) sowie die Teilnahme an externen Ringversuchen.

Bei der *Methodenvalidierung* sind eine Reihe von Parametern eines Assays experimentell unter realen Laborbedingungen zu ermitteln, v. a. Richtigkeit, Präzision, Sensitivität, Spezifität und Reproduzierbarkeit. In der Regel werden Untersuchungsmaterialien mit bekannten Ausprägungen der zu testenden Parameter mit dem zu validierenden Assay überprüft. Man stellt im Rahmen der Validierung u. a. fest, ob die erwartbaren Ausprägungen auch detektiert werden können und welche materialimmanenten, methodischen, apparativen oder reagenzienbedingten Einflüsse Auswirkungen auf das Untersuchungsergebnis haben. Ferner sollte auch festgestellt werden, wo die Nachweisgrenze (*limit of detection*, LOD) eines Assays unter realen Laborbedingungen liegt. Für Validierungen gibt es u. a. spezifische Durchführungsbestimmungen, die auf der Norm DIN EN ISO/IEC 17020 für Inspektionsstellen beruhen. Nach dieser Norm werden in Deutschland pathologische und neuropathologische Institute durch die Deutsche Akkreditierungsstelle (DAkkS) als beliehene Stelle akkreditiert. Auf der Internetseite der Organisation sind hierzu aktuelle Hinweise einzusehen (www.dakks.de). Empfohlen sei insbesondere der „Leitfaden des Sektorkomitees Pathologie/Neuropathologie für die Validierung von Untersuchungsverfahren in der Molekularpathologie" und die „Checkliste zur DIN EN ISO/IEC 17020:2012 für die Molekularpathologie" (beide Dokumente sind in der jeweils gültigen Fassung auf der Internetseite der DAkkS herunterzuladen). Natürlich ist eine Akkreditierung oder Zertifizierung auch nach anderen (internationalen) Normen möglich; hier gelten dann möglicherweise andere Vorgaben für die Validierung. Unabhängig davon ist eine sorgfältige Methodenvalidierung auch dann sinnvoll und empfehlenswert, wenn keine formale Zertifizierung oder Akkreditierung angestrebt wird.

Allgemein sollten geeignete Qualitätsaufzeichnungen über die durchgeführten Untersuchungen sowie über die verwendeten Geräte, Reagenzien einschl. Lot-Nummern und Software-Versionen geführt werden um eine lückenlose Rückverfolgbarkeit von klinischen Untersuchungsergebnissen zu gewährleisten. Dazu gehört auch, dass Prüfmittel, wie z. B. Thermometer, Waagen und Pipetten und Prozessmittel wie PCR-Geräte und Thermoblöcke etc. regelmäßig kalibriert und gewartet werden. Auch darüber sollten geeignete Aufzeichnungen geführt werden.

Eine recht einfache Methode, um die Richtigkeit der durchgeführten Assays zumindest grob zu überprüfen, ist die Bestimmung der *Positivitätsraten* bestimmter Assays, die z. B. quartalsweise bestimmt werden können. Im Bereich der Lungenkrebsdiagnostik bieten sich hierbei die in Tab. 8.8 genannten Parameter an.

Bei ausreichend großem Probenaufkommen sollten im Jahresmittel diese Häufigkeiten erreicht werden. Abweichungen in beide Richtungen sollten Anlass geben, die verwendeten Assay kritisch zu überprüfen sofern sie nicht durch regionale Populations-bedingte Besonderheiten erklärbar sind.

Pathologie-/Zytologie-Institute, die Behandlungspartner zertifizierter Organkrebszentren sind oder selbst akkreditiert sind, haben die regelmäßige und erfolg-

Tab. 8.8: Erwartete Häufigkeiten von Ergebnissen prädiktiver Biomarkeranalysen bei Lungen-karzinomen

Assay/Ergebnis	erwartete Häufigkeit	Bezugsgröße
EGFR-Mutation	ca. 10 %	Adenokarzinome [1] der Lunge
ALK-Translokation	ca. 4 %	Adenokarzinome [1] der Lunge
ROS 1-Translokation	ca. 1,5 %	Adenokarzinome [1] der Lunge
KRAS-Mutation	ca. 30 %	Adenokarzinome [1] der Lunge
PDL 1 (TPS: ≥ 50 %)	ca. 25–30 %	alle nicht-kleinzelligen Lungen-karzinome

[1] streng genommen beziehen sich die genannten Zahlen auf alle nicht-plattenepithelialen nicht-kleinzelligen Karzinome der Lunge.
Die Prozentwerte beziehen sich auf den Durchschnitt mitteleuropäischer Patienten. Populations-abhängige Abweichungen hiervon treten auf und sind u. a. dem Raucherstatus assoziiert.

reiche Teilnahme an externen *Ringversuchen* nachzuweisen. Auch unabhängig hier-von ist als ein besonders wirksames Mittel der Qualitätssicherung die Teilnahme an externen Ringversuchen nachdrücklich zu empfehlen. Eine Reihe hervorragender Ringversuchsorganisationen in Deutschland und Europa bieten Ringversuche an, die immunhistochemische und/oder molekularpathologische Assays überprüfen. Eine Übersicht bietet Tab. 8.9.

Schließlich sollte nicht vergessen werden, dass molekularpathologische Befunde stets auch einer *Plausibilitätsprüfung* unterzogen werden sollten. Hierzu kann vor allem der Abgleich mit morphologischen und klinischen Befunden sinnvoll sein. Da-mit ist gemeint, dass ein molekulares Untersuchungsergebnis zum morphologischen Befund passen muss, da bestimmte genetische Veränderungen de facto nur bei be-stimmten Tumoren vorkommen. Der Nachweis einer *KRAS*-Mutation ist z. B. bei mor-phologischem Befund eines pulmonalen Plattenepithelkarzinoms nicht plausibel; auch *ALK*-Translokationen und *EGFR*-Mutationen kommen bei diesen Tumoren nicht bzw. nur in extremen Ausnahmefällen vor. Ein solcher Befund sollte daher keines-wegs ohne weitere Überprüfung und ggf. Kommentierung an die Klinik übermittelt werden. Ferner schließen sich auch bestimmte molekulare Befundkonstellationen gegenseitig aus: *EGFR*-Mutationen kommen praktisch nicht gemeinsam mit *ALK*-oder *ROS1*-Translokationen oder mit *KRAS*-Mutationen vor. Ferner sollten auch kli-nische Aspekte bei der Befundbewertung genau beachtet werden: Treten Lungenkar-zinome bei jungen Patienten (etwa vor dem 35. Lebensjahr) oder bei Nichtrauchern auf, ist die Chance recht hoch, dass der Tumor durch eine bestimmte therapeutisch adressierbare genetische Alteration ausgelöst wurde. Insbesondere *ALK-/ROS1-/RET*-Translokationen und auch *EGFR*-Mutationen kommen bei diesen Patienten häufiger vor. Da der weitere Verlauf der Tumorerkrankung erheblich davon abhängt, ob eine zielgerichtete Therapie möglich ist, sollten insbesondere bei dieser Patientengruppe negative molekulare Befunde kritisch hinterfragt werden. Gegebenenfalls sollte auch geprüft werden, ob bestimmte Befunde nicht noch mit einer anderen Methode verifiziert werden sollten. Gelegentlich können tumorbiologische und/oder methodische Aspekte dazu führen, dass genetische Aberrationen nicht mit allen prinzipiell einsetzbaren Verfahren detektierbar sind. So kann es z. B. sinnvoll sein, einen negativen ALK-Befund, der mittels Immunhistochemie oder FISH erhoben wurde, durch Parallelsequenzierung zu überprüfen, wenn klinische Aspekte dafürsprechen.

Gerade die kritische Würdigung und Bewertung molekularer Befunde vor dem Hintergrund morphologischer, klinischer und methodischer Aspekte macht Molekularpathologie aus. Sie ist also sehr viel mehr als bloße Übermittlung von Mutationsbefunden. Erst aus der Integration der verschiedenen Befundaspekte entstehen klinisch relevante Informationen, die für die Diagnostik und Therapie individueller Patienten bedeutsam sind.

Tab. 8.9: Europäische Ringversuchsorganisationen

Name (Träger)	Homepage (Sitz)	Angebot	Bemerkungen
Qualitätssicherungsinitiative Pathologie GmbH – **QuIP** (Deutsche Gesellschaft für Pathologie e. V. und Bundesverband Deutscher Pathologen e. V.)	https://quip.eu (Berlin, D)	Immunhistochemie, Molekularpathologie	sehr umfangreiches Angebot an molekularpathologischen Ringversuchen, die praktisch alle gängigen Assays abdecken umfangreiches Angebot an IHC-basierten Ringversuchen einfaches Hochladen der Testergebnisse über Webseite Angebot an individueller Beratung und Trainings wird ausgebaut Ringversuche zu neuen Assays werden sehr schnell implementiert
Nordic Immunohistochemical Quality Control – **NordiQC** (Universität Aalborg)	www.nordiqc.org (Aalborg, DK)	Immunhistochemie, Her2-ISH	breites Angebot an diagnostisch und klinisch relevanten IHC-Assays Färbeprotokolle und gefärbte Präparate müssen eingereicht werden; Bewertung erfolgt zentral durch Assessoren individuelles Feedback mit konkreten Vorschlägen zur Verbesserung exzellente Homepage mit wertvollen Hinweisen zu empfohlenen Färbeprotokollen, Kontrollmaterialien etc.

Tab. 8.9: (Fortsetzung) Europäische Ringversuchsorganisationen

Name (Träger)	Homepage (Sitz)	Angebot	Bemerkungen
a) UK NEQAS ICC & ISH b) UK NEQAS for Molecular Genetics (United Kingdom National External Quality Assessment Service, **UKNEQAS Ltd.**)	a) www.ukneqa-siccish.org www.ukneqas-molgen.org.uk (London, UK)	a) Immun-histoche-mie und ISH b) Moleku-larpatho-logie	a) breites Angebot gängiger IHC-basierter Assays diese sind in Modulen zu Themen-gebieten organisiert spezielles Immunzytochemie-Modul (für Zytospins und Zellblöcke) verfügbar empfohlene Färbeprotokolle (auch speziell für Zytologie) auf der Homepage zentrales Assessment der Färbungen Module laufen über 12 Monate zur Überprüfung der Stabilität b) breites Angebot gängiger molekularpathologischer Assays, die in Modulen organisiert sind (z. B. Lunge, kolorektale Karzinome etc.) auch ein Ringversuch zum Markieren von Gewebeproben für molekulare Analysen verfügbar
European EQA Program (European Society of Pathology)	https://www.esp-pathology.org/esp-foundation/eqa-schemes.html a) http://kras.eqascheme.org/ b) http://lung.eqascheme.org/	a) und b) Molekular-pathologie	Monothematische molekularpathologische Ringversuche zu a) Kolon- und b) Lungenkarzinomen innerhalb der Module jeweils mehrere Assays und Methoden (z. B. *EGFR*-Sequenzierung, ALK-IHC oder -ISH etc.) geprüft wird der gesamte Workflow von der DNA-Extraktion bis zum Befund schriftliche Befunde für einzelne Fälle müssen eingereicht werden und werden gesondert bewertet

Übersicht über die in Europa tätigen größeren Ringversuchsorganisationen. Alle Organisationen nehmen auch Teilnehmer außerhalb der jeweiligen eigenen Länder an. Es empfiehlt sich, anhand der Informationen auf den Internetseiten geeignete Organisationen für die eigenen Fragestellungen auszuwählen oder auch verschiedene Organisationen auszuprobieren.

Literatur

[1]   S 3-Leitlinie Prävention, Diagnostik, Therapie und Nachsorge des Lungenkarzinoms. (assessed June 17, 2018, at https://www.awmf.org/uploads/tx_szleitlinien/020-007OL_l_S 3_Lungen-karzinom_2018-03.pdf)

[2]   Lindeman NI, Cagle PT, Aisner DL, et al. Updated Molecular Testing Guideline for the Selection of Lung Cancer Patients for Treatment With Targeted Tyrosine Kinase Inhibitors: Guideline From the College of American Pathologists, the International Association for the Study of Lung Cancer, and the Association for Molecular Pathology. J Mol Diagn. 2018;20:129-59.

[3]   Siegelin MD, Borczuk AC. Epidermal growth factor receptor mutations in lung adenocarcinoma. Lab Invest. 2014;94:129-37.

[4]   Soda M, Choi YL, Enomoto M, et al. Identification of the transforming EML 4-ALK fusion gene in non-small-cell lung cancer. Nature. 2007;448:561-6.

[5]   Shaw AT, Kim DW, Nakagawa K, et al. Crizotinib versus chemotherapy in advanced ALK-positive lung cancer. N Engl J Med. 2013;368:2385-94.

[6]   Solomon BJ, Mok T, Kim DW, et al. PROFILE 1014 Investigators. First-line crizotinib versus chemotherapy in ALK-positive lung cancer. N Engl J Med. 2014;371:2167-77.

[7]   Peters S, Camidge DR, Shaw AT, et al. ALEX Trial Investigators. Alectinib versus Crizotinib in Untreated ALK-Positive Non-Small-Cell Lung Cancer. N Engl J Med. 2017;377:829-838.

[8]   Tsao MS, Hirsch FR, Yatabe Y (eds.). IASLC Atlas of ALK and ROS 1 Testing in Lung Cancer. North Fort Myers: Editorial Rx Press, 2016.

[9]   Shaw AT, Ou SH, Bang YJ, et al. Crizotinib in ROS 1-rearranged non-small-cell lung cancer. N Engl J Med. 2014;371:1963-71.

[10] Planchard D, Smit EF, Groen HJM, et al. Dabrafenib plus trametinib in patients with previously untreated BRAFV600E-mutant metastatic non-small-cell lung cancer: an open-label, phase 2 trial. Lancet Oncol. 2017;18:1307-16.

[11] Reck M, Rodríguez-Abreu D, Robinson AG, et al. KEYNOTE-024 Investigators. Pembroli-zumab versus Chemotherapy for PD-L 1-Positive Non-Small-Cell Lung Cancer.N Engl J Med. 2016;375:1823-1833.

[12] Schildhaus HU, Schultheis AM, Rüschoff J, et al. MET amplification status in therapy-naïve adeno- and squamous cell carcinomas of the lung. Clin Cancer Res. 2015;21:907-15.

[13] Awad MM, Oxnard GR, Jackman DM, et al. MET Exon 14 Mutations in Non-Small-Cell Lung Cancer Are Associated With Advanced Age and Stage-Dependent MET Genomic Amplification and c-Met Overexpression. J Clin Oncol. 2016;34:721-30.

[14] Michels S, Scheel AH, Scheffler M, et al. Clinicopathological Characteristics of RET Rearranged Lung Cancer in European Patients. J Thorac Oncol. 2016;11:122-7.

[15] Gainor JF, Dardaei L, Yoda S, et al. Molecular Mechanisms of Resistance to First- and Second-Generation ALK Inhibitors in ALK-Rearranged Lung Cancer. Cancer Discov. 2016;6:1118-33.

[16] Awad MM, Katayama R, McTigue M, et al. Acquired resistance to crizotinib from a mutation in CD74-ROS 1. N Engl J Med. 2013;368:2395-401.

[17] Kindler HL, Ismaila N, Armato SG 3 rd, et al. Treatment of Malignant Pleural Meso-thelioma: American Society of Clinical Oncology Clinical Practice Guideline. J Clin Oncol. 2018;36:1343-73.

[18] Girard N. Thymic tumors: relevant molecular data in the clinic. J Thorac Oncol. 2010;5(Suppl 4):291-295.

[19] S 3-Leitlinie Kolorektales Karzinom (assesed June 17, 2018, at https://www.awmf.org/uploads/tx_szleitlinien/021-007OLl_S 3_KRK_2017-12_1.pdf)

[20] Wolff AC, Hammond MEH, Allison KH, et al. Human Epidermal Growth Factor Receptor 2 Testing in Breast Cancer: American Society of Clinical Oncology/College of American Pathologists Clinical Practice Guideline Focused Update. J Clin Oncol. 2018;36:2105-22.

[21] Monaco SE, Shuai Y, Bansal M, Krasinskas AM, Dacic S. The diagnostic utility of p16 FISH and GLUT-1 immunohistochemical analysis in mesothelial proliferations. Am J Clin Pathol. 2011;135:619-27.

[22] Nicholson, AG. Pulmonary myxoid sarcoma with EWSR1-CREB1 translocation. In: Travis, WD, Brambilla, E, Burke, AP, Marx, A, Nicholson, AG, eds. WHO Classification of Tumors of the Lung, Pleura, Thymus and Heart. Lyon, France: IARC Press. 2015:129-131.

[23] Langerak AW, Groenen PJ, Brüggemann M, et al. EuroClonality/BIOMED-2 guidelines for interpretation and reporting of Ig/TCR clonality testing in suspected lymphoproliferations. Leukemia. 2012;26:2159-71.

Stichwortverzeichnis